GISBERT L. BRUNNER

ARMBAND UHREN

GISBERT L. BRUNNER

ARMBAND UHREN

VOM ERSTEN CHRONOMETER
AM HANDGELENK ZUM
BEGEHRTEN SAMMLERSTÜCK

WILHELM HEYNE VERLAG
MÜNCHEN

Redaktionsleitung: Roswitha Heyne

Bearbeitung: Renate Schilling
Umschlaggestaltung: Atelier Adolf Bachmann, Reischach

Die Erstausgabe dieses Buches erschien unter der Nr. 08/9300. Dies ist eine völlig neubearbeitete und aktualisierte Fassung

Printed in Germany 1998
Umschlagfotos: siehe Bildnachweis S.453
Innenfotos: siehe Bildnachweis S. 453
Herstellung: Andrea Cobré
Satz: DTP
Druck und Bindung: RMO, München

ISBN 3-453-14773-1

Inhalt

Vorwort

Es begann in den frühen achtziger Jahren. Die rasch um sich greifende Quarzwelle veranlaßte eingefleischte und engagierte Mechanik-Liebhaber, die tickende Armbanduhr vor dem Exitus zu bewahren. Nach einer rund hundertjährigen, ausgesprochen spannenden Entwicklungsgeschichte schien es nämlich so, als ob das Thema mechanische Armbanduhr sang- und klanglos zu den Akten gelegt werden sollte. Die kulturgeschichtlichen Aspekte des in milliardenfacher Auflage produzierten Volks-Zeitmessers interessierten selbst die einschlägig befaßte Industrie nur wenig. Wertvolle Firmenarchive wurden geplündert oder achtlos der Vernichtung preisgegeben. Allmählich etablierte sich ein neues Sammelgebiet, und daraus resultierte naturgemäß ein entsprechendes Informationsbedürfnis.

1983 erschienen die ersten Bücher über die historische Entwicklung, den kometenhaften Aufstieg und den scheinbaren Niedergang der mechanischen Armbanduhr.

Diese Literatur leistete einen nicht unerheblichen Beitrag zum Ausbruch des sogenannten ›Armbanduhren-Fiebers‹. Es ließ die Preise für interessante alte Armbanduhren förmlich explodieren. Und es weckte das Interesse speziell der eidgenössischen Fabrikanten. Sie entdeckten ein totgesagtes Betätigungsfeld neu und widmeten sich fortan wieder sehr viel stärker der mechanischen Armbanduhr. So setzte etwa 1984 die Renaissance der Mechanik ein, welche rasch um sich griff und eine erstaunliche Entwicklung nahm. In der Folge entstanden mechanische Armbanduhren, die es bis dahin noch nie gab. Komplikationen lautete das Zauberwort. Ewige Kalendarien, Tourbillons, Repetitionen, Weltzeitmechanismen, um nur einige zu nennen, gelangten in einer ungeahnten Vielfalt auf den Markt.

Das Rad drehte sich immer schneller; der Armbanduhren-Boom erfaßte auch Zeitgenossen, welche ihrem persönlichen Zeitmesser bis dahin kaum Bedeutung beigemessen hatten.

1990 erschien dieses Werk als erstes deutschsprachiges Buch zum Trendthema Armbanduhr. Und es stieß auf eine so unerwartet positive Resonanz bei Uhrensammlern, -liebhabern, Fachhändlern sowie Uhrenfirmen, daß jedes Jahr eine neue, den aktuellen Entwicklungen so weit als möglich angepaßte Auflage erscheinen konnte.

Zum Wesen der kostbaren Zeit gehört die Veränderung. Seit der Premiere dieses Buchs hat sich in der Branche viel getan. Zum Beispiel brachte die Wiedervereinigung ein Comeback der Glashütter Uhrenindustrie, änderten sich die Besitzverhältnisse vieler Uhrenfirmen, erlangte das Armband-Tourbillon eine ungeahnte Bedeutung, führte das Stöbern in mannigfachen Archiven zu neuen Erkenntnissen.

Deshalb liegt der Titel ›Armbanduhren‹ nun in einer völlig überarbeiteten und erheblich erweiterten Fassung vor, welche den aktuellen Trends in der Branche Rechnung trägt.

An dieser Stelle sei zunächst dem Heyne Verlag sehr herzlich für seine Bereitschaft gedankt, dieses Buch neu zu gestalten und ihm einen größeren Umfang zuzugestehen.
Des weiteren gilt es folgenden Damen und Herren (in alphabetischer Reihenfolge) großen Dank zu sagen für ihre tatkräftige Unterstützung bei der Realisation:

Svend Andersen, Patricia H. Atwood, Jader Barracca, Alexander Bauer, Reinhold Billmann, Dr. Helmut Crott, Susanne Dering, Wolfgang K. Fulde, Otto Habinger, Gisbert A. Joseph, Norbert Kriegel, Gerd-R. Lang, Tina Millar, Florian Mühlbauer, Osvaldo Patrizzi, Peter und Liese-Lotte Peter, Christian Pfeiffer-Belli, Daryn Schnipper, Carlene E. Stephens, Helmut Teriet, Dierk Wettengel.

Dank gilt ferner den Auktionshäusern Antiquorum, Christie's, Ineichen, Joseph und Sotheby's, den Uhrenmuseen in La Chaux-de-Fonds, Le Locle, Rockford (Illinois) sowie dem Uhren-Department der Smithsonian Institution Washington D.C.

Schließlich haben folgende Firmen durch die bereitwillige Überlassung von Dokumentations- und Bildmaterial sehr zum Gelingen beigetragen: Arctos, Audemars Piguet, Blancpain, Breguet, Cartier, Chronoswiss, Ebel, Eta, Eterna, Foto Beissenhirtz, Fortis, Girard-Perregaux, Harwood, IWC, Jaeger-LeCoultre, Lémania, Longines, Movado, Omega, Patek Philippe, Piaget, TAG-Heuer, Ulysse Nardin, Vacheron Constantin, Zenith.

Gisbert L. Brunner

Einleitung

Die Armbanduhr – mehr als eine am Arm zu tragende Uhr

Gestatten Sie einen zaghaften Blick auf Ihr linkes – oder vielleicht rechtes – Handgelenk, und erlauben Sie, ein wenig an Ihrer Armbanduhr zu lauschen. Tickt es dort richtig? Wenn ja, dann gehören Sie zu den Zeitgenossen, die den aktuellen Zug der Zeit erkannt haben, die ein ausgeprägtes Zeitgefühl besitzen, welches der amerikanische Psychologe Robert Levine einmal als den ›Herzschlag der Kultur‹ bezeichnet hat. Seit gut zehn Jahren haben anspruchsvolle Menschen die mechanische Armbanduhr wieder entdeckt und ihr ein sagenhaftes Comeback beschert.

Wenn wir heute ganz beiläufig von unserer Armbanduhr reden, meinen wir scheinbar alle das gleiche: unseren Zeitmesser, den wir unter Zuhilfenahme eines Armbandes an unser Handgelenk geschnallt haben. Damit verwenden wir leichtfertig einen Gattungsbegriff, unter den sich höchst unterschiedliche Zeitmeßinstrumente subsumieren lassen, denn Armbanduhr ist bei weitem nicht gleich Armbanduhr.

Rund einhundert Jahre Entwicklungsgeschichte haben das Bild des Zeitmessers fürs Handgelenk in eindrucksvoller Weise geprägt, haben Spiel- und Nutzungsformen entstehen lassen, an die unsere damaligen Vorfahren nicht im Traume gedacht hätten. Die Armbanduhr war und ist mehr als ein reiner Gebrauchsgegenstand, den man morgens ans Handgelenk, abends aufs Nachtkästchen legt, und von dem man untertags lediglich die aktuelle Uhrzeit abliest. Die Armbanduhr ist im Laufe der Jahrzehnte ein Stück Kulturgut geworden, für viele Menschen gar zum unverzichtbaren Begleiter, der zu ihnen gehört wie die Kleidung oder die linke Hand. Diese Entwicklung führte dazu, daß neben den ›normalen‹ Modellen immer mehr auch Armbanduhren verlangt wurden, die individuellen Bedürfnissen genügten und optisch im Trend der aktuellen Mode lagen.

Hinzu kam, daß der Mensch zur Eroberung seiner Umwelt Zeitmesser mit unterschiedlichsten Fähigkeiten benötigte, mit spezifischen oder universellen Nutzungsmöglichkeiten, die in ihrer Summe letztlich nur die Armbanduhr bieten konnte. Gemeint sind z.B. die Bereiche des Sports, des Militärs, der Fliegerei, der Forschung, der Raumfahrt oder des Tiefseetauchens.

Freies Unternehmertum und Gewinnstreben in der Uhrenindustrie förderten dieses Verlangen aus guten Gründen, ließen die Fabrikanten andererseits rasch und flexibel auf die Wünsche der Kundschaft reagieren. Der marktwirtschaftliche Kreislauf hatte sich geschlossen.

All das begann sich in der Schweiz zu Beginn unseres Jahrhunderts abzuspielen. Andere Länder wie Deutschland, Frankreich oder die Vereinigten Staaten von Amerika folgten, wenn auch in sehr viel bescheidenerem Maße. Eine Vielzahl von Schweizer Uhrenfirmen wurde in den ersten drei Jahrzehnten unseres Jahrhunderts gegründet, Folge der Geburt dieser neuen Uhrengattung. Beinahe ebenso viele mußten aber auch in den Jahren nach dem Zweiten Weltkrieg wieder schließen. Jahrzehntelanger Erfolg hatte sie arrogant und träge gemacht. Kompetenzstreitigkeiten in den weitläufig versippten Uhrenkonzernen taten ein übriges.

Schließlich brach in den siebziger Jahren die fernöstliche Quarzoffensive über die europäische, vor allem aber Schweizer Uhrenindustrie herein, die den lautlosen Zeitmessern anfänglich wenig entgegenzusetzen hatte. Erst die Besinnung auf vergessen geglaubte Fähigkeiten, gründliche Marktanalysen und daraus resultierend die Ausrichtung der Produktion einerseits auf modebewußte, andererseits auf anspruchsvolle, zahlungskräftige Kundschaft bescherte einen zweiten Armbanduhren-Frühling. Damit hatte sich die Armbanduhr als Objekt ständiger Herausforderung der Uhrenindustrie erwiesen. Sie betraf deren Innenleben ebenso wie die äußere Hülle.

Werk wie Gehäuse der Armbanduhr waren bereits zu Beginn des Jahrhunderts Objekt permanenter Kritik eines Personenkreises geworden, der sich beruflich damit konfrontiert sah, und der die Welt nicht mehr verstand: der Uhrmacher.

Gemeint sind nicht diejenigen, welche sich in den Fabriken mit Remontage und Justage zu beschäftigen hatten, sondern ihre Kollegen, die mit Reparatur und Wartung einer »ganz besonderen Uhrenabart« befaßt waren, die »so schwierig wie am Werktisch auch mit der Feder am Schreibtisch zu behandeln« sind. Dies brachte jedenfalls Bruno Hillmann in seinem 1925 erschienenen

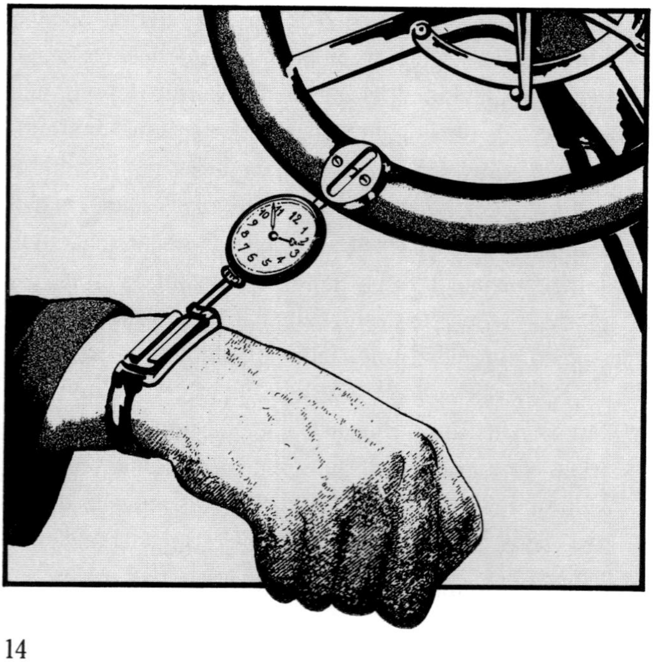

L'auto-bracelet, Armbanduhr für Autofahrer, am Armband oder am Lenkrad zu befestigen, Schild frères, 1915

Werk ›Die Armbanduhr – ihr Wesen und ihre Behandlung bei der Reparatur‹ mehr als unverhohlen zum Ausdruck. Unzureichende Qualität und Servicefeindlichkeit warf er den Fabriken, unsachgemäßen Umgang deren Kundschaft vor. Schmutz, Feuchtigkeit, durch Stöße zerstörte Unruhwellen und zudem schlecht konstruierte Mini-Werke förderten den Wunsch, daß »für den Uhrmacher endlich die Erlösungsstunde von der Tyrannei der Armbanduhr« schlage. Doch in völlig korrekter und weitsichtiger Einschätzung der Situation stellte Hillmann fest, daß die Armbanduhr außer den modebewußten Damen »in erster Linie den Sportleuten und Militärs sehr willkommen war, da es für sie sehr viel einfacher war, die Zeit am Handgelenk abzulesen, als erst, behindert durch Sportdreß oder Uniform, die Uhr mühsam aus der Tasche zu holen«, und es blieb ihm nach detaillierten Ausführungen über die Reparatur der ungeliebten Uhrenabart nichts anderes übrig, als sein Buch mit einem Trost an die Uhrmacherkollegen zu schließen: »Darum, liebes Uhrmacherlein, mache tapfer und unentwegt weiter in Armbanduhren, da sie nun einmal da sind und wohl noch lange dableiben werden, denn Du bist auch dazu da, solange Deine Augen und Deine Nervenbündel ausreichen.«

Die Armbanduhren waren zur Realität geworden, schickten sich sogar an, die Taschenuhr von ihrem angestammten Platz zu verdrängen, und verlangten nun ihren Tribut in Form einer Perfektionierung der Werke und Gehäuse, den zu zollen die Uhrenindustrie bereit war, um damit auch den letzten Kritiker widerlegen zu können.

Obwohl die Armbanduhr stets weit mehr als nur ein Gebrauchsgegenstand war, wurde sie literarisch über Jahrzehnte hinweg eher stiefmütterlich behandelt. Zwar gibt es viele technisch ausgerichtete Bücher und Zeitschriften über dieses Thema, doch die kulturgeschichtliche Auseinandersetzung setzte erst in den achtziger Jahren ein, als das Sammeln von Armbanduhren allmählich salonfähig wurde. Nicht oder nur wenig vorhandenes Traditionsbewußtsein veranlaßte selbst namhafte Uhrenhersteller dazu, große Teile des Firmenarchivs der Vernichtung preiszugeben, wenn der dadurch beanspruchte Platz anderweitig besser zu nutzen war. Viele von ihnen mußten oder müssen ihre eigene Geschichte mühsam rekonstruieren, indem sie Dokumente und frühere Erzeugnisse für teures Geld zurückkaufen. Unzählige Schriftstücke und Abbildungen sind jedoch unwiederbringlich verlorengegangen.

Aus diesen Gründen läßt sich die allgemeine geschichtliche Entwicklung der Armbanduhr nur schwer, in jedem Fall aber unvollkommen nachvollziehen. Bestimmte Zusammenhänge können zwar vermutet, aber nicht zweifelsfrei bewiesen werden.

Trotz allem verdient es die Armbanduhr, die in ihrer Summe weit mehr ist als nur ein am Arm zu tragender Zeitmesser, daß man ihren Stellenwert im Rahmen der allgemeinen Uhrengeschichte entsprechend würdigt. Denn eines ist sicher: Die Menge der in rund hundert Jahren produzierten Armbanduhren übersteigt die aller anderen Uhrengattungen beträchtlich. Doch gerade die in riesigen Stückzahlen gefertigten Billiguhren früherer Jahre und Jahrzehnte sind kaum mehr in einem guten Erhaltungszustand zu finden. Jahrelange treue Dienste führten zu unübersehbaren Abnützungserscheinungen und deshalb zur Vernichtung.

Die Taschenuhr des Großvaters galt traditionell als sorgfältig zu hegendes Familienerbstück, die Armbanduhr des Vaters dagegen wurde weggeworfen.

Die Entwicklung der Armbanduhr – ein geschichtlicher Exkurs

Es gehörte zu den Selbstverständlichkeiten des Lebens, nach dem Aufstehen und der Morgentoilette die Armbanduhr zu ergreifen, sie – vielleicht – liebevoll aufzuziehen, ihre Zeiger entsprechend dem Radio-Signal zu richten und sie dann an das linke oder auch rechte Handgelenk zu schnallen, bis die Quarzuhr sich anschickte, diese Rituale überflüssig zu machen.

Die Armbanduhr zeigt – mehr oder minder – akkurat die geschenkten, die vertriebenen, die totgeschlagenen Stunden unseres begrenzten Lebens an. Ohne sie fühlen wir uns verunsichert, manchmal sogar hilflos und ängstlich, schielen wir immer wieder aufs Handgelenk vorbeieilender Mitmenschen, um dort vielleicht die aktuelle Zeit erhaschen zu können, oder wir halten Ausschau nach öffentlichen Uhren, die uns in unserer Bedrängtheit helfen.

Der Verlust unseres persönlichen Chronometers macht uns arm, erinnert uns eventuell wieder daran, daß der Besitz einer ›individuellen Zeit‹ beileibe keine Selbstverständlichkeit ist: Noch im Mittelalter war die ›Verwaltung der Zeit‹ ein Privileg der Kirche, der Adeligen und der bürgerlichen Oberschicht. Sie verteilte die Stunden und Minuten an das gemeine Volk über öffentliche Uhren, außerhalb deren Sichtweite verkündeten Glocken, wieviel es geschlagen hat. Nach dieser öffentlichen Zeit hatten die Bürger ihr Leben einzurichten. Der Arbeitstag war vom Hell- und Dunkelwerden sowie vom Läuten der Glocken bestimmt.

Auch nachdem die Uhren infolge technischer Fortschritte immer kleiner und schließlich sogar tragbar wurden, blieben sie aus Kostengründen bis ins 18. Jahrhundert nur den bessergestellten Bevölkerungsschichten vorbehalten. Der Besitz einer Taschen- oder Halsuhr dokumentierte die Zugehörigkeit zur höheren Gesellschaft. Erst als im Laufe jenes Jahrhunderts die Uhren deutlich billiger zu werden begannen, zogen sie Schritt für Schritt auch in weniger privilegierte Kreise ein.

Das 19. Jahrhundert brachte in seinem Verlauf eine weitergehende Sozialisierung der Uhrzeit durch die zunehmende Verbreitung kostengünstiger Taschen- und Großuhren mit sich, zunächst primär für den Mittelstand, zu seinem Ende hin auch für Teile der Arbeiterklasse.

Getragen von der perfektionierten industriellen Massenproduktion des 20. Jahrhunderts hielt schließlich der Zeitmesser für jedermann seinen Einzug, zunächst auch, später fast ausschließlich in Form der Armbanduhr.

Die Zeitvorgaben der Obrigkeit wurden dadurch nachvollziehbar, kontrollierbar, die Möglichkeiten der Selbstbestimmung innnerhalb bestimmter Grenzen erweitert, wie z.B. durch die Einführung der gleitenden Arbeitszeit.

Die Existenz der Armbanduhr ist zur Selbstverständlichkeit geworden und läßt uns nur noch ganz selten darüber nachdenken, daß sie in der langen, bewegten Geschichte der Zeitmessung nur einen äußerst bescheidenen Raum einnimmt. In den Formen und Ausprägungen, wie wir die Armbanduhr heute kennen, benötigen und täglich benützen, ist sie ein typisches Produkt der modernen Industriegesellschaft. Sie gehört zum 20. Jahrhundert wie Auto, Flugzeug, Rundfunk oder Fernsehen. Wenn sich ihre Genese mit einigem Aufwand auch noch weiter zurückverfolgen läßt, so entwickelte sie sich doch erst in der Zeit nach der Jahrhundertwende zu dem, was sie heute ist, nämlich einem nicht mehr wegzudenkenden Wegbegleiter des Menschen.

Bei den an Armbändern befestigten Uhren aus der Zeit vor 1900, die uns gelegentlich in der Literatur begegnen, handelt es sich in aller Regel um sogenannte Vorläufer der heutigen Armbanduhr in Form von Einzelstücken oder auf besondere Bestellung hin in ganz geringer Auflage gefertigter Exemplare, nicht jedoch um die Ergebnisse einer zielgerichteten Forschung und Entwicklung.

Eine wesentliche Voraussetzung für die Geburt der Armbanduhr, oder besser gesagt, ihrer Vorläufer, waren die Fortschritte der Uhrmacher in technischer und handwerklicher Sicht. Technische Entwicklungen, darunter die so wichtige Erfindung der Zugfeder, führten zur tragbaren Uhr. Die Vervollkommnung handwerklicher Fertigkeiten brachte unter anderem eine zunehmende Miniaturisierung der Uhren mit sich.

Bei der Frage nach exakten Jahreszahlen beginnen sich die Geister zu scheiden. In Ermangelung präziser Chroniken müssen sich die Informationen im groben Rahmen von Jahrzehnten bewegen. So läßt sich zur erstmaligen Verwendung von Zugfedern in Uhren nur feststellen, daß dies wohl im Frankreich des späten 15. Jahrhunderts der Fall gewesen sein muß. Im Zusammenhang mit der ersten Taschenuhr wird immer wieder der Name Peter Henlein aus Nürnberg genannt. Über ihn schreibt ein gewisser Johannes Cocleusim im Anhang einer Nürnberger Weltbeschreibung aus dem Jahre 1511, der ›Cosmographia Pomponii Melae‹, folgendes: »Täglich erfinden sie feinere Dinge. So bringt Peter Henlein (im Original-Text Peter Hele genannt), ein noch junger Mann, Werke hervor, die selbst die gelehrtesten Mathematiker bewundern, denn aus ein wenig Eisen fertigt er mit vielen Rädern ausgestattete Uhren, die, wie man sie auch wenden mag, ohne irgendein Gewicht 40 Stunden zeigen und schlagen, selbst wenn sie im Busen oder Geldbeutel stecken.« Doch Enrico Morpurgo kommt nach seinen Forschungen zu der Auffassung, daß es in Italien bereits 1475 tragbare Uhren gegeben haben soll.

Wie dem auch sei: Die Wende vom 15. zum 16. Jahrhundert ist ein markanter Zeitpunkt hinsichtlich der folgenden Geschichte der Armbanduhr. 1518, so sagt man, habe in Blois der 1504 geborene und 1530 gestorbene Uhrmacher Julien Coudrey für Ludwig XI. zwei Dolche mit Ührchen in den Griffen angefertigt. In den Annalen der Uhrmacherei findet sich auch Kaiser Karl V. Er besaß eine Vorliebe für mechanische Kostbarkeiten und trug einen Fingerring, in dem ein winziges Uhrwerk steckte. Ein ähnliches Schmuckstück soll 1542 der Mathematiker Ubaldi als Geschenk erhalten haben.

Darüber hinaus trug damals mit Sicherheit eine ganze Reihe weiterer Persönlichkeiten ihren persönlichen Zeitmesser am Finger. Mangels einschlägiger Prominenz wurden sie von den Chroniken jedoch nicht erfaßt. Der Weg der Uhr ans Handgelenk war damit bereits vorgezeichnet.

Ein erstes Beispiel für die am Armband getragene Uhr findet man bereits im ›Merry Old England‹. 1571 soll der Graf von Leicester (um 1533-1588), ab 1559 Günstling der Königin Elisabeth I. (1533-1603), seiner Herrin anläßlich der Wiedereinführung der Reformation in England ein kleines, an einem Armreif befestigtes Ührchen geschenkt haben. Über dessen Form und Hersteller liegen nähere Informationen jedoch nicht vor.

Rund ein Menschenalter später wird dem französischen Religionsphilosophen, Mathematiker und Physiker, dem Erfinder der Rechenmaschine, Blaise Pascal (1623-1662), nachgesagt, er habe seine Taschenuhr am

Handgelenk befestigt getragen, was aufgrund der rationalen Scharfsinnigkeit und des streitbaren Charakters dieses naturwissenschaftlichen Genies nicht von der Hand zu weisen ist. Immerhin pflegten die Männer jener Zeit, im Gegensatz zu denen der Antike, in der Regel keine Armbänder zu tragen. Durch seine Forschungen über die Eigenschaften der Zykloide machte sich Pascal jedoch auch um das Innenleben der mechanischen Räderuhr, nämlich die Zahnform verdient.

Andere Quellen besagen, daß die am Handgelenk getragene Anhängeuhr im 18. Jahrhundert vor allem bei Müttern und Kindermädchen sehr beliebt war. Dort fand sie nämlich vor dem allzu raschen Zugriff der unberechenbaren Kinderhände eher Schutz als am Halse baumelnd.

Wirklich nachweisen läßt sich die Anfertigung einer Schmuckuhr fürs Handgelenk allerdings erst im Jahr 1790 durch eine entsprechende Eintragung in den Rechnungsbüchern der Genfer Uhrmacher Henri Louis Jaquet-Droz und Jean Frédéric Leschot, die vor allem auch wegen ihrer Automaten Berühmtheit erlangt hatten.

Zwei Schmuck-Armbänder von Nitot

Sowohl in Museen als auch in Privatsammlungen sind dagegen rund ein halbes Dutzend Armbanduhren

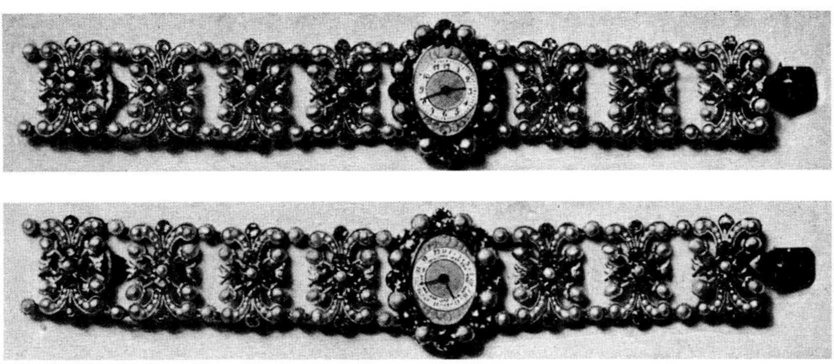

bekannt, deren Geschichte auf die Anfänge des 19. Jahrhunderts zurückgeht, also weit bevor die Armbanduhr zur Modeerscheinung wurde. Wir müssen uns heute fragen, warum diese praktische und originelle Neuheit nicht schon zu jener Zeit eine größere Verbreitung fand. Vermutlich liegt die Ursache auch in der damals noch einseitigen und für Neues wenig aufgeschlossenen Berichterstattung.

Selbst in seinem vorzüglichen Werk ›La bijouterie française au XIXe siècle‹, das sich sehr detailliert mit dem Pariser Goldschmied und Uhrmacher Nitot, Hofjuwelier Napoleons I., befaßt, erwähnt Vever dessen wunderbare am Arm zu tragende Uhren, die erstmals den Namen Armbanduhren verdienen, mit keinem Wort. Hervorzuheben sind in diesem Zusammenhang zwei Schmuck-Armbänder, eines mit Ührchen, das zweite mit mechanisch schaltbarem Kalender, beide ›Nitot‹ signiert. Deren Entstehungsgeschichte liest sich beinahe wie ein Märchen:

An einem Spätnachmittag des frühen 19. Jahrhunderts wollte sich der Konsul Bonaparte mit seiner Kutsche ins Pariser Théâtre français begeben. Unterwegs gingen jedoch die Pferde durch. In der rue Saint-Honoré, gerade gegenüber dem Laden des Uhrmachers Nitot, kam das Gespann zu Fall. Nitot und seine Mitarbeiter eilten Bonaparte zu Hilfe. Während die Handwerker die Kutsche aufrichteten, konnten sich Bonaparte und seine Begleitung im Geschäft vom Schreck erholen. Vor seiner Weiterfahrt versprach der Konsul, daß er diese Hilfeleistung Nitots nicht vergessen werde.

Am 2. Dezember 1804 sollte Napoleon Bonaparte in der Kirche von Notre-Dame zum französischen Kaiser gekrönt werden. Als Nitot davon hörte, erwachte in ihm der Wunsch, die Kronjuwelen liefern zu dürfen. Zusammen mit dem erfahrenen Juwelenhändler Halphen ging er zu den Tuilerien. Und er wurde auch bis zum künftigen Kaiser vorgelassen. Nach dem devot vorgetragenen Anliegen brachte Napoleon seine tiefe Skepsis gegenüber den künstlerischen Fähigkeiten des Bittstellers zum Ausdruck. Als letzten Ausweg präsentierte Nitot den vor der Tür wartenden Schmuckexperten Halphen. »Sei's drum«, meinte Napoleon schließlich zustimmend, »doch die Zeit eilt. Es muß sofort mit den Arbeiten begonnen werden.« Alles werde gut gehen, rief Nitot begeistert, nur die Finanzmittel seien sehr begrenzt. Auf dieses Geständnis reagierte Napoleon mit einem Vorschuß von 2,5 Millionen Francs. Die Endabrechnung für die Lieferung der prunkvollen Kronjuwelen lautete auf stolze 15 Millionen Francs.

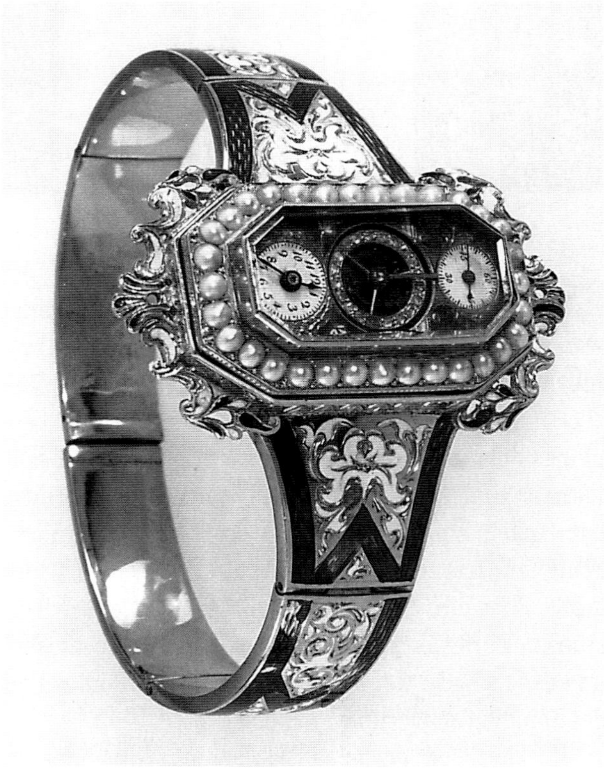

Frühes perlenbesetztes Goldemail-Armband mit eingebautem Ührchen, Frankreich um 1810; vergoldetes Uhrwerk mit Zylinderhemmung; Aufzug und Zeigerstellung mittels Schlüssel

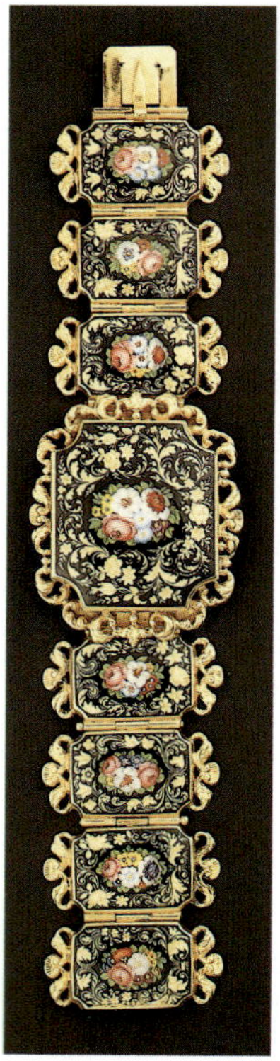

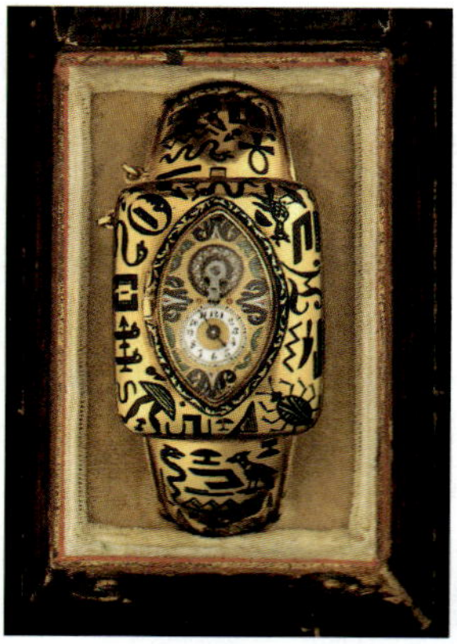

Links: Frühes silbernes Armband mit in Niellotechnik ausgeführten Motiven aus der ägyptischen Mythologie und Ührchen mit Zylinderhemmung, um 1820

Rechts: Damenarmband mit Ührchen, Patek Philippe, Genf, 1868

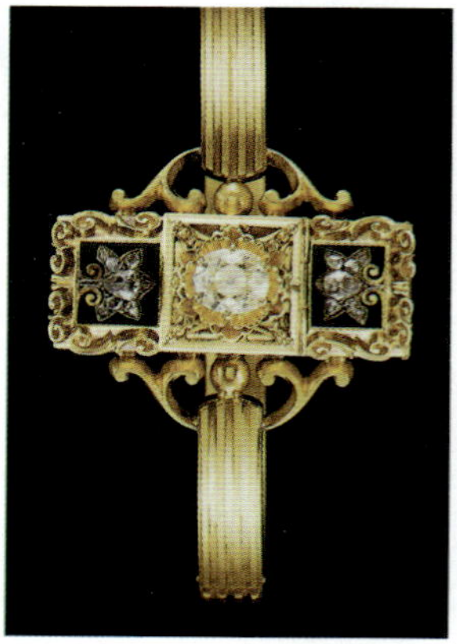

Links: Goldemail-Armband mit eingebautem Ührchen, 1. Hälfte des 19. Jahrhunderts

Zwei Jahre später, 1806, schuf Nitot im Auftrag der Kaiserin Joséphine, deren exzessiver Luxus bekannt war, die beiden erwähnten Armbänder. Vorgesehen waren sie als Hochzeitsgeschenk für Amalie Auguste, eine Tochter König Maximilians I. von Bayern, die mit Joséphines Sohn aus erster Ehe, dem Prinzen Eugen Beauharnais Leuchtenberg, vermählt werden sollte. Diese exzellenten, am linken und rechten Handgelenk gleichzeitig zu tragenden Schmuckstücke brachten Nitot große Ehre ein. Aufgrund seiner herausragenden Leistungen durfte er sich fortan Hoflieferant des Kaisers und der Kaiserin von Frankreich sowie des Königs und der Königin von Westfalen nennen.

Rückblickend erscheint es legitim, Nitot, der in

seinem Atelier mit Schweizer Uhrmachern aus La Chaux-de-Fonds zusammenarbeitete, als Urheber der eigentlichen Armbanduhr zu bezeichnen. Die geschäftlichen und uhrmacherischen Aktivitäten Nitots fanden infolge der politischen Ereignisse der Jahre 1814/15 ihr jähes Ende.

Von 1831 bis 1838 bediente das Haus Breguet, Paris, einige seiner wohlhabenden Kunden mit Uhren fürs Handgelenk. Im Inneren tickten nach Auskunft der umfassenden Archivbücher der Nobelmarke 8linige Kaliber.

30 Jahre später, 1868, wurde bei der Genfer Manufaktur Patek, Philippe & Co. mit den Arbeiten an einem Goldarmband mit eingebautem Ührchen begonnen. Bis

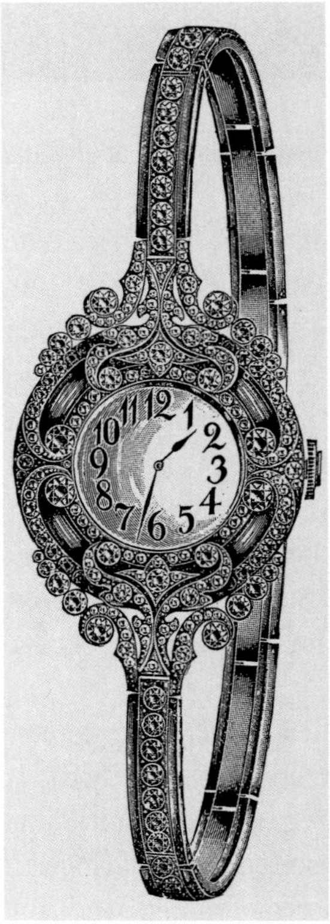

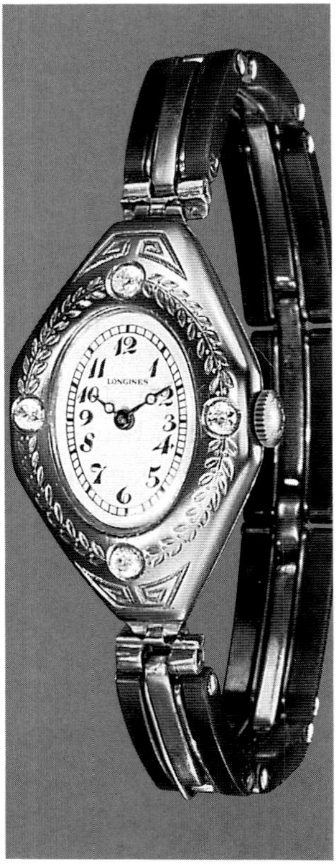

Links: Schmuckarmbanduhr für Damen, Schweiz um 1910

Rechts: Rautenförmige Damenarmbanduhr mit dehnbarem Gliederarmband, Longines, 1912

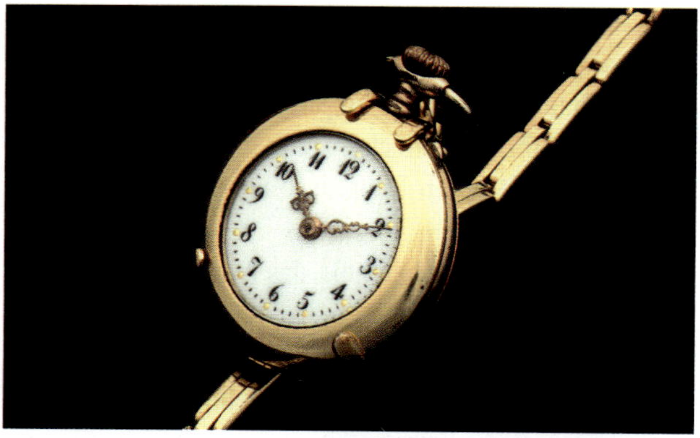

Gliederarmband mit eingelegtem Damentaschenührchen, Anfang 20. Jahrhundert

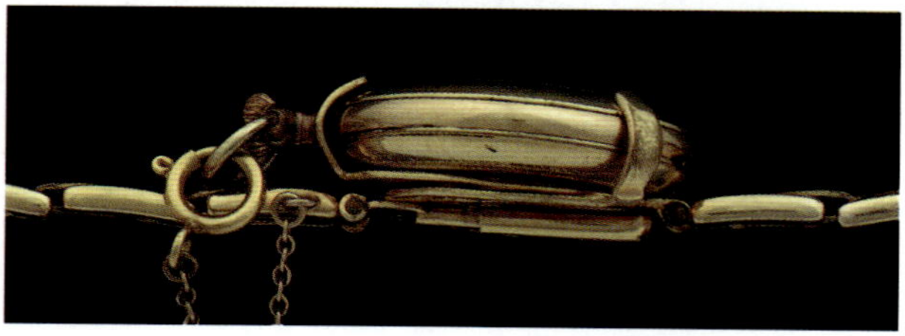

dieses Stück verkauft werden konnte, gingen allerdings fünf Jahre ins Land.

Ein weiteres Jahrzehnt darauf, 1878, findet sich eine Kleinserie von Armbanduhren Wiener Provenienz. Den Chronisten zufolge wurden sie »von Herren zur eigenen Bequemlichkeit getragen«.

Die ersten vermutlich in größerer Serie gefertigten Armbanduhren fallen in die Zeit um 1880, als die Deutsche Kriegsmarine bei der Firma Constantin Girard-Perregaux an Armketten zu tragende Uhren für Marine-Offiziere bestellte, ausgestattet mit 10- und 12linigen Werken. Abbildungen dazu besitzt selbst der Hersteller nicht mehr.

Einschlägige Fachzeitschriften berichteten ferner, daß in der Schweiz, namentlich in Luzern, um 1886 goldene und silberne Armbanduhren, versehen mit 9linigen Zylinderwerken und sogenannten Scherenbändern, an Fremde, hauptsächlich Amerikanerinnen, verkauft wurden. Geliefert hatte diese Uhren die 1855 von Frédéric Cuanillon in Biel gegründete Firma ›Kulm‹, die damit, einer Zeitungsnotiz zufolge, »einen schönen Umsatz erzielte«.

Auch andernorts ist davon die Rede, daß gerade die Damen der Gesellschaft, u.a. aus modischen Erwägungen, schon vor der Jahrhundertwende hier und da, danach jedoch ziemlich massiv auf den neuen Uhrentyp zu setzen begannen. Während es nämlich für die Herren kein Problem darstellte, ihre Taschenuhr an Kette oder Châtelaine befestigt in Weste, Hosentasche oder Gürtel

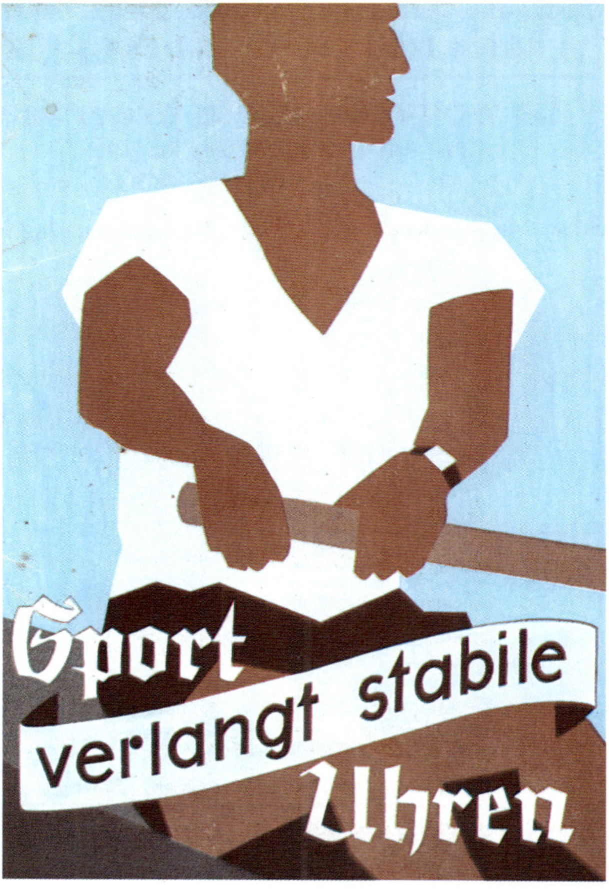

zu verstauen, gerieten die Damen im Zuge der immer rascher wechselnden Kleidermode schon eher in Kalamitäten. Die Folge war ein sukzessive nachlassendes Geschäft mit konventionellen Damenührchen. Erst mit dem Auftauchen der Armbanduhr stiegen die Umsätze wieder, denn diese »war erstens unabhängig von der Kleidermode zu tragen, und zweitens bildete sie zugleich ein schönes Schmuckstück«, wie der deutsche Uhrmacher Bruno Hillmann fast mit Bedauern feststellen mußte. Doch dürfte sich auch bei den Damen ein bereits beschriebener pragmatischer Aspekt hinzuge-

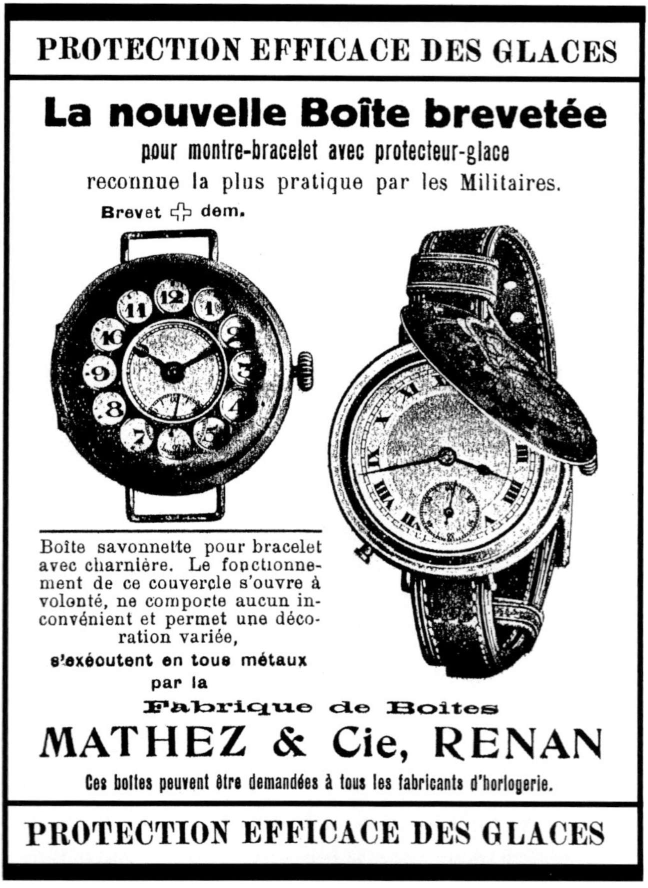

Anzeige für Militärarmbanduhren aus dem Jahr 1916

sellt haben, der, ob an der Schreibmaschine sitzend oder im gesellschaftlichen Umgang, nicht zu unterschätzen war: die unproblematische, ja fast unauffällige Ablesbarkeit, die es gestattete, sich über die Uhrzeit zu informieren, ohne unhöflich zu wirken.

Eine ernsthafte Bewährungsprobe hatte die Armbanduhr am Handgelenk von Damen der Gesellschaft indes nicht zu bestehen, sondern eher dort, wo es erfahrungsgemäß ›hart‹ hergeht: im Krieg und im Sport.

Die Kriege ließen nicht lange auf sich warten. Im Jahre 1899 begannen die südafrikanischen Burenstaaten, gegenüber den Engländern ihre Selbständigkeit zu verteidigen. Im anschließenden dreijährigen Burenkrieg zeigten sich die Armbanduhren wohl erstmals im Großeinsatz auch härtesten Anforderungen gewachsen. Für diese Behauptung spricht ein Großinserat von Omega, das 1904 in der Leipziger Uhrmacherzeitung erschien. Darin wurden die einschlägigen Erfahrungen eines britischen Artillerieoffiziers publiziert. Ihm zufolge hatten sich Armbanduhren als unerläßlicher Teil der Feldausrüstung bewährt. Die Extreme von Kälte und Hitze, starkem Regen und schneidenden Sandstürmen hatten sich auf die Funktion nicht negativ ausgewirkt.

Im Ersten Weltkrieg bestätigten sich diese positiven Erfahrungen. In den kilometerlangen zentraleuropäischen Schützengräben erkannten die Soldaten aller Streitkräfte sehr schnell den unbestreitbaren Nutzen der Armbanduhr. In kritischen Situationen konnte es durchaus lebensrettend sein, zum Ablesen der Uhrzeit nur auf das Handgelenk blicken und nicht die Taschenuhr umständlich aus dem Waffenrock zerren zu müssen.

Dem vielzitierten Problem des Glasbruchs und der damit verbundenen Gefahr für Zifferblatt, Zeiger und Werk war die Industrie schon bald durch die Erfindung von Lederkapseln, Schutzgittern oder auch Savon-

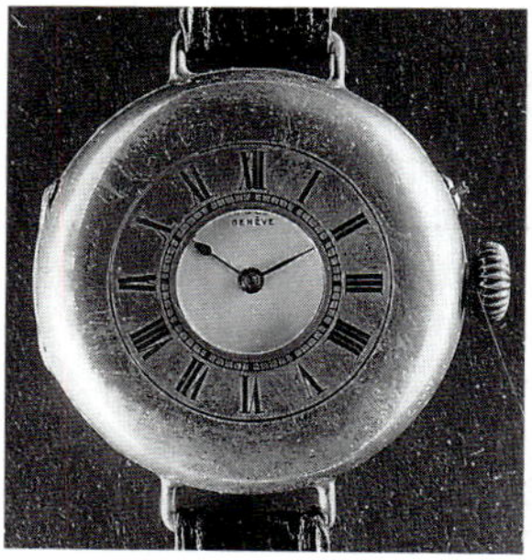

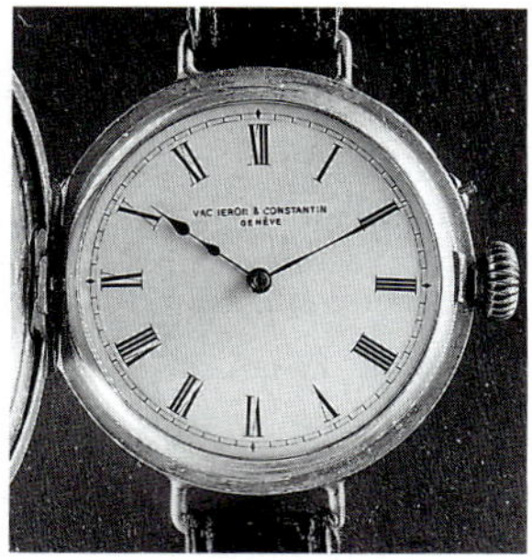

Silberne Halbsavonnette-Armbanduhr, von Vacheron & Constantin für Dent, London, gefertigt; Zylinderhemmung, um 1910

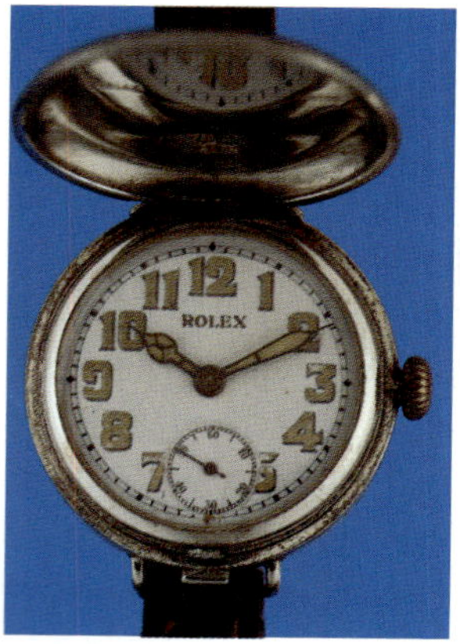

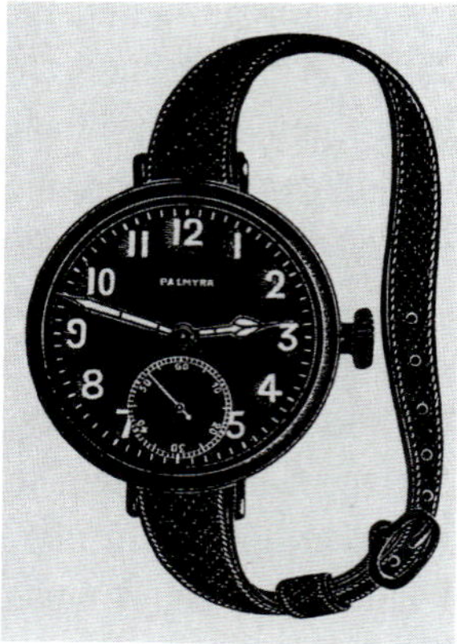

Links: Silberne Savonnette-Armbanduhr von Rolex, um 1915; 13liniges Ankerwerk, 15 Steine, bimetallische Unruh, Flachspirale

Rechts: Herrenarmbanduhr mit Radium-Ziffern und -Zeigern, Tièche-Gammeter, Solothurn, 1916

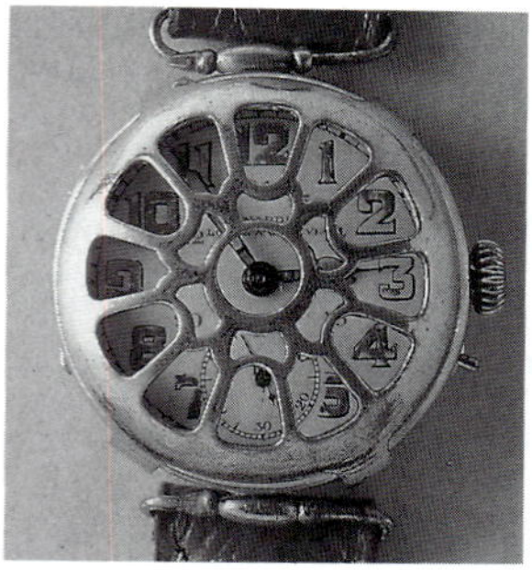

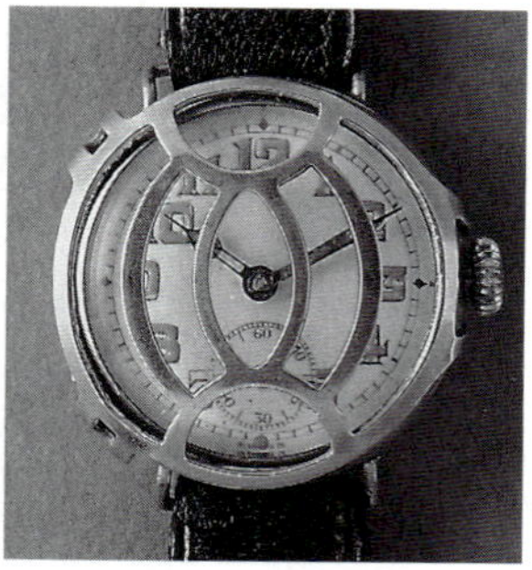

Schützengrabenarmbanduhren mit Schutzgitter
Links: Ulysse Nardin; Nickelgehäuse; Ankerwerk, 15 Steine, bimetallische Unruh. Rechts: Urania; Nickelgehäuse; Zylinderwerk

nette-Gehäusen für die sogenannten ›Schützengrabenuhren‹ beigekommen. Eine Folge der militärischen Erfordernisse waren auch die Radium-Zifferblätter und -Zeiger, deren radioaktive Leuchtkraft selbst bei Nacht das exakte Ablesen der Uhrzeit ermöglichte. Für Offiziere wurden Armbanduhren mit Chronograph und Teleme-

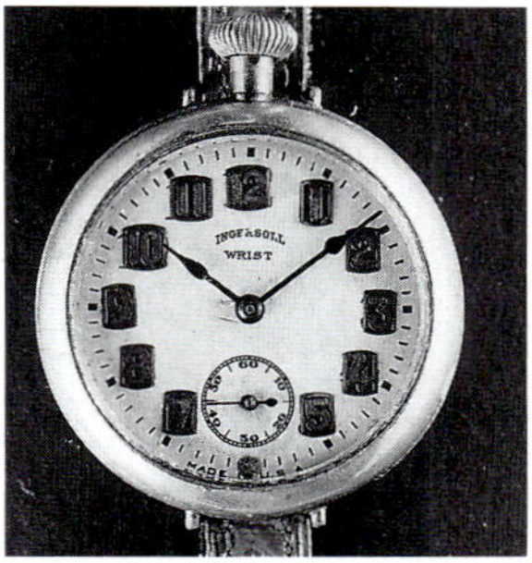

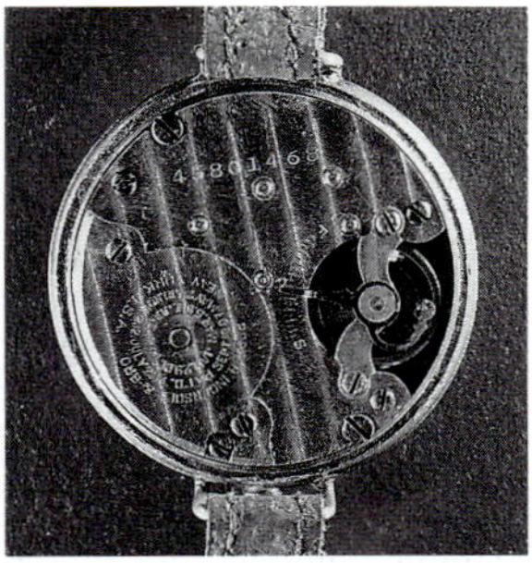

Oben und rechts: Nickelarmbanduhr ›Ingersoll wrist‹ aus dem Jahre 1917; Stiftankerwerk ohne Steine; in den Rückdeckel ist das Garantie-Zertifikat eingeklebt

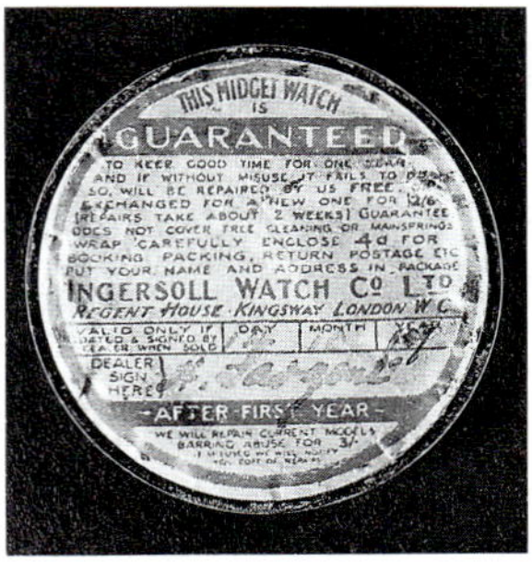

Silberne Offiziers-Armbanduhr aus der Zeit des Ersten Weltkrieges, bei der sich das Werk nach vorne herausschrauben läßt. Zu diesem Zweck muß die Aufzugskrone gezogen werden. Armbanduhren dieses Typs wurden damals von verschiedenen Uhrenfabrikanten produziert

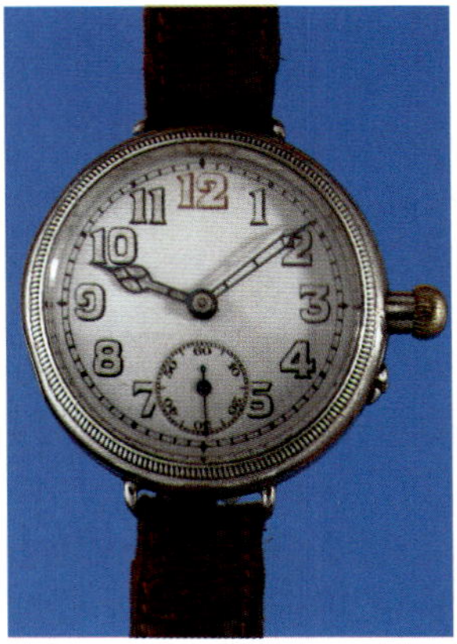

terskala angeboten, z.B. um anhand der Mündungsfeuer die Entfernung der gegnerischen Truppen messen zu können. Armbanduhren mit eingebautem Kompaß, solche mit zusätzlichem 24-Stunden-Zeiger zum Ablesen der Tag-und-Nacht-Zeit in dunklen Bunkern oder solche mit verschraubten Gehäusen zum Schutz vor Feuchtig-

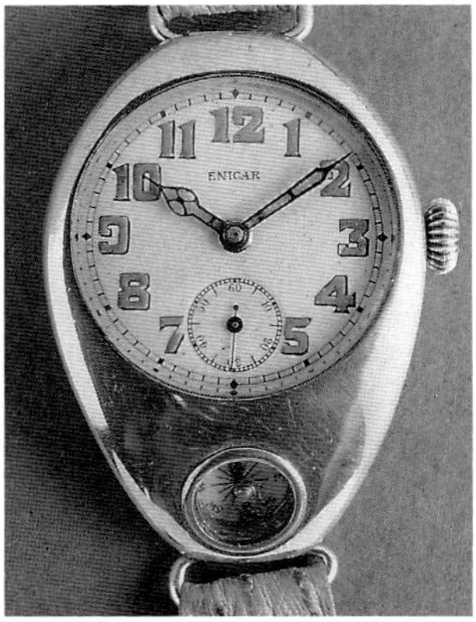

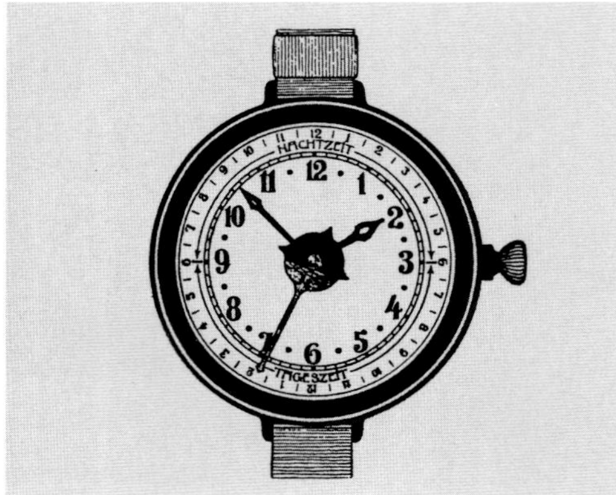

Links: Silberne Armbanduhr mit Kompaß aus der Zeit des Ersten Weltkrieges, signiert ›Enicar‹; 15steiniges Ankerwerk, monometallische Schraubenunruh, Flachspirale

Rechts: Herrenarmbanduhr mit 12- und 24-Stunden-Zeiger aus der Zeit des Ersten Weltkrieges

keit rundeten das vielfältige Angebot kriegsspezifischer Chronometer ab. Allerdings konnten die meisten dieser Modelle, wie auch viele andere der bis in die Mitte der zwanziger Jahre hergestellten Armbanduhren, kaum verleugnen, Derivate der Taschenuhr zu sein: Sie waren rund oder oval mit angelöteten bügelförmigen Bandanstößen.

Im Jahr des Kriegsausbruchs, 1914, konsultierte die Zeitschrift ›Femina‹ ihre Leserinnen über die Bedeutung der Armbanduhr. Die Relevanz der Umfrage geht mehr als deutlich aus dem Rücklauf hervor: 4350 Damen gaben ihre Meinung kund. Davon bewerteten 3437 oder 79 Prozent die Armbanduhr als »unbedingt günstig«. 480 zeigten sich noch unschlüssig und nur 433 zogen die Hängeuhr weiterhin der Armbanduhr vor.

Zu den nahezu diametral entgegengesetzten Uhr-Interessen der Damen und der Militärs gesellten sich damals noch diejenigen vieler sportlich aktiver Zeitgenossen. Dies belegt das Beispiel des abenteuerlustigen brasilianischen Flugpioniers und Lebemanns Alberto Santos-Dumont: Im Verlauf einer prächtigen Abendgesellschaft des Barons Deutsch de la Meurthe lernte er den Juwelier Louis Cartier kennen. Aus dieser Begegnung sollte sich alsbald eine intensive, dauerhafte Män-

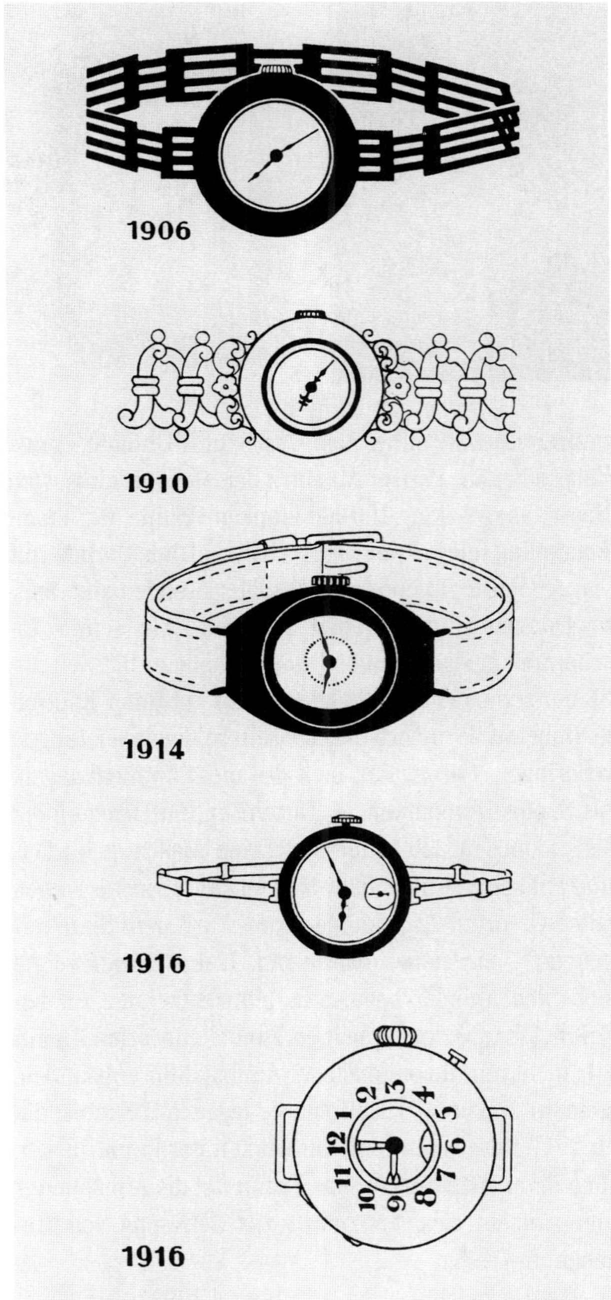

Entwicklung des Armbanduhren-Designs von 1906 bis 1916

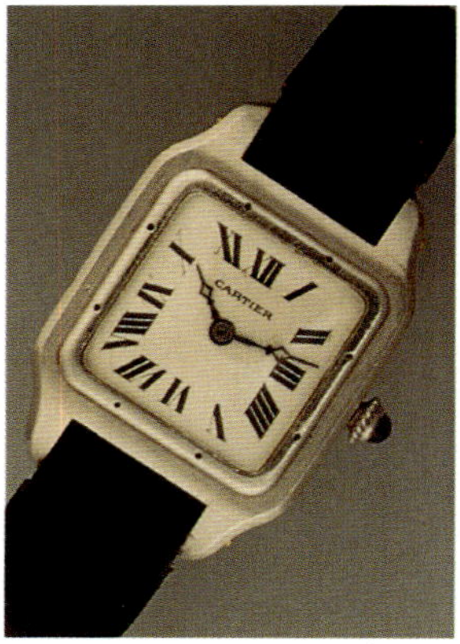

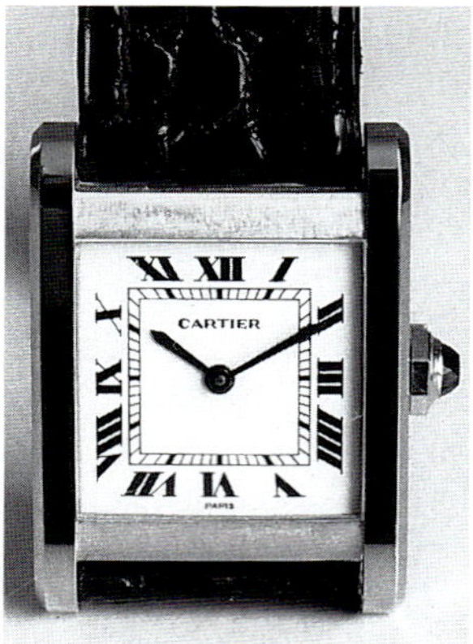

Links: Modell ›Santos‹ von Louis Cartier

Rechts: Modell ›Tank L.C.‹ von Louis Cartier

nerfreundschaft entwickeln. Als Santos-Dumont einige Zeit später im Pariser Maxim's den Gewinn einer vom Baron ausgelobten 100 000-Franken-Prämie für einen Rekordflug feierte, war natürlich auch Louis Cartier mit von der Partie. Irgendwann zu später Stunde nahm Santos-Dumont seinen Freund zur Seite. Mit seiner Taschenuhr, gestand Santos-Dumont, habe er die Zeit am Steuer seines Fluggeräts leider nicht gut unter Kontrolle. Dabei wolle er doch alsbald weitere Rekordleistungen vollbringen. Cartier ließ sich das nicht zweimal sagen. Als Santos-Dumont am 12. November 1907 nach einem sensationellen 220-Meter-Flug seine Maschine verließ und auf seine Armbanduhr blickte, kannte seine Freude keine Grenzen. 22 Sekunden waren seit dem Start vergangen – ein neuer Weltrekord. Louis Cartier zeigte sich nicht minder begeistert. Immerhin hatte er den Zeitmesser speziell für seinen Freund entworfen. Damit war nicht nur die erste Flieger-Armbanduhr entstanden, sondern auch ein Welterfolg: die legendäre Santos, die ab 1911, ausgestattet mit Uhrwerken der Firma Jaeger, für jedermann zu haben war. Damit tat die Armbanduhr einen ersten riesigen Schritt zur Befreiung vom Taschenuhr-Design.

Die Geschichte eines zweiten wichtigen Armbanduhren-Modells aus dem Hause Cartier geht allerdings wieder auf Kriegsereignisse zurück. Inspiriert vom Aussehen der von den Engländern unter dem Tarnnamen ›Tank‹ am 15. September 1916 erstmals in der Sommeschlacht eingesetzten Kampfpanzer, kreierte Louis Cartier das Modell ›Tank L.C.‹. Die ersten Exemplare dieser klar und funktional gestalteten Uhren gingen an General John Joseph Pershing, den Oberbefehlshaber der amerikanischen Truppen in Frankreich, sowie einige andere hohe Offiziere der amerikanischen Streitkräfte. 1919 gelangte auch diese Armbanduhr in den öffentlichen Verkauf, wiederum versehen mit Uhrwerken von Jaeger.

Mit diesen und anderen inzwischen berühmten Designs hatte Louis Cartier die weitere Geschichte des Zeitmessers am Handgelenk schon frühzeitig entscheidend mitbeeinflußt und einen nicht zu unterschätzenden Beitrag im Hinblick auf die Emanzipation der Armbanduhr geleistet, wie der Höhenflug dieses Uhrentyps in den dreißiger Jahren zeigt.

Einen Höhenflug ganz anderer Art erlebte die Armbanduhr 1919 am Handgelenk des Piloten Roland Rohlfs. Auf sagenhafte 34 610 Fuß (10 550 m) schraubte er sein Flugzeug. Damit stellte er einen neuen Weltre-

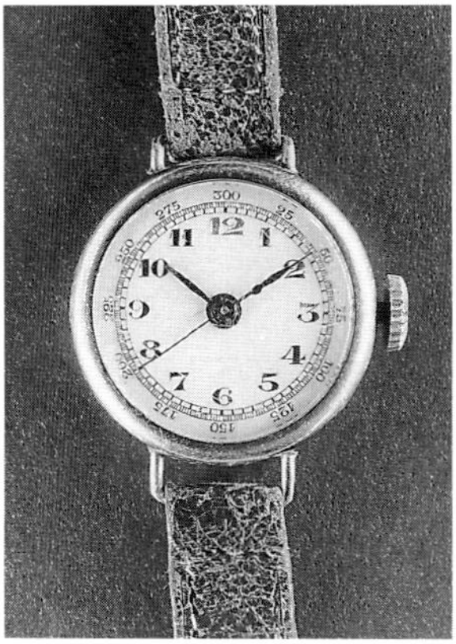

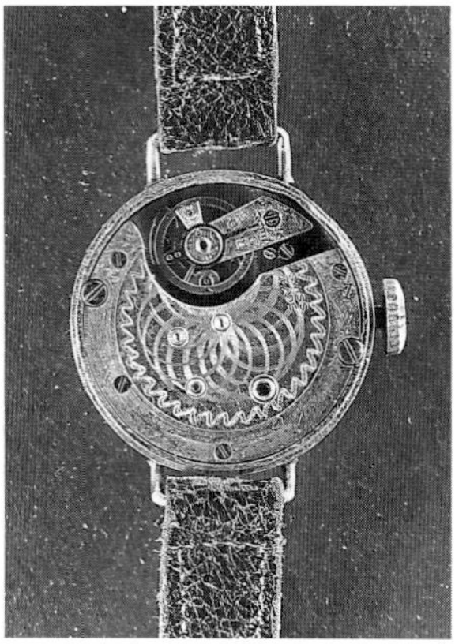

Nickel-Armbanduhr für Krankenschwestern, Schweiz um 1920; 4 Steine, Zylinderhemmung und zentraler Sekundenzeiger

kord im Höhenflug auf. Seine wasserdichte ›Depollier‹-Armbanduhr mit Waltham-Uhrwerk überstand das Ereignis trotz einer Außentemperatur von – 44 Grad Celsius völlig klaglos.

Als die ›Tanks‹ 1916 das Schlachtfeld in Frankreich durchpflügten, bekannte ein betagter und erfahrener Fachhändler, daß die Armbanduhr trotz aller zugeschriebenen Mängel allgemein verlangt werde und daß man den Geschmack des Publikums zu respektieren habe. Dennoch betrachtete er die Vorliebe für die Armbanduhr als eine Verirrung des weiblichen Geschmacks, denn das Handgelenk sei sicherlich der unpassendste Ort zur Befestigung einer Uhr. Des weiteren beklagte er sich über den mangelhaften Gang dieser Zeitmesser. Doch, so stellte er weiter fest, sei dieses Übel für die auf diesem Gebiet dominierende Damenwelt nicht sehr groß, denn diese müsse die Uhrzeit ohnehin nicht sekundengenau kennen. Für die Herren kämen hingegen nur gut

Typische Armbanduhren-Designs von 1920 bis 1946

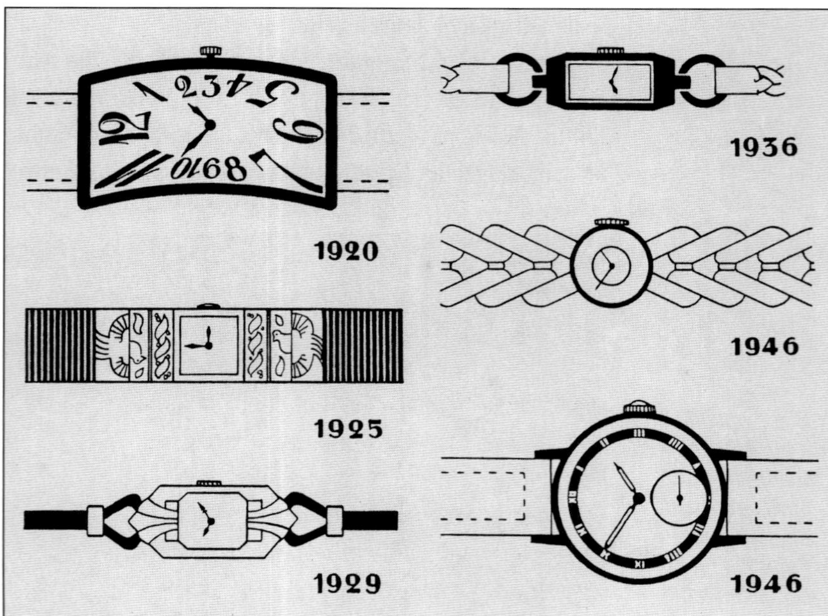

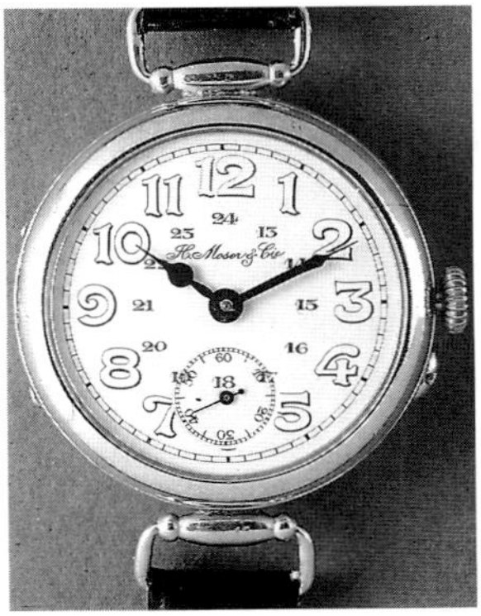

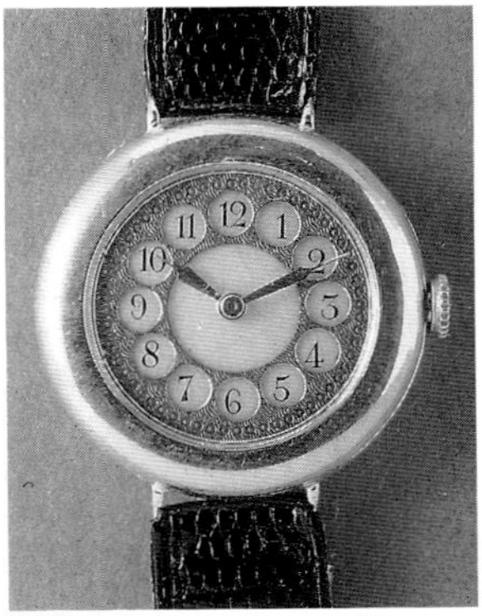

Links: Herrenarmbanduhr, signiert ›Henry Moser & Co.‹ um 1912; 15steiniges Ankerwerk, bimetallische Kompensationsunruh, Breguet-Spirale; Scharnier-Nickelgehäuse; um die Zeiger stellen zu können, muß die Krone unter gleichzeitiger Betätigung des Drückers bei der ›4‹ gedreht werden

Rechts: Herrenarmbanduhr, signiert ›Birks Raleigh‹, um 1912; vernickeltes Ankerwerk Kaliber Longines 12.91, bimetallische Kompensationsunruh, Breguet-Spirale, 15 Steine; silbernes Scharniergehäuse; im Gegensatz zur vorherigen Armbanduhr ist dieses Modell mit einem modernen Kronenaufzug versehen, d.h. die Zeigerstellung wird über die gezogene Krone vorgenommen

ausgeführte Uhrwerke mit Ankerhemmung in Frage, welche die Zeit im allgemeinen gut bewahrten. Doch hätten letztere bedauerlicherweise keine allzu große Verbreitung gefunden, da die Fabrikanten wegen des größeren Profits mehr Wert auf die Dekoration und wertvolle Ausführung der Gehäuse legen würden.

Dazu ist anzumerken, daß in der Tat die frühen Armbanduhren hauptsächlich mit sehr kleinen Zylinderwerken ausgestattet waren. Diese ließen sich preiswert herstellen und boten den Fabrikanten dadurch mehr finanziellen Spielraum für die Ausstattung der Gehäuse. Außerdem beflügelte die Art, die Armbanduhren zu tragen, und die von Fachleuten diesbezüglich geäußerte Kritik die Uhrenfabrikanten mitnichten, in die Ausführung der Werke zuviel zu investieren. Ein Fabrikant brachte dies folgendermaßen auf den Punkt: »Wir waren gewohnt, eine Präzisionsuhr als ein delikates Objekt zu betrachten. Man steckte seinen Chronometer mit Sorgfalt in die Westentasche, und man zog ihn mit nicht weniger Respekt heraus, um die Zeit abzulesen und um seine Freunde, Verwandte und Bekannte dieses Meisterwerk der Mechanik bewundern zu lassen.«

Diese Kritikpunkte konnten den Siegeszug der Armbanduhr freilich nicht mehr bremsen. Der Weg zum ›Volks-Chronometer‹ war längst vorgezeichnet. Bereits 1924 schrieb Leopold Reverchon in der Zeitschrift ›Der Uhrmacher‹: »Heute kann man sagen, daß sie (die Armbanduhr) die Welt erobert hat: Sie wird von der Arbeiterin ebenso getragen wie von der Dame von Welt. Besondere Gunst aber hat sie in der Mittelschicht erlangt.«

Klare Fakten schafft diesbezüglich wie immer die Statistik: Im Jahre 1925 besaß die Armbanduhr einen Marktanteil von rund 35 Prozent gegenüber 65 Prozent verkauften Taschenuhren. Das Jahr 1930 brachte den Kreuzungspunkt der statistischen Verkaufslinien von Taschen- und Armbanduhren bei jeweils 50 Prozent. Danach gewann die Armbanduhr zunehmend an Bedeutung, und schon 1934 lag die Relation umgekehrt bei rund 65 Prozent zugunsten der Armbanduhr. Alles in allem konnte dieser Newcomer also innerhalb von nur neun Jahren, von 1925 bis 1934, ein komplettes Drittel des millionenschweren Marktes für tragbare Uhren erobern.

Nachdem immer breitere Kreise der Bevölkerung auf den neuen Uhrentyp umzusteigen begannen, mußte dieser sich noch stärker vom Eindruck befreien, ein reines Derivat der Taschenuhr zu sein. Und diese Emanzipation konnte nur durch eine formale Loslösung vom Kreis geschehen. Ein erster Schritt war die Hinwendung zum langgezogenen Rund, also dem Oval. Daß es ein

Rechts: Rolex-Anzeige in der Daily Mail vom 24. 11. 1927

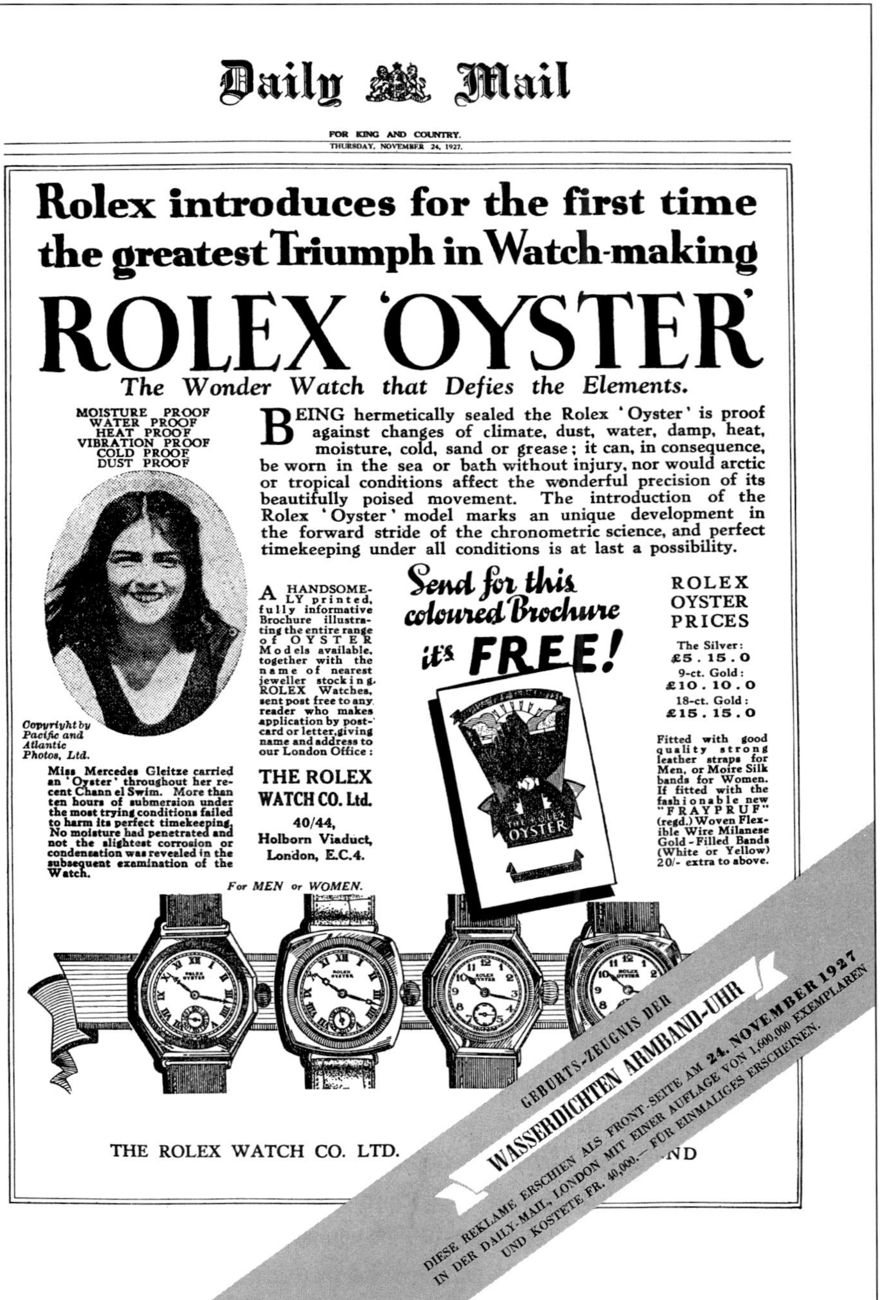

Daily Mail
FOR KING AND COUNTRY.
THURSDAY, NOVEMBER 24, 1927.
Rolex introduces for the first time the greatest Triumph in Watch-making
ROLEX 'OYSTER'
The Wonder Watch that Defies the Elements.
MOISTURE PROOF
WATER PROOF
HEAT PROOF
VIBRATION PROOF
COLD PROOF
DUST PROOF
BEING hermetically sealed the Rolex 'Oyster' is proof against changes of climate, dust, water, damp, heat, moisture, cold, sand or grease; it can, in consequence, be worn in the sea or bath without injury, nor would arctic or tropical conditions affect the wonderful precision of its beautifully poised movement. The introduction of the Rolex 'Oyster' model marks an unique development in the forward stride of the chronometric science, and perfect timekeeping under all conditions is at last a possibility.
Copyright by Pacific and Atlantic Photos, Ltd.
Miss Mercedes Gleitze carried an 'Oyster' throughout her recent Chann el Swim. More than ten hours of submersion under the most trying conditions failed to harm its perfect timekeeping, No moisture had penetrated and not the slightest corrosion or condensation was revealed in the subsequent examination of the Watch.
A HANDSOMELY printed, fully informative Brochure illustrating the entire range of OYSTER Models available, together with the name of nearest jeweller stocking ROLEX Watches, sent post free to any reader who makes application by post-card or letter, giving name and address to our London Office:
THE ROLEX WATCH CO. Ltd.
40/44,
Holborn Viaduct,
London, E.C.4.
Send for this coloured Brochure
it's FREE!
THE ROLEX OYSTER
ROLEX OYSTER PRICES
The Silver: £5.15.0
9-ct. Gold: £10.10.0
18-ct. Gold: £15.15.0
Fitted with good quality strong leather straps for Men, or Moire Silk bands for Women. If fitted with the fashionable new "FRAYPRUF" (regd.) Woven Flexible Wire Milanese Gold-Filled Bands (White or Yellow) 20/- extra to above.
For MEN or WOMEN.
THE ROLEX WATCH CO. LTD.
ND
GEBURTS-ZEUGNIS DER
WASSERDICHTEN ARMBAND-UHR
DIESE REKLAME ERSCHIEN ALS FRONT-SEITE AM 24. NOVEMBER 1927
IN DER DAILY-MAIL, LONDON MIT EINER AUFLAGE VON 1,600,000 EXEMPLAREN
UND KOSTETE FR. 40,000.– FÜR EINMALIGES ERSCHEINEN.

Schritt in die falsche Richtung war, beweist der nur geringe Erfolg ovaler Gehäuse; und dieser konzentrierte sich zudem im wesentlichen auf kleine Damen-Armbanduhren.

Indes: Ein Anfang war gemacht. Zwei Schnitte genügten, um vom Oval die scharfen Kurven abzutrennen. Und das passierte in den Roaring Twenties, jener Epoche des überschäumenden Lebensgefühls. Dabei entstand eine überlieferte Form, deren Name im Grunde genommen trivial und wenig kaufmotivierend klingt: Fäßchen. In vornehmem Französisch wandelt sich dieser Begriff freilich zu Musik. Aus dem biederen Faß wird ein elegantes Tonneau und damit ein Faszinosum. Die Tonneauform war es also, welche das Bild der Armbanduhr in den zwanziger Jahren entscheidend prägte, obwohl es schon zu Beginn des Jahrhunderts derartige Armbanduhr-Gehäuse gegeben hatte. Nur war zu jener Epoche die Zeit noch nicht reif für eine ausgeprägte Formenpluralität im Armbanduhrdesign.

Für die erstaunliche Erfolgsbilanz des Zeitmessers fürs Handgelenk waren daneben freilich noch viele weitere Faktoren ausschlaggebend, darunter

- die Erfindung und Vervollkommnung der wasser- und staubdichten Armbanduhr, zu der auch Hans Wilsdorf, einer der Rolex-Gründer, mit seinem Modell ›Oyster‹ (1926) nicht unmaßgeblich beitrug.
- die Einführung und sukzessive Akzeptanz des automatischen Aufzugs für Armbanduhren ab den frühen zwanziger Jahren.
- die mehr und mehr an modischen Strömungen orientierte Vielfalt bei den Gehäuseformen und Zifferblattdesigns.
- die Entwicklung wirkungsvoller Stoßsicherungssysteme für die empfindlichen Zapfen der Unruhwelle. Deren zunehmende Verwendung in den dreißiger

Rechts: Armband- und Taschenuhrmodelle des Jahres 1937

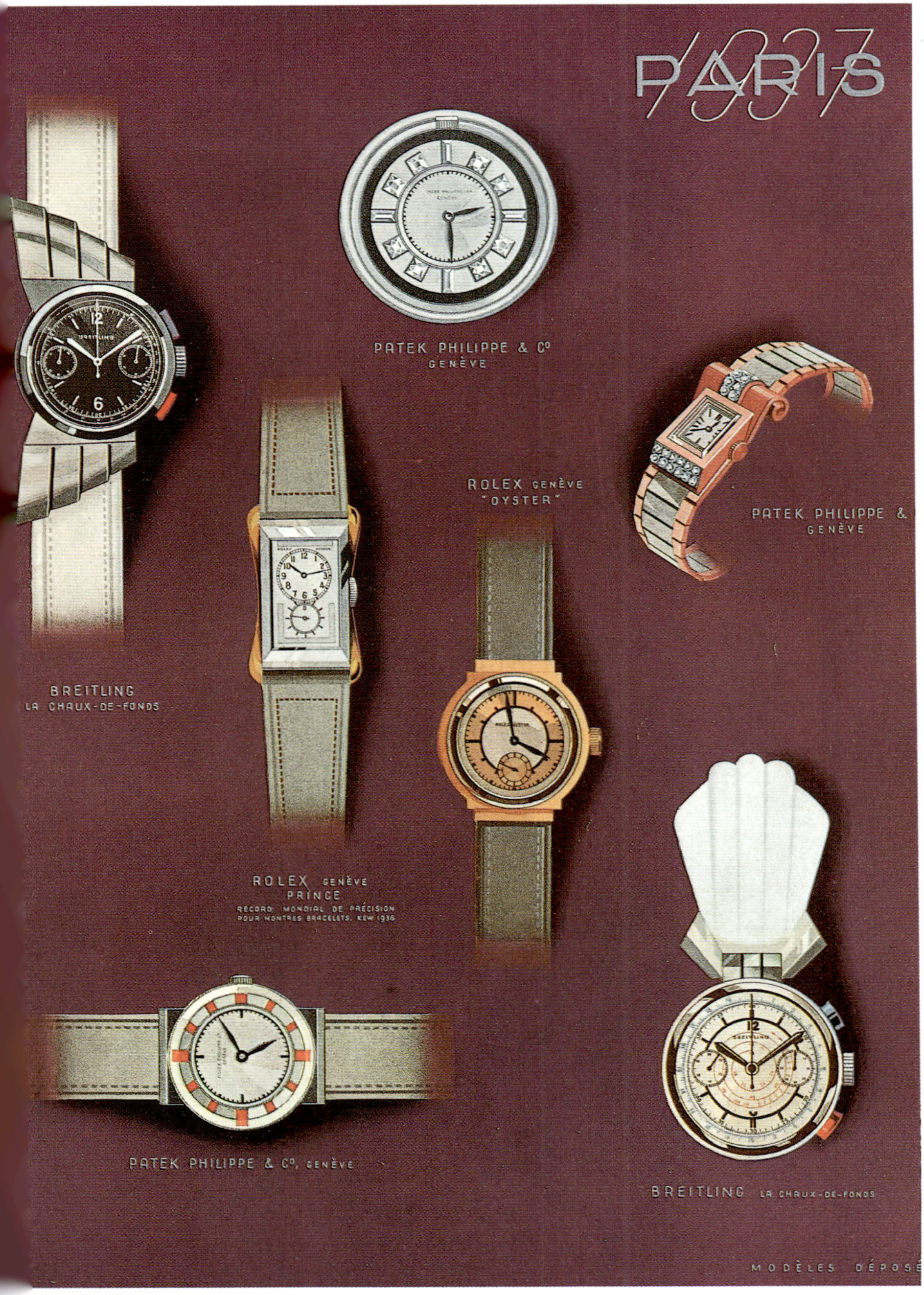
PARIS
1937
PATEK PHILIPPE & C°
GENÈVE
BREITLING
LA CHAUX-DE-FONDS
ROLEX GENÈVE
PRINCE
RECORD MONDIAL DE PRÉCISION
POUR MONTRES BRACELETS, KEW 1936
ROLEX GENÈVE
"OYSTER"
PATEK PHILIPPE &
GENÈVE
PATEK PHILIPPE & C°, GENÈVE
BREITLING LA CHAUX-DE-FONDS
MODÈLES DÉPOSÉ

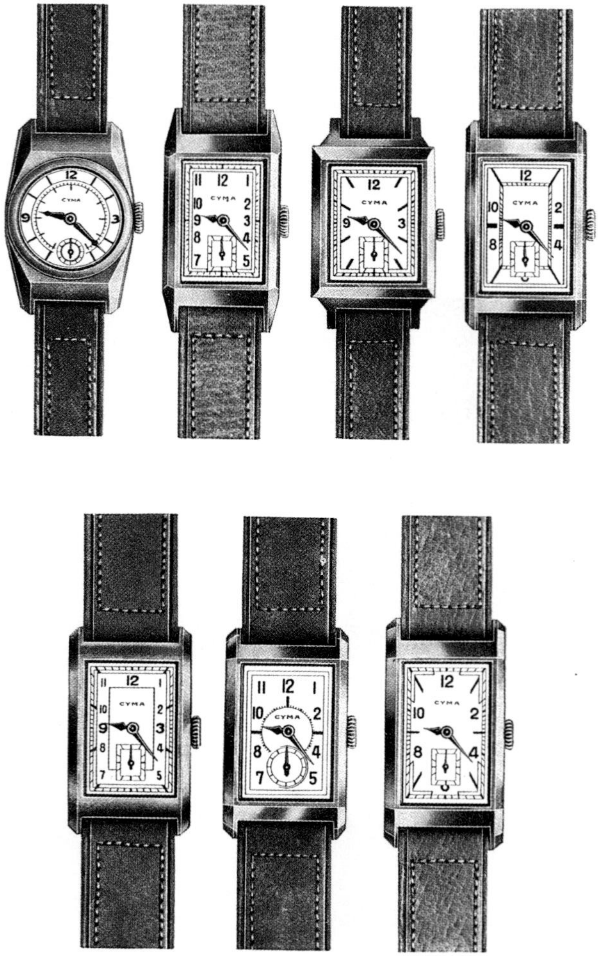

Rechteckige Armbanduhren aus dem Hauptkatalog der Uhrenfabrik Tavannes-Cyma, Tavannes, Westschweiz, Mitte der 30er Jahre

Jahren stellte einen weiteren, sehr wesentlichen Schritt in Richtung Alltagstauglichkeit der Armbanduhr dar.

- die ungemeine Kreativität der Uhrenindustrie hinsichtlich der Entwicklung und Realisation verschiedenster Zusatzfunktionen und Komplikationen bei Armbanduhren.

Die Konvergenz aller Bemühungen um die ›perfekte‹, den unterschiedlichsten Anforderungen des täglichen Lebens uneingeschränkt gewachsene mechanische Armbanduhr führte zu einer Blütephase zwischen den dreißiger und siebziger Jahren unseres Jahrhunderts. Die Modellvielfalt erreichte zeitweise schier unüberschaubare Dimensionen. Viele Uhrenfirmen versuchten mit stets neuen, jedoch nicht zwangsläufig sinnvollen und zukunftsträchtigen Entwicklungen, die Gunst der Käufer auf sich zu lenken. Doch dabei zeigte sich auch immer wieder und immer mehr, daß der Armbanduhr von ihrem äußerst breit gefächerten Benützerkreis eine höchst unterschiedliche Bedeutung beigemessen wurde. Als Gebrauchsgegenstand, zweck- orientiertes Hilfsmittel, ›Freund‹ am Handgelenk, modisches Accessoire, kostbares Statussymbol oder gar Wegwerfartikel, zeigte sie über die Jahrzehnte hinweg in verschiedensten Gesichtern ihre Vielseitigkeit.

Damit war sie aber auch den sich ständig wandelnden Ansprüchen sowie den Modeströmungen wesentlich stärker unterworfen, von der Käufergunst ab-

Herrenarmbanduhr mit automatischem Aufzug, Minerva, 50er Jahre; Stahlgehäuse; 11 1/4liniges Ankerwerk Kaliber AS 1250, 17 Steine, Zentralsekunde, monometallische Schraubenunruh, autokompensierende Flachspirale, Aufzug durch Pendelschwungmasse

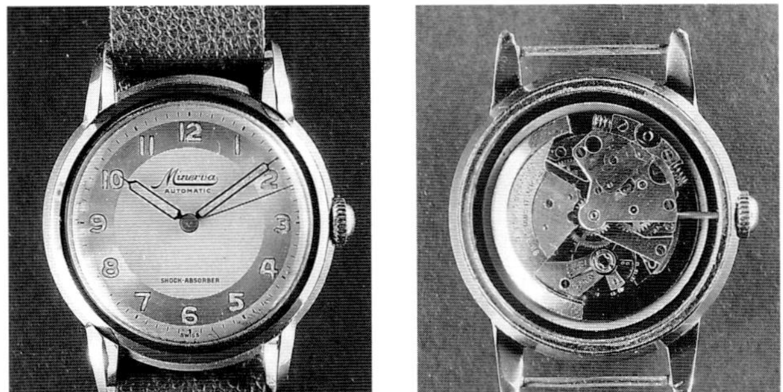

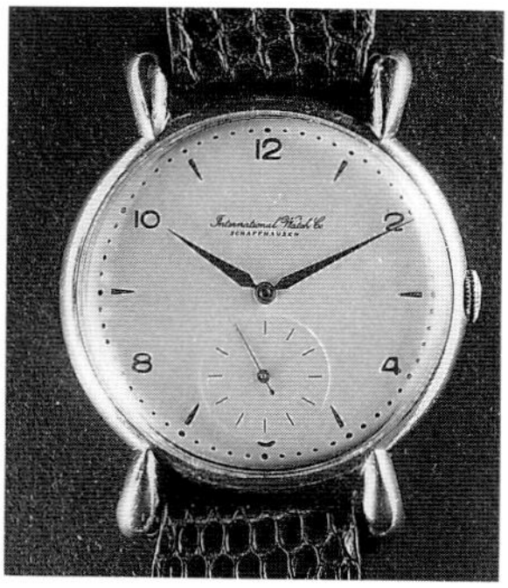

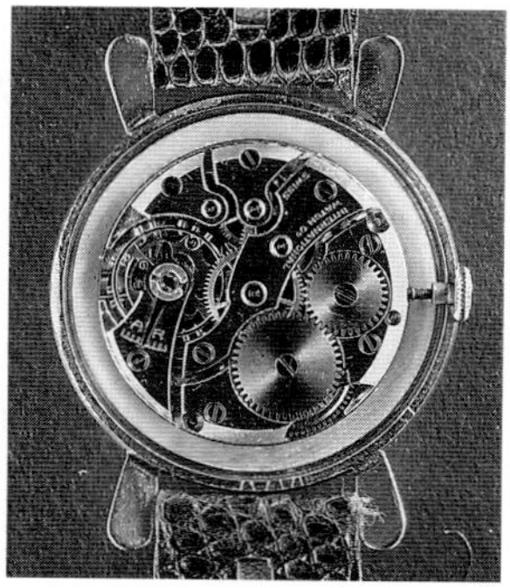

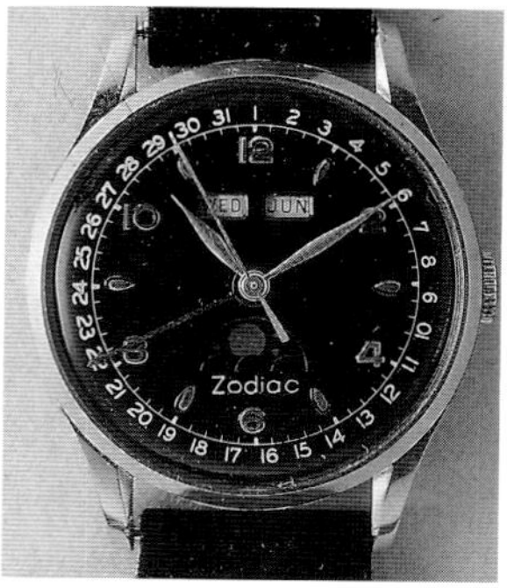

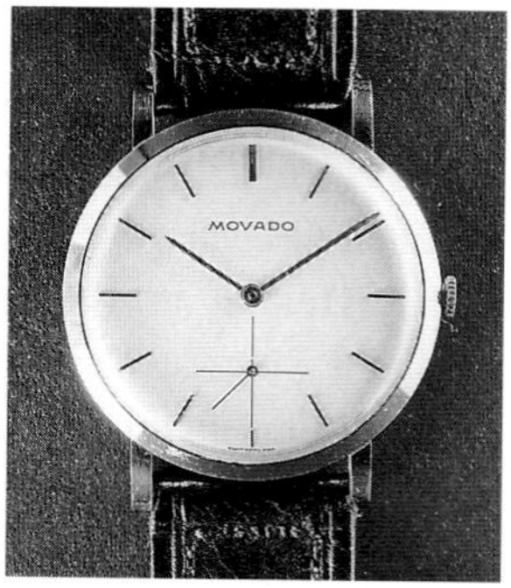

Stählerne Herrenarmbanduhr von IWC aus den 50er Jahren; 12liniges Ankerwerk Kaliber 88, 16 Steine, monometallische Schraubenunruh, autokompensierende Breguet-Spirale

Darunter links: Herrenarmbanduhr mit einfachem Vollkalendarium und Mondphasenanzeige von Zodiac, 50er Jahre; Stahlgehäuse; Ankerwerk, $11\,^{1}/_{2}'''$, 15 Steine, autokompensierende Flachspirale, Zentralsekunde

Rechts: Ultraflache Platin-Armbanduhr von Movado aus den 60er Jahren; Ankerwerk, 17 Steine, monometallische Schraubenunruh, autokompensierende Flachspirale

hängiger als die Taschenuhr. Die Firmen mußten, wollten sie sich am heißumkämpften Markt behaupten, rasch auf wechselnde Anforderungen reagieren.

So erfreuten sich zum Beispiel in den dreißiger ›Art-Déco‹-Jahren die streng rechteckigen Armbanduhren besonderer Beliebtheit. Die vierziger (Kriegs-)Jahre brachten eine Rückkehr der Armband-Chronographen und eine Rückbesinnung auf die runde Form, welche sich für wasserdichte Modelle eignete. Die fünfziger Jahre gehörten u.a. der Automatikuhr, der Mondphasenanzeige und dem quadratischen Gehäuse. In den sechziger Jahren rangierten dann die schlichten, runden und möglichst flachen Armbanduhren in der Käufergunst ganz oben.

Die fünfziger Jahre markierten aber auch den Ausgangspunkt einer Entwicklungsrichtung, die der mechanischen Armbanduhr später noch sehr zusetzen sollte. Gemeint sind die elektromechanischen und elektronischen Werke, von denen man sich eine größere Bequemlichkeit verbunden mit höherer Ganggenauigkeit erwartete.

1957, als der Start der ersten sowjetischen Satelliten in der westlichen Welt den sogenannten ›Sputnik-Schock‹ verursachte, kam der amerikanische Uhrengigant Hamilton mit der extravaganten ›Ventura‹ auf den Markt. Sie repräsentierte uhrmacherischen Fortschritt, weil im Innern ein bereits 1954 patentierter, elektrisch angetriebener Unruhschwinger seinen

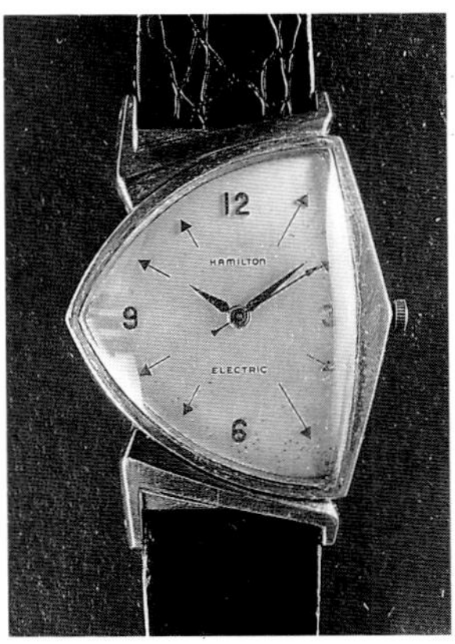

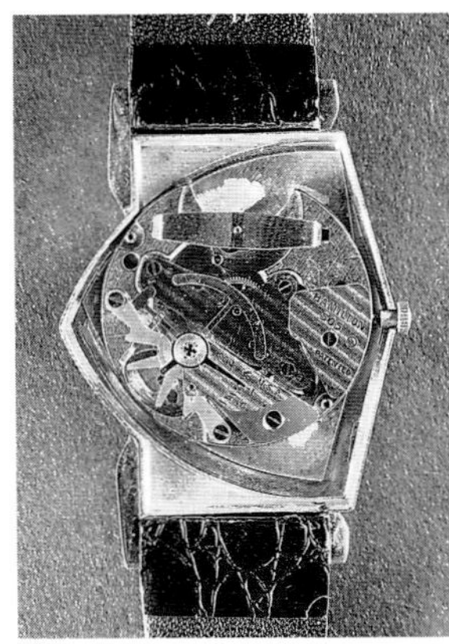

Herrenarmbanduhr mit elektrodynamisch angetriebener Unruh; Modell ›Electric Pacer‹ von Hamilton, um 1960; $12\frac{1}{2}$liniges Uhrwerk, Kaliber 505, 12 Steine; Doublé-Gehäuse

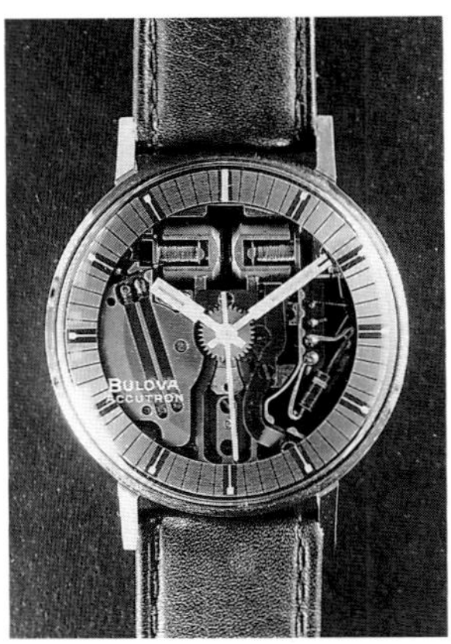

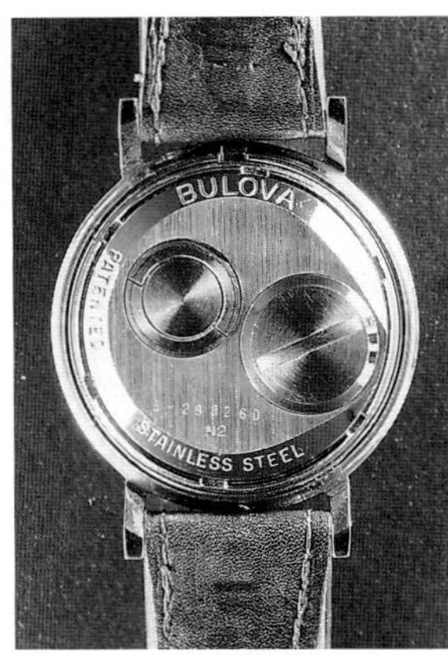

Herrenarmbanduhr ›Spaceview‹ von Bulova mit Stimmgabelwerk. 1959 angekündigt, aber erst 1961 auf den Markt gebracht; Stimmgabelfrequenz: 300 Hz; die Zeigerstellung erfolgt auf der Rückseite des Gehäuses mit Hilfe des Drehbügels

Dienst versah. Damit nahm Hamilton für sich in Anspruch, die erste elektrische Serien-Armbanduhr produziert zu haben. 1959 wurde das Stimmgabel-Modell ›Accutron‹ von Bulova angekündigt. 1961 konnte man es käuflich erwerben. Damit war ein weiterer wichtiger Schritt in Richtung Elektronik getan. Als die ›Accutron‹, der man eine Gangabweichung von maximal einer Minute/Monat garantierte, ihre vielfältigen ›Kinderkrankheiten‹ weitgehend verloren hatte, schickte sich ein anderer König an, das Präzisions-Zepter an sich zu reißen und es bis zum heutigen Tage verbissen zu verteidigen.

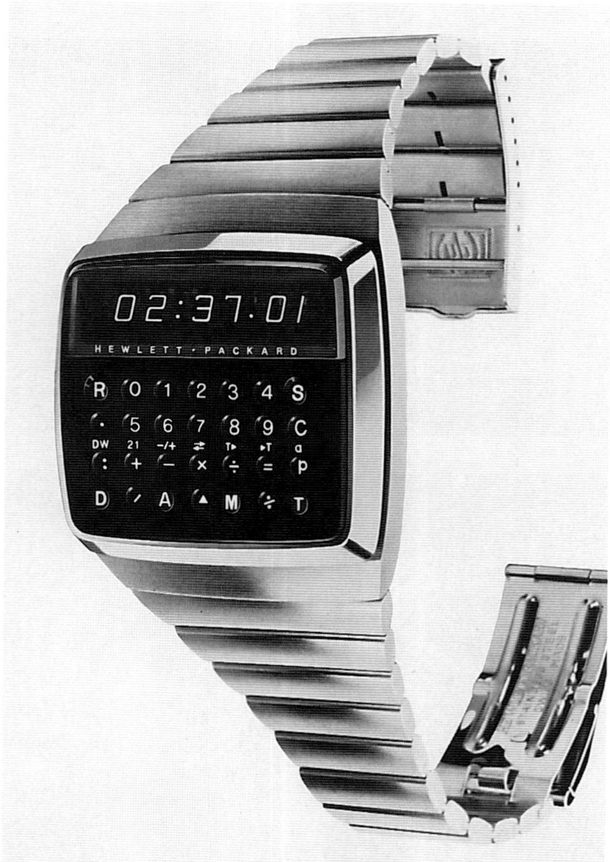

Quarz-Armbanduhr mit digitaler Anzeige, Modell Hewlett-Packard HP-01. Das 1977 vorgestellte Multifunktionsinstrument verfügt über Alarmgeber, Rechner, Speicher, 200jährigen Kalender, Vorwählzähler, Stoppuhr, Biorhythmus-Rechner und natürlich eine Uhr

König Quarz, mit exakt 32 768 Hz schwingend, machte sich ab 1970 zunehmend in den Armbanduhren breit und beeindruckte durch sein äußerst exaktes Regiment. Dem hatten mechanische Uhrwerke nichts entgegenzusetzen außer erwiesener Zuverlässigkeit, Langlebigkeit und einem liebenswerten Charme des Konservativen. Doch letzterer begann schnell zu verblassen, als digitale Multifunktionsuhren aus Fernost zu Preisen importiert wurden, für die man vordem gerade eine Timex-Stiftankeruhr kaufen konnte.

Gegen Ende der siebziger Jahre glaubten nur noch wenige Zeitgenossen an die Zukunft der mechanischen Armbanduhr, und selbst eingefleischte Liebhaber der tickenden Zeitmesser fürs Handgelenk begannen damit, ein Stück Kulturgeschichte zu den Akten zu legen.

Nur rund fünf Jahre später, 1984, schrieb Martin Huber, der Inhaber des Münchner Uhrenhauses Andreas Huber, in einem Bericht über die Europäische Uhren- und Schmuckmesse in Basel folgendes (Uhren, 3/1984, S. 66): »Klingt die Feststellung nicht verrückt und anachronistisch, daß sich die mechanische Armbanduhr in einem bisher unbekannten Stadium der Hochblüte befindet, und das im Angesicht der Quarzuhr, die das todsichere Ende der mikromechanischen Kultur hätte auslösen sollen? Das Sammeln von alten Armbanduhren ist derzeit die große Mode und hilft dem Handel, das schwache Geschäft mit antiken Taschenuhren zu überbrücken. Doch das Angebot an technisch und künstlerisch interessanten Armbanduhren ist so dünn, daß sich der Schwerpunkt auf endlose Reihen rechteckiger Armbanduhren der Vorkriegszeit verlagert hat... Aufmerksame Sammler verfolgen deshalb intensiv, was für Neuheiten jedes Jahr in Basel vorgestellt werden.«

Das Gesagte darf nun nicht so interpretiert werden, als ob die mechanische Armbanduhr dem Quarz-Chronometer die mengenmäßige Vormachtstellung streitig machen würde. Der Blick in die Statistik der Schweizer Uhrenindustrie von 1988 verdeutlicht, daß in jenem Jahr Quarzuhren und -werke stückzahlmäßig genau 90% der Gesamtexporte ausmachten. Darunter waren jedoch nur 0,007% mit digitaler Zeitanzeige. Andererseits stieg die Produktion von mechanischen Uhren und Werken im Vergleich zum Vorjahr stückzahlmäßig um 12,4%, wertmäßig allerdings um 17,2%.

Ein denkwürdiges Jahr in der langen Geschichte der Zeitmessung war 1994. Erstmals wurden weltweit mehr als eine Milliarde Uhren und Werke produziert, exakt 1 067 000 000. Achtzig Prozent dieser gewaltigen Menge kamen aus Japan, Hongkong, China und der Schweiz, wobei die eidgenössischen Hersteller mit 135 Millionen Exemplaren stückzahlmäßig am unteren Ende der Skala rangierten. Und die mechanischen Werke nahmen mit weniger als 20 Prozent ebenfalls einen eher bescheidenen Rang ein. Dafür rangierten diejenigen schweizerischer Provenienz wertmäßig ganz oben.

Nicht weniger als rund 310 Millionen Werke verließen die Fabriken im Land der aufgehenden Sonne, größtenteils natürlich solche mit elektronischer Quarzsteuerung. Die weitgehend automatisierte Fertigung hat die Preise jedoch kräftig in den Keller getrieben. Nur noch knapp 2,50 Mark kostete ein Standard-Analogkaliber. Für weniger als die Hälfte dieses Betrags gab es aus südchinesischer Produktion jedoch bereits eine komplette Digitaluhr mit Kunststoffgehäuse. Die eidgenössische Fahne auf dem Sektor der Quarzuhren hält seit 1983 die Swatch hoch. Weit mehr als 150 Millionen Exemplare wurden bis 1995 gefertigt und weltweit an den Mann, die Frau oder das Kind gebracht.

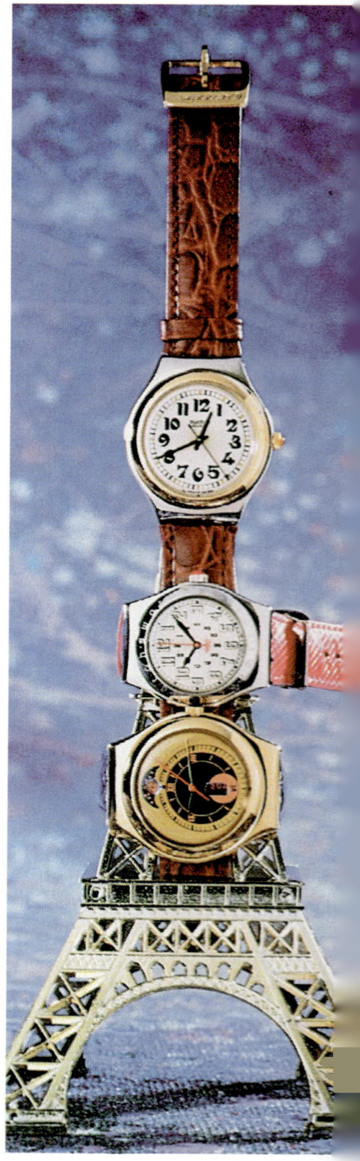

Swatch ›Ironie‹, Quarz-Modell mit Edelstahlgehäuse, 1994 am Markt lanciert

Das Werk der mechanischen Armbanduhr – Wissenswertes zur Uhrentechnik

In den vorangegangenen Betrachtungen war immer wieder die Rede davon, daß sich die mechanische Armbanduhr zunächst aus der Damentaschenuhr entwickelt hat. Damit stellt sich die Frage, ob dies nur für die äußere Form oder auch für deren Innenleben zu gelten habe. Anfänglich für beides, wenn man den Blick auf die Herrenarmbanduhren lenkt, denn in ihnen taten die gleichen runden Werke ihren Dienst wie in den Halsuhren der Damen. Aus verständlichen Gründen sahen die Rohwerkelieferanten in den frühen Jahren der Armbanduhr auch keine Veranlassung, für einen neuen Uhrentyp, dessen Akzeptanz und Markterfolg mehr als fragwürdig erschienen, eigene Kaliber zu entwickeln.

Dies änderte sich erst, als die Armbanduhren von ihrer ausschließlich runden Form befreit wurden und auch rechteckige, ovale, tonnenförmige oder andere Gestalt annahmen. Spätestens hier hätte das Beharren auf runden Kalibern zwangsläufig Qualitätsverluste mit sich gebracht, weil ein Großteil des Gehäusevolumens ungenutzt vergeudet worden wäre, zu Lasten kleinerer Bauteile bei den Werken. Also mußten die Werksformen den modischen Gehäuseformen angepaßt werden, was u.a. zu baguetteförmigen, rechteckigen, tonnenförmigen, ovalen, spitzovalen Kalibern, den sogenannten Formwerken führte, die alsbald von den verschiedensten Rohwerkelieferanten produziert wurden. Movado brachte 1912 mit seinem ›Polyplan‹-Kaliber sogar ein Uhrwerk mit zweifach abgewinkelter Platine auf den Markt, um auch

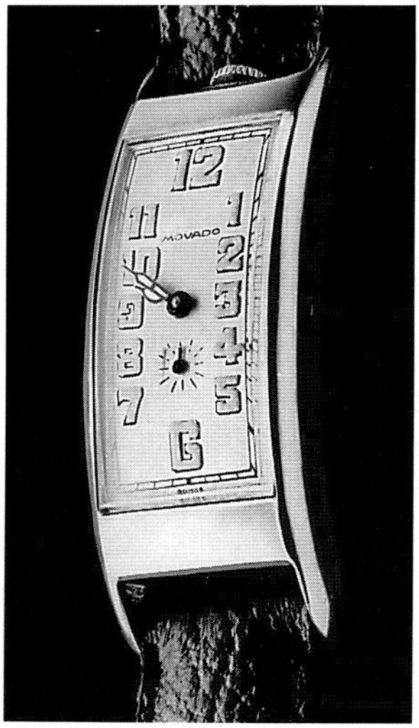

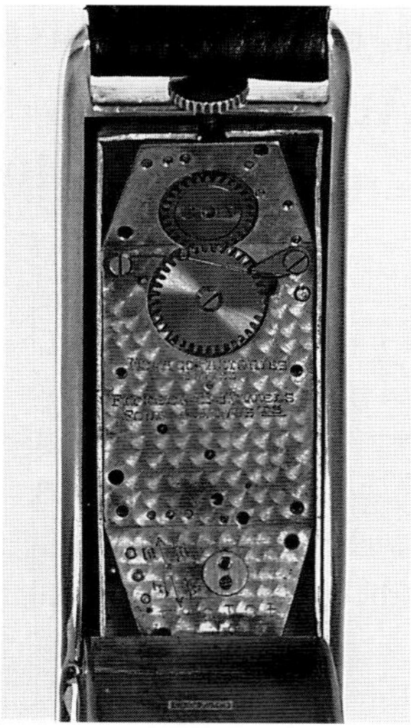

Rechteckige, stark gewölbte Herrenarmbanduhr von Movado, Modell ›Polyplan‹, vorgestellt 1912. Um trotz der starken Wölbung ein großes Uhrwerk mit großen Bauteilen verwenden zu können, wurde die Hauptplatine zweimal gekröpft

stark gewölbte Gehäuse mit einem möglichst großen Werk ausfüllen zu können.

Das Gesagte bezieht sich jedoch hauptsächlich auf normale Handaufzugsuhren. Durch die Verwendung von Formwerken ließ sich der ohnehin nur spärlich verfügbare Raum bei ihnen optimal ausnützen, die verschiedenen Organe des Uhrwerks konnten großzügiger dimensioniert werden. Uhrwerke mit Komplikationen wie z.B. Chronograph, Wecker oder Repetitionsschlagwerk sowie die später ins Marktgeschehen eingreifenden Uhrwerke mit automatischem Aufzug aber blieben, von ganz wenigen Ausnahmen abgesehen, rund.

Zum besseren Verständnis des Wesens einer mechanischen Armbanduhr ist an dieser Stelle ein kurzer Exkurs ins Reich der Uhrentechnik erforderlich, wobei erläutert werden soll, was ein Uhrwerk ist, aus welchen Teilen es besteht und wie es funktioniert (französische Begriffe werden zusätzlich angegeben, wenn sie auch in der deutschsprachigen Literatur immer wieder auftauchen).

Vergleichs-Tabellen

Vergleichs-Tabelle zwischen Linien und Millimeter von 1'''–25¾'''

Linien	mm	Linien	mm	Linien	mm	Linien	mm	Linien	mm
1'''	2,26 mm	**6'''**	13,53 mm	**11'''**	24,81 mm	**16'''**	36,09 mm	**21'''**	47,37 mm
¼	2,82 „	¼	14,10 „	¼	25,38 „	¼	36,66 „	¼	47,94 „
½	3,38 „	½	14,66 „	½	25,94 „	½	37,22 „	½	48,50 „
¾	3,95 „	¾	15,23 „	¾	26,51 „	¾	37,79 „	¾	49,07 „
2'''	4,51 mm	**7'''**	15,79 mm	**12'''**	27,07 mm	**17'''**	38,35 mm	**22'''**	49,63 mm
¼	5,08 „	¼	16,35 „	¼	27,63 „	¼	38,91 „	¼	50,19 „
½	5,64 „	½	16,92 „	½	28,20 „	½	39,48 „	½	50,76 „
¾	6,20 „	¾	17,48 „	¾	28,76 „	¾	40,04 „	¾	51,32 „
3'''	6,77 mm	**8'''**	18,05 mm	**13'''**	29,33 mm	**18'''**	40,61 mm	**23'''**	51,88 mm
¼	7,33 „	¼	18,61 „	¼	29,89 „	¼	41,17 „	¼	52,45 „
½	7,90 „	½	19,17 „	½	30,45 „	½	41,73 „	½	53,01 „
¾	8,46 „	¾	19,74 „	¾	31,02 „	¾	42,30 „	¾	53,58 „
4'''	9,02 mm	**9'''**	20,30 mm	**14'''**	31,58 mm	**19'''**	42,86 mm	**24'''**	54,14 mm
¼	9,59 „	¼	20,87 „	¼	32,15 „	¼	43,43 „	¼	54,71 „
½	10,15 „	½	21,43 „	½	32,71 „	½	43,99 „	½	55,27 „
¾	10,72 „	¾	21,99 „	¾	33,27 „	¾	44,55 „	¾	55,83 „
5'''	11,28 mm	**10'''**	22,56 mm	**15'''**	33,84 mm	**20'''**	45,12 mm.	**25'''**	56,40 mm
¼	11,84 „	¼	23,12 „	¼	34,40 „	¼	45,68 „	¼	56,96 „
½	12,41 „	½	23,69 „	½	34,97 „	½	46,25 „	½	57,53 „
¾	12,97 „	¾	24,25 „	¾	35,53 „	¾	46,81 „	¾	58,09 „

Vergleichs-Tabelle zwischen amerik. „size," Millimeter und Linien

Die Uhren amerik. Herstellung werden nach **„size"** bezeichnet. Die nachstehende Tabelle enthält die in Frage kommenden Größen, den entsprechenden Durchmesser in Millimeter und zur besseren Veranschaulichung die entsprechenden Kalibergrößen der Schweizer Uhren-Industrie. Diese letzteren Linien-Angaben gehen nicht ganz genau mit den angegebenen amerik. Größen überein.

size	mm	Linie	size	mm	Linie	size	mm	Linie
10/0	22,01	9¾'''	0	29,63	13'''	14	41,49	18½'''
8/0	23,71	10½'''	6	34,71	15½'''	16	43,18	19'''
6/0	25,40	11¼'''	12	39,79	17¾'''	18	44,87	20'''

Vergleichs-Tabelle zwischen Buchstabenmaß, engl. Lochmaß und Millimeter

Buchstaben-Maß	mm	Buchstaben-u. Lochmaß	mm	Lochmaß	mm	Lochmaß	mm	Lochmaß	mm	Lochmaß	mm	Lochmaß	mm
Z	10,49	K	7,14	5	5,18	20	4,09	35	2,74	50	1,75	65	0,84
Y	10,26	J	7,04	6	5,11	21	3,99	36	2,69	51	1,68	66	0,81
X	10,08	I	6,91	7	5,06	22	3,94	37	2,62	52	1,60	67	0,79
W	9,80	H	6,76	8	5,00	23	3,89	38	2,57	53	1,47	68	0,76
V	9,58	G	6,63	9	4,93	24	3,84	39	2,52	54	1,40	69	0,74
U	9,35	F	6,53	10	4,85	25	3,76	40	2,46	55	1,27	70	0,69
T	9,09	E	6,35	11	4,78	26	3,71	41	2,41	56	1,14	71	0,66
S	8,84	D	6,25	12	4,70	27	3,63	42	2,34	57	1,07	72	0,61
R	8,61	C	6,15	13	4,62	28	3,53	43	2,24	58	1,04	73	0,58
Q	8,43	B	6,05	14	4,57	29	3,40	44	2,16	59	1,02	74	0,56
P	8,20	A	5,94	15	4,52	30	3,23	45	2,06	60	0,99	75	0,51
O	8,03	1	5,77	16	4,45	31	3,05	46	2,01	61	0,97	76	0,46
N	7,67	2	5,56	17	4,37	32	2,92	47	1,96	62	0,94	77	0,41
M	7,49	3	5,39	18	4,27	33	2,85	48	1,91	63	0,91	78	0,38
L	7,37	4	5,26	19	4,17	34	2,79	49	1,83	64	0,89	79	0,36
												80	0,33

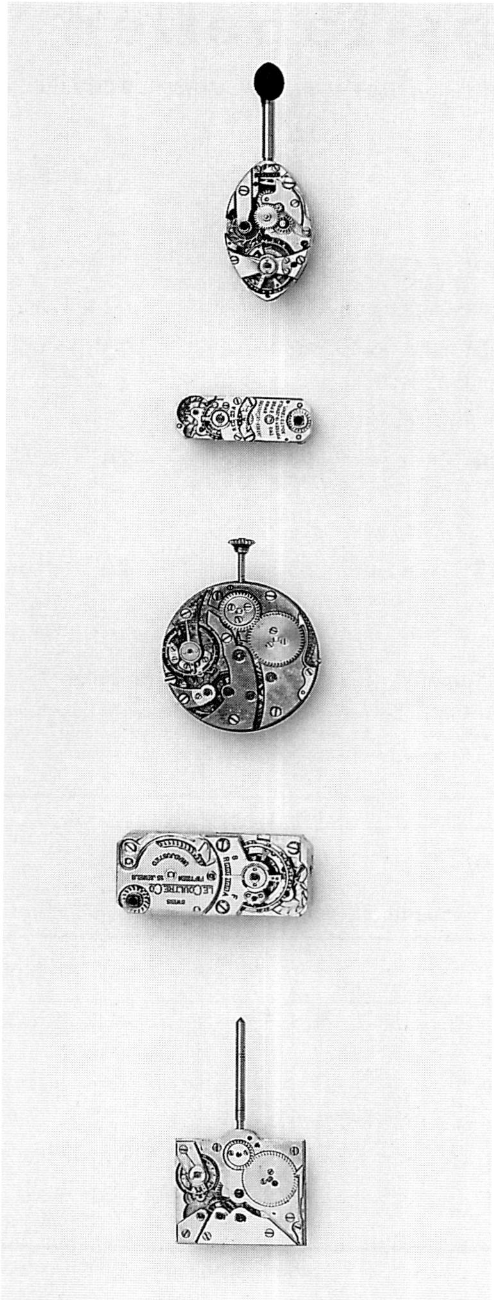

Handaufzugswerke in verschiedenen Formen von LeCoultre; bei den beiden baguette-(stäbchen-)förmigen Werken handelt es sich um sogenannte ›Duoplan‹-Kaliber, also Werke, die in zwei Ebenen aufgebaut sind, um auf einer kleineren Grundfläche die Bauteile größerer Kaliber unterbringen zu können; das kleine Baguettewerk, 1929 lanciert, ist mit 14 x 4,85 mm das kleinste bis heute produzierte mechanische Uhrwerk der Welt; seine 74 Teile wiegen einschließlich Zifferblatt lediglich 1 Gramm

Das eigentliche Uhrwerk setzt sich aus dem Rohwerk (franz.: Ebauche), der Hemmung (franz.: Echappement), dem Unruhreif mit Spiralfeder, der Zugfeder, dem Zifferblatt und den Zeigern zusammen.

Im Gegensatz dazu stellt das Rohwerk ein komplettes Werk ohne Hemmung, Unruhreif, Spiralfeder, Zugfeder, Zifferblatt und Zeiger dar, auf Wunsch mit oder ohne eingepreßte Lagersteine erhältlich. Rohwerke werden von darauf spezialisierten Firmen (z.B. AS, ETA, LeCoultre, Frédéric Piguet, Valjoux) an verschiedene Kunden, sogenannte ›Etablisseure‹ oder ›Termineure‹ geliefert, d.h. die gleichen Werke sind in Armbanduhren unterschiedlichster Marken zu finden. Termineure setzen Uhren aus zugekauften Teilen zusammen und bringen sie unter ihrem Namen in den Handel.

Im Zusammenhang mit den Uhrwerken wird häufig der Begriff ›Kaliber‹ verwendet. Er bezeichnet die unterschiedlichen Werktypen der diversen Fabrikanten näher. Die Kaliberangabe ermöglicht die exakte Identifikation eines bestimmten Werkes, z.B. bei der Bestellung von Ersatzteilen.

Traditionell ist zu differenzieren zwischen runden Kalibern für offene Uhren, auch ›Lépines‹ genannt, runden Kalibern für Sprungdeckeluhren, auch ›Savonnettes‹ genannt, sowie den oben bereits erwähnten Formkalibern. Lépines erkennt man daran, daß das Sekundenrad auf einer Achse mit der Krone liegt, während es bei Savonnettes eine um 90° abgewinkelte Position einnimmt, sich also eine evtl. vorhandene kleine Sekunde bei der ›6‹ befindet.

Von den konfektionierten Rohwerken der Ebauches-Lieferanten sind die sogenannten Manufaktur-Kaliber zu unterscheiden. Das sind Uhrwerke, die bestimmte Uhrenfirmen, sogenannte Manufakturen, ausschließlich für ihren eigenen Bedarf produzieren und die in Uhren anderer Firmen nicht zu finden sind.

Schließlich ist da und dort noch von sogenannten ›reservierten Kalibern‹ die Rede. Hinter diesem Begriff verbergen sich Rohwerke, die von den Ebauches-Fabrikanten exklusiv für einzelne Kunden entwickelt und/oder produziert werden.

Die Werksgrößen werden von der Schweizer Uhrenindustrie seit geraumer Zeit in metrischen Maßen bezeichnet. Größenangaben runder Uhrwerke beziehen sich auf deren Durchmesser, bei Formwerken sind Län-

Explosionsdarstellung eines normalen Handaufzugswerkes

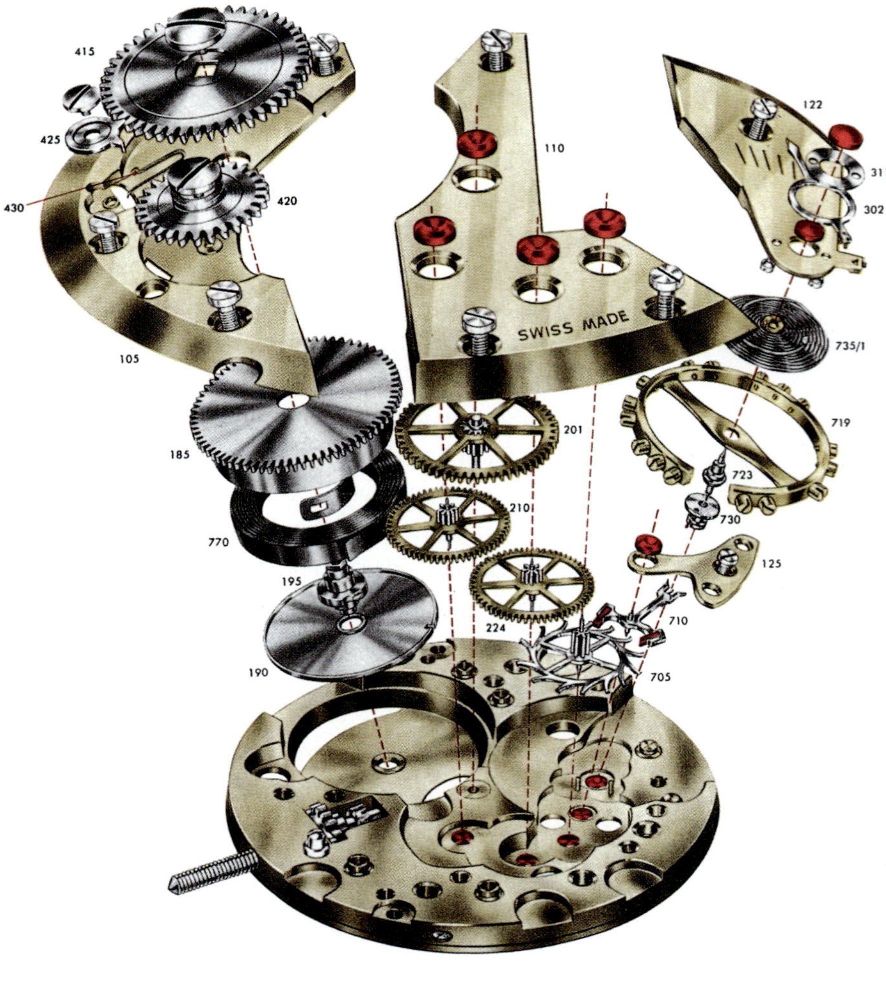

ge und Breite angegeben. Sie alleine sind heute ausschlaggebend für das exakte Maß eines Uhrwerks, auch wenn bei Uhrmachern traditionell immer noch die Linie (''') gebräuchlich ist. Diese alte Uhren-Maßeinheit, abgeleitet vom ›Pied du Roi‹, dem französischen Fuß, entspricht 2,2558 mm.

Den Aufbau eines klassischen Handaufzugswerkes kann man am ehesten nachvollziehen, wenn man seine wichtigsten Organe, die vom ›Gestell‹ – Hauptplatine (100), Federhausbrücke (105), Räderwerksbrücke (110), Unruhkloben (122), Ankerkloben (125) – zusammengehalten werden, in acht wesentliche Funktionsgruppen unterteilt (die angegebenen Nummern beziehen sich auf diejenigen in der Explosionsdarstellung links):

1. **Das Reguliersystem,**
   bestehend aus Unruhreif (719) mit Unruhwelle (723), Spiralfeder (719) sowie einer Vorrichtung zur Gangregulierung (302, 311), meist Rücker genannt.
2. **Das Antriebssystem,**
   bestehend aus dem vollständigen Federhaus (185, 190), dem Federkern (195) und der im Federhaus spiralförmig aufgewickelten Zugfeder (770).
3. **Das Übertragungssystem,**
   normalerweise bestehend aus einem Satz von drei (Zahn-)Rädern samt zugehörigen Trieben, dem Minutenrad (201), dem Kleinbodenrad (210) und dem Sekundenrad (224).
4. **Das Verteilungssystem (Hemmung),**
   bestehend aus Hemmungsrad (Ankerrad) mit Trieb (705), dem Anker mit Welle (710) sowie der auf die Unruhwelle aufgepreßten Hebelscheibe (730).
5. **Das Aufzugssystem** (Darstellung Seite 55),
   bestehend aus Aufzugswelle mit Krone (401), Schiebe(Kupplungs-)trieb (407), Aufzugs(Kupplungs-)rad (410), Kronrad (420), dem auf der Federwelle be-

festigten Sperrad (415) sowie dem Gesperr, das sich aus Sperrkegel (425) und Sperrkegelfeder (430) zusammensetzt.

6. **Das Zeigerstellsystem,**
   bestehend aus Aufzugswelle mit Krone (401) und Schiebe(Kupplungs-)trieb (407) – analog zum Aufzug, Stell- oder Winkelhebel (443), Stell- oder Winkelhebelfeder (445), Kupplungshebel oder Wippe (435) sowie Zeigerstellrad (450).
7. **Das Zeigerwerk,**
   bestehend aus Minutenrohr (240), Wechselrad mit Trieb (260) sowie Stundenrad (250).
8. **Die Organe zur Zeitanzeige,**
   bestehend aus Zeigern und Zifferblatt.

Die oben genannten Organe und deren funktionales Zusammenwirken führen in ihrer Summe zu einem klassischen Handaufzugswerk mit 15 Steinen, eine Zahl, die für das einwandfreie Funktionieren durchaus hinreichend ist. Mehr Steine können, müssen aber nicht zwangsläufig sinnvoll und qualitätssteigernd sein. In keinem Fall aber ist der Schluß zulässig, eine (auf dem Zifferblatt festgehaltene) große Steinezahl sei gleichzeitig eine Garantie für besonders hochwertige Werke. Im Gegenteil, mitunter besitzen gerade Werke minderer Qualität überaus viele »Jewels«, in der Mehrheit aber nicht dort, wo sie sein müßten.

Von den beschriebenen acht Organen eines Uhrwerks ist das gangregelnde, bestehend aus Unruhreif und Spiralfeder, zugleich das wichtigste. Der Unruhreif kann als statisch (möglichst exakt) ausgewuchtetes ›Schwungrad‹ definiert werden. Bei klassischen mechanischen Uhrwerken schwingt die Unruh mit 5 Halbschwingungen pro Sekunde oder 18 000 pro Stunde hin und her. Ein eventuell vorhandener Sekundenzeiger bewegt sich also in $^1/_5$-Sekunden-Schritten vorwärts. Bei moderne(re)n Uhrwerken wurde, um die Ganggenauig-

Zifferblattseite eines normalen Handaufzugswerkes

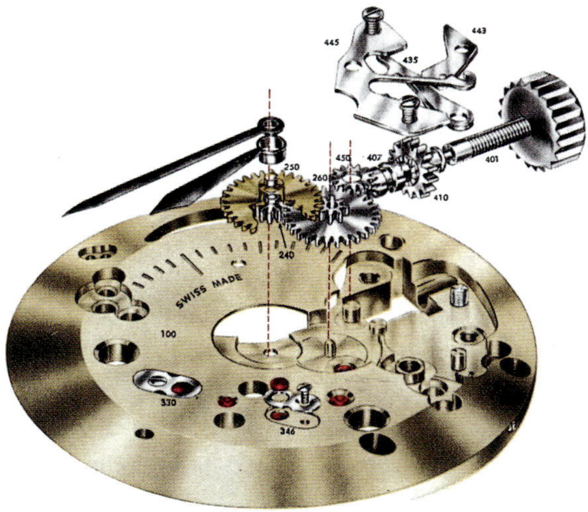

keit zu steigern, die Schlagzahl der Unruh auf 19800, 21600, 28800 oder gar 36000 erhöht. Uhrwerke, die die beiden letztgenannten Schlagzahlen aufweisen, bezeichnet man als ›Schnellschwinger‹.

Besonders gefährdet sind bei Armbanduhren die feinen Zapfen der Unruhwelle. Schwere Stöße oder gar das Herunterfallen auf einen harten Boden hat häufig den Bruch der Unruhwellenzapfen zur Folge. Einen wichtigen Schritt zur Verbesserung der Alltagstauglichkeit von Armbanduhren brachte deshalb in den dreißiger Jahren die Einführung verschiedenster Stoßsicherungssysteme (z.B. ›Incabloc‹). Langfristig durchgesetzt haben sich indes nur solche, bei denen die entsprechenden Deck- und Lagersteine elastisch befestigt sind. Zum Schutz der Unruhwellenzapfen geben die Steinlager bei schweren Stößen nach, federn diese also ab. Ob eine Armbanduhr mit einer Stoßsicherung ausgestattet ist, verrät demnach ein Blick auf den Unruhkloben und die Steine des Unruhwellenlagers. Wie vieles in der

Uhrmacherei wurden auch die Stoßsicherungen anfänglich mit Skepsis betrachtet. Vor allem Nobelmanufakturen mißtrauten ihnen mit Blick auf die Gangresultate ihrer Armbanduhren. Dennoch waren ab den fünfziger Jahren Armbanduhren ohne Stoßsicherung nicht mehr denkbar.

Jede Abweichung von der exakten Unruh-Frequenz bewirkt ein Falschgehen der Uhr. Die Kunst der Uhrmacher beim Regulieren oder Feinstellen eines Uhrwerkes besteht also darin, dessen Gang möglichst konstant zu halten. Dem wirken prinzipiell verschiedene äußere Störfaktoren entgegen, die es konstruktiv und regulierend zu beseitigen gilt:

Einmal können sich Temperaturschwankungen negativ auf den Gang auswirken, indem sie das Elastizitätsmodul einer Stahl-Spiralfeder verändern. Steigende Temperaturen verursachen ein Nachgehen, sinkende hingegen ein Vorgehen der Uhr. Diese Temperaturfehler zu eliminieren, war von jeher eine wesentliche Zielsetzung in der Präzisionsuhrmacherei.

- Bereits vor mehr als 200 Jahren wurde zu diesem Zweck der bimetallische Kompensationsunruhreif erfunden, der den nicht unerheblichen Temperaturfehler der Stahl-Spiralfeder (weitgehend) auszugleichen imstande ist. Wegen der hohen Kosten und der aufwendigen Handhabung wurden Kompensationsunruhreifen jedoch nur in besseren Uhren verwendet, während bei billigeren Werken mit einfachen Messingunruhreifen die Temperaturfehler in Kauf genommen werden mußten.
- Die metallurgischen Forschungen des Schweizer Physikers Charles-Edouard Guillaume führten im Jahre 1919 zur selbstkompensierenden Spiralfeder aus einer Nickel-Stahl-Legierung, welche den Kompensationsunruhreif überflüssig machte.

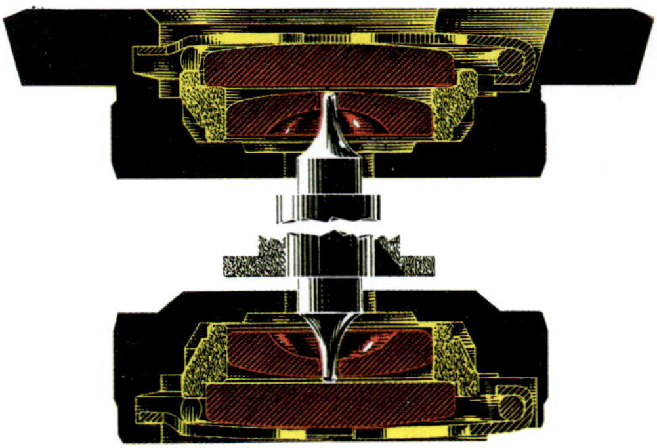

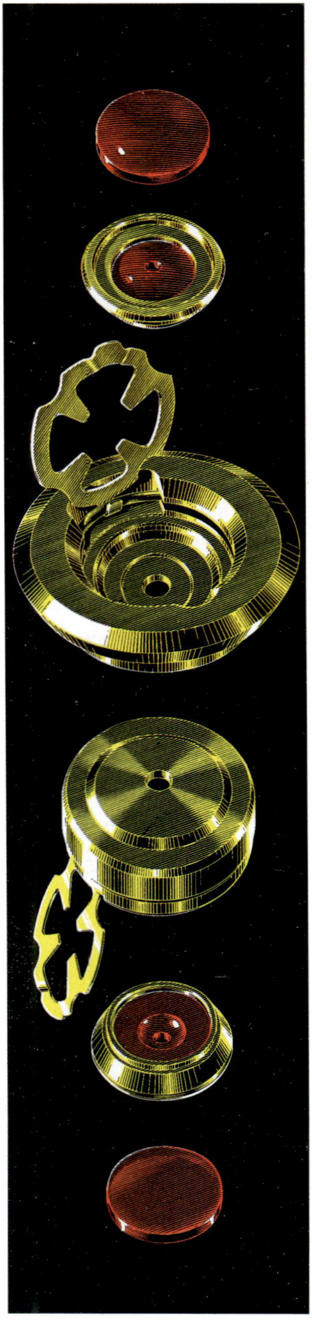

Stoßsicherung
›Kif Flector‹ der Parechoc S.A.

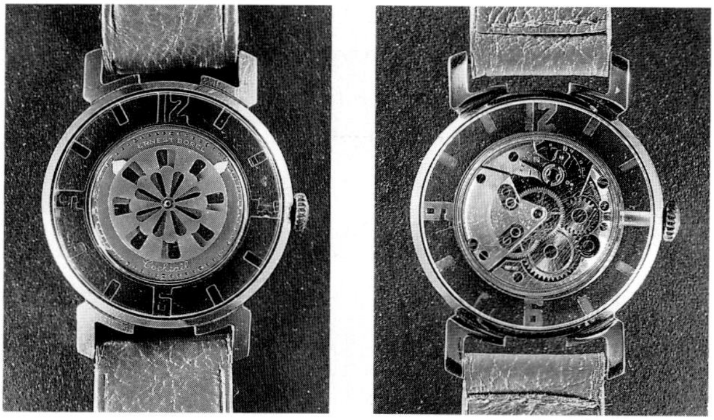

Herrenarmbanduhr von Ernest Borel, Modell ›Cocktail‹, um 1960. Ankerwerk mit indirekt angetriebener Zentralsekunde und ›Incabloc‹-Stoßsicherung; die Welle für den zentralen Sekundenzeiger treibt eine Scheibe an, die im Zusammenspiel mit zwei weiteren Scheiben, an denen Stunden- und Minutenzeiger befestigt sind, eine kaleidoskopartige Vorstellung gibt

- Ab 1933 war schließlich die aus mehreren Metallen legierte ›Nivarox‹-Spiralfeder verfügbar, die neben vorzüglichen temperaturkompensierenden auch gute antimagnetische Eigenschaften besaß. In Verbindung mit dem 1935 eingeführten monometallischen ›Glucydur‹-Unruhreif stellte die ›Nivarox‹-Spirale ein beinahe ideales Regulierorgan der modernen Armbanduhr dar, das bis in die Gegenwart Verwendung findet.

Neben den Temperaturschwankungen können vor allem Lageveränderungen den Gang einer Uhr negativ beeinflussen. Der Übergang von der waagrechten (z.B. Zifferblatt oben) zu einer senkrechten Lage (z.B. Krone oben) führt zu einer Veränderung der Reibung in den Lagern der Unruhwellenzapfen. Hinzu können Schwerpunkt-Veränderungen beim Regulierorgan (Unruhreif und Spiralfeder) kommen.

- Zur Verminderung der Reibungseinflüsse werden bei besseren Uhren speziell geformte und polierte

Unruhwellenzapfen und besonders gebohrte (olivierte) Lochsteine verwendet. Beim Unruhreif lassen sich Schwerpunktfehler durch sorgfältiges ›Auswiegen‹ (Auswuchten) reduzieren.

- Schließlich tragen Spiralfedern mit speziell geformten Endkurven (sogenannte ›Breguet-Spiralen‹) zur Verminderung der dort auftretenden Schwerpunktfehler bei.

Je nach Qualität (und Preis) verlassen Armbanduhren die Fabrik unterschiedlich reguliert:

- Normale Regulierung: Der Gang einer Armbanduhr wird in den beiden Lagen ›Zifferblatt oben (ZO)‹ und ›Krone oben (KO)‹ gemessen und anschließend grob oder, eine Stufe besser, auf maximal 30 Sekunden Gangabweichung zwischen beiden Lagen einreguliert.
- Regulierung in verschiedenen Lagen: Die Armbanduhr wird in verschiedenen (2, 5 oder 6) Lagen beobachtet und korrigiert. Diese Regulierung ist vielfach ins Werk eingraviert: ›Adjusted in ... positions‹. Allerdings sagt die Regulierung in verschiedenen Lagen nichts darüber aus, mit welcher Genauigkeit sie erfolgte.

Horizontale Lagen:	Zifferblatt oben (ZO)
	Zifferblatt unten (ZU)
Vertikale Lagen:	Krone oben (KO)
	Krone links (KL)
	Krone rechts (KR)
	Krone unten (KU)

- Regulierung der Temperaturkompensation: Eine Armbanduhr mit der Werksgravur ›Adjusted to temperature‹ wird zumeist jeweils 24 Stunden bei Temperaturen von 4 °C (Kühlschrank), 20 °C (Zimmer) und 36 °C (Brutkasten) auf ihren Gang hin beobachtet und entsprechend reguliert.

Werden die Regulierungen in fünf Lagen und Temperatur entsprechend den Vorschriften einer offiziellen Uhrenprüfstelle vorgenommen und wird das Uhrwerk zur Kontrolle dorthin eingereicht, erhält es einen Gangschein und darf auf dem Zifferblatt die Zusatzbezeichnung ›Chronometer‹ tragen. In diesem Fall spricht man von einer Präzisionsregulierung des Uhrwerks, die jedoch eine sorgfältige Konstruktion und fehlerfreie Herstellung aller Teile voraussetzt (siehe Tabellen Seite 64/65). Es wäre allerdings ein Trugschluß zu glauben, daß ein Armband-Chronometer auch nach Jahren noch dieselben guten Gangresultate aufweist wie zum Zeitpunkt seiner Prüfung. Äußere Faktoren wie Schmutz, Stöße, Magnetismus oder Viskositätsänderung des Öls können sich vor allem bei Armbanduhren rasch negativ auf deren Gang auswirken.

Gangkorrekturen lassen sich bei den meisten Armbanduhren am leichtesten durch Verschieben des soge-

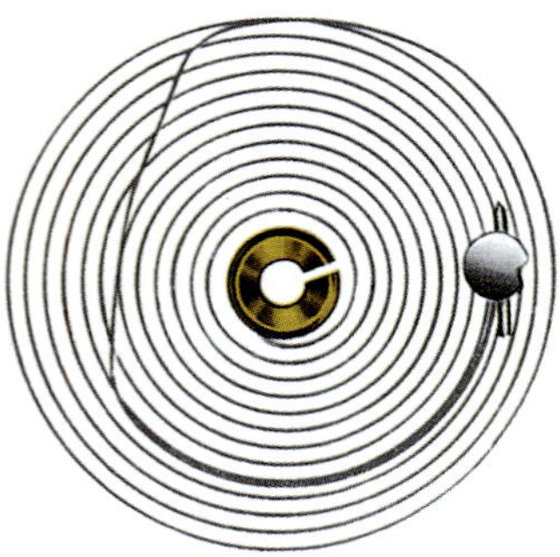

Links:
Breguet-Spirale mit hochgebogener Endkurve

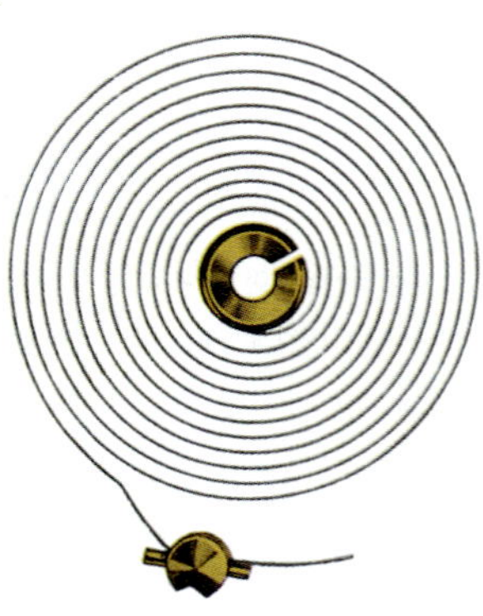

Rechts:
Flachspirale

Armbanduhrwerk in einem Prüfgehäuse für Chronometerprüfungen, Ulysse Nardin, 50er Jahre

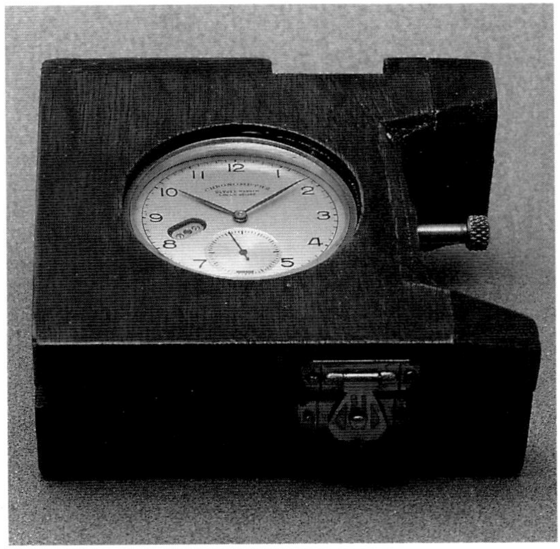

nannten Rückers ausführen. Dabei wird die wirksame Länge der Spiralfeder verändert. Verschiedene Armbanduhren, z.B. aus dem Hause Rolex und Patek Philippe, besitzen indes völlig freischwingende Spiralen ohne Rücker. Dafür sind sie mit speziellen Unruhreifen ausgestattet (z.B. Rolex: ›Superbalance‹, Patek Philippe: ›Gyromax‹-Unruh), bei denen die Gangregulierung durch Veränderung des Trägheitsmoments erfolgt.

Ohne eine kontinuierliche, dosierte Energiezufuhr würde das gangregulierende Organ des Uhrwerkes bereits nach kurzer Zeit wieder aufhören zu schwingen, weil Luftdruck und Lagerreibung bremsend wirken. Um eine möglichst isochrone Schwingung aufrechtzuerhalten, muß die durch den Aufzugsvorgang im Federhaus gespeicherte potentielle Energie dem Regulierorgan über das Räderwerk zugeführt werden. Die mehrfache Energieübertragung von (Zahn-)Rad auf (Zahn-)Trieb führt zu einer Vergrößerung des Weges und damit zu einer Verminderung der Kraft. Schließlich leitet die Hemmung auf dem Wege über Ankerrad, Anker und Hebelscheibe die Energie in kleinen Stößen (das

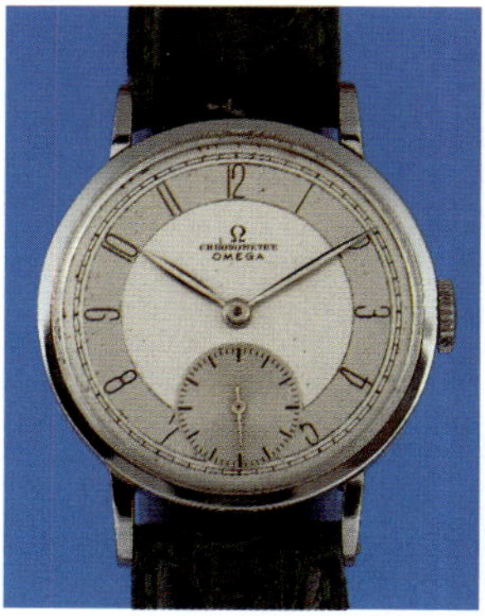

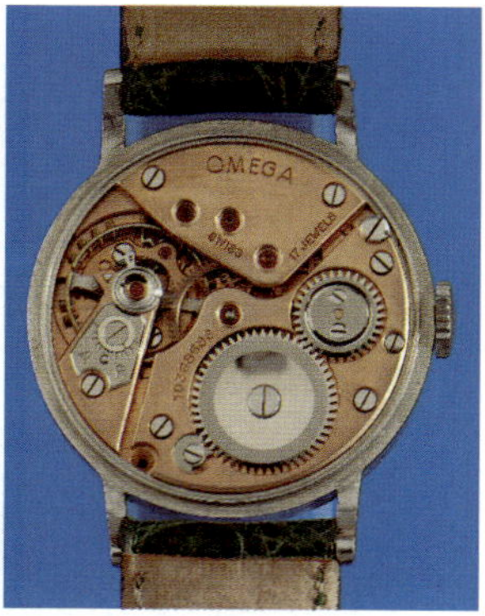

Armband-Chronometer von Omega, um 1945; Stahlgehäuse; 17steiniges Ankerwerk, Kaliber 30 T 2, Durchmesser 30 mm, bimetallische Kompensationsunruh, Breguet-Spirale, Feinregulierung für den Rücker

Tabelle der Präzisionsansprüche für den Titel ›Chronometer‹ (Vereinbarung B. O. vom März 1961)

Kriterien / Critères	Kleine Armbanduhren Montres-bracelet petites dimensions	
	mit Auszeichnung avec mention	ohne Auszeichnung sans mention
Mittlerer täglicher Gang Marche diurne moyenne	−3 +12	−3 +12
Mittlere Gangabweichung Variation moyenne des marches	4	6
Größte Gangabweichung Plus grande variation	7	10
Differenz zwischen liegend und hängend Différence du plat au pendu	± 10	± 14
Größte Differenz Plus grande différence	16	22
Differenz pro Centigrad Variation par degré centigrade	± 0,70	± 1,00
Zweitrangiger Fehler Erreur secondaire	–	–
Gangwiederaufnahme Reprise de marche	± 7	± 10

Quadratischer Armband-Chronometer von Ulysse Nardin, 17steiniges Ankerwerk, monometallische Schraubenunruh, autokompensierende Breguet-Spirale; die Uhr wurde um 1950 für den amerikanischen Markt gefertigt

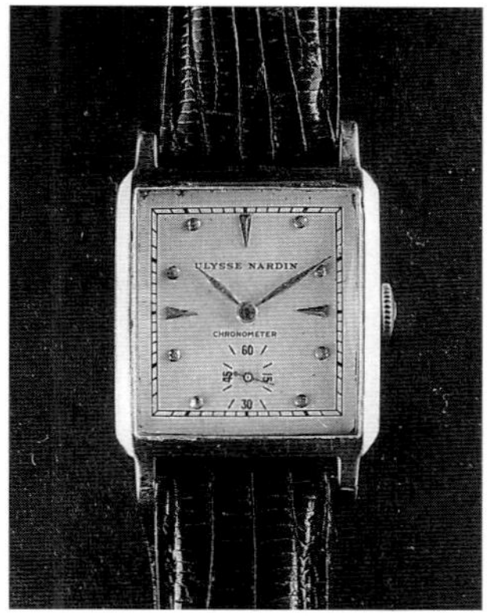

Armbanduhren mit oder ohne Komplikation Montres-bracelet simples ou avec complications		Taschenuhren und große Armbanduhren Montres de poche et bracelet de grandes dimensions	
mit Auszeichnung avec mention	ohne Auszeichnung sans mention	mit Auszeichnung avec mention	ohne Auszeichnung sans mention
−1 +10	−3 +12	−2 +5	−3 +8
2,2	3,2	1,5	3
6	9	2,5	5
±8	±12	±4	±7
12	18	7	12
±0,60	±1,00	±0,25	±0,50
–	–	±4,5	±9
±5	±9	±2,5	±5

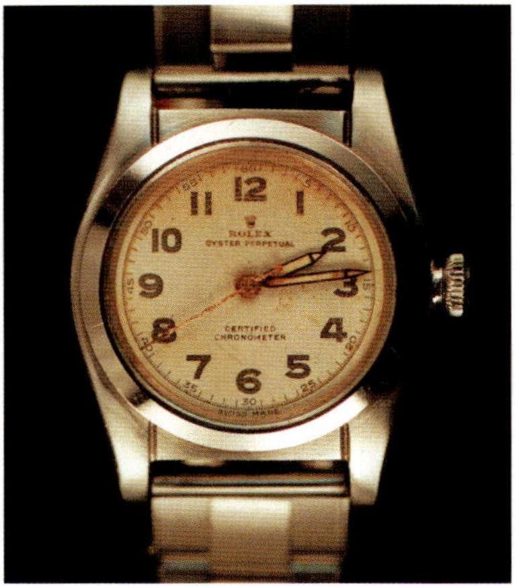

Links:
Armband-Chronometer mit automatischem Aufzug und Zentralsekunde von Rolex, Modell ›Oyster Perpetual‹, 40er Jahre; Uhrwerk mit Aufzug durch unbegrenzt drehenden Rotor

Rechte Seite:
Armband-Chronometer von Junghans, um 1954; Doublé-Gehäuse; 12 1/2 liniges Ankerwerk Kaliber J82/1, 17 Steine, monometallische Schraubenunruh, autokompensierende Flachspirale, Unruh-Stoppvorrichtung zum genauen Stellen der Uhr, Feinregulierung für den Rücker

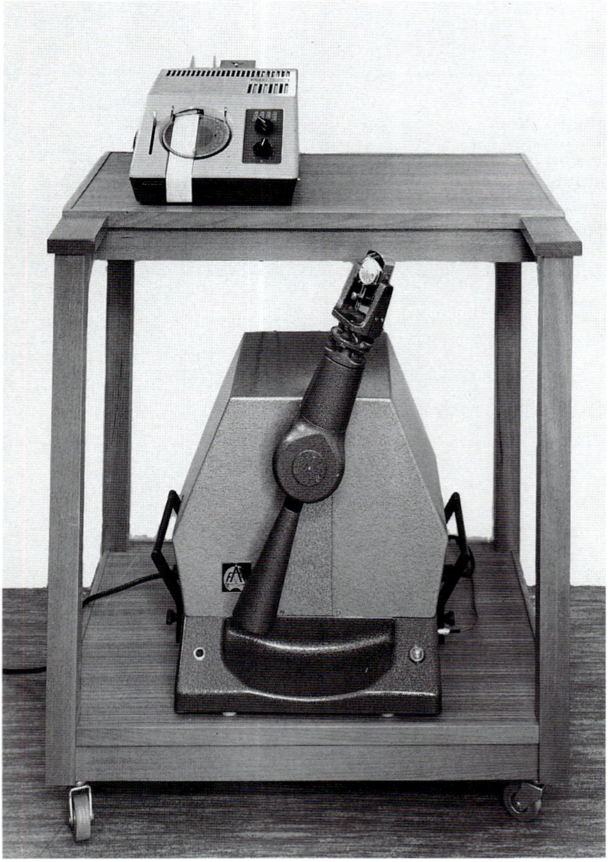

Rechte Seite unten:
Verschiedene Gangzeugnisse für Uhren

Fabrikmäßige Feinstellung eines Armband-Chronometers von Girard-Perregaux mit Hilfe eines Bewegungssimulators, der die wichtigsten Armbewegungen nachvollzieht; auf dem Tisch befindet sich eine Zeitwaage, die den Gang des Uhrwerks registriert

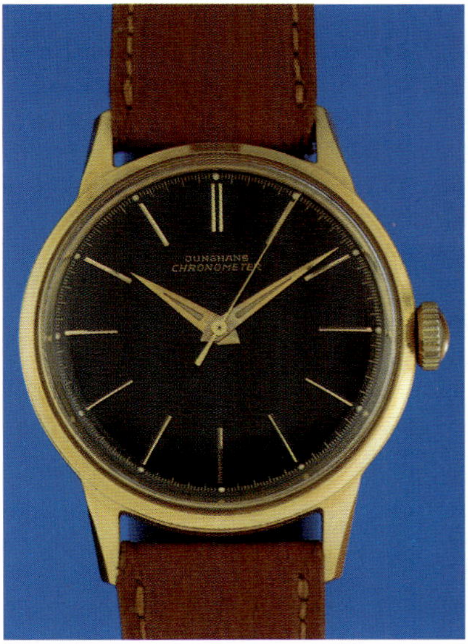
JUNGHANS
CHRONOMETER

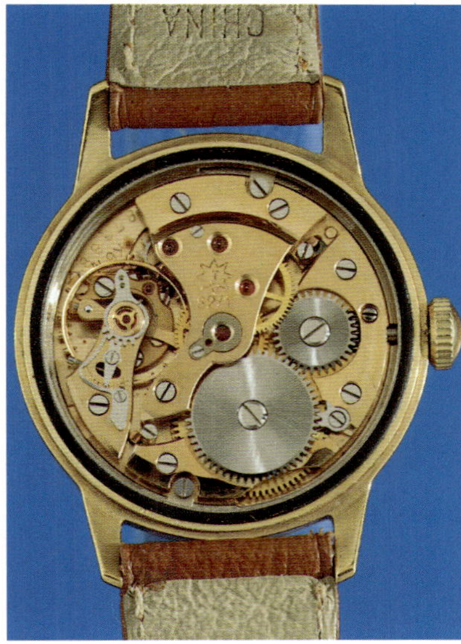

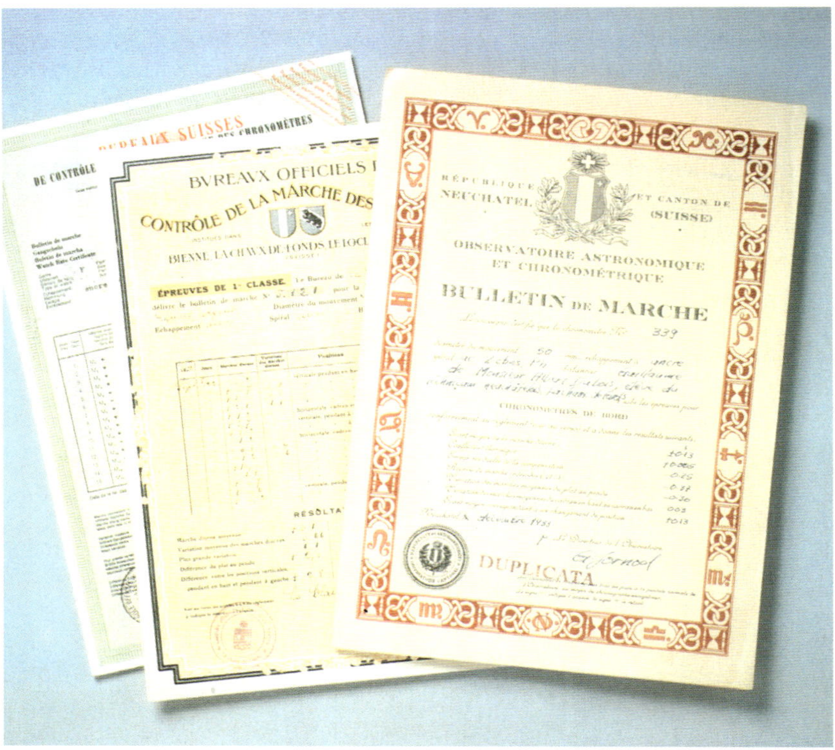
DE CONTRÔLE
BVREAVX OFFICIELS
CONTRÔLE DE LA MARCHE DES
BIENNE, LA CHAUX-DE-FONDS, LE LOCLE
ÉPREUVES DE 1re CLASSE
RÉPUBLIQUE
NEUCHATEL
ET CANTON DE
(SUISSE)
OBSERVATOIRE ASTRONOMIQUE
ET CHRONOMÉTRIQUE
BULLETIN DE MARCHE
CHRONOMÈTRES DE BORD
DUPLICATA

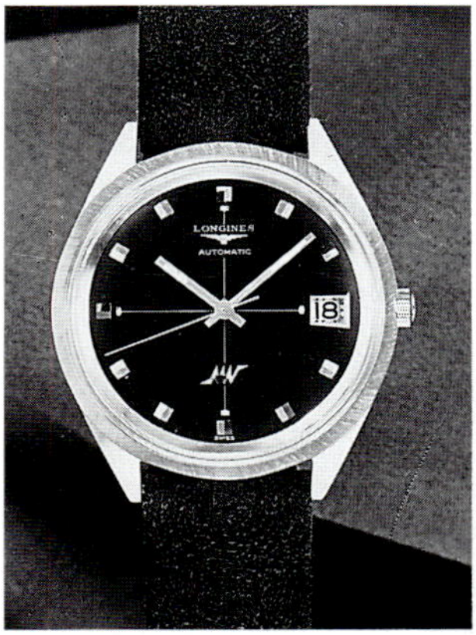

Links: Armband-Chronometer mit automatischem Aufzug und Datumsanzeige von Longines, 60er Jahre; 11 1/2liniges Ankerwerk mit einer Unruh-Frequenz von 36000 Halbschwingungen/Stunde, monometallische Ringunruh, autokompensierende Flachspirale, 17 Steine, kugelgelagerter Zentralrotor mit Aufzug in beiden Drehrichtungen

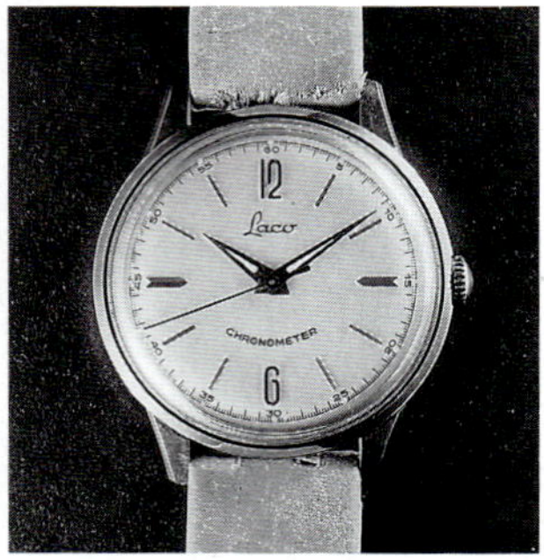

Rechts: Armband-Chronometer von Laco, Pforzheim, um 1955; Goldgehäuse; 12liniges Ankerwerk Kaliber Durowe 630, 21 Steine, monometallische Schraubenunruh, autokompensierende Flachspirale, Schwanenhals-Feinregulierung für den Rücker, Unruh-Stoppvorrichtung

Unten: Armband-Chronometer mit automatischem Aufzug und Datumsanzeige, Modell ›Constellation‹ von Omega, um 1965; 12 1/2liniges Ankerwerk, 24 Steine, monometallische Ringunruh, autokompensierende Flachspirale, automatischer Aufzug in beiden Drehrichtungen des Rotors

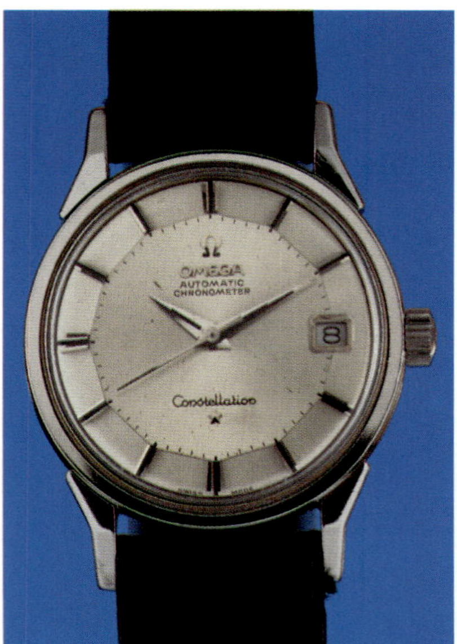

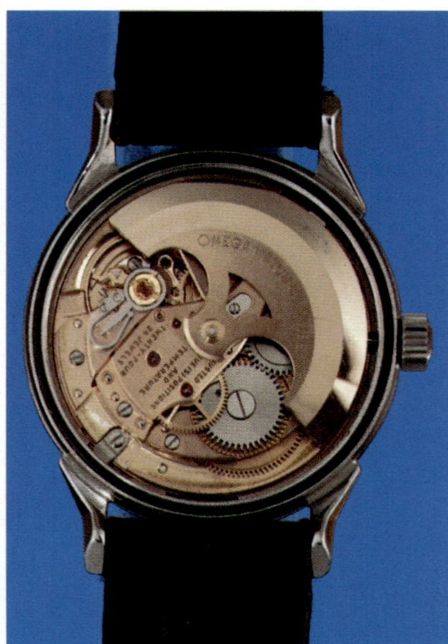

›Tick-Tack‹ einer Uhr) an das Reguliersystem weiter. Das Uhrwerk ›geht‹.

Bei Armbanduhren besserer Qualität hat die bewährte Schweizer Ankerhemmung (der Name resultiert aus der spezifischen Form des Verbindungsgliedes zwischen Hemmungsrad und Unruhwelle, nämlich des Ankers) die größte Verbreitung gefunden. Die Zähne des Hemmungsrades übertragen hier die Energie auf die Steinpaletten des Ankers.

In billigen Armbanduhren, sogenannten Roskopfuhren, findet man dagegen häufig die Stiftankerhemmung. Anstelle der Steinpaletten greifen senkrecht stehende Stahlstifte in das Hemmungsrad. Diese Form der Hemmung wurde 1867 vom Uhrmacher Georg Friedrich Roskopf erstmals bei Taschenuhren verwendet, um damit auch weniger begüterten Bevölkerungsschichten robuste und preiswerte Zeitmesser anbieten zu können. Sie wird auch heute noch in großen Stückzahlen produziert.

In früheren oder später auch in billigen Armbanduhren findet man schließlich noch die Zylinderhemmung, eine Erfindung, die auf das Jahr 1726 und George Graham zurückgeht. Bei dieser Hemmung fehlt der Anker als Verbindungsglied. Vielmehr greifen die Zähne des Hemmungsrades direkt in die als hohlen Zylinder ausgeformte Unruhwelle. Wegen der ungenügenden Gangleistungen wird die Zylinderhemmung heute nicht mehr verwendet.

Wie gelangt nun aber die Uhrzeit aufs Zifferblatt?

Zunächst einmal über den vorderen langen Zapfen der Minutenradwelle. Er dreht sich innerhalb von 60 Minuten einmal um die eigene Achse, vermag also, mit einem Zeiger versehen, den Ablauf einer Stunde anzuzeigen. Dieses Zeitintervall ist allerdings für die Praxis zu kurz, da der Benutzer einer Uhr zusätzlich wissen möch-

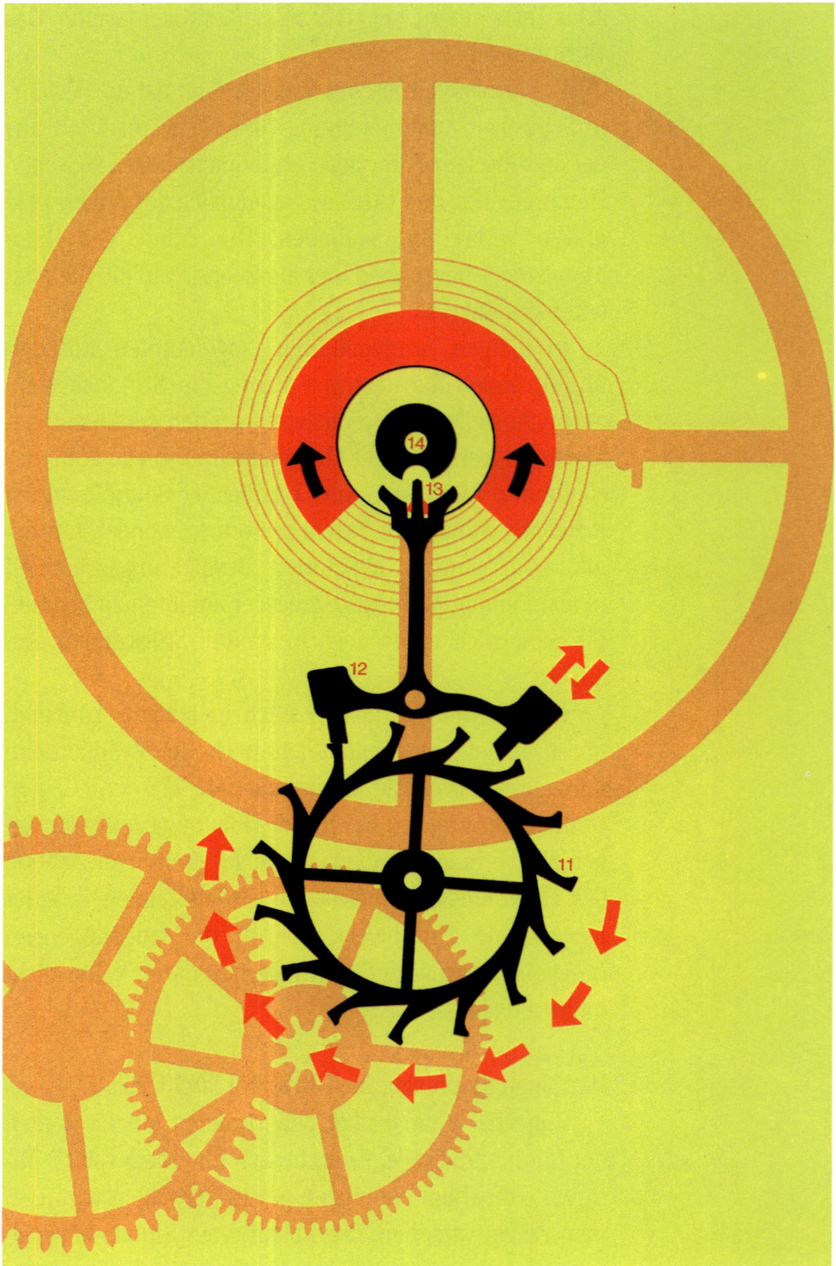

Bewegungsschema einer Ankerhemmung

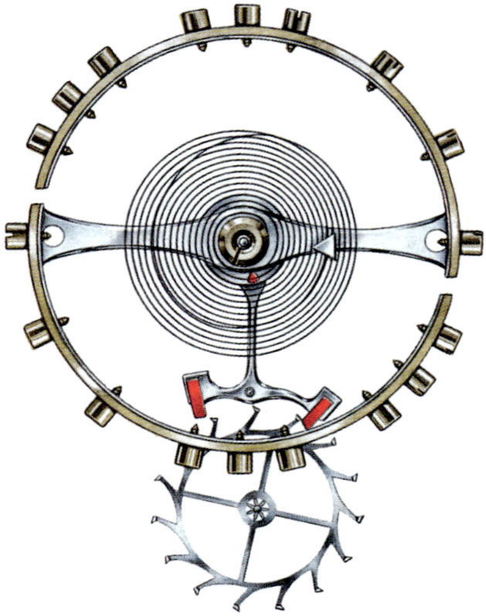

Schweizer Ankerhemmung (dargestellt mit bimetallischer Unruh und Breguet-Spirale)

Stiftankerhemmung System ›Roskopf‹

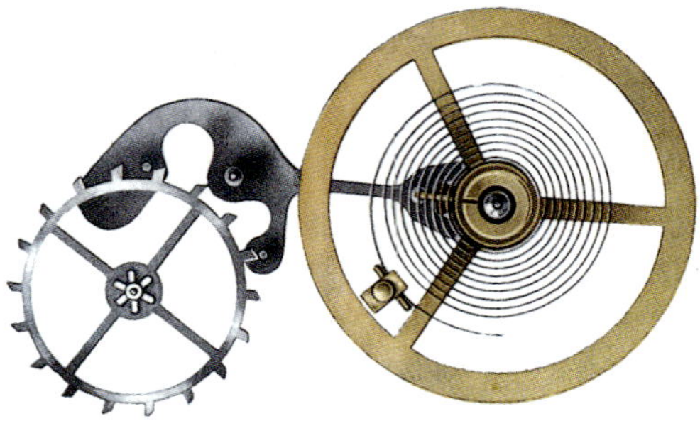

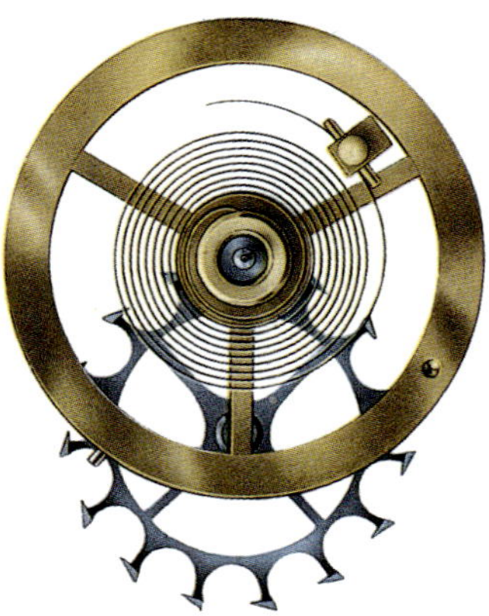

Zylinderhemmung

te, um welche Stunde des Tages es sich gerade handelt. Erforderlich ist demnach ein Zählwerk, das die abgelaufenen Stunden addiert. Diese Funktion übernimmt das Zeigerwerk. Es reduziert die Umdrehungszahl des Minutenrades in der Regel auf 1/12, führt also zu einer Umdrehung des Stundenzeigers innerhalb von 12 Stunden. Für besondere Uhren gibt es auch Zeigerwerke, die eine Umdrehung des Stundenzeigers innerhalb von 24 Stunden herbeiführen.

Das Zeigerwerk hat jedoch noch eine weitere wichtige Aufgabe: In Verbindung mit dem Zeigerstellsystem lassen sich – über die gezogene Krone – Stunden- und Minutenzeiger exakt richten.

Die Anzeige der Sekunden geschieht entweder direkt über den nach vorne verlängerten Zapfen des Sekundenrades (kleine Sekunde) oder mit Hilfe eines Zusatzwerkes, wenn die Sekundenindikation aus der Mitte des Zifferblattes erfolgen soll. Bei der sogenannten ›Zentralsekunde‹ ist zu unterscheiden, ob deren Antrieb im Kraftfluß (direkte Z.) oder außerhalb des Kraftflusses (indirekte Z.) liegt.

Bei Handaufzugswerken muß der Zugfeder täglich, bei den seltenen 8-Tage-Werken wöchentlich neue Energie zugeführt werden. Dazu ist die Krone so lange vorsichtig hin- und herzudrehen, bis ein Widerstand spürbar wird. Über das Aufzugssystem gelangt diese Energie zum Federhaus und damit zur Zugfeder. Das Gesperr verhindert dabei ein Zurückdrehen des Sperrades und die Entspannung der Zugfeder auf dem Wege über das Aufzugssystem.

Diese Arbeit wird dem Besitzer einer Armbanduhr mit automatischem Aufzug von einem kleinen Zusatzwerk abgenommen, mit dessen Hilfe die aus den Armbewegungen resultierende kinetische Energie zum Spannen der Zugfeder nutzbar gemacht wird. Damit bietet die

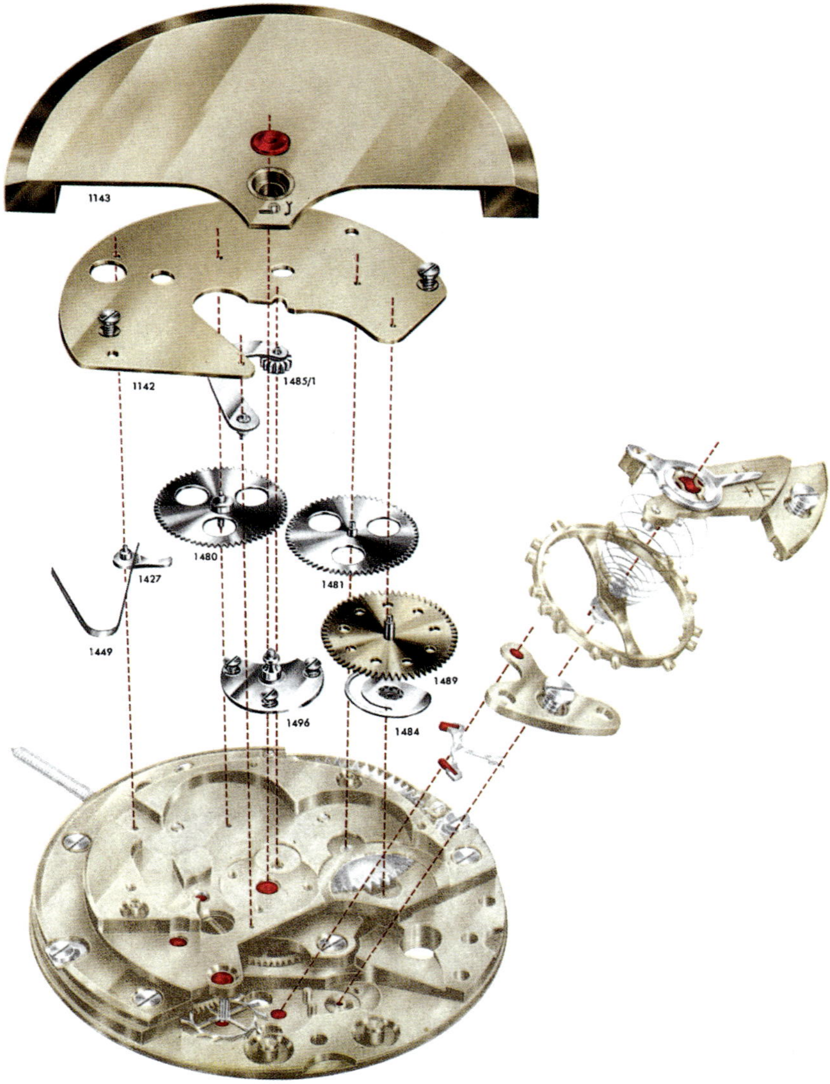

Explosionsdarstellung eines Felsa-Kalibers mit automatischem Aufzug durch einen unbegrenzt drehenden Zentralrotor, der die Zugfeder in beiden Drehrichtungen spannt

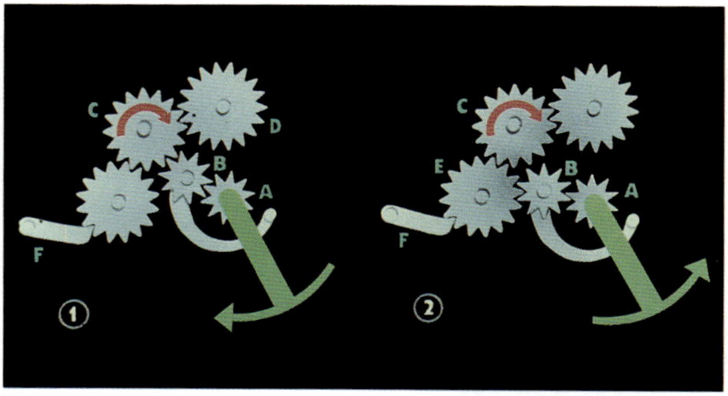

Links: Schematische Darstellung der Funktion eines Wechselgetriebes bei Rechts- und Linksdrehung des Rotors

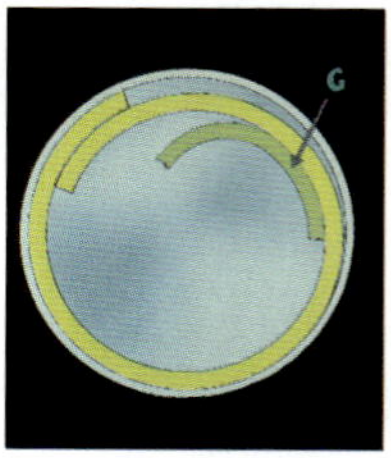

Oben: Federhaustrommel mit eingelegtem Gleitzaum

Armbanduhr mit automatischem Aufzug jedoch nicht nur ein höheres Maß an Bequemlichkeit, sondern als weiteren Vorteil auch eine größere Ganggenauigkeit. Diese resultiert letztlich aus einem konstanteren Drehmoment der Zugfeder, die ja durch jede Armbewegung nachgespannt wird.

Antriebseinheit des automatischen Aufzugssystems ist heute fast ausnahmslos ein Rotor, ein segmentförmiges Massestück, das mit Hilfe einer Achse am Grundwerk befestigt wird und das sich, hervorgerufen durch Gravitations- und Trägheitskräfte, frei um seine Achse dreht. Bis in die fünfziger Jahre wurden dagegen hauptsächlich Pendelschwungmassen verwendet, die sich hin- und herbewegten und deren Weg beidseitig durch Pufferfedern begrenzt war.

Zwischen Rotorwelle und Sperrad sind bei modernen Konstruktionen zwei Getriebe geschaltet:

- Das Wechselgetriebe formt die beiden Drehrichtungen des Rotors in die Richtung um, die zum Spannen der Zugfeder benötigt wird. Wechselgetriebe erhöhen die Effizienz automatischer Aufzüge, da alle Rotorbewegungen ausgenützt werden können.
- Das Reduktionsgetriebe transformiert die schnellen Rotorbewegungen in langsame Drehbewegungen mit höherem Drehmoment, die sich wiederum zum Spannen der Zugfeder verwenden lassen.

Eine weitere Besonderheit bei Uhrwerken mit automatischem Aufzug verhindert, daß die Zugfeder überspannt werden und damit reißen kann. Zu diesem Zweck wird das äußere Ende der Zugfeder nicht direkt mit der Federhaustrommel, sondern mit einer Art Rutschkupplung verbunden. Sobald die Zugfeder ihr Spannungsmaximum erreicht hat, rutscht der sogenannte ›Gleitzaum‹ an der inneren Wand der Federhaustrommel entlang.

Um den mechanischen Mikrokosmos eines Uhrwerks mit automatischem Aufzug entstehen zu lassen, waren unzählige Forschungs- und Entwicklungsstunden erforderlich. Rund 160 Teile werden dafür benötigt. Daß sie, sorgfältig zusammengefügt, imstande sind, etwas so Abstraktes wie die Zeit zu messen, ist Ausdruck einer fast genialen Symbiose. Die gestaltlose Zeit wird durch das tickende Werk der mechanischen Räderuhr mit einem Mantel technischer Ästhetik umhüllt.

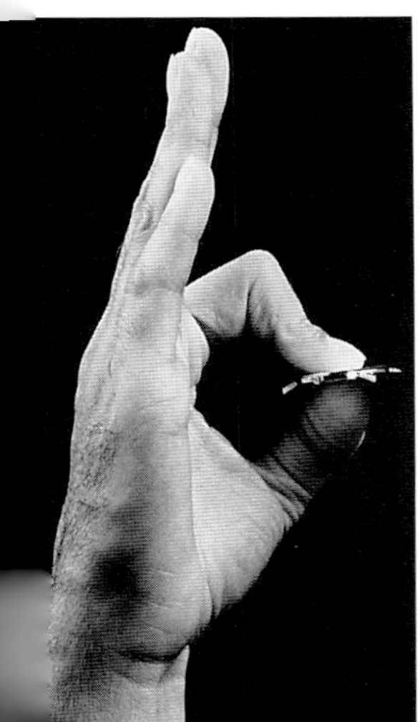

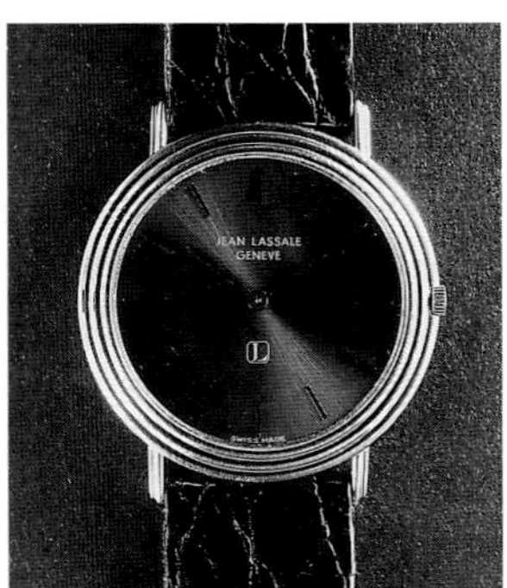

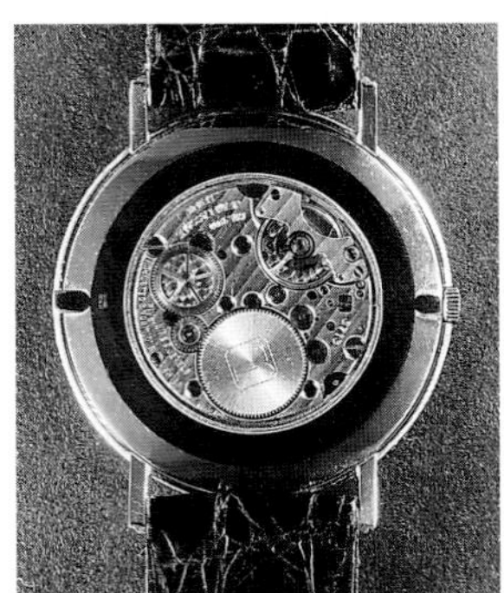

Als Krönung auf dem Gebiet der ultraflachen Armbanduhr gilt nach wie vor das nur 1,2 mm hohe Handaufzugskaliber 1200 von Jean Lassale, Genf, das 1978 vorgestellt wurde; bei einem Durchmesser von 20,4 mm besitzt es ein Gesamtvolumen von 397 mm^3

Das Gehäuse der Armbanduhr – mehr als nur schützender Mantel

So bedeutsam das Werk für den eigentlichen Zweck des Zeitmessers am Handgelenk auch sein mag, ins Auge fällt zuerst das Gehäuse, Gesicht einer Armbanduhr und schützende Hülle des Werkes. Es ist klar, daß die Armbanduhrgehäuse in erster Linie die Designer und Gehäusemacher herausforderten, die sie dem jeweiligen Zeitgeschmack stilistisch anzupassen hatten. Dies betraf Form, Funktionalität und Material der Gehäuse stets in gleicher Weise. Unzählige stilistische Varianten hat es im Laufe von mehr als hundert Jahren Armbanduhrendesign gegeben, die im einzelnen kaum mehr nachvollziehbar sind, angefangen bei den klassischen runden Gehäusen bis hin zu asymmetrischen, dreieckigen oder sonstigen Phantasiemodellen. Konstruktiv bestehen Armbanduhrengehäuse zumeist aus zwei oder drei Teilen. Zweiteilige Gehäuse setzen sich aus Boden und Gehäuserand (mit eingepreßtem Glas) zusammen, dreiteilige Gehäuse aus Mittelteil, Boden und Glasrand. Die einzelnen Gehäuseteile werden entweder zusammengepreßt oder -geschraubt.

Scharniergehäuse, gar solche mit zusätzlichem Staubschutzdeckel (Cuvette), wurden bis in die dreißiger Jahre bei ständig sinkender Stückzahl produziert, danach aber wegen der kostenintensiven Fertigung gänzlich eingestellt.

Bei den Materialien rangierte in der Beliebtheit das Edelmetall Gold zwar immer ganz oben, doch waren Armbanduhren mit massiven Goldgehäusen aus rein finanziellen Gründen immer nur einer begrenzten Käuferschicht zugänglich. Für diejenigen, die ihren Zeitmesser trotz nicht vorhandener Mittel in goldenem Glanze erstrahlen lassen wollten, blieb als Ausweg immer schon die durch eine hauchdünne Goldauflage veredelte Gehäuseoberfläche, allerdings verbunden mit dem Nachteil, daß diese im Laufe der Zeit immer dünner wurde oder gar abzublättern begann und dadurch das Basismetall zum Vorschein kam. Ähnliches gilt für die verchromten oder vernickelten Gehäuse, die in den dreißiger Jahren modern wurden.

Zu Beginn dieses Jahrhunderts erfreuten sich auch massive Silbergehäuse großer Beliebtheit. Diese verloren im Laufe der Jahrzehnte aber immer mehr an Bedeutung, weil sie durch Oxidation schwarz und damit unattraktiv wurden, wenn man ihnen nicht eine regelmäßige Pflege zuteil werden ließ. Bereits in den zwanziger Jahren waren auch die Tulasilber-Gehäuse aus der Mode gekommen.

Bleibt als letztes Edelmetall das seltene, silbrig schimmernde und vornehme Zurückhaltung ausstrahlende Platin, das wegen seiner hohen Material- und Bearbeitungskosten allerdings auch im Bereich der Armbanduhrgehäuse höchst rar ist.

Nicht selten wurden die Edelmetallgehäuse mit zusätzlichem, teilweise sehr üppigem Edelstein-Besatz versehen, die Armbanduhren dadurch von reinen Zeitmessern zu kostbaren Schmuckstücken umfunktioniert. Zeitweise dienten auch emaillierte, geprägte, ziselierte oder guillochierte Gehäuseoberflächen der Attraktivitätssteigerung.

Zum dominierenden Material für anspruchsvolle Armbanduhrgehäuse des täglichen Gebrauchs entwickelte sich ab den dreißiger Jahren mehr und mehr der Edelstahl. Auf der einen Seite zwar äußerst schwierig zu bearbeiten, überzeugte dieses Metall jedoch durch die Eigenschaft, robust und beinahe unverwüstlich zu sein.

Die Zeit nach dem Zweiten Weltkrieg führte zu verschiedenen Experimenten mit neuen Gehäusematerialien, darunter auch Kunststoff, der allerdings erst gegenwärtig wirklich große Verbreitung gefunden hat. Die Ergebnisse der Weltraumforschung brachten in den achtziger Jahren zuerst die leichten, aber dennoch widerstandsfähigen Gehäuse aus Titan, später auch solche aus keramischen Materialien. Daneben sind Uhrengehäuse aus Stein ebenso zu haben wie Holzgehäuse.

Zu einer technischen Herausforderung wurde das Gehäuse jedoch auf einem ganz anderen Gebiet als dem des Designs. Mangelnde Funktionalität hatte immer wieder den Zorn der Uhrmacher heraufbeschworen. Der bereits mehrfach zitierte Bruno Hillmann faßte dies 1925 in folgende Worte: »Und wie sind nun gar die Gehäuse vieler Armbanduhren beschaffen? Je schöner und geschmackvoller und auch origineller das Gehäuse ist, desto mehr ist dem Eindringen von Staub, Schmutz und Feuchtigkeit Tür und Tor geöffnet. Wenn das Gehäuse aber auch wirklich solide wäre, welche Uhr könnte wohl einer derartigen Behandlung widerstehen, wie sie die Armbanduhr zu erdulden hat? Bei größter Kälte und stärkstem Sonnenbrande, beim Putzen, Fegen, Waschen, Tanzen, Turnen, beim Sport, aus Vergeßlichkeit selbst beim Baden und sogar im Bett wird die Uhr anbehalten. Und das soll nun alles gerade eine so empfindliche kleine Uhr aushalten.«

Obwohl die Armbanduhr in verschiedenen Kriegen ihre Bewährungsprobe durchaus bestanden hatte, war man damals aus verschiedenen, bereits erwähnten Gründen noch nicht davon überzeugt, daß aus der Armbanduhr einmal das vielseitige Zeitmeßinstrument werden könnte, welches wir heute kennen.

Wären Hillmanns Ausführungen nur ein Jahr später erschienen, hätte sich vieles bereits relativiert. Zwar lehnten es viele Armbanduhrenhersteller zu jener Zeit schlichtweg noch ab, sich mit der Frage der wasserdichten Uhr zu beschäftigen, doch wuchs die Zahl der Techniker, Uhr- und Gehäusemacher, denen Schmutz und Feuchtigkeit, die beinahe ungehindert ins Gehäuse eindringen konnten, ein Dorn im Auge waren. Auf sie gehen in den zwanziger Jahren, als die Armbanduhr gerade einen Marktanteil von rund 35 Prozent besaß, erste Versuche zurück, das Problem des dichten Gehäuses in den Griff zu bekommen. Die unterschiedlichen Erfindungen und Entwicklungen muten heute, wenn man sie auf ihre Alltagstauglichkeit hin untersucht, mitunter

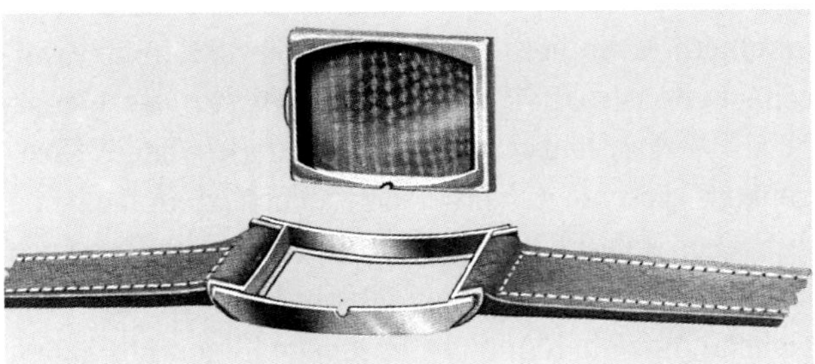

Dieses vereinfachte Armbanduhrgehäuse besteht nur aus zwei Teilen, dem Gehäuserand mit Glasreif und dem Gehäuseboden

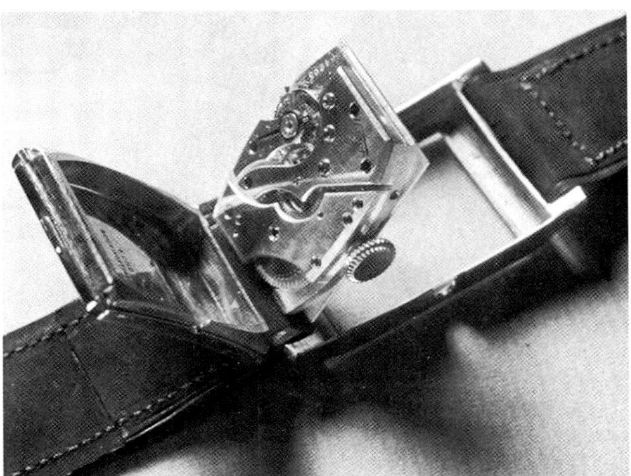

Rechteckige Armbanduhr mit Scharniergehäuse, Tissot, 1937

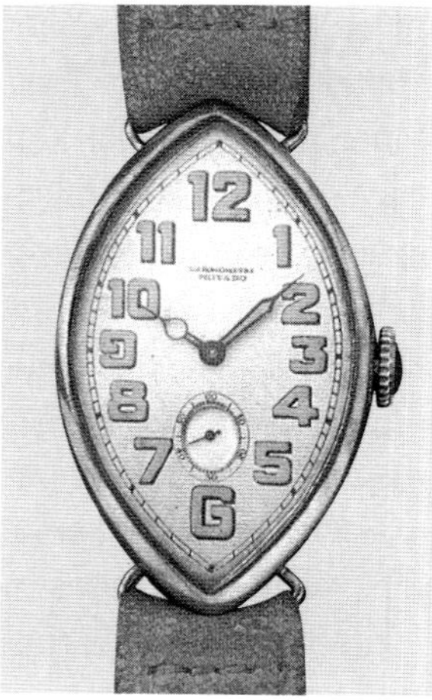

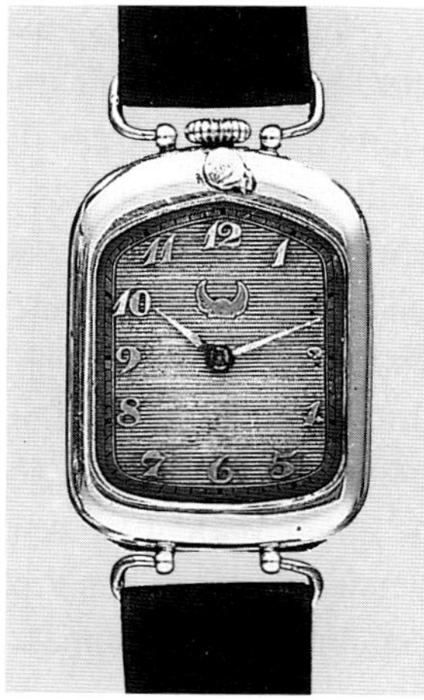

Links:
Silberne navetteförmige Armbanduhr von Movado, um 1915; 15steiniges Ankerwerk

Rechts:
Silberne Armbanduhr in Form eines Autokühlers, Mido, Mitte der 20er Jahre

ebenso kurios wie abenteuerlich an. Der Aufwand war zumeist gewaltig, die Resultate jedoch oftmals recht kümmerlich. So ließ sich Jean Finger 1921 eine Zweischalen-Konstruktion patentieren, bei der das eigentliche Werksgehäuse durch ein verschraubtes Übergehäuse geschützt wurde, das jedoch zum täglichen Aufziehen jedesmal aufgeschraubt werden mußte. Auch bei anderen Konstruktionen offenbarten sich durch das tägliche Aufziehen und das in regelmäßigen Abständen vorzunehmende Zeigerstellen rasch die gravierendsten

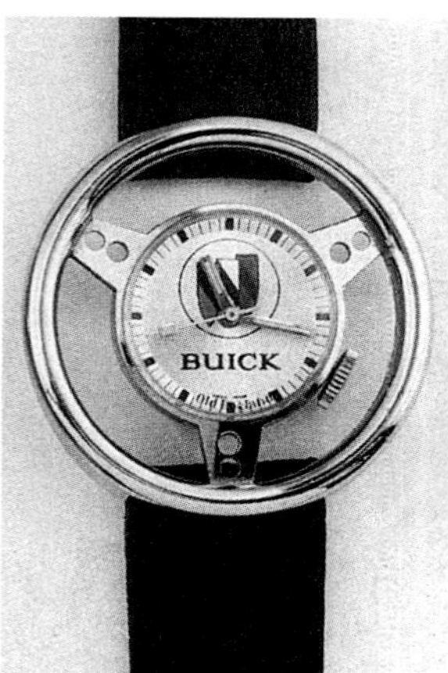

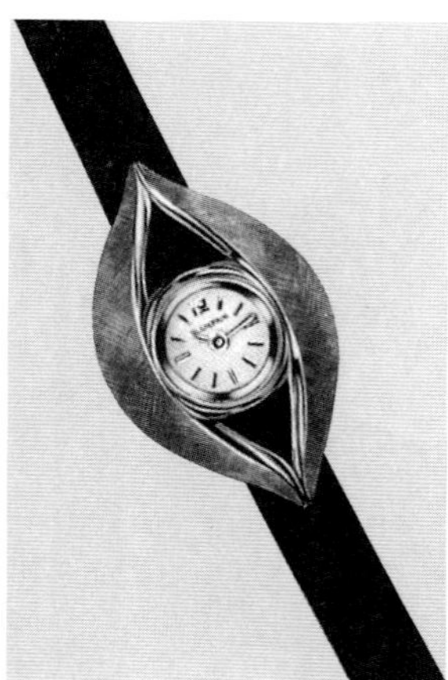

Links:
Armbanduhr in Form eines Lenkrades mit Zifferblattaufschrift ›Buick‹, 60er Jahre; Stiftankerwerk

Rechts:
Damenarmbanduhr in Form eines Auges, Blancpain, 60er Jahre

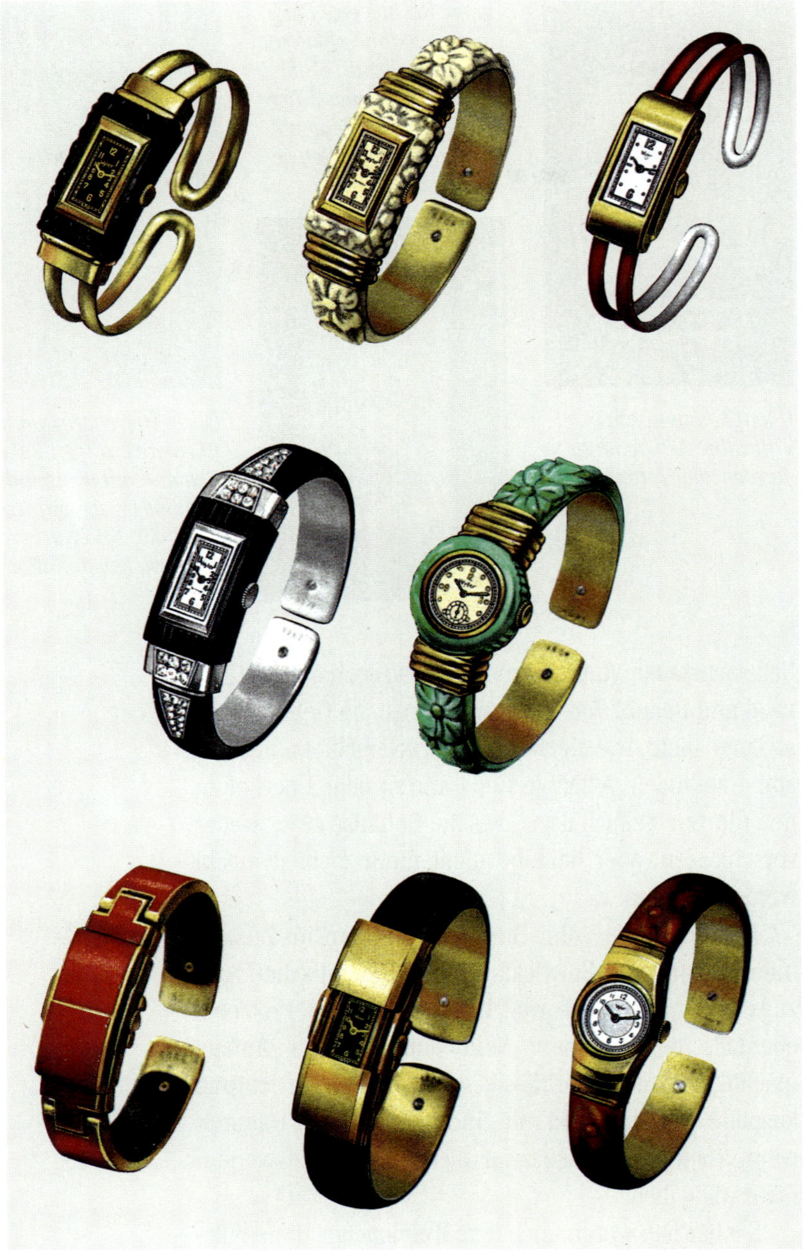

Damenarmbanduhren von Wyler aus den 40er Jahren

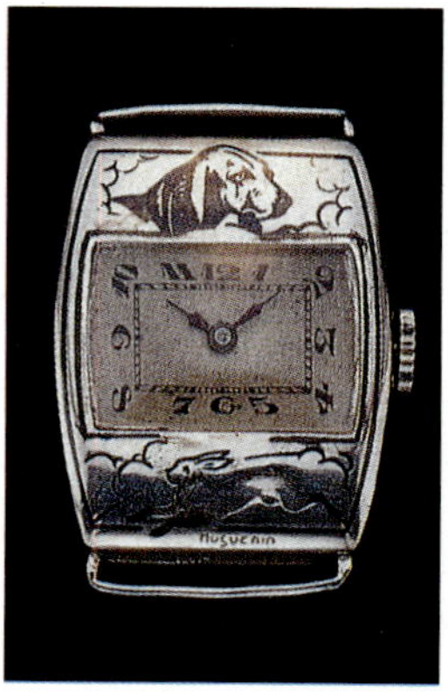

Oben: Tonnenförmige Tulasilber-Armbanduhr aus den 20er Jahren

Unten: Rechteckige Platinarmbanduhr, signiert ›Paul Ditesheim‹, Mitte der 20er Jahre; das Zifferblatt ist mit Brillanten und Rubin-Baguetten besetzt

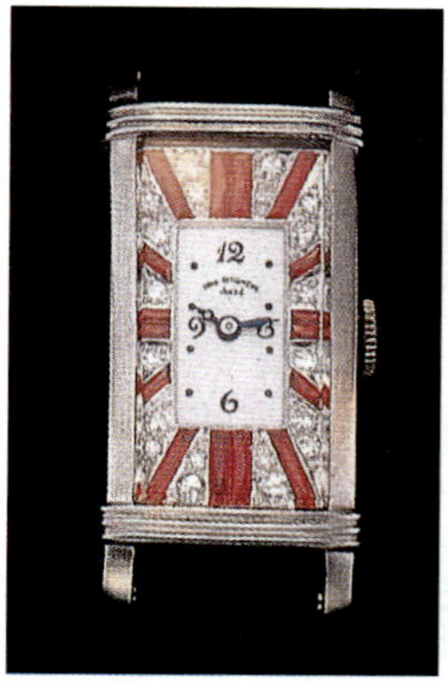

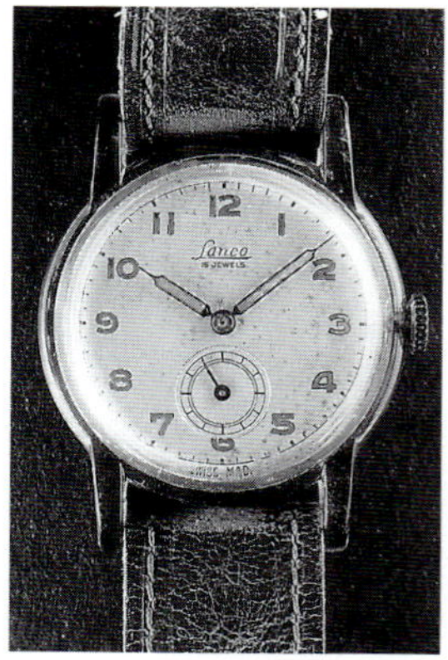

Oben: Herrenarmbanduhr in einem braunen Bakelit-Gehäuse mit transparentem Boden, signiert ›Lanco‹ um 1950; 15steiniges Ankerwerk, Lanco-Kaliber

Schwachstellen: Aufzugskrone und -welle, daneben Glasrand und Boden. Vor allem waren manche Gehäuse nur so lange dicht, wie sie sich im fabrikverschlossenen Zustand befanden. Allfällige Reparaturen oder Überholungen führten vielfach dazu, daß die Gehäuse zwar wieder verschlossen, aber beileibe nicht mehr dicht gemacht werden konnten.

Der Engländer John Harwood, von dem im Zusammenhang mit der Entwicklung des automatischen Aufzugs bereits die Rede war, hatte sich dieses Problems ebenfalls angenommen: Sein automatischer Aufzug machte die Krone überflüssig, die Zeigerstellvorrichtung koppelte er kurzerhand mit einer Drehlunette. Dadurch wurden seine Gehäuse zwar dichter, aber bei weitem nicht völlig dicht.

Schließlich waren auch dem Kulmbacher Hans Wilsdorf, der zusammen mit Aegler die Firma ›Rolex‹ gegründet hatte, die oben genannten neuralgischen Punkte der Armbanduhrengehäuse schon bald aufgefallen. Obwohl von Beruf Kaufmann, hatte Wilsdorf pragmatisch festgestellt, daß elastische Dichtmaterialien altern und damit erhebliche Gefahren heraufbeschwören würden. Seine Ideen gingen deshalb in ganz andere Richtungen, nämlich zu einer rein mechanischen Konstruktion ohne die Verwendung zusätzlicher Dichtmaterialien. Die Lösung bestand

1. im hermetischen Verschluß des eigentlichen Gehäuses, dessen Einzelteile wasserundurchlässig gegeneinander zu verschrauben waren,
2. in einem vollkommen abschließenden Glas aus synthetischem Material, welches sich absolut formschlüssig ins Gehäuse einpassen ließ, und
3. in einer Aufzugskrone, die auch bei täglicher Benützung das Werk zuverlässig vor eindringender Feuchtigkeit schützen würde.

Spezielle Aufmerksamkeit schenkte Wilsdorf Krone und Aufzugswelle. Das Ergebnis umfangreicher Versuche, die mit dem Gehäusemittelteil verschraubte Aufzugskrone, konnte Hans Wilsdorf am 18. Oktober 1926 beim Eidgenössischen Amt für geistiges Eigentum, Bern, zum Patent anmelden. Auf das verschraubte Gehäuse selbst hatte Wilsdorf bereits am 21. September des genannten Jahres patentrechtlichen Schutz beantragt. Ein passender Name war schnell gefunden, ›Oyster‹ (Auster), der trefflich die Charakteristika des neuen Gehäuses zusammenfaßte. Seinen ersten Test hatte das ›Oyster‹-Gehäuse am 7. Oktober 1927 zu bestehen, als die Londoner Stenotypistin Mercedes Gleitze den Ärmelkanal in 15 Stunden und 15 Minuten durchschwamm und danach den staunenden Reportern ihren Arm mit dem immer noch funktionierenden Zeitmesser präsentierte. Zur Markteinführung der ›Oyster‹ schaltete Hans Wilsdorf am 24. November 1927 auf der Titel-

Rechts: Goldene ›wasserdichte‹ Rolex-Armbanduhr in einem verschraubten Zweischalengehäuse, um 1916; 15steiniges Ankerwerk

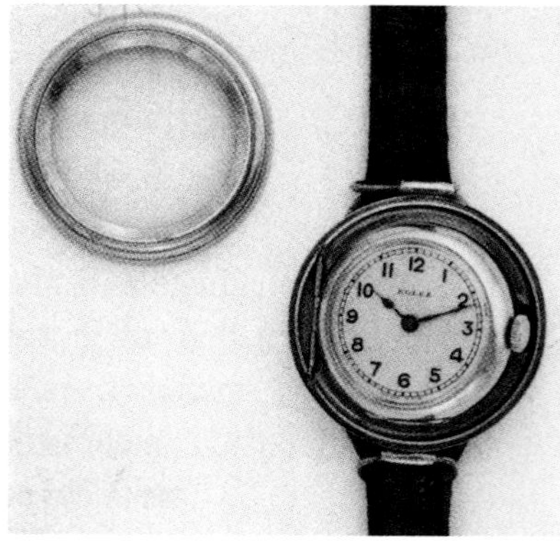

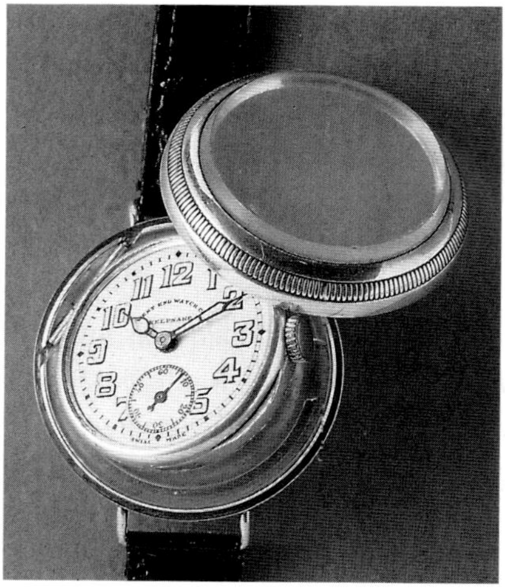

Links: Frühe ›wasserdichte‹ Armbanduhr in einem silbernen Zweischalengehäuse, signiert ›Westend Watch‹, um 1925; 15steiniges Ankerwerk mit bimetallischer Kompensationsunruh und Breguet-Spirale

seite der Londoner Daily Mail eine flächendeckende Anzeige.

Interessant ist, daß gegen Ende der zwanziger Jahre noch verschiedene andere Anträge auf patentrechtlichen Schutz wasserdichter Gehäuse und vor allem auch verschraubter Aufzugskronen bei den einschlägigen Behörden eingingen. Doch wurden nur wenige davon in die Praxis umgesetzt. Im Gegensatz zur Wilsdorfschen Konstruktion waren zumeist nicht die Kronen selber gegen das Gehäuse verschraubt, sondern normale Aufzugs- und Zeigerstellkronen mit Schraubkappen, durch Kettchen gegen Verlust gesichert, überdeckt.

Dennoch mußte sich Hans Wilsdorf auch gegen direkte Nachahmer seiner Idee zur Wehr setzen, wie z.B. 1934 gegen den Gehäusefabrikanten Gebr. Schmitz in Grenchen. Nach einer zweijährigen Verfahrensdauer entschied das Schweizer Bundesgericht am 8. Juli 1937 einstimmig zugunsten Wilsdorfs und verurteilte den Beklagten zur Zahlung des von Rolex geforderten Schadensersatzes.

Im Urteil wurde klar festgestellt, daß die Idee der wasserdichten Uhr zwar nicht von Wilsdorf stamme, er jedoch der erste gewesen sei, der die praktische Umsetzung unter Verwendung industrieller Fertigungsmethoden realisiert habe. Anläßlich des Prozesses kam auch ans Tageslicht, daß Rolex zur Einführung und Verbreitung des Oyster-Gehäuses die für damalige Verhältnisse stattliche Summe von 1,2 Millionen Schweizer Franken ausgegeben, damit erheblich zur Vertrauensbildung hinsichtlich der wasserdichten Uhr beigetragen und schließlich für die gesamte Uhrenindustrie neue Märkte eröffnet hat. Allein 1935/36 sollen rund 200 000 wasserdichte Armbanduhren Schweizer Produktion verkauft worden sein. Der Firma Schmitz wurde besonders vorgeworfen, daß sie, im Gegensatz zu den anderen Schweizer Gehäusefabrikanten mit eigenständigen Systemen dichter Schalen, auf eine zur ›Oyster‹ stark analoge Konstruktion gesetzt und damit zusätzlich von der Oyster-Werbung profitiert habe. Wegen eingesparter Entwicklungskosten habe Schmitz zudem die eigenen Gehäuse wesentlich billiger anbieten können und Rolex dadurch weiteren Schaden zugefügt. Aus dem geschilderten Urteilstenor wird ersichtlich, daß der immense Markterfolg der Rolex ›Oyster‹ die Entwicklung und Verbreitung dichter Armbanduhren allgemein beflügelt hatte, doch der strenge patentrechtliche Schutz, der auf dem Oyster-Gehäuse lag, erforderte bei der Konkurrenz davon weitgehend unabhängige Systeme. Deshalb wurden bis zum Ende der dreißiger Jahre für die unterschiedlichsten Gehäusekonstruktionen Patente beantragt. Alle hatten die beiden grundsätzlichen Probleme dichter Gehäuse zum Gegenstand, nämlich

Für Rolex patentiertes System einer verschraubten Aufzugskrone

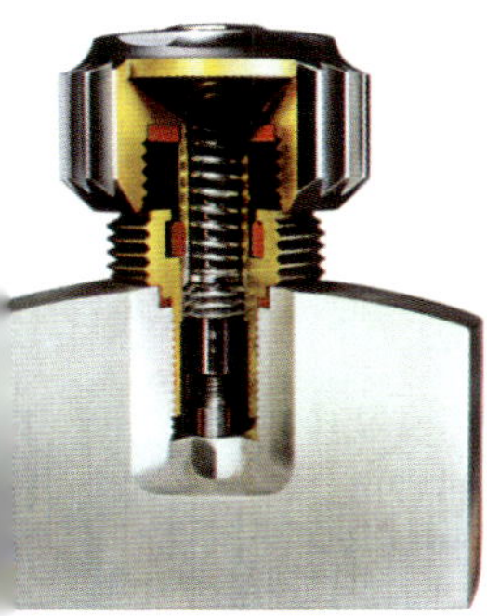

1. die Abdichtung der Fuge zwischen den Berührungsflächen der festen Gehäuseteile und

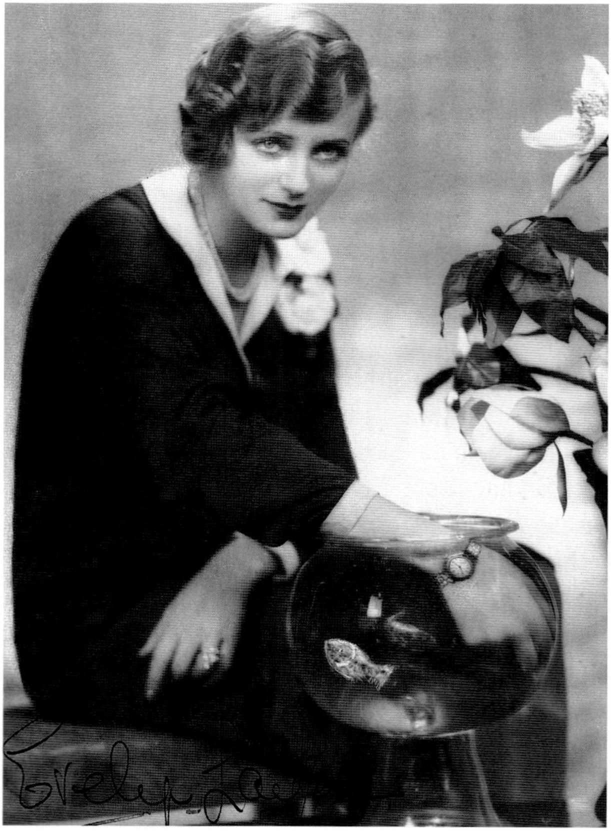

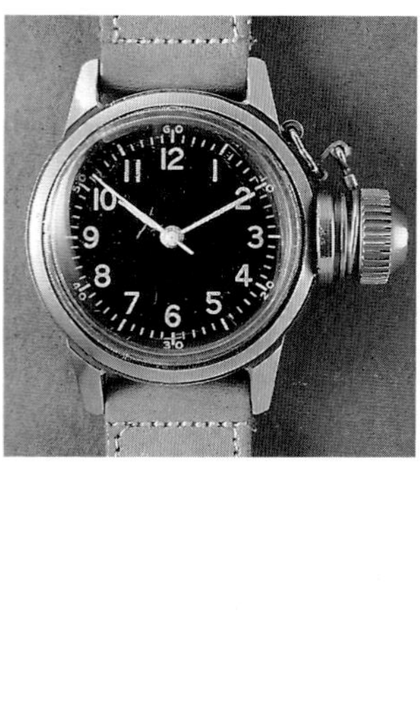

Oben: Die Rolex-Oyster im Goldfischglas, präsentiert von Evelyn Layh

Links: Taucher-Armbanduhr, Edelstahl, mit verschraubtem Schutz für die Aufzugskrone, hergestellt für die US Navy von Bulova, um 1940; 10liniges Ankerwerk mit Zentralsekunde, 16 Steine

2. die Abdichtung der Fuge zwischen Gehäuse und beweglichen Teilen, wie z.B. Aufzugskrone, Drücker für Chronographen oder Kalenderuhren.

Damit ist klar, daß die hermetisch verschlossenen Gehäuse nicht nur den ›normalen‹ Armbanduhren vorbehalten bleiben, sondern fortan auch für Modelle mit Komplikationen zur Verfügung stehen sollten.

Wenn auch in diesem Zusammenhang immer wieder primär von wasserdichten Armbanduhrgehäusen die Rede ist, so muß man doch unter diesen Begriff wesentlich mehr subsumieren, nämlich die Resistenz gegen Feuchtigkeit und vor allem Gase. Letztere tragen Staubpartikel ins Innere und führen dazu, daß die anfängliche Präzision eines Uhrwerks rasch nachläßt.

Deshalb verfolgten alle Konstruktionen dichter Gehäuse zwei im Prinzip verschiedene Ziele:

1. die Steigerung der Alltagstauglichkeit, d.h. den Verwendungsradius einer Armbanduhr zu erhöhen,
2. den ursprünglichen Zustand des Uhrwerks, seine Genauigkeit, so lange wie möglich zu erhalten.

Eine zweijährige Forschungsreihe der Versuchsanstalt der Schweizerischen Uhrenindustrie führte im Jahre 1942 zu dem eindeutigen Ergebnis, daß die Schwingungsweite der Unruh bei nicht dichten Gehäusen jährlich im Durchschnitt um 32% abnimmt, gegenüber nur 5% in dichten Gehäusen.

Die Abbildungen auf Seite 90 repräsentieren nur einen geringen Ausschnitt des breitgefächerten, in den vierziger Jahren mehr als 50 verschiedene Konstruktionsprinzipien umfassenden Spektrums wasserdichter runder und rechteckiger Armbanduhrgehäuse. Vielen damals preiswerten Lösungen haftete indes der große Nachteil an, daß die Uhrmacher zum Öffnen und Schließen der Gehäuse die verschiedensten Gerätschaften benötigten. Fehlten diese, war es mit der Dichtigkeit spätestens nach der ersten Reparatur vorbei.

In den vierziger Jahren führten einschlägiger Bedarf – zunächst wiederum bei Militärs, Expeditionscorps und Sportlern – und später das gestiegene Vertrauen der ›normalen‹ Kundschaft zu einer ersten Blütephase für wasserdichte Armbanduhren. Sie gehörten ebenso zur Kollektion der Uhrenhersteller wie die eleganten oder komplizierten Modelle. Vor allem durch gezielte Werbung wurde der Verkauf wasserdichter Zeitmesser fürs Handgelenk stark forciert. Die Armbanduhr im Reagenzglas oder Aquarium zeigte, welchen Widerstand sie dem nassen Element entgegenzusetzen vermochte.

Andere Hersteller präsentierten stolz Dankesschreiben ihrer Kunden, in denen die Bewährung auch bei härtesten Einsätzen attestiert wurde. Dieser Trend verstärkte sich in den folgenden Jahrzehnten weiter und führte letztendlich dazu, daß ein wasserdichtes Gehäuse selbst bei billigen Plastik-Armbanduhren gegenwärtiger Produktion beinahe zur Selbstverständlichkeit geworden ist.

Nach derzeit gültigen Maßstäben darf eine Armbanduhr dann als ›wasserdicht‹ bezeichnet werden, wenn sie gegen Schweiß, Wassertropfen, Regen oder beim Tauchen bis zu 1 Meter Wassertiefe für die Dauer von 30 Minuten resistent ist. Ist eine wasserdichte Armbanduhr höher belastbar, finden sich die entsprechenden Werte zumeist als Gehäusegravuren wieder, z.B. in Form des Prüfdrucks ›bar‹ oder einer Meterangabe. Für Taucheruhren gelten dagegen noch strengere Maßstäbe; sie müssen konstruiert sein für einen täglichen Gebrauch von mindestens einer Stunde in einer Wassertiefe von 100 Meter. Doch eines gilt es bei alledem sorgfältig zu bedenken: Angaben über den Grad der Wasserdichtigkeit sind Momentaufnahmen und keine lebenslang garantierten Werte. Manipulationen am Gehäuse, starke

Temperaturschwankungen (z.B. vom Sonnenbad ins kühle Naß) oder sonstige äußere Einflüsse können rasch dazu führen, daß das Prädikat ›wasserdicht‹ nicht mehr oder nur noch eingeschränkt gilt. Deswegen empfiehlt es sich vor allem bei älteren Sammler-Armbanduhren, diese vor einer derartigen Benützung bei einem Uhrmacher auf die Dichtigkeit des Gehäuses hin überprüfen und ggf. die Dichtungen austauschen zu lassen.

Zu den Sonderformen der Armbanduhrgehäuse gehören zweifellos jene, welche dem Uhrwerk einen

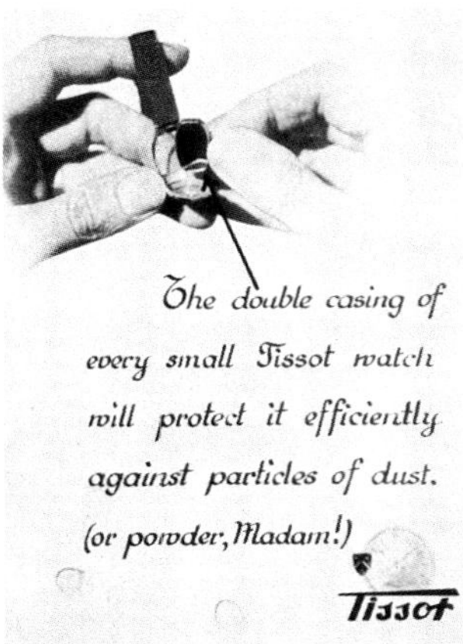

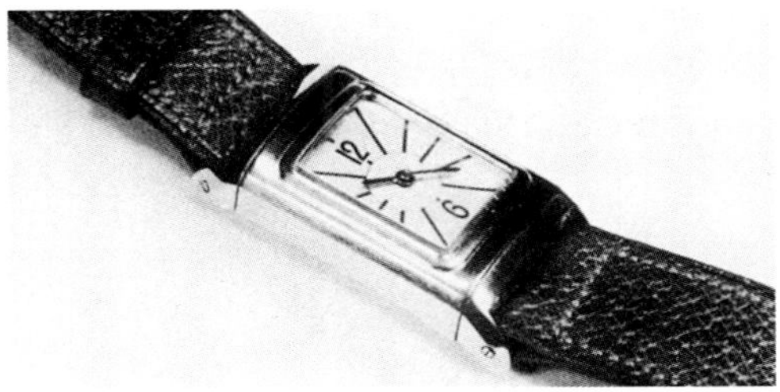

Oben: Damenarmbanduhr mit einem doppelschaligen rechteckigen Gehäuse, Tissot, 30er Jahre

Unten: Rechteckige Stahl-Armbanduhr von Omega mit einem patentierten wasserdichten Gehäuse; 15steiniges Form-Ankerwerk

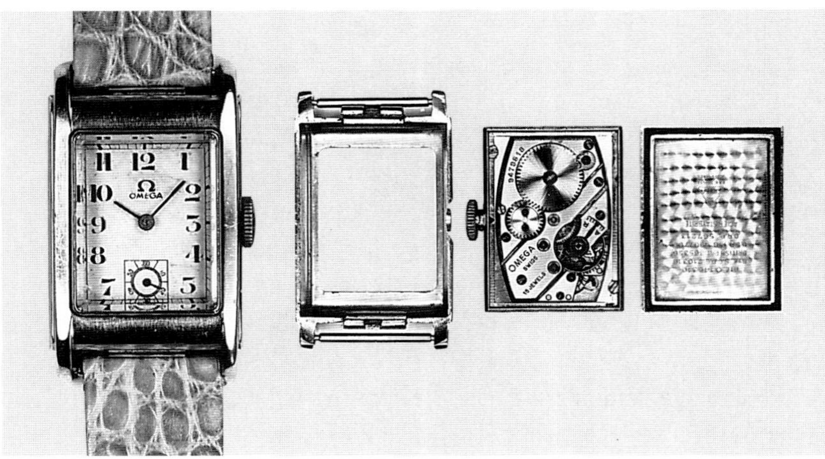

Verschiedene Konstruktionen wasserdichter Armbanduhrgehäuse aus den 40er Jahren

1001 breveté	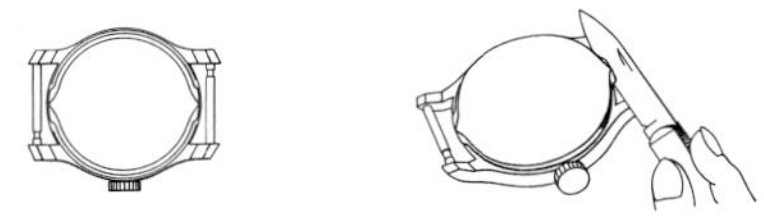
0312	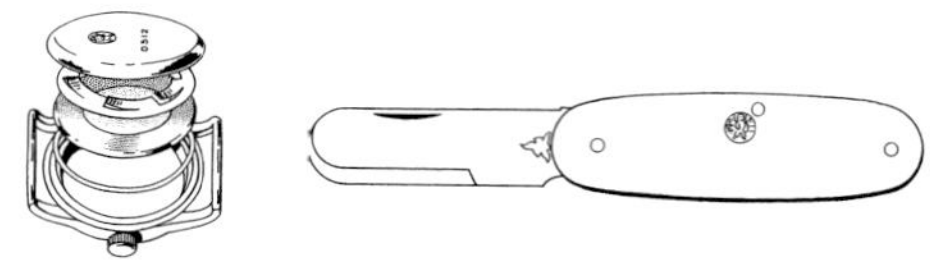
0312 V	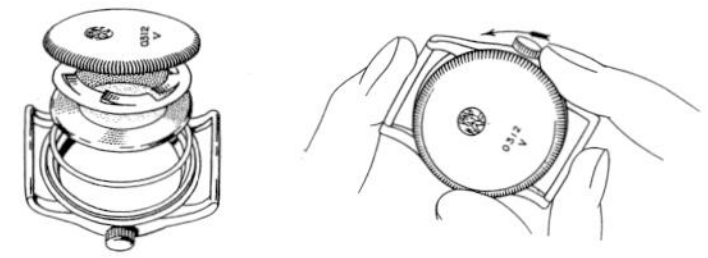
1024 breveté	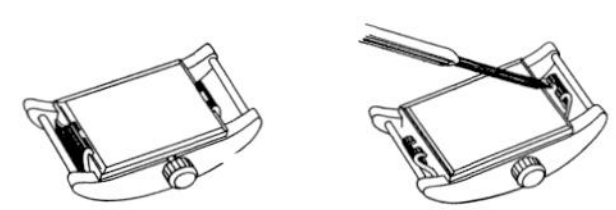
444	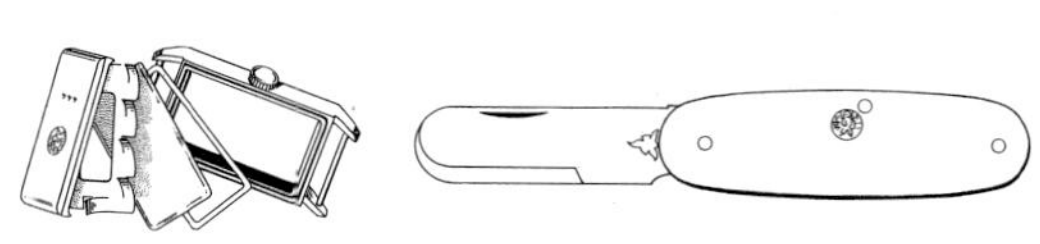
1026 breveté	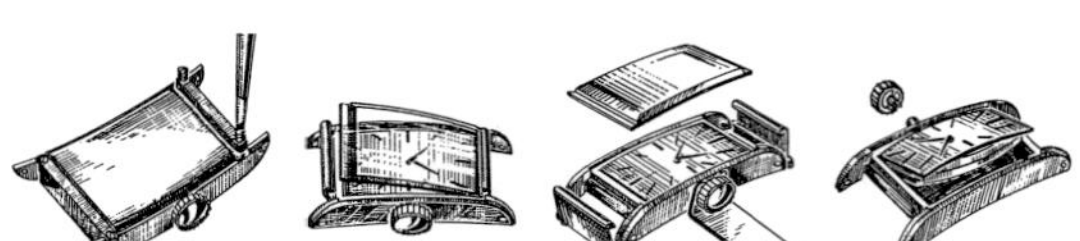
1027 breveté	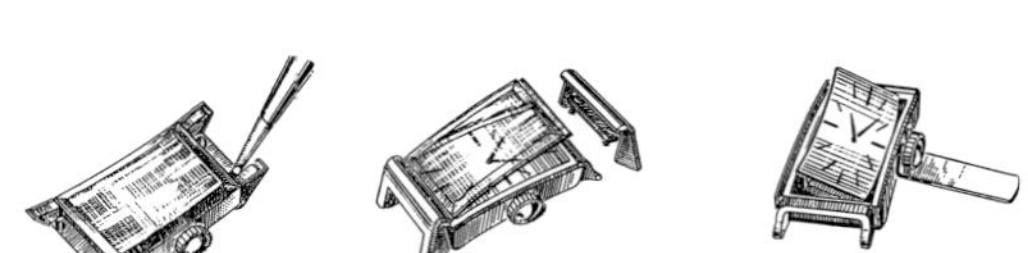

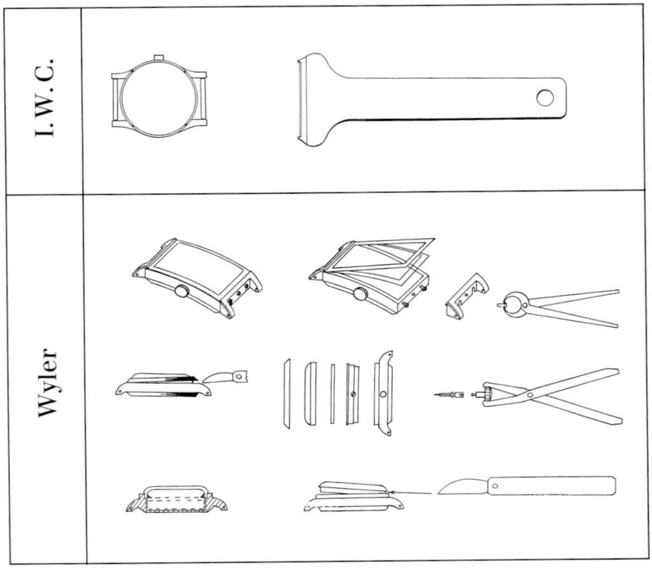

speziellen Schutz gegenüber starken Magnetfeldern bieten. An sich ist der aus dem atomaren Aufbau der Materie resultierende Ferromagnetismus ein ganz natürliches Phänomen. Andererseits hatte der Däne Hans Christian Oersted bereits um 1820 entdeckt, daß eine Kompaßnadel abgelenkt wird, wenn sie in die Nähe eines elektrischen Leiters gelangt. Die Stahlnadel wird magnetisiert.

Magnetisierungsprobleme können bei mechanischen Armbanduhren dann entstehen, wenn sie übermäßig starken Magnetfeldern ausgesetzt sind. Insbesondere Anker, Ankerrad, Plateau und Unruhspirale reagieren – sofern sie aus Stahl bestehen – auf heftige Magnetisierung mit erheblichen Gangabweichungen. In Extremfällen kann sogar die Uhr stehenbleiben.

Speziell Führer von E-Loks, Cockpit-Besatzungen und Ingenieure beklagten sich immer wieder über die negativen Auswirkungen starker Magnetfelder. Deshalb entwickelte die Uhrenindustrie bereits in den vierziger

Jahren erste antimagnetische Spezialgehäuse. Bei ihnen ist das Uhrwerk von einem sehr leitfähigen Innengehäuse aus einer Speziallegierung, z.B. Weicheisen, Mumetall oder Permalloy, umgeben. Der Schutz bleibt allerdings unvollkommen, wenn nicht auch das Zifferblatt aus diesem Metall besteht. Ein solcher rundherum geschlossener ›Mantel‹ verhindert die Bildung magnetischer Kraftfelder im Gehäuseinneren weitgehend. Abhängig von der Stärke und der Beschaffenheit des Magnetschilds können Armbanduhren Magnetfeldern bis zu 80 000 A/m ohne Stillstand widerstehen.

Zu den wichtigsten und vermutlich auch bekanntesten Vertretern der Spezies antimagnetischer Armbanduhren zählen u.a. die ›Milspec II‹ von Blancpain, die ›Ingenieur‹ sowie die ›Mark XI‹ von IWC, die Modelle ›E 161‹ sowie ›E 163‹ von Jaeger-LeCoultre, die ›Railmaster‹ von Omega, die ›Amagnétic‹ von Patek Philippe, die ›Milgauss‹ von Rolex oder die ›Railrouter‹ von Universal.

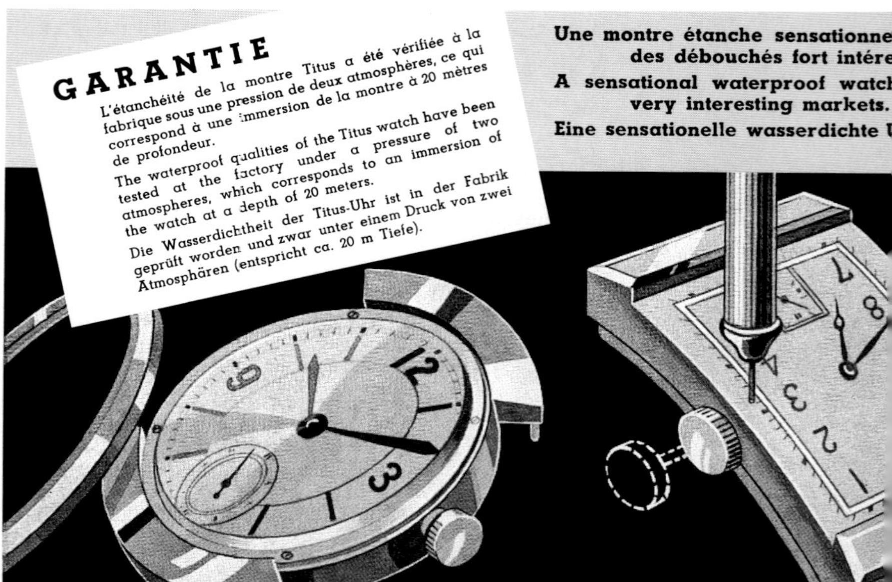

Auszug aus einem ›Titus‹-Prospekt für wasserdichte Armbanduhren; Ende der 30er Jahre

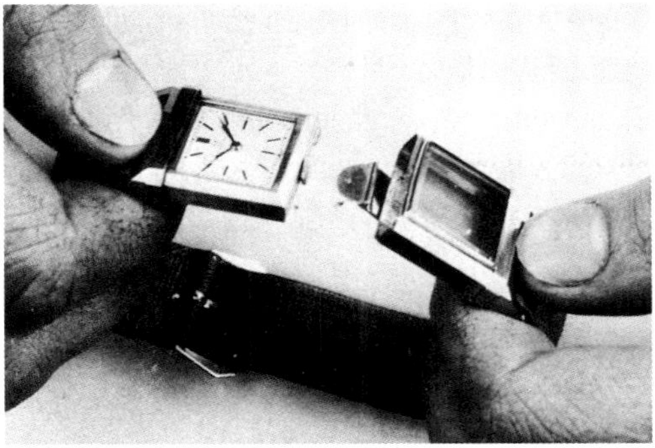

Herrenarmbanduhr von Omega mit einem zusammenschiebbaren wasserdichten Gehäuse; Konstruktion des Jahres 1936; rundes 15steiniges Ankerwerk

Lassen wir zum Schluß nochmals Meister Hillmann zu Wort kommen. »Von Armbanduhren verlangt man nicht nur, daß sie zum Tragen geeignet sind, sie müssen eben auch die Zeit anzeigen, sogar richtig anzeigen, und sie müssen auch das Tragen auf Dauer aushalten.« Bei den Exemplaren aus den Anfangsjahren, und da hatte Hillmann sicher recht, war das nicht immer der Fall. Doch die Zeit bleibt erfreulicherweise nicht stehen.

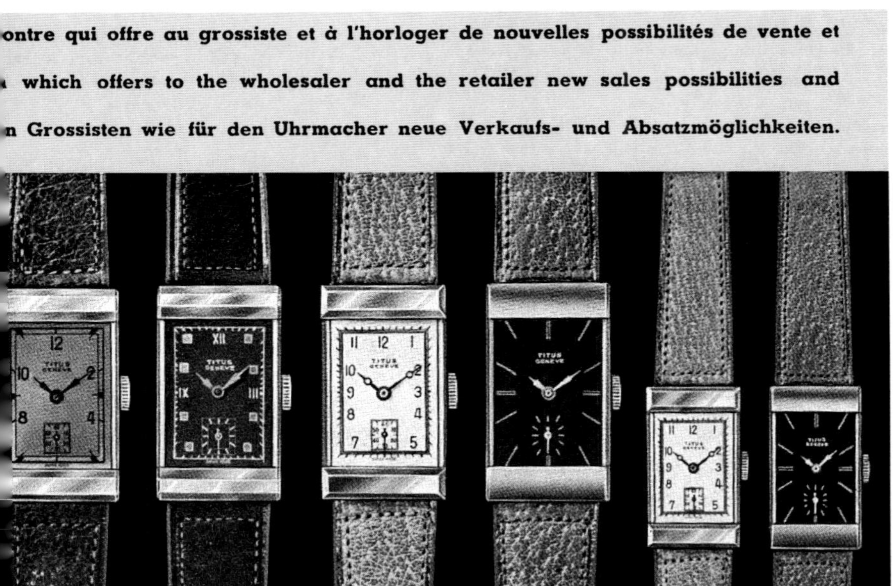
ontre qui offre au grossiste et à l'horloger de nouvelles possibilités de vente et
which offers to the wholesaler and the retailer new sales possibilities and
n Grossisten wie für den Uhrmacher neue Verkaufs- und Absatzmöglichkeiten.

PIERCE-NACHRICHTEN

π
PIERCE

Aktuelles - mitgeteilt von der Präzisionsuhrenfabrik Pierce in Biel / Schweiz

SIE BLIEB AM LEBEN...
...trotzdem sie 200 Meter tief stürzte und ein Jahr im ewigen Eis lag!

Es handelt sich um eine automatische, wasserdichte, stossgesicherte Armbanduhr Marke Pierce.

Aus Biel wird uns mitgeteilt:
Anlässlich einer Besteigung des Mönchs — jenes Gipfels, der mit Eiger und Jungfrau ein weltbekanntes Trio von Bergriesen bildet — fiel dem Bergsteiger Fredy Lanz ein Eisklumpen auf das Handgelenk, wobei dessen Armbanduhr berührt wurde und sich vom Arm loslöste. Laut Angaben des Alpinisten wirbelte die Uhr durch die Luft, rollte auf dem Hartschnee etwa 200 Meter tiefer, um dann endlich irgendwo liegen zu bleiben.

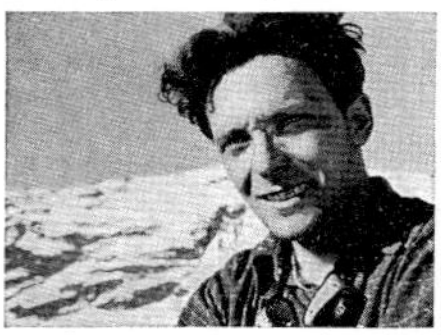

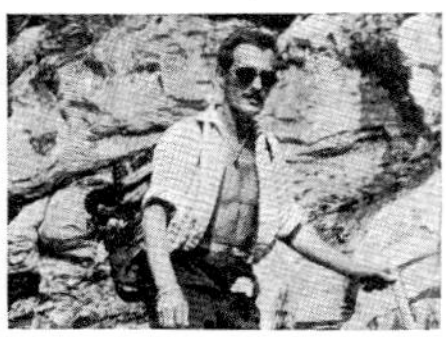

(Links) Herr F. Lanz, der glückliche Besitzer der auf dem Mönch wiedergefundenen Uhr.
(Rechts) Herr M. Perrenoud, der Bergsteiger, welcher die Uhr entdeckte.

Verzicht auf den Aufstieg — oder auf die Uhr?

Selbstverständlich war nicht daran zu denken umzukehren, um die Uhr zu suchen, da sonst das Unternehmen höchst wahrscheinlich mit einem Misserfolg geendet hätte. So wurde denn der Aufstieg fortgesetzt und der Gipfel erklommen. Doch hinterliess dieser Sieg Herrn Lanz einen etwas bitteren Nachgeschmack, hatte er doch dabei seine getreue Gefährtin verloren.

Wie man sich ein Jahr später wiederfand!

Am 24. Juni 1962 stiess Herr Martial Perrenoud, ebenfalls aus Biel, auf dem Hartschnee des zum Mönch führenden Nollengrats, auf eine wasserdichte Pierce-Armbanduhr Ref. 2039k, automatisch mit Kalender, gelbgoldplattiert mit Stahlboden. Die Uhr hing an einem Eisblock.
Einige Wochen später erzählte Herr Perrenoud einigen Freunden die Einzelheiten seines Erlebnisses. Zu seinem grenzenlosen Erstaunen erklärte ihm nun einer unter ihnen, Herr F. Lanz, es handle sich zweifellos um seine eigene Uhr, die er anlässlich der gleichen Besteigung am 23. Juli 1961 verloren habe. Als ihm das Stück vorgelegt wurde, erkannte er es sofort. Übrigens stimmte auch die Nummer der Uhr mit derjenigen des Garantiescheins überein.

Eine mehr als unverwüstliche Gesundheit!

Die Uhr wurde von einem Eisklumpen getroffen, wurde na einem Sturz von 200 Metern den schlimmsten atmosphärisch Einflüssen ausgesetzt, und blieb trotzdem gänzlich unverseh Kein Rostfleck, kein Kondenswasser, kein Bruch eines mec nischen Organs.

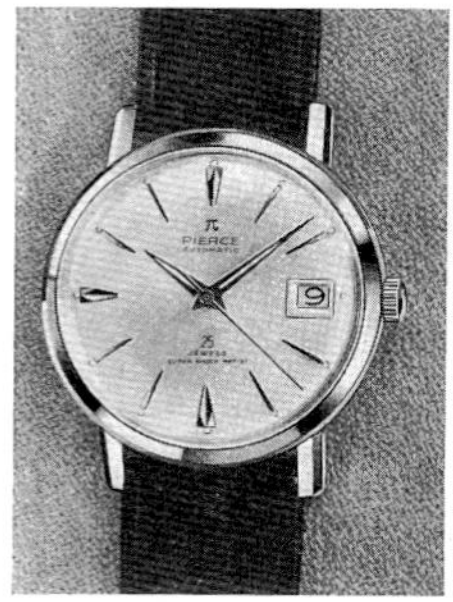

Diese Uhr wurde von einem Eisblock getroffen, stürzte 200 Meter tief, verbrachte ein Jahr im ewigen Schnee — und sie bewegt sich doch!

Nachdem Herr Perreno sie aufgezogen und gerich hatte, stellte er nach B digung der Bergtour f dass sie nichts von ihrer G nauigkeit eingebüsst hatte Der Beweis ist somit bracht, dass Pierce-Uh unter den härtesten Bed gungen wie am Handgel Ihrer Kunden die gleiche h vorragende Präzision a weisen. Wenn Sie diese A gumente zweckmässig v werten, werden Sie Kundschaft bestimmt ver lassen, Ihnen eine Pierce-U abzukaufen, die auch strengsten Strapazen sta hält.

Anzeige der Uhrenfirma Pierce aus dem Jahre 1963

Stahl-Armbanduhr von Rolex, die am 23. Januar 1960, an der Außenhaut des U-Bootes ›Trieste‹ befestigt, bis auf 10 916 Meter tauchte und hinterher noch einwandfrei funktionierte

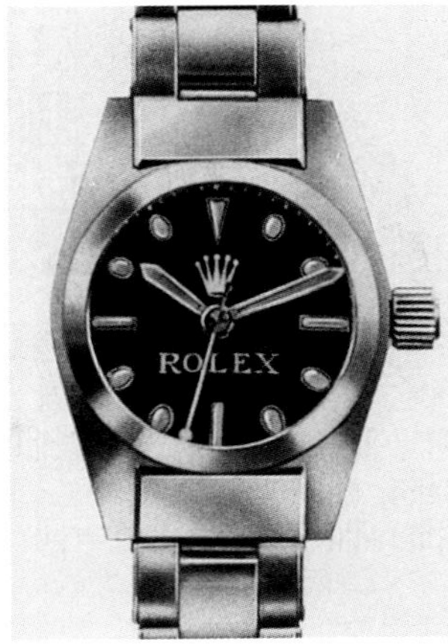

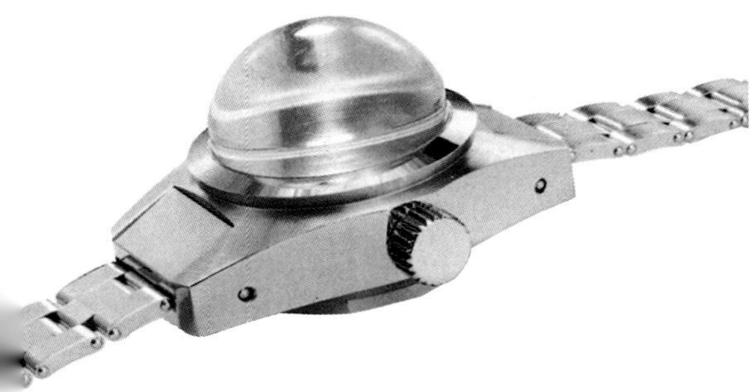

Stahl-Armbanduhr mit eingebautem Tiefenmesser bis 50 Meter, Modell ›bathy 50‹ von Favre-Leuba; Ende der 60er Jahre; die Anzeige der Tauchtiefe erfolgt über einen zentral angeordneten Zeiger; der Wasserdruck wird mit Hilfe einer Membrandose gemessen

Taucher-Armbanduhr mit automatischem Aufzug und Datumsanzeige, Modell ›Aquatimer‹ von IWC, um 1970; wasserdicht bis 200 Meter; ein Drehring zur Einstellung der Tauchzeit läßt sich über die Krone bei der ›4‹ betätigen; Ankerwerk Kaliber 8541B, bei dem der Aufzug durch einen unbegrenzt drehenden Rotor erfolgt

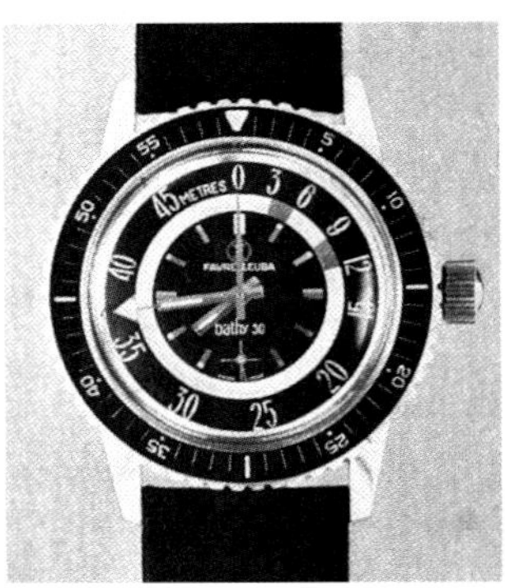

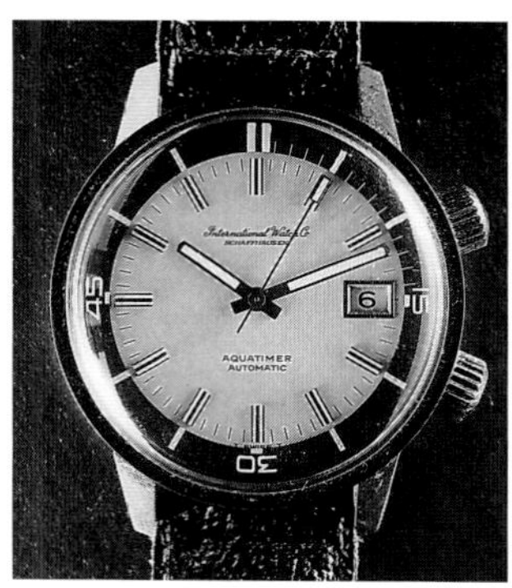

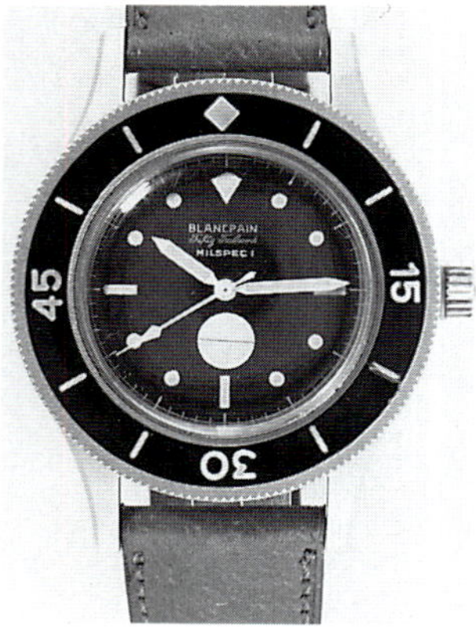

Oben: Stahl-Armbanduhr mit einem bis 200 Meter wasserdichten sowie antimagnetischen Gehäuse, Modell ›Fifty Fathoms-Milspec I‹ von Blancpain; Ende der 50er Jahre; bei der ›6‹ befindet sich eine Indikation, anhand derer sich erkennen läßt, ob Feuchtigkeit ins Innere der Uhr gelangt ist

Unten: Wasserdichte und antimagnetische Herrenarmbanduhr mit Zentralsekunde, Modell ›Multifort‹ von Mido; um 1937

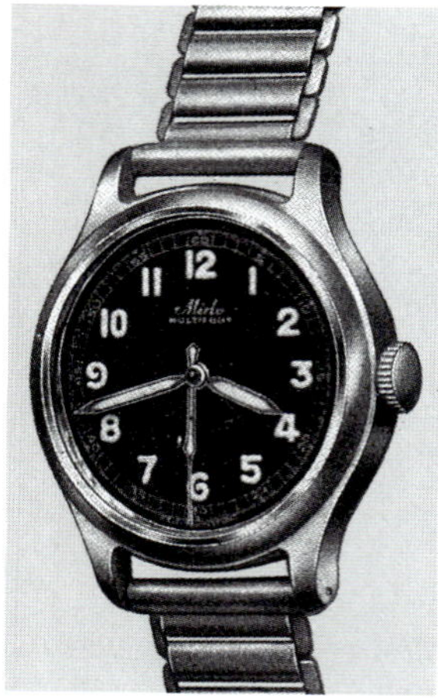

Unten: Flieger-Armbanduhr der Uhrenfirma Tavannes-Cyma aus den 40er Jahren; 15steiniges Ankerwerk, Glucydur-Unruh, autokompensierende Breguet-Spirale

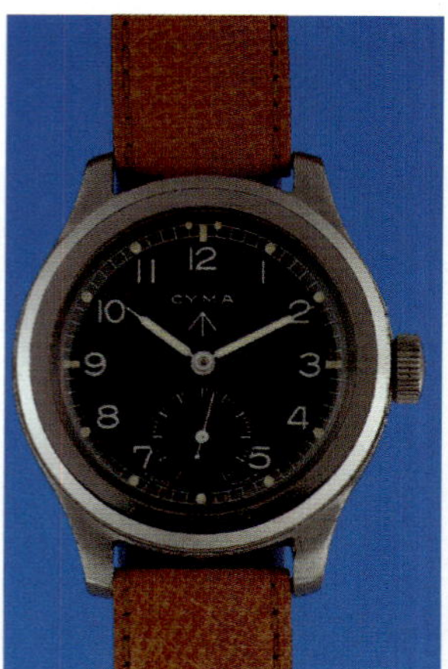

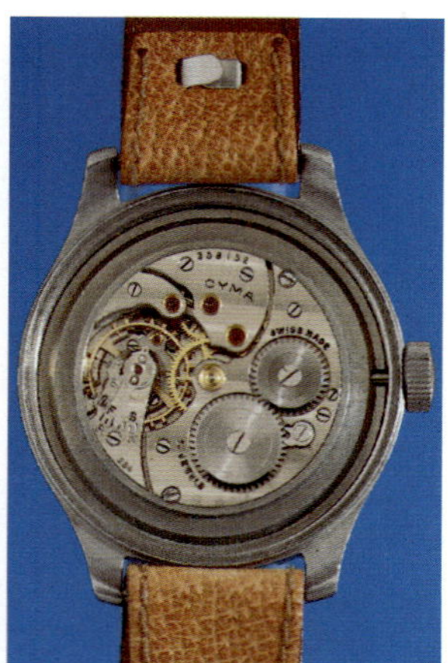

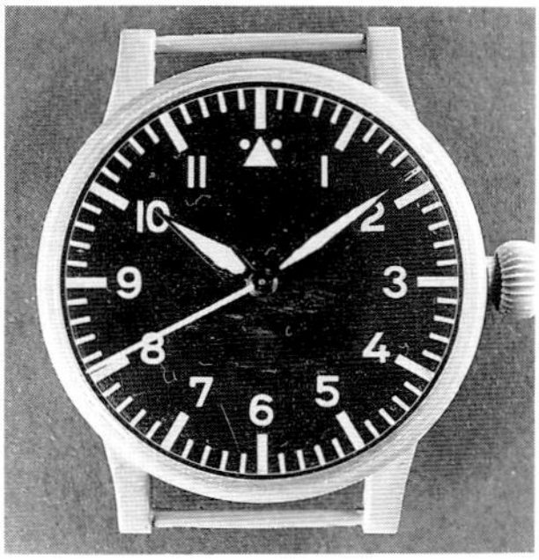

Links: Große Flieger-Armbanduhr aus der Zeit des Zweiten Weltkrieges, von Laco, Pforzheim, Gehäusedurchmesser 55 mm; 22liniges Ankerwerk, Durowe (Deutsche-Uhren-Rohwerke-)Kaliber, 22 Steine, bimetallische Unruh, Breguet- Spirale, indirekt angetriebene Zentralsekunde

Rechts: Flieger-Armbanduhr mit antimagnetischem Innengehäuse, Modell ›Mark XI‹ von IWC; ab 1948 für mehrere Jahrzehnte für die Piloten der englischen und kanadischen Air Force hergestellt; 12liniges Ankerwerk Kaliber 89, 17 Steine, indirekt angetriebene Zentralsekunde, Glucydur-Unruh, Breguet-Spirale, ›Incabloc‹-Stoßsicherung, Unruh-Stoppvorrichtung; vor ihrer Auslieferung wurde jede ›Mark XI‹ insgesamt 648 Stunden lang getestet

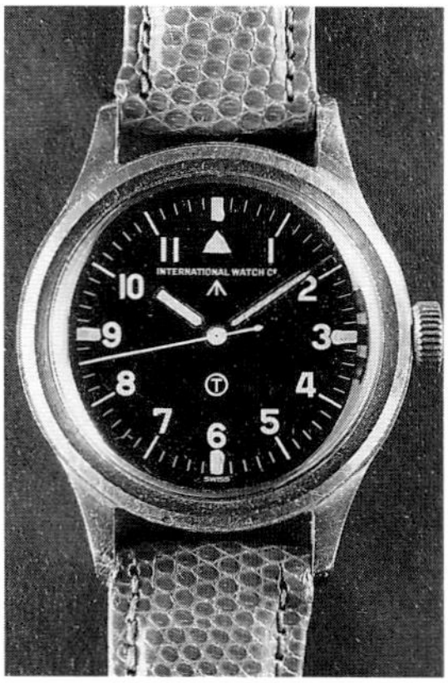

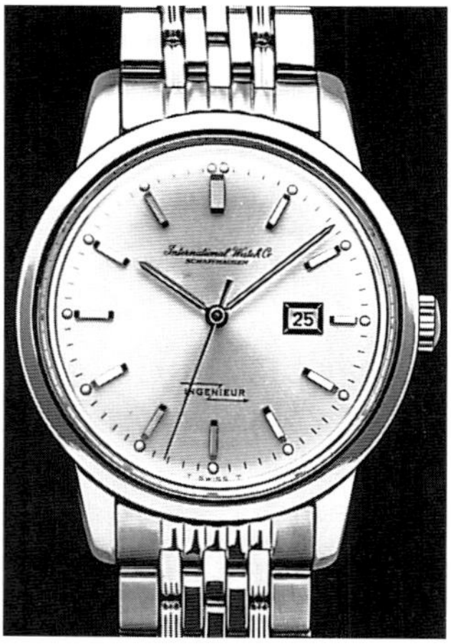

Links: Herrenarmbanduhr mit automatischem Aufzug, Datumsanzeige sowie speziellem antimagnetischem Gehäuse, Modell ›Ingenieur‹ von IWC; 1954 auf den Markt gebracht; Ankerwerk mit Aufzug durch unbegrenzt drehenden Rotor, Kaliber 8531

Armbanduhren mit besonderen Fähigkeiten

Den Nutzen eines Zeitmessers durch Zusatzfunktionen unterschiedlichster Art zu erhöhen, ist beileibe kein Verdienst, das sich die Armbanduhr zuschreiben kann und darf. Zusatzfunktionen oder Komplikationen sind vielmehr seit den ersten Jahrzehnten der Räderuhr bekannt. Doch gerade durch die immense Verbreitung des am Handgelenk zu tragenden Zeitmessers und durch die spezifischen Anforderungen der Menschen des 20. Jahrhunderts erfuhren bestimmte Zusatzfunktionen eine Popularität, die ohne das Medium Armbanduhr vermutlich nicht denkbar gewesen wäre. Gemeint sind insbesondere der automatische Aufzug, aber auch Datums- bzw. Kalenderwerke und Chronographen. Andere Komplikationen wie z.B. die Repetitionsschlagwerke konnten sich bei der Armbanduhr als typischem Produkt dieses Jahrhunderts nicht in größerem Umfang durchsetzen, weil dafür kein echter Bedarf mehr vorhanden war. Wieder andere Komplikationen blieben schon auf-

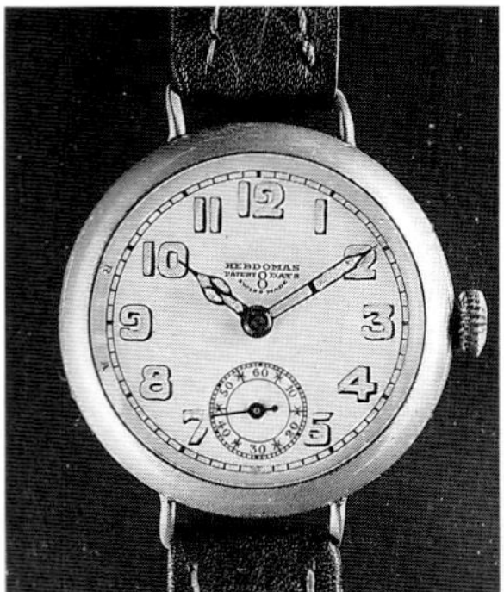

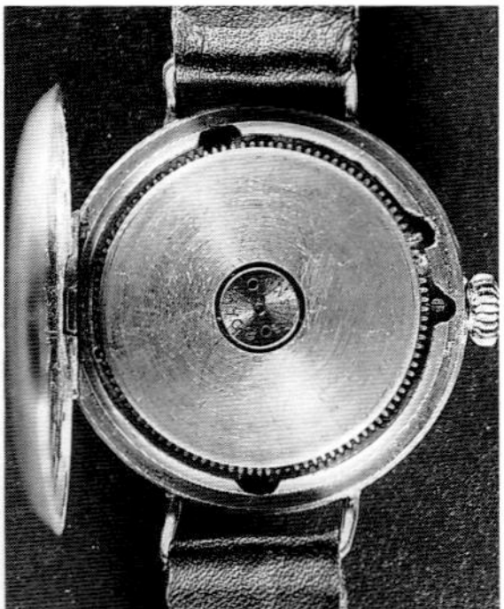

Nickel-Armbanduhr mit 8-Tage-Werk, signiert ›Hebdomas‹, 20er Jahre; auffällig ist das große Federhaus, welches das Uhrwerk überspannt

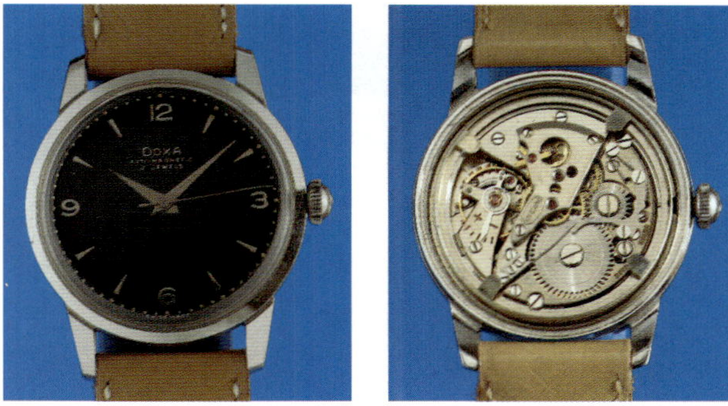

Stahl-Armbanduhr mit springendem Sekundenzeiger, Doxa um 1960; 11 $^{1}/_{2}$liniges Ankerwerk der Ebauches Chézard, Kaliber 116, 21 Steine; durch ein Zusatzwerk wird eine Feder gespannt, die den Sekundenzeiger nach 5 Halbschwingungen der Unruh um eine Position weiterspringen läßt

grund ihrer hohen Kosten bei Taschen- wie Armbanduhren marginal, wenn man z.B. an das Tourbillon denkt. Natürlich ist Zusatzfunktion nicht gleich Zusatzfunktion. Grundsätzlich ist zu unterscheiden zwischen

1. denjenigen, welche mit dem Uhrwerk in Verbindung stehen, d.h. deren Funktion vom Uhrwerk abhängig ist,
2. und solchen, die ohne direkten funktionalen Zusammenhang einfach zum Uhrwerk addiert werden.

Unter die erste Kategorie fallen im wesentlichen die mechanischen Armbanduhren mit

- Achttagewerk,
- Äquationsanzeige,
- automatischem Aufzug (und ggf. Gangreserveanzeige),
- Chronograph oder start- und stoppbarem Sekundenzeiger,
- Datums- bzw. Kalenderwerk,
- Ebbe- und Flutanzeige,
- Kurzzeitmesser,
- Repetitionsschlagwerk,
- springender Sekunde,
- Tourbillon,
- von der Norm abweichender Zeitanzeige (z.B. digital, ›Duo-Dial‹)
- Wecker,
- Weltzeitindikation.

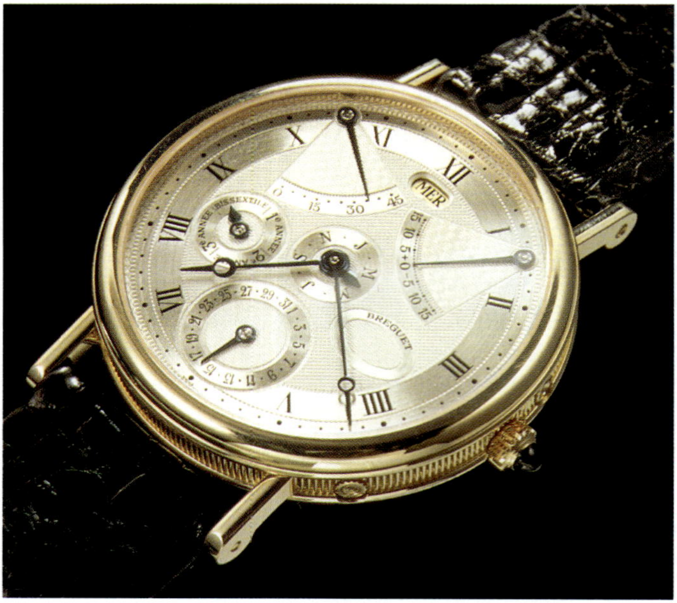

Bekanntlich besitzt die Umlaufbahn der Erde um die Sonne eine elliptische Form. Weil die Erdachse zudem geneigt ist, ändert sich die Länge des wahren Sonnentages kontinuierlich. Zwischen dem kürzesten und dem längsten Sonnentag liegt eine Differenz von 30 Minuten und 45 Sekunden.

Weil eine ständig wechselnde Tageslänge im normalen Leben erhebliche Probleme mit sich bringen würde, wurde die mittlere Sonnenzeit definiert. Die Länge des mittleren Sonnentags, im täglichen Leben das Maß aller Dinge, ergibt sich aus der durchschnitt- lichen Länge aller wahren Sonnentage und beträgt 86 400 Sekunden.

Von den gängigen Uhren wird ausschließlich sie angezeigt. Die Äquation, zu deutsch Zeitgleichung, definiert sich als Differenz zwischen der mittleren und der wahren Sonnenzeit. Allerdings weist diese Variation im Laufe des Jahres eine nachvollziehbare Gesetzmäßigkeit auf. Etwa am 12. Februar (+14 Min. 24 Sek.) und 3. November (-16 Min. 21 Sek.) erreicht die Zeitgleichung ihre Maxima. Nur viermal jährlich (jeweils um den 16.4., 14.6., 1.9. und 25.12.) deckt sich die Länge des wahren mit der des mittleren Sonnentages. Für astronomische und geographische Zwecke ist die Kenntnis der wahren Sonnenzeit auch heute noch unverzichtbar.

Die Äquations-Armbanduhr von Breguet stellt eine Besonderheit und gleichzeitig eine Weltpremiere dar. Diese besteht in der Kombination mit einem ewigen Kalendarium (Datum, Wochentag, Monat, Schaltjahreszyklus). Uhrwerk mit automatischem Aufzug und Gangreserveanzeige. Der Äquationszeiger befindet sich zwischen der ›1‹ und der ›2‹.

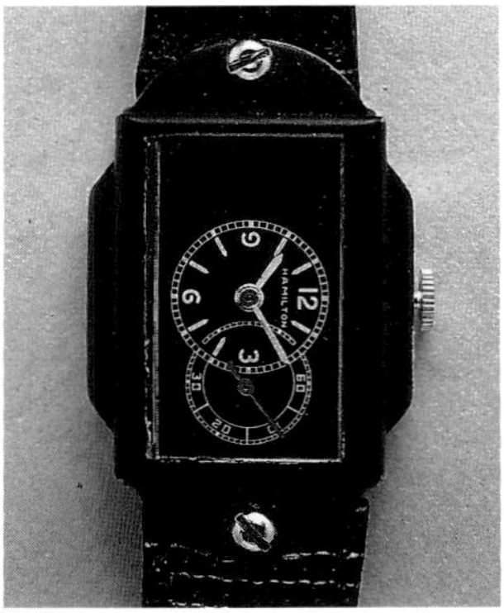

Militär-Armbanduhr ›Bomb Timer‹ von Hamilton; USA um 1944; die Uhr wurde für Bomber-Piloten gefertigt, um beim Bombenabwurf diese genau plazieren zu können; zu diesem Zweck ist der Sekundenzeiger mittels Drücker stoppbar; 19steiniges Ankerwerk Kaliber 982

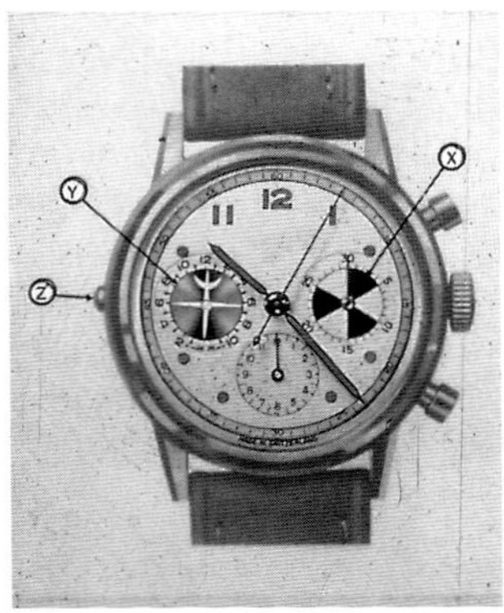

Herrenarmbanduhr mit Chronograph (Modell ›Mareographe‹ von Heuer), 30-Minuten- und 12-Stunden-Zähler sowie Ebbe- und Flut-Anzeige, um 1955; mit Hilfe eines Achsenkreuzes auf einer Drehscheibe und einer 12-Stunden-Skala (y) werden die täglichen ›Solunar-Perioden‹ für einen Hafen oder einen Ort bestimmter geographischer Länge angezeigt; ferner gestatten die vier farbigen Sektoren das Ablesen der Gezeiten Ebbe und Flut an diesem Ort; der Drücker (Z) ermöglicht die genaue Einstellung der Drehscheibe anhand der in Seehäfen aushängenden Gezeitentabellen, danach schaltet das Uhrwerk die Indikation selbsttätig weiter

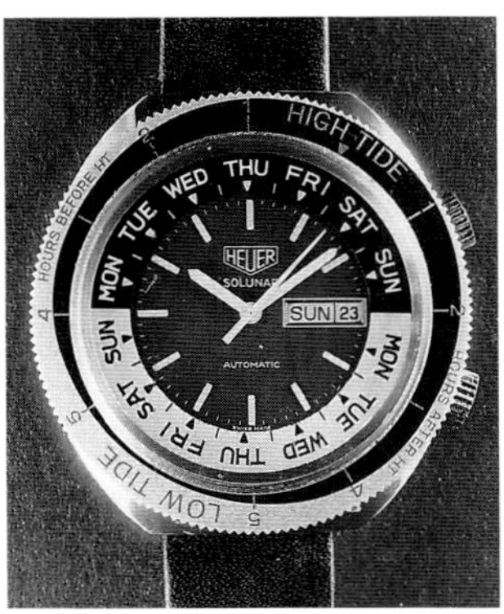

Stahl-Armbanduhr mit automatischem Aufzug, Tages- und Datumsanzeige sowie Einstell- und Ablesemöglichkeit für Ebbe und Flut, Modell ›Solunar‹ von Heuer, um 1975; im Gegensatz zur vorgenannten Uhr wird die Indikation jedoch nicht vom Uhrwerk gesteuert, sondern sie muß alle 14 Tage auf der Basis von Gezeiten-Tabellen von Hand neu eingestellt werden

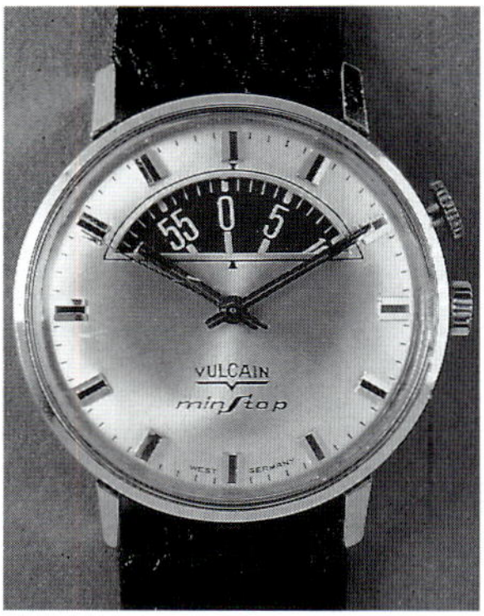

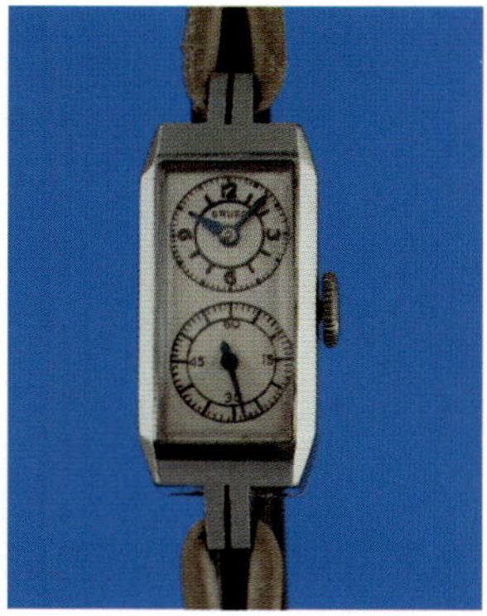

Oben links: Stahl-Armbanduhr mit Kurzzeitmesser bis 60 Minuten, Modell ›MinStop‹ von Vulcain, 60er Jahre; 17steiniges Ankerwerk mit ›Incabloc‹-Stoßsicherung; die 60-Minuten-Zählscheibe kann mit Hilfe des Drückers bei der ›2‹ nullgestellt werden und dient in erster Linie als Gedächtnisstütze bezüglich der Parkzeit

Oben rechts: Stahl-Armbanduhr, Modell ›Duo Dial‹ von Gruen, in einer Ausführung für Damen, insbesondere wohl auch Krankenschwestern, weil die große Sekundenanzeige das Pulsmessen erleichterte; 30er Jahre

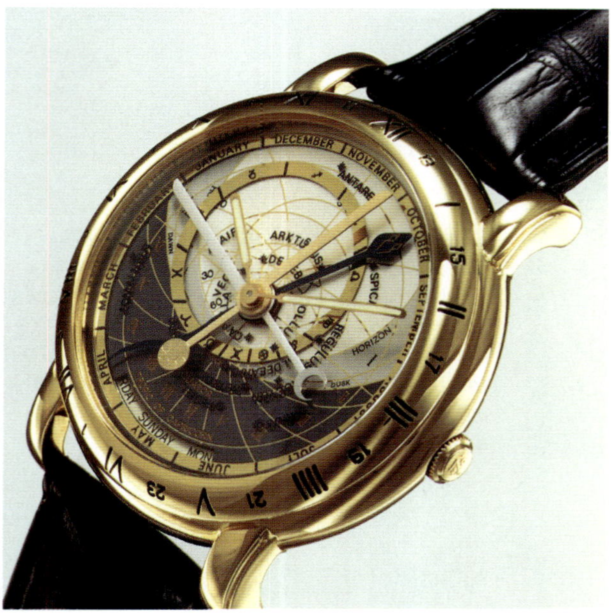

Links: Goldene Armbanduhr ›Astrolabium‹ von Ulysse Nardin, Automatikwerk; Anzeige von Höhe und Richtung der Sonne, des Mondes und der Fixsterne, Mondphasen, Tierkreiszeichen, Monat und Wochentag, Sonnen- und Mondfinsternis, Sonnenauf- und -untergang, Dauer der Dämmerung, Länge des Tages, Äquinoktien; 1984

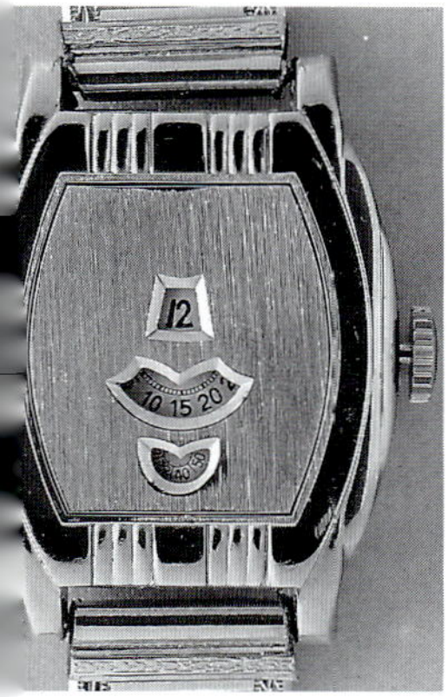

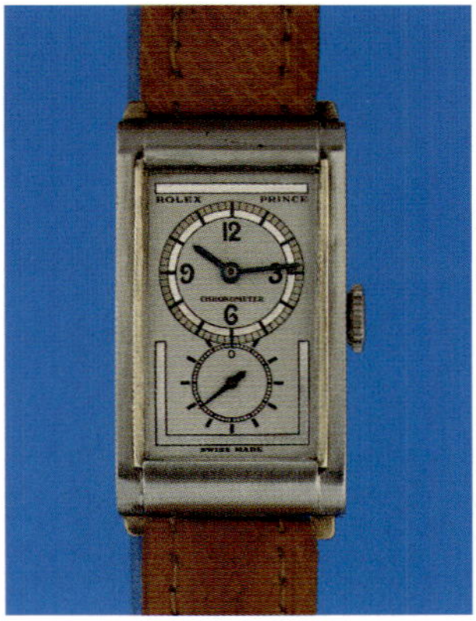

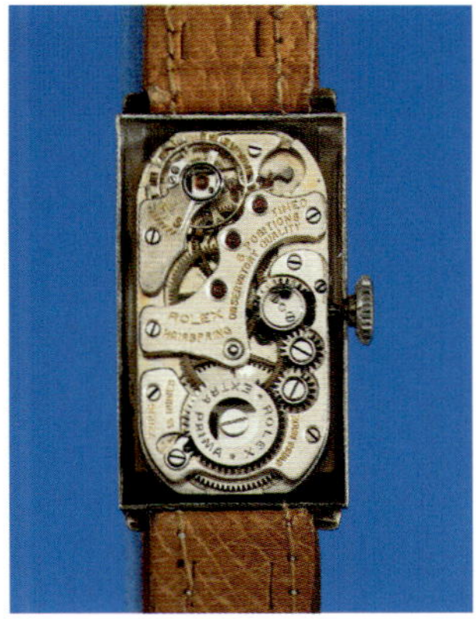

Oben ganz links: Art-Déco-Armbanduhr mit digitaler Anzeige der Stunden, Minuten und Sekunden, signiert ›Abra Watch Co.‹, 30er Jahre; verchromtes Metallgehäuse; rundes Ankerwerk mit 7 Steinen

Oben mitte und rechts: ›Prince Classic‹ von Rolex, hergestellt ab ca. 1930, Stahl-/Gold-Gehäuse, Form-Kaliber T.S. (16,6 x 32,7 mm) mit einer Gangreserve von 58 Stunden; 15 Steine; Diese Uhr wurde mit einem Chronometer-Zertifikat vom Typ ›besonders gut‹ geliefert, deshalb die Zifferblattaufschrift ›Chronomètre‹.

Herrenarmbanduhr mit springender 24-Stunden-Anzeige, Modell ›Airflight Jumphour Precision‹ von Gruen; um 1960; ein Zusatzmechanismus unter dem Zifferblatt schaltet einen Zahlenring um 13 Uhr von 1-12 auf 13-24, um 1 Uhr wieder auf 1-12 zurück; 11 1/2liniges Ankerwerk Kaliber N510SS, 17 Steine, Zentralsekunde

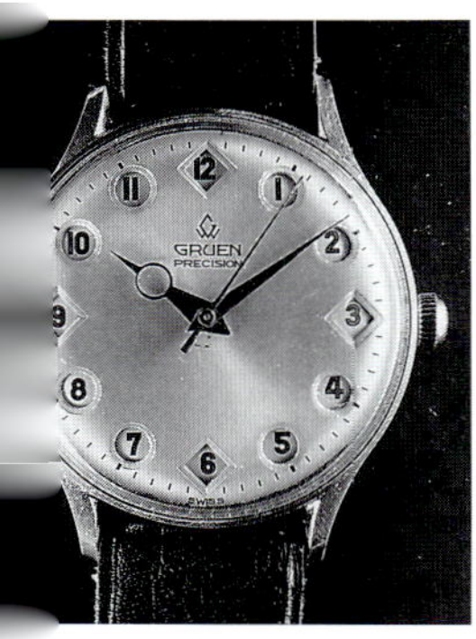

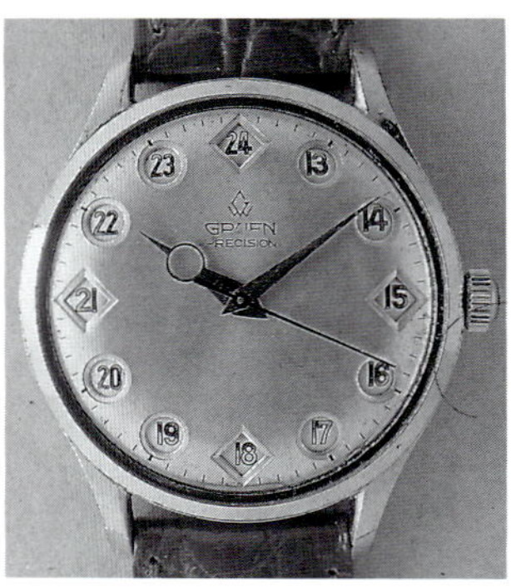

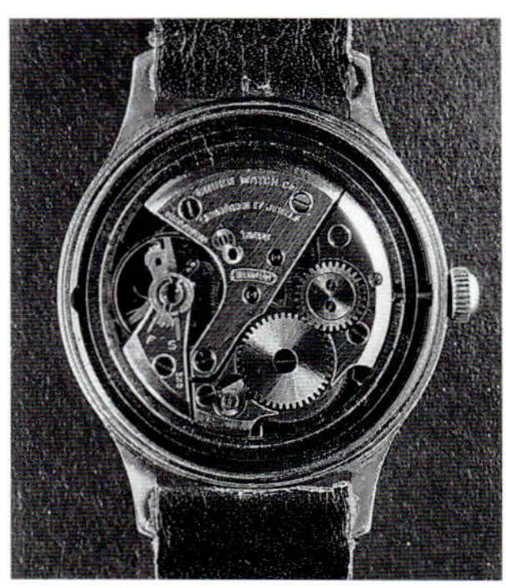

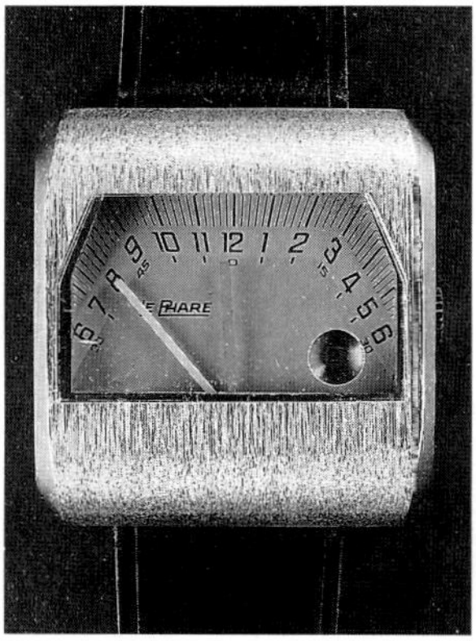

Oben: Quadratische Stahl-Armbanduhr mit retrograder Stunden- und Minutenanzeige sowie Datumsindikation; Le Phare um 1965; 10 ½liniges Ankerwerk Peseux Kaliber 7046 mit aufgesetztem Mechanismus für die besondere Form der Zeitindikation

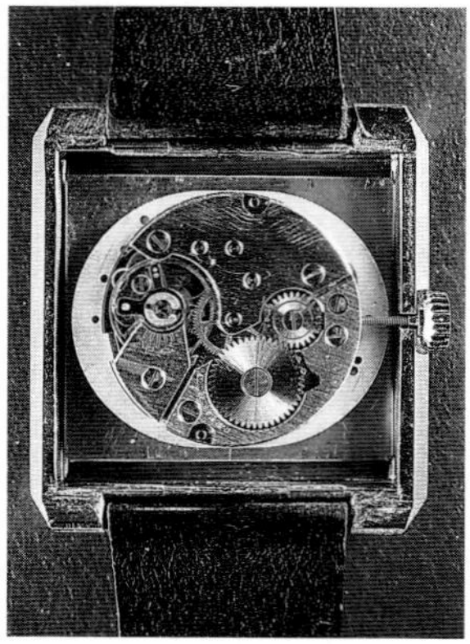

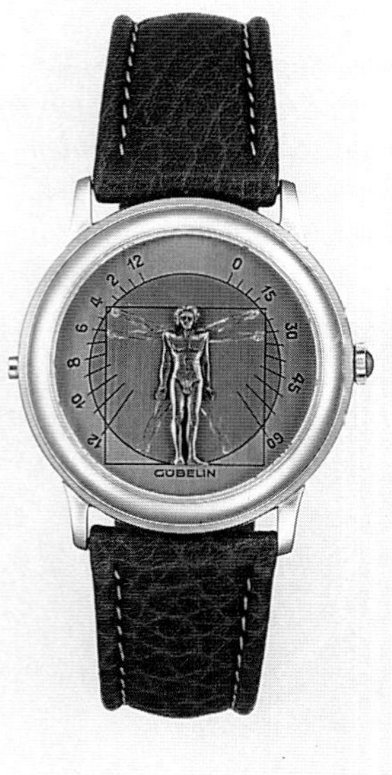

Links: Goldene Herrenarmbanduhr mit retrograder Stunden- und Minutenanzeige, Modell ›Bras en l'air‹ von Gübelin, 1989; die beiden Arme des Mannes zeigen Stunden und Minuten an

Das Feld der zweiten Gruppe besetzen u.a. Armbanduhren mit

- Höhen- oder Tiefenmesser,
- Kompaß,
- manuell schaltbarem Kalender,
- manuellen Zählwerken,
- Merkzifferblatt,
- Rechenscheibe.

Nicht ungewöhnlich ist natürlich auch die Kombination unterschiedlichster Zusatzfunktionen in einer Armbanduhr.

Rechts und unten: Stahl-Armbanduhr mit eingebautem Höhenmesser, Modell ›bivouac‹ von Favre-Leuba; ab 1963 angeboten; neben dem Uhrwerk (Kaliber Peseux 320, 10 ½linig) befindet sich im Gehäuseinneren ein Dosenbarometer, dessen Welle durch die durchbohrte Minutenradwelle geht und über einen zentral angeordneten Zeiger sowie eine spezielle Skala den Luftdruck anzeigt; eine drehbare Lunette mit Höhenskala (0-3000 Meter) muß am Ausgangspunkt einer Bergwanderung entsprechend justiert werden

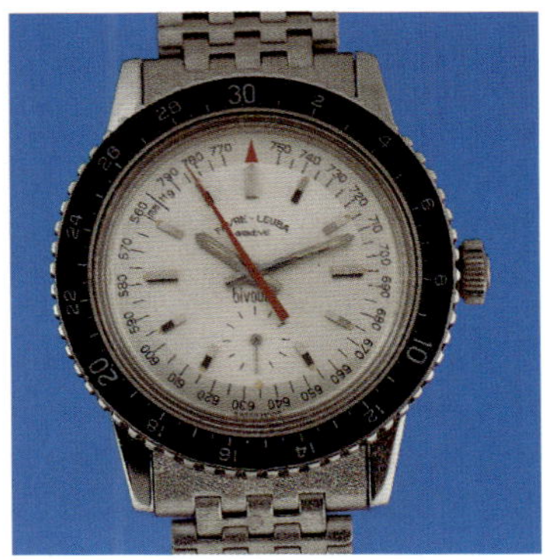

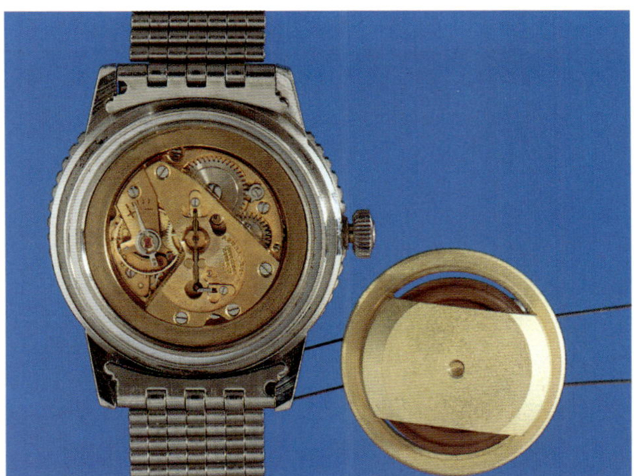

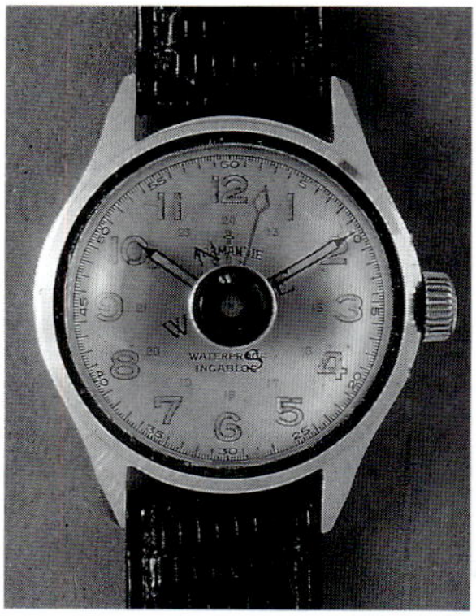

Links: Herrenarmbanduhr, signiert ›Normandie‹, mit einem im stark gewölbten Glas integrierten Kompaß; Mitte der 40er Jahre; Ankerwerk mit 17 Steinen und ›Incabloc‹-Stoßsicherung, Zentralsekunde

Rechts: Militär-Armbanduhr von Bulova mit Merkskalen für Stunden und Minuten, die sich über die Kronen bei der ›2‹ bzw. ›4‹ separat einstellen lassen; Mitte der 40er Jahre; Ankerwerk Kaliber 10AK, $10^{1}/_{2}$linig, 16 Steine, Zentralsekunde

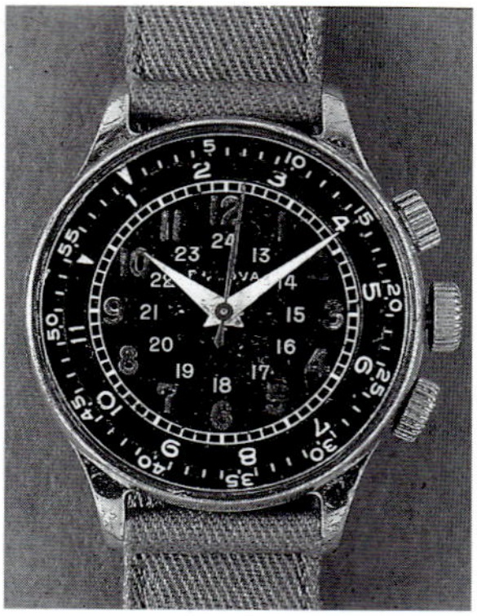

Herrenarmbanduhr mit vier einzeln zu betätigenden Zählwerken (z.B. für Tore und Ecken zweier Fußball-Mannschaften), signiert ›Players‹, um 1950; 12liniges Ankerwerk Kaliber FHF 27, 17 Steine; die Zählwerke lassen sich mit Hilfe der vier Drücker bei der ›2‹, ›4‹, ›8‹, ›10‹ fortschalten

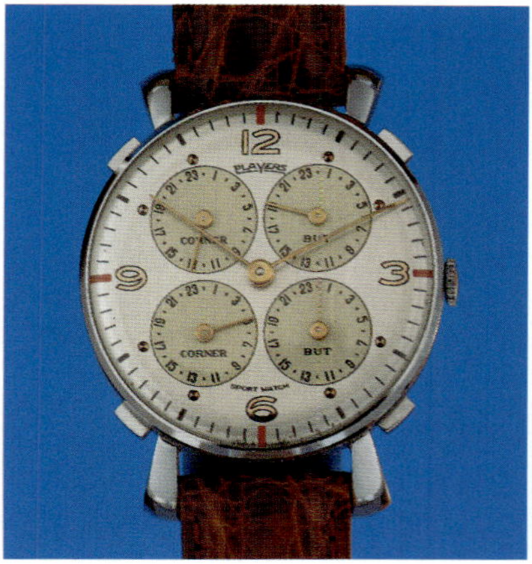

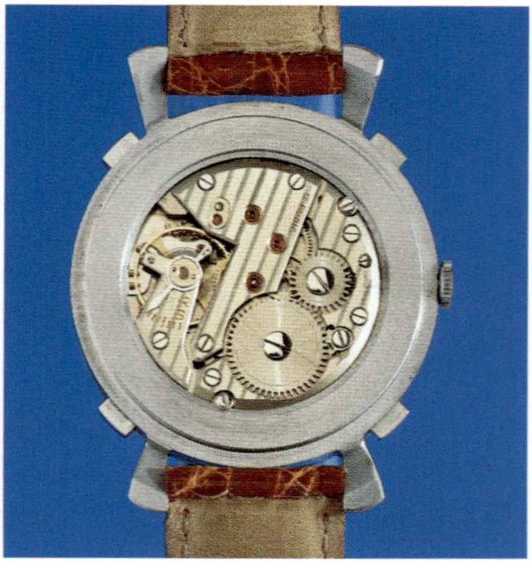

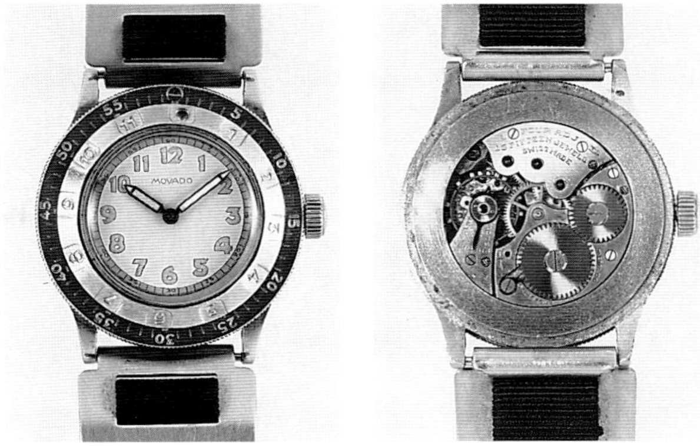

Herrenarmbanduhr Modell ›Cronoplan‹ von Movado mit zwei drehbaren Lunetten (Stunden und Minuten) zum direkten Ablesen der Zeitdauer einer Begebenheit, z. B. Dauer einer Autofahrt; mit Hilfe des Stundenringes kann aber auch eine zweite Zeitzone eingestellt werden; die ›Cronoplan‹ wurde im Jahre 1937 am Markt lanciert; 15steiniges Ankerwerk, bimetallische Kompensationsunruh, Breguet-Spirale

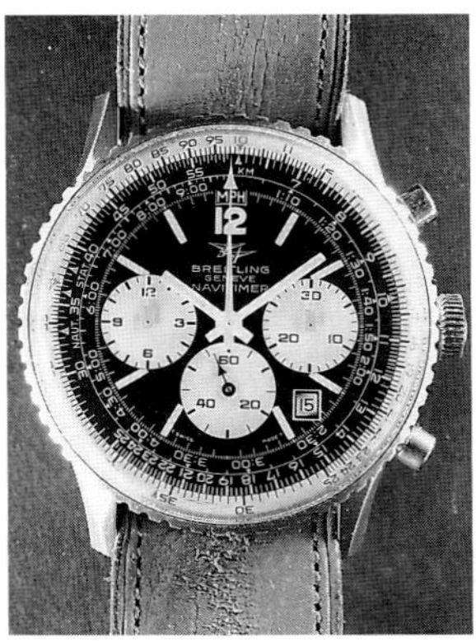

Links: Herrenarmbanduhr mit Chronograph, 30-Minuten-Zähler, Datumsanzeige und Rechenscheibe, Modell ›Navitimer‹ von Breitling, um 1970

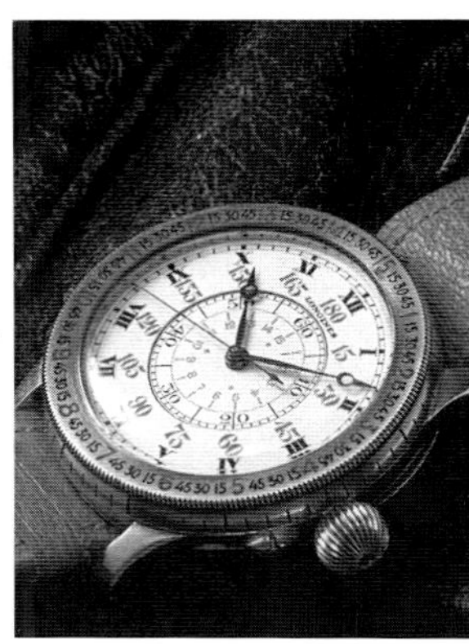

Rechts: Stundenwinkel-Armbanduhr von Longines, Modell ›Lindbergh‹; entwickelt nach 1927 in Zusammenarbeit zwischen Charles Lindbergh und Longines für die speziellen Bedürfnisse der Langstrecken-Aviatik; Stahlgehäuse, Durchmesser 47 mm; infolge der durchdachten Kombination von verschiedenen Zifferblättern und einer Drehlunette läßt sich der Greenwicher Sonnenzeitwinkel direkt ablesen, so daß die Uhr unproblematisch zur Ortsbestimmung verwendet werden kann; 17steiniges Ankerwerk mit Zentralsekunde

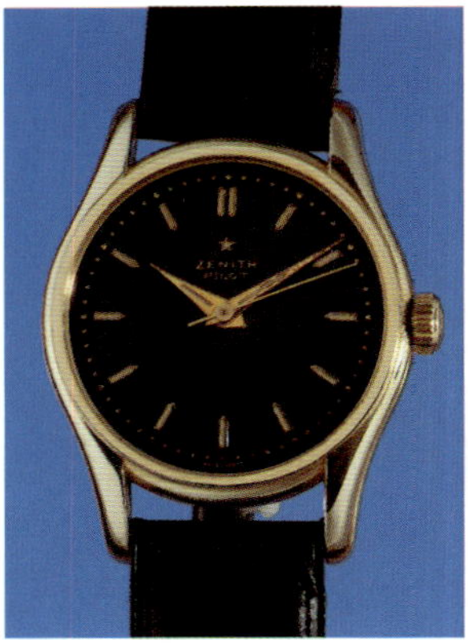

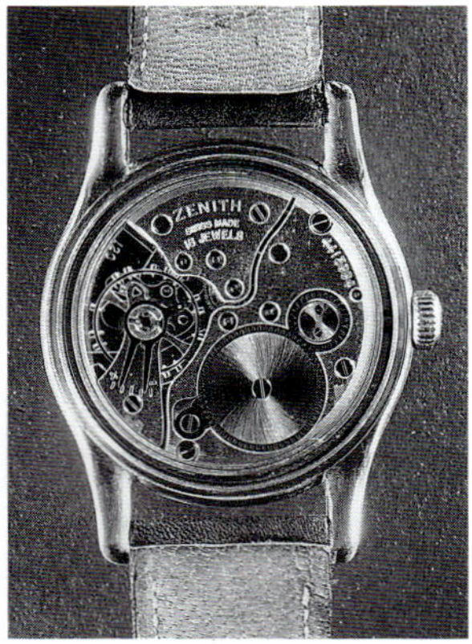

Oben: Doublé-Herrenarmbanduhr Zenith ›Pilot‹ mit zentralem Sekundenzeiger; um 1955; 12liniges Ankerwerk Kaliber 120 mit Unruh-Stoppvorrichtung; wird die Aufzugskrone gezogen, bleibt das Uhrwerk stehen, auf ein Zeitsignal hin läßt sich dann das Uhrwerk wieder sekundengenau starten

Platin-Armbanduhr mit Minutenrepetition, ›ewigem‹ Kalender, Jahres- und Mondphasenanzeige, Chronograph mit 30-Minuten- und 12-Stunden-Zähler sowie automatischem Aufzug, Modell ›Grande Complication‹ von IWC, Schaffhausen; 1990 am Markt lanciert

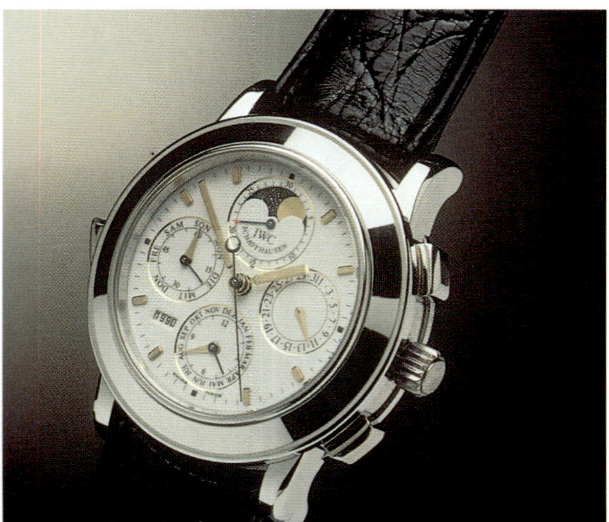

Die folgenden sieben Kapitel beschäftigen sich eingehend mit den Zusatzfunktionen

- automatischer Aufzug,
- Chronograph,
- Datums- und Kalenderwerke,
- Repetitionsschlagwerke,
- Tourbillon,
- Wecker und
- Weltzeitindikation.

Der Grund liegt darin, daß sie entweder technisch von besonderer Bedeutung sind, eine relativ große Verbreitung gefunden haben oder bei Sammlern hoch im Kurs stehen.

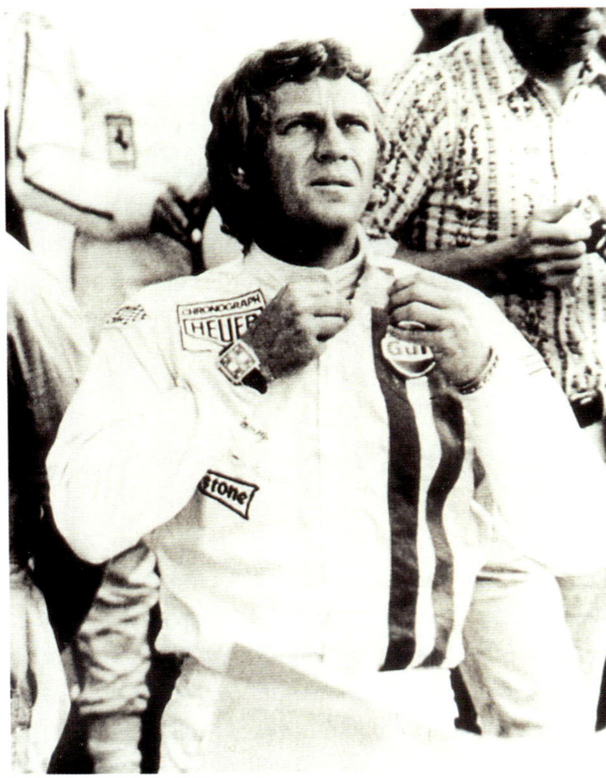

Steve McQueen bei den Dreharbeiten zum Film »Le Mans«; er trägt einen Heuer ›Monaco‹-Chronographen

Der automatische Aufzug – Komfort und Perfektion in einem

Vollkommenheit ist ein Zustand, den viele liebend gerne erreichen würden. Doch die Länge des Wegs dorthin wirkt meist ebenso abschreckend wie die beträchtliche Steigung und die zahlreichen Wegweiser mit der Aufschrift ›Versuch und Irrtum‹.

Die Geschichte der mechanischen Uhr mit automatischem Aufzug ist ein beredtes Beispiel für diese These. Rund 200 Jahre liegen bei ihr zwischen den ersten Versuchen und dem Stadium annähernder Vollkommenheit. Viel Schweiß und Tränen mußten fließen und große geistige und finanzielle Anstrengungen waren nötig, um von bescheidenen Anfängen zu dem zu gelangen, was sich heute mit einem in technischer, handwerklicher und ästhetischer Sicht perfekten Selbstaufzug verbindet.

Doch alles der Reihe nach. Der Blick zurück bleibt nämlich an vielen Marksteinen hängen. Und die bedürfen zum Verständnis des Phänomens Aufzugs-Automatik unbedingt einer knappen Erörterung. Nur so wird verständlich, daß es sich hierbei um ein echtes Jahrhundertwerk handelt.

Die Taschenuhr mit automatischem Aufzug

Man schrieb das Jahr 1770. In Stuttgart freute sich der Pfarrer Philipp Matthäus Hahn über eine seiner zahlreichen technischen Erfindungen. Diesmal präsentierte er eine geniale Rechenmaschine für Multiplikationen. In England leiteten die Textilmaschinen und die erstmalige Verwendung von Dampfkraft die Zeit der ›Industriellen Revolution‹ ein. In der abgeschiedenen schweizerischen

Damenarmband mit Brillantbesatz und eingebautem Ührchen mit patentiertem ›automatischem‹ Aufzug (Ø 24 mm) beim Öffnen und Schließen des Bandes; um 1900; vergoldetes Zylinderwerk

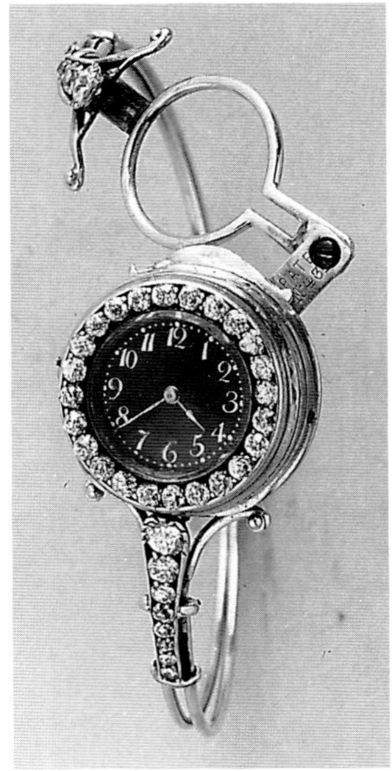

Juragemeinde Le Locle hatte sich der uhrmacherische Autodidakt Abraham Louis Perrelet d. Ä. (1729-1826) schon seit längerem intensiv mit einem leidigen Problem der Taschenuhren beschäftigt: dem Aufzugsmechanismus. Der hochtalentierte Tüftler befand sich ständig auf der Suche nach fortschrittlichen Lösungen für alltägliche Probleme. Eines davon waren die kleinen Schlüssel zum Spannen der Zugfeder bei Taschenuhren. Nur allzuleicht gingen diese immer wieder verloren. Außerdem gelangten beim Öffnen des Deckels zum Zwecke des Aufzugs Staub und Feuchtigkeit in das empfindliche Uhrwerk. Diese waren dem Streben nach Präzision in hohem Maße abträglich. An die Uhrmacher richteten sich daher bereits seit längerem eindringliche Appelle, endlich sinnvolle Aufzugs-Alternativen zu entwickeln.

Die wohl früheste Lösung eines Aufzugssystems ohne Schlüssel stammt von dem Pariser Uhrmacher Pierre

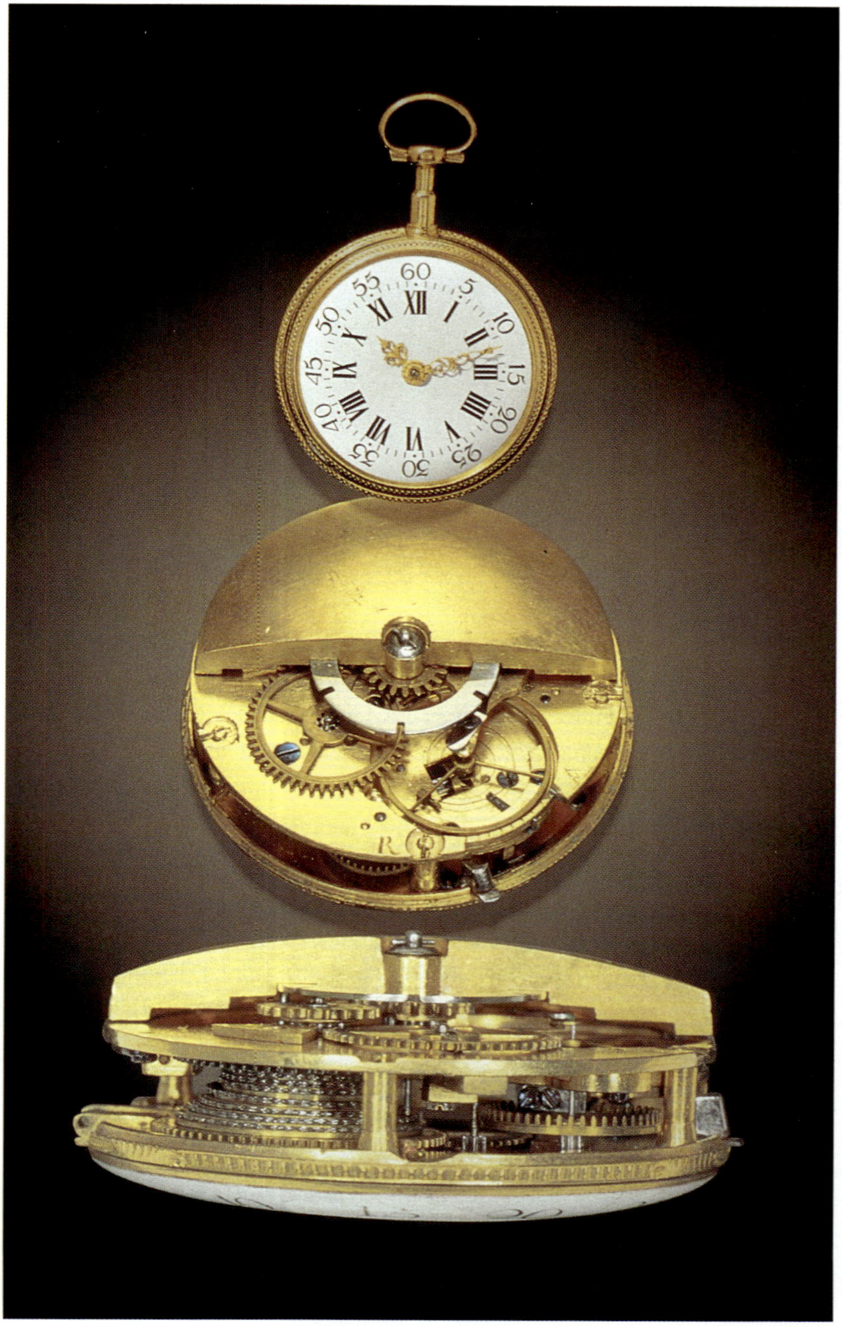

Erste Taschenuhr mit Rotoraufzug, gefertigt gegen 1770 von Abraham Louis Perrelet

Augustin Caron (1732-1799). Er konstruierte sie für eine Ringuhr, welche sich Madame Pompadour, Geliebte König Ludwigs XV., an den Finger stecken durfte. Bei diesem vergleichsweise winzigen Modell (Werkdurchmesser 9 mm, Platinenabstand 1,75 mm) erfolgte der Aufzug über einen Drehring. Zur Zeigerstellung bedurfte es allerdings weiterhin eines Schlüssels. Auch der aus La Chaux-de-Fonds stammende Henri Louis Jaquet-Droz (1752-1791) bemühte sich heftig um einen schlüssellosen Aufzug. Wohl als erster Uhrmacher setzte er auf den sogenannten Pumpaufzug, bei dem die Feder durch mehrmaliges Herausziehen und Hineindrücken des Bügelknopfes gespannt wurde. Auf den Zeigerstell-Schlüssel konnte er jedoch ebenfalls nicht verzichten.

Die grundsätzliche Aufzugsproblematik und nicht eine Forderung nach mehr Bequemlichkeit hatte auch Abraham Louis Perrelet angespornt. 1770 gelangten die Früchte seiner kreativen Arbeit ans Licht der Öffentlichkeit: Taschenuhren, bei denen die natürliche Körperbewegung das Aufziehen automatisch besorgte. Eines der beiden Perreletschen Modelle, vom Meister selbst ›Erschütterungsuhr‹ genannt, besaß eine Pendelschwungmasse, die sich beim Gehen rhythmisch hin und her bewegte. Über ein Zusatzwerk wurde die kinetische Energie in ein Energiepotential umgewandelt. Die andere Konstruktion hatte Perrelet zukunftsweisend mit einem Rotor ausgestattet. Dieser drehte sich unbegrenzt und beinahe lautlos um seine zentral angeordnete Lagerwelle. Mit Hilfe eines Wechsel- und eines Reduktionsgetriebes spannte er die Zugfeder bereits in beiden Drehrichtungen. Zum Schutz der Zugfeder wurde der Rotor bei Vollaufzug blockiert. Die Verbindung von Getriebe und Federhaus besorgte die damals allgemein übliche Kette.

Leichtfertig könnte man meinen, daß die Geschichte

des automatischen Aufzugs damit prinzipiell geschrieben war. Doch dem ist bei weitem nicht so. Die Achillesferse zeigte sich nämlich verhältnismäßig schnell. Sie resultierte jedoch weniger aus einer unzulänglichen Arbeit Perrelets, als vielmehr aus der Art, Taschenuhren zu tragen. In Jacke, Weste, Hose oder Gürtel distinguierter Herren verstaut, fehlte ihnen zumeist das nötige Maß an Bewegung, um den Selbstaufzug zuverlässig funktionieren zu lassen.

So betrachtet, verwundert es nicht, daß den Taschenuhren mit automatischem Aufzug ein nachhaltiger Erfolg versagt blieb. Selbst die feinen, mit allerlei Zusatzkomplikationen ausgestatteten ›Perpetuelles‹ des einfallsreichen und überaus geschäftstüchtigen Abraham-Louis Breguet, der viele gekrönte und ungekrönte Häupter dieser Welt mit Uhren belieferte, vermochten an diesem Faktum nichts zu ändern. Und den zahlreichen weiteren Uhrmachern, welche sich im 19. Jahrhundert mit unterschiedlichsten Konstruktionen um die Automatik-Taschenuhr bemühten, ging es kaum besser.

Die Taschenuhr mit automatischem Aufzug blieb zeitlebens eine eher exotische Spielart der Uhrmacherkunst. Gestützt wird diese Feststellung durch den Sachverhalt, daß die Erfindung und Vervollkommnung des modernen Kronenaufzugs die Bedeutung der Automatik-Taschenuhr gegen Null tendieren ließ. Diese bahnbrechende Entwicklung bedarf deshalb ebenfalls einer besonderen Würdigung.

Die Geschichte des modernen Kronenaufzugs

Am 25. März 1838 präsentierte die Firma Louis Audemars, Le Brassus, ihre erste Taschenuhr mit Kronenaufzug. Bei ihr ließen sich auch die Zeiger über die

Krone richten. Zu diesem Zweck mußte vorher ein kleiner Umschaltschieber betätigt werden. In den folgenden Jahren bemühten sich die Söhne des bereits 1833 verstorbenen Louis Audemars um Perfektionierung dieser Erfindung, deren Ursprung vermutlich gegen 1820 beim Engländer Thomas Prest zu suchen ist. Diese bestechende Form des Aufzugs und der Zeigerstellung hatte es auch Charles Antoine LeCoultre (1803-1881) angetan. Gegen 1847 stellte er seine Version des Kronenaufzugs vor. Zur Zeigerstellung mußte anfangs ein rechts neben der Krone angebrachter Drücker gleichzeitig betätigt werden. Spätere Ausführungen ermöglichten dann bereits das heute übliche Umschalten durch Ziehen der Krone.

Das anerkannt beste System stammt von Jean Adrien Philippe. Er stützte sich auf Entwürfe des Hauses Breguet sowie des Uhrmachers Adolphe Nicole. Nach rund zwanzigjähriger Entwicklungsarbeit erhielt Philippe am 27.9.1861 ein Patent auf seinen Kronenaufzug, der auch die Herstellung besonders flacher Werke gestattete. Das Patent bezog sich insbesondere auf die Erfindung eines drehbar auf der Aufzugswelle gelagerten Transmissionsrades, welches über eine Wolfsverzahnung mit dem auf der Welle verschiebbaren Zeigerstelltrieb (Schiebetrieb) gekoppelt ist. Vor allem das komfortable ›leere‹ Rückwärtsdrehen der Krone brachte die gewünschte Perfektion des Kronenaufzugs, der sich bis heute in Abermillionen von Handaufzugs- und Automatikwerken bewährt hat.

Die umwälzende Bedeutung des modernen Kronenaufzugs geht am ehesten aus der Tatsache hervor, daß im Zuge seiner fortschreitenden Verbreitung die Automatik-Taschenuhren in den Hintergrund gedrängt wurden.

Die Anfänge der Armbanduhr mit automatischem Aufzug

Erst die Armbanduhr, gegen die die Uhrmacher zu Felde zogen, weil sie an der ›bewegtesten Körperstelle‹ getragen wurde, sollte dem automatischen Aufzug zum Durchbruch auf breiter Front verhelfen. Dies geschah zwar nur allmählich, dafür jedoch umso gründlicher.

Die weltweit ersten Armbanduhren mit automatischem Aufzug waren vermutlich nicht viel mehr als ›Abfallprodukte‹ bei der Herstellung von Automatik-Taschenuhren. Sie entstanden in den Pariser Werkstätten des Uhrmachers Léon Leroy. Dieser Nachkomme der

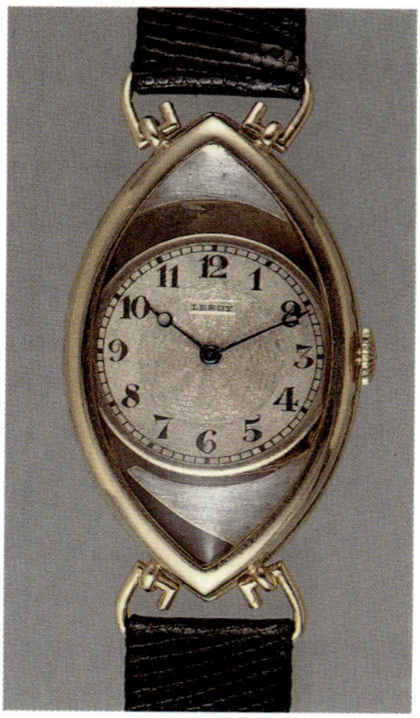

Navetteförmige Armbanduhr mit automatischem Aufzug von Léon Leroy, Paris, 1922; der Aufzug erfolgt mit Hilfe einer Pendelschwungmasse, die im Gehäuse allerdings nur sehr wenig Platz hat

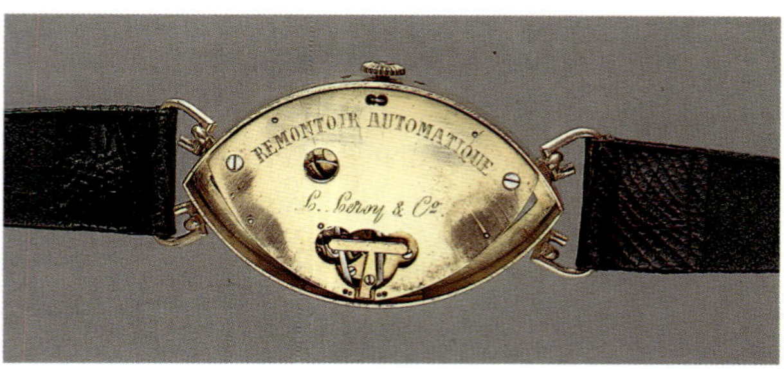

berühmten Pariser Uhrmacherdynastie Leroy hatte 1914 zusammen mit seinem Bruder Louis die Firma Leroy & Fils gegründet, welche sich eingehend mit dem Selbstaufzug für mechanische Uhren beschäftigte. Im Zuge dieser Auseinandersetzung reifte auch die Idee zu einer Automatik-Armbanduhr. 1922 hatte Leroy seine Gedanken in die Tat umgesetzt. Die navetteförmigen Modelle besitzen eine spitzovale Pendelschwungmasse, welche sich über dem runden Uhrwerk bewegt und fast das ganze Gehäuse ausfüllt. Mit Hilfe von Schaltklinken wird die Bewegungsenergie auf das Federhaus übertragen. Sir David Salomons orderte eine kleine Serie dieser Armbanduhr. Sieben Exemplare davon stattete Leroy mit einer Datumsanzeige aus.

Die erste Serien-Armbanduhr mit automatischem Aufzug

Wie schwer es ist, die konservativen Strukturen in der Uhrmacherei zu durchbrechen, mußte auch der englische Uhrmacher John Harwood in den Roaring Twenties am eigenen Leib erfahren. Rund sechs Jahre gingen ins Land, bis seine Erfindung endlich ins Stadium der Serienfertigung treten konnte. Die Geschichte nimmt ihren Anfang in den ersten Monaten des Jahres 1922. In seiner kleinen Werkstatt auf der von der Irischen See umbrandeten Insel Man beschäftigte sich Harwood mit der Reparatur von Zeitmessern aller Art. Bei den stark in Mode kommenden Armbanduhren bemängelte er, wie viele seiner Kollegen auch, vor allem die problematischen Gehäuse. »Ich sah«, schrieb Harwood später in seinen Erinnerungen, »das frisch gereinigte Werk am Arme seines Besitzers, wie es seine Reise durchs Leben fortsetzte; ich fragte mich, wie es wohl aufgezogen wurde. Im Geiste sah ich, wie es stillstand oder wie sich die verschiedensten Stäubchen durch die Öffnung der Auf-

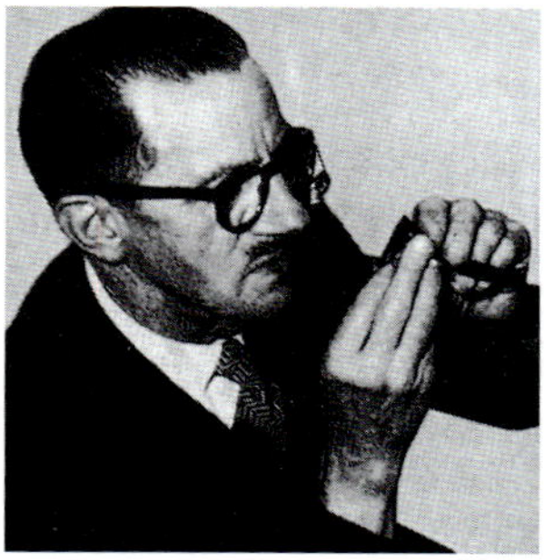

Links:
John Harwood

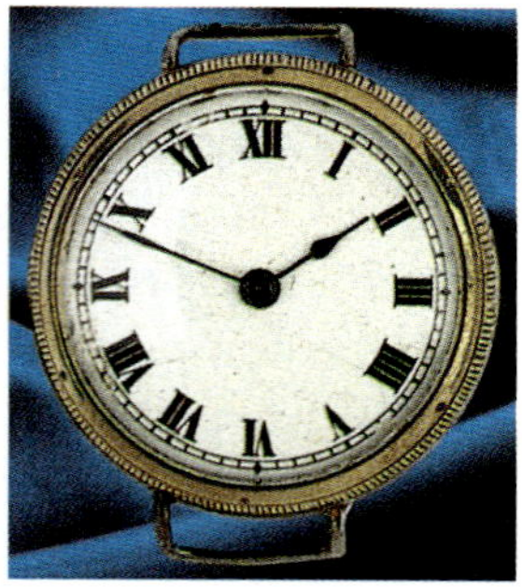

Rechts:
Prototyp der ›Harwood‹ mit automatischem Aufzug

zugswelle einschlichen; zu jener Zeit gab es nämlich noch keine wasserdichten Schalen.« Diese Gedanken ließen John Harwood fortan nicht mehr los. Ihm schwebte eine Armbanduhr ohne Aufzugswelle vor, die den Widernissen des Alltags besser widerstehen würde. Um die problematische Aufzugswelle eliminieren zu können, mußte das Aufzugs- und Zeigerstellsystem jedoch grundlegend geändert werden. »Es galt«, so Harwood, »die Triebfeder ohne ein bewußtes Eingreifen des Menschen aufzuziehen.« Auf der Basis eines normalen 13linigen Schweizer Uhrwerks entwickelte Harwood in der Folgezeit ein erstes Exemplar einer automatischen Armbanduhr. Die Pendelschwungmasse hatte er seitlich am Werk angebracht. In den Augen des Erfinders fand diese große und unförmige Konstruktion allerdings keine Gnade. Deshalb experimentierte Harwood weiter. Ein erster Prototyp folgte mit einem 10linigen Uhrwerk und einer im Zentrum befestigten Pendelschwungmasse. Bei diesem hatte Harwood ganz auf die Möglichkeit des Handaufzugs verzichtet und das Zeigerwerk mit dem Glasrand gekoppelt. Der Problemfall ›Krone‹ gehörte für ihn damit endgültig der Vergangenheit an. Doch John Harwood war immer noch nicht zufrieden. Er wollte eine kleinere Uhr, die dem Geschmack der Zeit eher entsprach. Hartnäckig setzte Harwood seine Arbeit fort. Nach einigen Monaten lag ein zweiter, nochmals deutlich verbesserter Prototyp vor ihm, dessen Werk nur 8$^3/_4$ Linien (19,74 mm) maß. Das passende Gehäuse verfügte über einen Durchmesser von knapp 25 mm. John Harwood hatte endlich sein Ziel erreicht. 1924, nach der Patentierung in England, Deutschland, der Schweiz und den USA, bereiste Harwood die Eidgenossenschaft.

Nur dort schien ihm eine qualitativ hochwertige Serienproduktion möglich. Bei vielen Uhrenfirmen, so berichtete er später, sei er zwar freundlich empfangen und angehört worden, doch nachhaltiges Interesse zeigte keine davon. Erst die Grenchener Rohwerkefabrik A. Schild S.A. (AS) und die in unmittelbarer Nachbarschaft gelegene Uhrenfabrik Fortis erkannten die Bedeutung der Erfindung.

Nach langen und zähen Verhandlungen kam es zur Gründung der ›Harwood-Selfwinding Watch Co.‹. Bevor

Silberne tonnenförmige ›Harwood‹. Die Zeigerstellung erfolgt über eine Drehlunette, durch ein Fenster oberhalb der ›6‹ ist erkennbar, ob nach dem Zeigerstellen der Kraftfluß zwischen Uhr- und Zeigerwerk wiederhergestellt wurde. 10 $^1/_2$liniges Ankerwerk, 15 Steine, bimetallische Unruh, Flachspirale

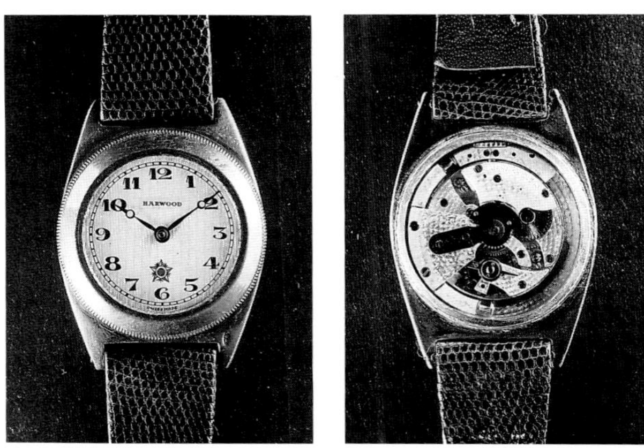

bei AS die ersten Serien-Ebauches vom Band laufen konnten, mußten allerdings noch viele technische Probleme überwunden werden. 1929 war es dann soweit: Die Fertigung der Harwood-Ebauches, intern Kaliber 648 genannt, setzte ein. Die Lancierung wurde von Presse und Fachleuten als echte Sensation gefeiert. Die Uhrenfabrik Fortis terminierte die Harwood bis 1931. Auch den weltweiten Vertrieb besorgte Fortis. Mit einer Ausnahme: Für den französischen Markt war das Haus Blancpain, Villeret, zuständig. Die dort verkauften Exemplare wurden bei Blancpain unter Verwendung normaler AS-Rohwerke fertiggestellt. Die aufwendige Konstruktion mit extrem vielen Schrauben, die geringe Gangautonomie von nur etwa 12 Stunden, das Fehlen eines Handaufzugs und die große, durch den New Yorker Börsenkrach ausgelöste Weltwirtschaftskrise brachten 1931 das endgültige Aus für die Harwood.

Der weitere Weg der Armbanduhr mit automatischem Aufzug – ein Kuriositäten-Kabinett

Trotz dieses bedauerlichen Mißerfolgs der Harwood ließen progressiv denkende Vertreter der Uhrenbranche die Armbanduhr mit automatischem Aufzug nicht fallen. Im Gegenteil: Mit Verve machten sie sich an die Optimierung dieses zukunftsträchtigen Produkts, dessen Durchsetzung nur noch eine Frage der Zeit war.

Trotz der Harwood-Misere bemühte sich Blancpain konsequent um die Weiterentwicklung der Automatik-Armbanduhr. Mit Schreiben vom 30. September 1930 hatte Blancpain von der Societé Anonyme des Etablissements Léon Hatot, Paris, das exklusive Recht erhalten, bis zum 31. März 1934 exklusiv Uhren mit automatischem Aufzug nach dem System ›ATO‹ herzustellen. Bei der neuen

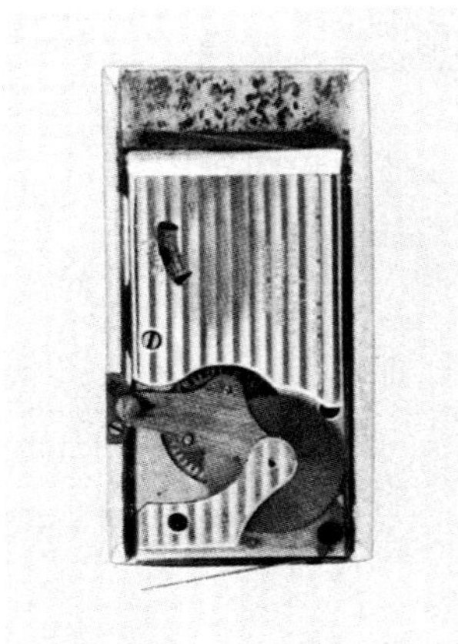

Uhrwerk der Rolls in der mittelgroßen, 5 ½linigen Ausführung

Anzeige aus dem Jahre 1932 für die Armbanduhr ›Rolls‹ in den drei möglichen Größen

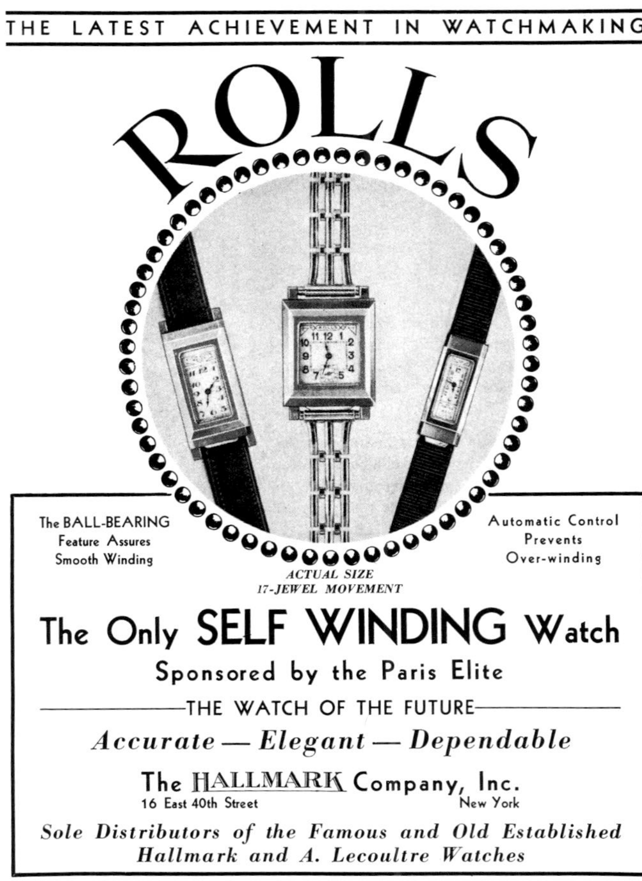

Autogrammkarte der Schauspielerin Joan Crawford mit der Aufschrift ›Die Rolls bedeutet Ewigkeit in einer Schachtel‹

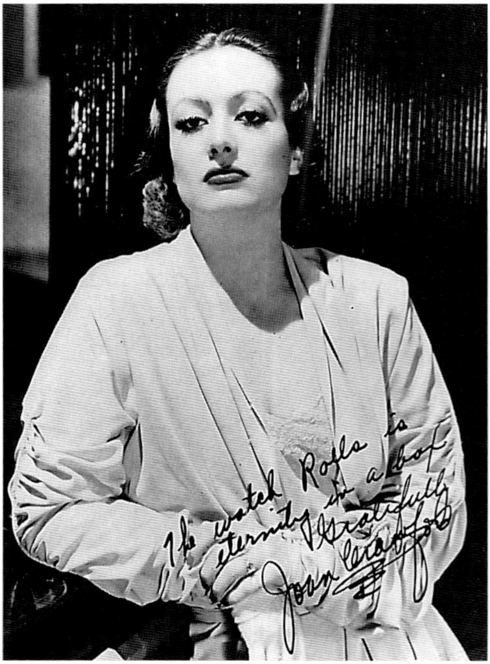

Unten: ›Rolls‹. Zur Zeigerstellung ist das Gehäuseoberteil hochzuklappen

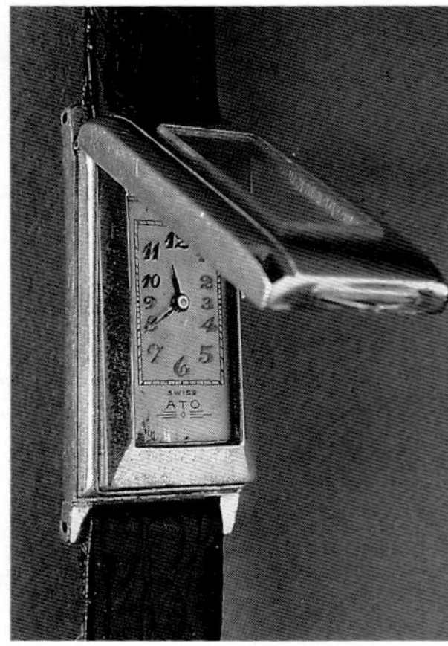

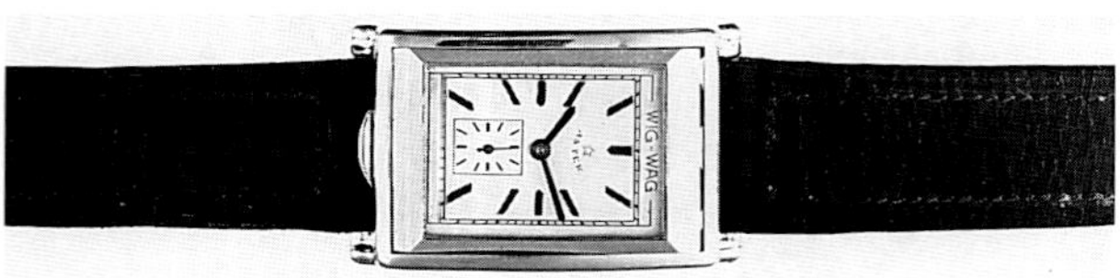

Oben: Rechteckige Herrenarmbanduhr mit automatischem Aufzug, Modell ›Wig-Wag‹ der Uhrenfabrik La Champagne. Das Uhrwerk bewegt sich in einer Rüttelkammer hin und her, spannt dadurch die Zugfeder; rundes Ankerwerk mit 17 Steinen

›Rolls‹ erfolgte der Aufzug durch das im Gehäuse hin- und herrollende Werk. Die Hatot S.A. behielt sich vor, jährlich höchstens 300 Werke dieses patentierten Systems in erster Qualität zu fertigen. Blancpain verpflichtete sich seinerseits, nur Ankerwerke guter Qualität zu fabrizieren. Ferner wurde ein Technologieaustausch beschlossen, wonach sich beide Firmen gegenseitig die Verbesserungen an der ›Rolls‹ zur Verfügung stellen mußten. Alle produzierten Werke waren an gut sichtbarer Stelle mit ›Licence HATOT‹ und am Zifferblatt oben oder unten mit ›ATO‹ zu kennzeichnen. Auch mußten alle geschalteten Anzeigen, alle Prospekte, Kataloge oder sonstigen Drucksachen wenigstens einmal auf diesen Lizenzvertrag hinweisen. Der Vertrag garantierte Hatot eine jährliche Mindestsumme von 1 Million Francs. Pro normalem Werk war eine Lizenzgebühr von 10 Francs zu zahlen, pro Baguettewerk der Größe 9 mm x 20 mm waren es 15 Francs. Zur Kontrolle der Produktionsmenge erhielten die Uhrwerke unterschiedliche Nummernsysteme. Falls die angestrebten Patente in Deutschland nicht erteilt werden sollten, reduzierte sich die jährliche Garantiesumme um 200 000 FF. Die Zurückweisung der Patentanträge in den USA hatte einen Abschlag von 500 000 FF zur Folge. Dieser Vertragspassus bedeutet im Klartext, daß sich Hatot und Blancpain zutrauten, in Deutschland jährlich rund 15 000 und in den USA sogar etwa 40 000 ›Rolls‹ absetzen zu können. Stattlich war übrigens auch der Preis für die ›Rolls‹. In Frankreich kostete das große Modell mit verchromtem Nickelgehäuse 475 FF, mit Doublégehäuse 750 FF und mit 18karätigem Goldgehäuse 1550 FF. Die mittelgroße Hatot lag in Nickel bei 750 FF und in Gold bei 1600 FF. Für die goldene Damenuhr mit Baguettewerk mußten sogar 1750 FF auf den Tisch des Juweliers geblättert werden. Vermutlich wurde der Lizenzvertrag zwischen Hatot und Blancpain nur teilweise erfüllt, denn die darin vereinbarten finanziellen und stückzahlmäßigen Größenordnungen waren aus heutiger Sicht selbst bei größtem Engagement nicht zu erreichen.

Die Uhrenfabrik La Champagne S.A., Biel, stellte 1931 gleichfalls eine Armbanduhr mit Rüttelaufzug vor.

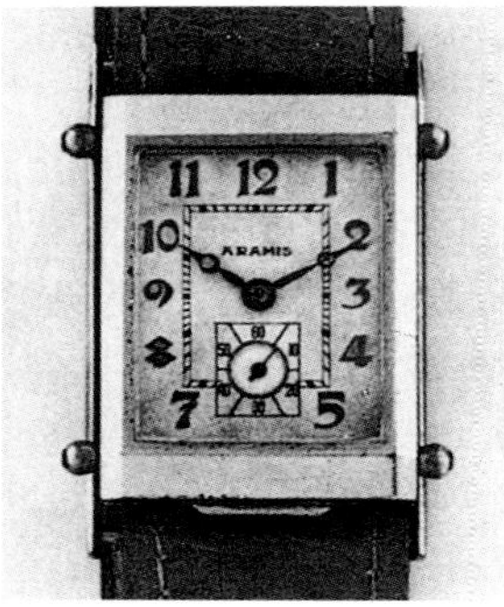

Armbanduhr mit automatischem Aufzug nach dem Rüttelprinzip, Patent Bulova 1933, signiert ›Aramis‹; die Zeigerstellung kann nach dem Hochklappen des Glasrandes vorgenommen werden (Rändelscheibe bei der ›3‹); Form-Ankerwerk

Beim Modell ›Wig-Wag‹ bewegte sich das Werk analog zur ›Rolls‹ im Gehäuse hin und her.

Auf der Basis eines Schweizer Patents von 1933 fertigte die Bulova S.A. ebenfalls eine Armbanduhr mit Rüttelaufzug. Im Gegensatz zur ›Rolls‹ und zur ›Wig-Wag‹ bewegt sich das Werk jedoch nicht im Gehäuseinneren, sondern zusammen mit dem Gehäuseoberteil auf einer Grundplatte. Die Kraftübertragung übernehmen außen angebrachte Hebel.

Trotz der wenig erfolgreichen ›Harwood‹ wurde auch bei AS das Thema ›Automatik‹ nicht endgültig zu den Akten gelegt. Der kreative Engländer hatte die ASSA auch mit der Idee eines sogenannten Hebelaufzugs für Armbanduhren infiziert. Dieser nutzte die Veränderungen des Handgelenksumfangs zum Spannen der Zugfeder. Die dabei auftretenden Zugkräfte am Armband gelangten über einen beweglichen Bandanstoß und ein komplexes Hebelsystem zum Federhaus. 1931 waren bei AS aus Harwoods Gedanken die Kaliber 796 für Herrenuhren und 802 für Damenuhren geworden. Beide basierten auf normalen Handaufzugs-Formwerken (Herrenversion Kaliber AS 624, 6 3/4 x 11‴, Lancierung 1926; Damenversion Kaliber AS 475, 5 1/4 x 8 3/4‴, Lancierung 1922), die AS jeweils durch den erforderlichen Hebelmechanismus ergänzte. Der zugkräftige Markenname ›Autorist‹ dürfte aus dem Zusammenschluß der Wörter ›Automatic‹ und ›Wrist‹ resultieren. Weil die ›Autorist‹ die Konstruktion zeitgemäßer rechteckiger oder tonneauförmiger Gehäuse gestattete, erhofften sich die ASSA und der Etablisseur, wiederum die Grenchener Fortis SA, mehr Erfolg als bei der ›Harwood‹. Doch hielt sich dieser auch bei der ›Autorist‹ in engen Grenzen, weil die Nachteile die Vorzüge bei weitem überwogen. Damit das vergleichsweise komplizierte Aufzugssystem überhaupt funktio-

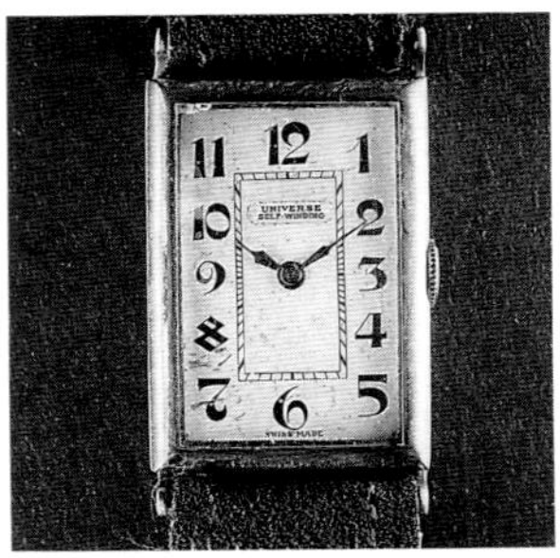

Silberne Armbanduhr mit automatischem Aufzug, System ›Autorist‹, signiert ›Universe Self-Winding‹, in der Ausführung für Herren

Rechts: Form-Ankerwerk, 7 Steine, bimetallische Unruh, Flachspirale

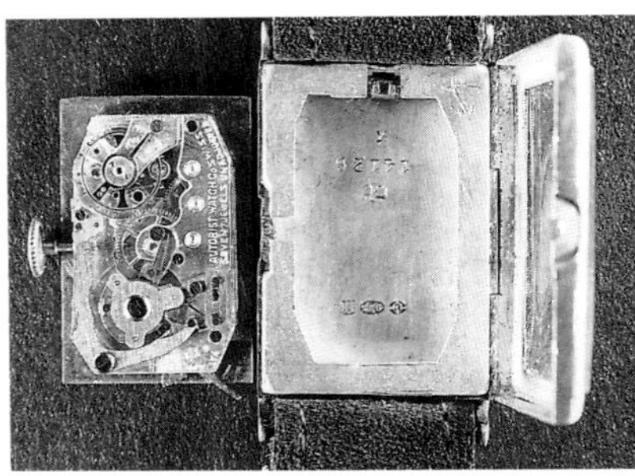

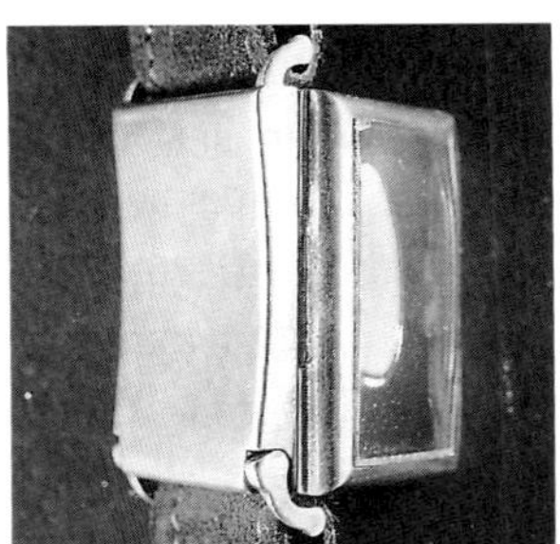

Der untere Bandanstoß ist beweglich befestigt, damit die aus der Veränderung des Handgelenkumfanges resultierende Bewegung zum Spannen der Zugfeder ins Gehäuseinnere übertragen werden kann

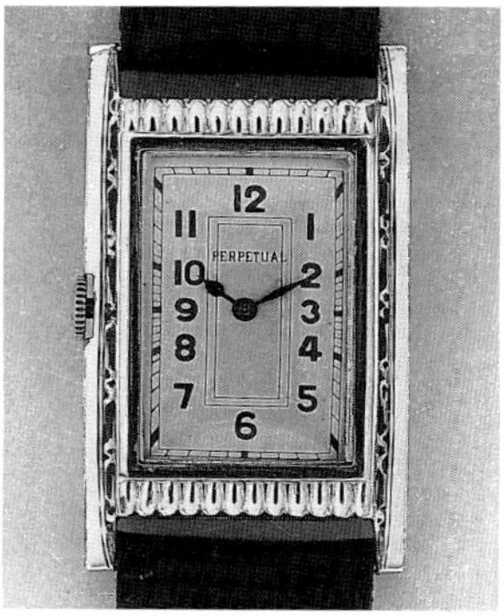

Oben: Rechteckige Armbanduhr mit automatischem Aufzug, Modell ›Perpetual‹, um 1935; die linke Krone dient nur dem Zeigerstellen

Unten: Der Aufzug erfolgt bei der ›Perpetual‹ nach dem Pendelprinzip. An einem Form-Ankerwerk mit 15 Steinen ist eine pendelförmige Schwungmasse befestigt

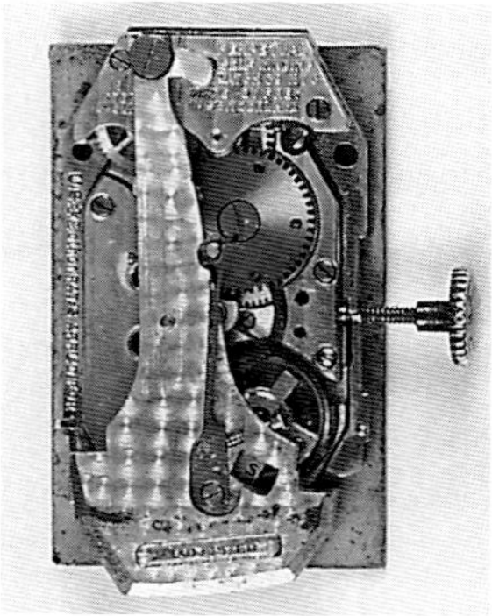

nieren konnte, mußte das Armband sehr straff um das Handgelenk gelegt werden. Außerdem durfte es nicht sehr elastisch sein. Durch Tragekomfort zeichnete sich die ›Autorist‹ also nicht aus.

Einen uhrenbesessenen Herrn namens Paul Wyler faszinierte zu Beginn der dreißiger Jahre – trotz wirtschaftlicher Depression – die Automatik ebenfalls sehr. Seine Bieler Uhrenfabrik beschäftigte sich mit der Entwicklung einer entsprechenden Armbanduhr, die 1931 auf den Markt gebracht wurde. Dabei handelte es sich um ein rechteckiges Modell, bei dem die Zugfeder – ähnlich wie bei der ›Autorist‹ – durch Umfangsveränderungen des Handgelenks gespannt wurde. Diese Uhr mit Pumpaufzug besaß jedoch einen beweglichen Gehäuseboden. Auf der Innenseite ragte ein Dorn durch ein Loch des zweiten, festen Bodens ins Werk. Er transportierte die Bewegungsenergie mit Hilfe eines hochkomplexen Umlenk-, Hebel- und Klinkenmechanismus zum Federhaus. Wegen seiner anfälligen Konstruktion und seiner unsicheren Funktionsweise konnte sich auch der automatische Aufzug Wylers nicht nachhaltig durchsetzen. Er wurde in den dreißiger Jahren von den Systemen mit Rotor oder Pendelschwungmasse sehr schnell überholt.

In den Jahren um 1935 produzierte die Frey & Co., Biel, für die ›Perpetual Self Winding Watch Co. New York‹ das Modell ›Perpetual‹. Den automatischen Aufzug besorgte eine langgestreckte Pendelschwungmasse, welche an einem Formwerk befestigt war.

Aus verschiedenen Gründen ließ sich bei all diesen Automatik-Modellen die Zugfeder nicht über die Krone spannen. Letztere, zum Teil verdeckt unter dem aufklappbaren Gehäuse-Oberteil angebracht, diente ausschließlich der Zeigerstellung. Nach längerer Tragepause mußte die nötige Energie zunächst durch Schütteln, Drücken oder Pumpen zugeführt werden. Bei näherer Betrachtung muten diese Modelle heute eher kurios denn funktionell an. Wohl auch deswegen war ihnen

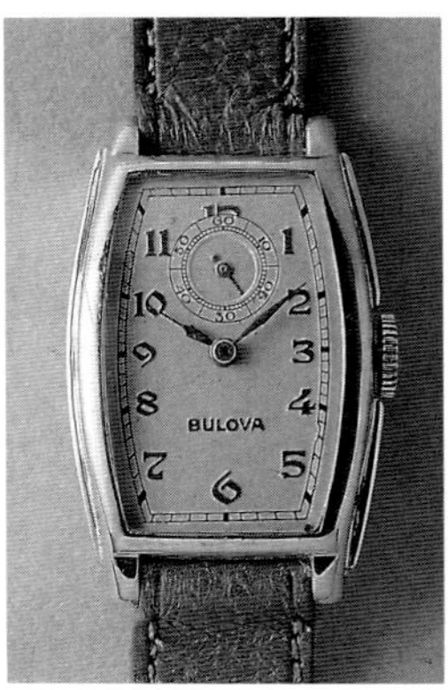

Oben: Tonnenförmige Herrenarmbanduhr mit automatischem Aufzug von Bulova, um 1935

Unten: Der automatische Aufzug erfolgt durch eine über dem Werk angeordnete Pendelschwungmasse; Form-Ankerwerk mit 17 Steinen

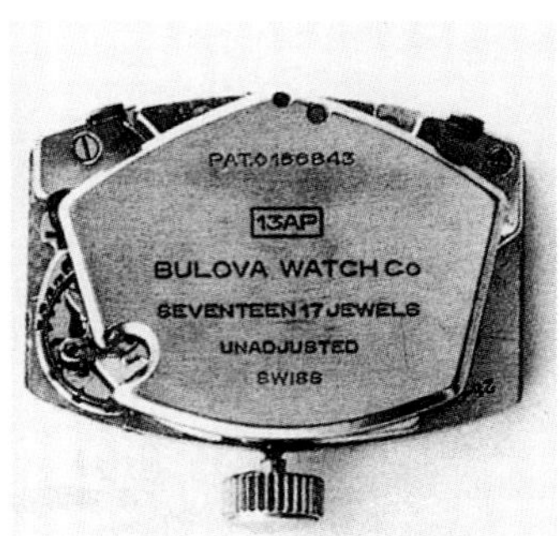

kein dauerhafter Erfolg beschieden. Vielmehr verschwanden sie nach relativ kurzer Produktionszeit wieder von der Bildfläche. Doch gerade deshalb zahlen Sammler heute relativ hohe Preise für diese technisch und historisch interessanten Pionierprodukte.

Der automatische Aufzug nimmt tragbare Formen an

In der Nr. 7/1932 der deutschen Fachzeitschrift ›Uhrmacher-Woche‹ stand auf Seite 97 folgendes zu lesen: »Es wäre voreilig, behaupten zu wollen, daß die Reihe der Konstruktionen von Armbanduhren mit Rüttelaufzug jetzt ihren Abschluß gefunden hätte. Die Konstrukteure sind nun einmal am Zuge, und was zur Zeit A.L. Breguets noch eine vielbestaunte Spezialausführung war und, 75 Jahre später, von A. v. Löhr ohne besonders nachhaltigen Erfolg wieder einzuführen versucht worden ist, scheint heute zum unentbehrlichen Bestandteil jeder Armbanduhr werden zu wollen.«

Stahl-Armbanduhr mit automatischem Aufzug von Glycine; 1931 patentiert; rundes Ankerwerk mit zentral angeordneter Pendelschwungmasse; die gesamte Aufzugskonstruktion kann bei Reparaturarbeiten nach Lösen einiger Schrauben vom eigentlichen Uhrwerk abgehoben werden

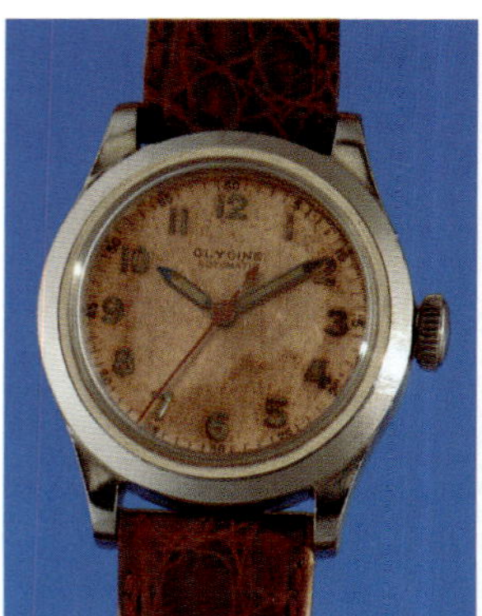

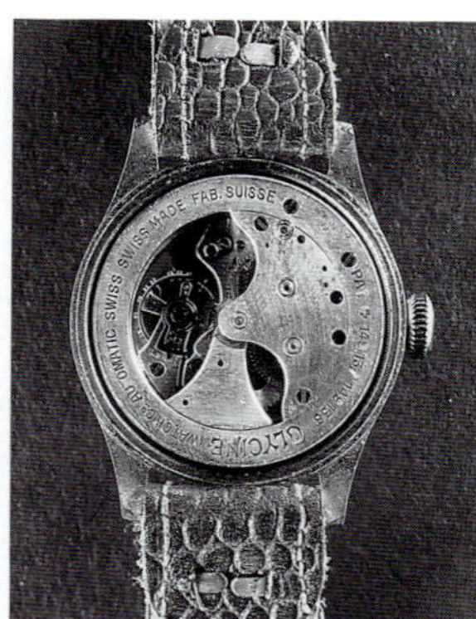

Wie recht der Autor M.L. mit den Schlußworten seines Artikels über »Eine neue Armbanduhr mit Selbstaufzug« doch hatte. Die neue Glycine Automatic verifizierte diese Entwicklung. Im Vergleich mit den bislang beschriebenen Selbstaufzugs-Systemen nahm die Konstruktion der 1913 von Eugene Meylan gegründeten Uhrenfabrik Glycine wahrhaftig eine Sonderstellung ein. Während bei den Konkurrenz-Entwicklungen der automatische Aufzug weitgehend in das eigentliche Uhrwerk integriert worden war, hatte die Eugene Meylan S.A. (EMSA) bei der Glycine Automatic auf eine strikte Trennung von Uhrwerk und Aufzugsmechanismus Wert gelegt.

Dies bedeutet, daß man das ringförmige Aufzugsmodul vom zugehörigen Handaufzugskaliber 18 problemlos entfernen kann. Der Aufzug selbst erfolgt durch eine ringförmige Pendelschwungmasse, deren Bewegungen durch Pufferfedern begrenzt werden. Über eine Schaltklinke und ein Reduktionsgetriebe gelangt die Bewegungsenergie zur Zugfeder. Eine besondere Vorrichtung verhindert das Überdrehen der Zugfeder. Ist diese vollständig gespannt, wird die Pendelschwungmasse entkoppelt, d.h. sie schwingt so lange wirkungslos weiter, bis die Zugkraft der Feder wieder unter einen definierten Wert gesunken ist. Jede vollständige Bewegung der Pendelschwungmasse führt zu einer Drehung der Federwelle um $^1/_{90}$. Der automatische Aufzug der Glycine arbeitet so effektiv, daß wenige Armbewegungen ausreichen, um das Werk anlaufen zu lassen. Die konventionell angeordnete Krone dient daher wiederum nur der Zeigerstellung.

Die patentierte Glycine Automatic wurde im Jahre 1931 der Öffentlichkeit vorgestellt. Einhellig lobte die Fachpresse damals das geniale neuartige Prinzip, dessen Funktionssicherheit und Servicefreundlichkeit sowie die sorgfältige uhrmacherische Ausführung des

Werkes. »Allem Anschein nach dürfte diese Uhr viel Anklang finden«, prophezeite M.L. im Jahre 1932. Auch damit lag er nicht daneben. Die Glycine Automatic erlangte eine vergleichsweise große Verbreitung.

Doch trotz ihrer durchdachten Konstruktion wurde die Glycine Automatic noch im gleichen Jahr von einem Modell überholt, das viele Vorurteile mit einem Schlag

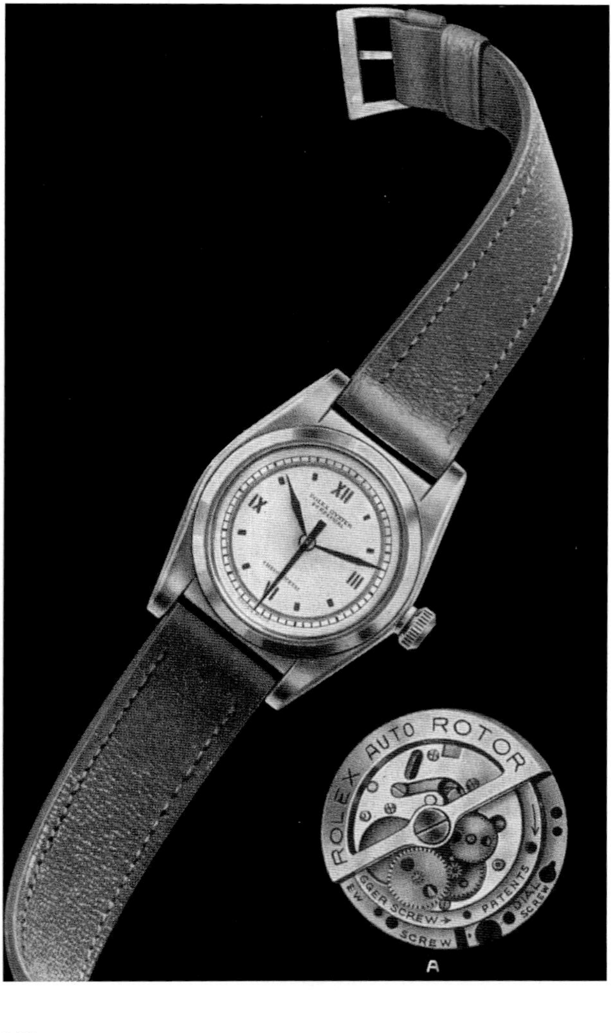

Wasserdichte Armbanduhr mit automatischem Aufzug von Rolex, Modell ›Oyster Perpetual‹, um 1941; der Aufzug erfolgt erstmals durch einen unbegrenzt drehenden Rotor, allerdings nur in einer Drehrichtung; 18steiniges Ankerwerk

beseitigte. Es stammte von Hans Wilsdorf und seiner Genfer Rolex S.A. Sein Name: ›Oyster Perpetual‹.

Wilsdorf hatte bei seinen Überlegungen zum automatischen Aufzug jedoch nicht nur die Bequemlichkeit seiner Kundschaft im Auge. Ihm war, wie schon Harwood, aufgefallen, daß der tägliche Handaufzugsvorgang mit der Krone die Zuverlässigkeit der von ihm favorisierten wasserdichten Uhr in Frage stellte. Deshalb bildete der automatische Aufzug nach seiner Meinung die ideale Ergänzung zum wasserdichten Gehäuse. Die Aufzugskrone sollte nur noch zum seltenen Zeigerstellen da sein, eine Auffassung, die in späteren Jahren als zukunftsweisendes Konzept allgemein geteilt wurde. Die Konstruktion der ›Perpetual‹ basierte, erstmals in der Geschichte der Armbanduhr, auf der Perreletschen Erfindung des unbegrenzt drehenden Rotors. Dieser geräuschlos und stoßfrei ohne Puffer arbeitende Selbstaufzug wurde 1932 für alle Länder patentiert und kann sich rühmen, der Armbanduhr mit automatischem Aufzug den weiteren Weg geebnet zu haben. Die Nachteile des Rolex-›Perpetual‹-Werkes bestanden in seiner verhältnismäßig großen Bauhöhe von 7,52 mm und dem nur einseitig wirkenden Rotoraufzug. Letzterer benötigte relativ viel Bewegung zum zuverlässigen Spannen der Zugfeder.

Diesem Manko half der Ebauches-Fabrikant Felsa 1942 mit seinem Kaliber 692 ›Bidynator‹ ab. Bei dem nur mehr 5,80 mm hohen Werk zog der Rotor, wie der Name besagt, mit Hilfe eines Zahnradwechslers, der die Rotorbewegungen polarisierte, erstmals in beiden Drehrichtungen auf und arbeitete dadurch wesentlich effizienter.

Ein Weltstandard wird geboren

Im Jahr 1942 kam die Grenchener Uhrenmanufaktur Eterna erstmals mit einem runden 9linigen Automatikwerk auf den Markt, das sich auch für die Verwendung in Damenarmbanduhren eignete. Der Aufzug erfolgte noch durch eine Pendelschwungmasse nach dem Pedometer-Prinzip, was jedoch selbst seine Konstrukteure nicht vollständig zufriedenstellte. Sie wollten ein leistungsfähiges und perfekt funktionierendes Kaliber, welches auch der Damenarmbanduhr mit automatischem Aufzug zum Durchbruch verhelfen würde.

Die in der Folge einsetzenden Überlegungen hatten denn auch weniger die Optimierung bereits vorhandener Herren-Kaliber zum Gegenstand. Diese arbeiteten – nach damaligem Kenntnisstand – bei einer entsprechenden Größe in aller Regel einwandfrei. Die prinzipbedingten Schwierigkeiten traten erst bei der Transformation in Damenuhrgröße deutlich ans Tageslicht, weil der Wirkungsgrad einer Maschine bekanntlich mit einer Reduzierung der Dimensionen abnimmt. Die unvermeidlichen Reibungs- und sonstigen Verluste lassen sich eben nicht im gleichen Maße vermindern wie die Größe.

Deshalb mußte ein Damen-Kaliber, das identisch konstruiert war wie ein gut funktionierendes Werk in Herrenuhrgröße, fast zwangsläufig Probleme mit sich bringen. Also galt es, das System des automatischen Aufzugs unter Verwendung neuer Technologien so umzukonstruieren, daß es sich auch für Damen-Armbanduhren uneingeschränkt eignete. Mehrere Jahre arbeiteten die Uhrmacher von Eterna an der Lösung dieser schwierigen Aufgabe, die sich 1948 wie folgt darstellte:

1. Vergrößerung des Wirkungsgrades der Schwungmasse durch
   - Ausnützung beider Drehrichtungen,
   - Wegfall der Federpuffer,
   - Reduzierung der verlorenen Wege und
   - ein günstiges Übersetzungsverhältnis des Aufzugs-Räderwerks;
2. Reduktion der systembedingten Verluste durch
   - Verminderung der Zapfenreibung im Schwungmassenlager und
   - Ersatz der unter Federdruck stehenden Schaltklinken;
3. Reduktion der Störungsanfälligkeit durch
   - den Ersatz der feinen Klinkenrad-Teilung durch eine gröbere Verzahnung,
   - die Unterbindung einer raschen Abnützung und
   - die ausschließliche Verwendung rotierender Teile;
4. Steigerung der Servicefreundlichkeit durch einen modularen Aufbau des Werkes.

Die Lancierung der 9¼linigen Eterna-Matic, Kaliber 1198 und 1199 (Höhe 5,35 mm), im Jahre 1949 fand eine überwältigende Resonanz bei Fachpresse und bei Kunden. Das durch zahlreiche Patente geschützte Werk besaß erstmals einen kugelgelagerten Rotor. Von den fünf Kugeln hatte jede einen Durchmesser von 0,65 mm. Tausend davon wogen weniger als ein Gramm, und eine einzelne war so leicht, daß sie auf dem Wasser schwamm.

Zur Gleichrichtung der Bewegungsenergie des Rotors diente ein neu entwickeltes Klinkenrad-System. Außerdem wurden die Handaufzugsorgane während des automatischen Aufzugs ausgeschaltet, um dadurch bedingte Verluste zu vermeiden. Die Gangreserve von mehr als 40 Stunden wurde infolge des hohen Wir-

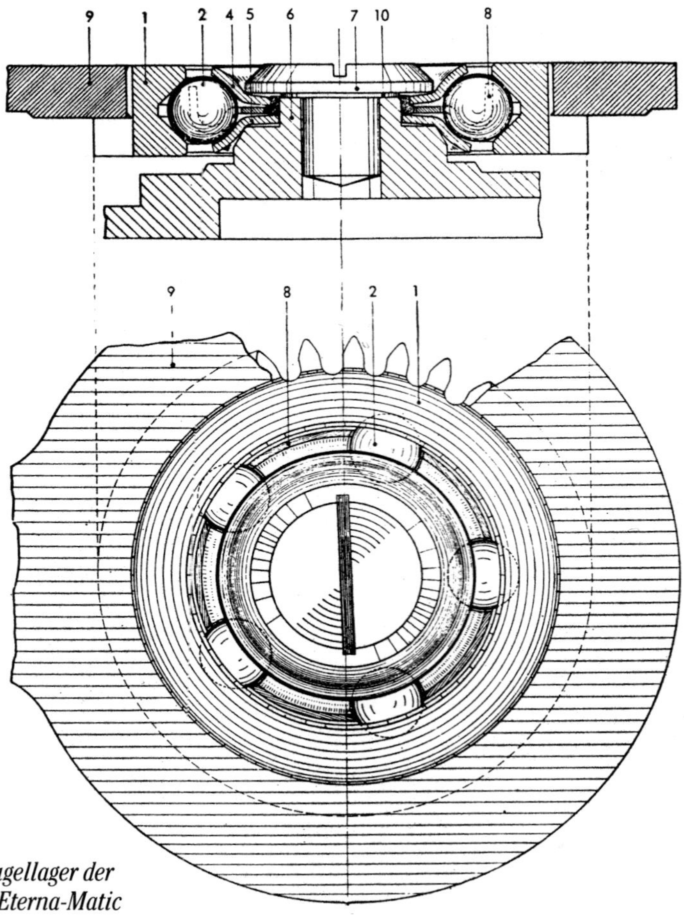

Das Kugellager der ersten Eterna-Matic

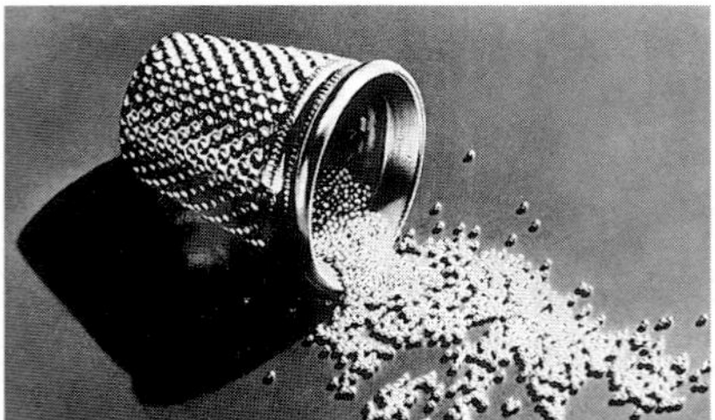

Tausend Kugeln wiegen weniger als ein Gramm.

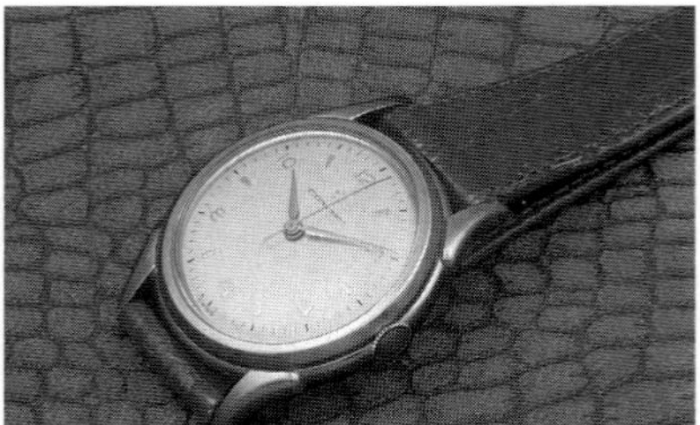

Eterna-Matic von 1949

kungsgrades auch von älteren oder bewegungsarmen Menschen im Laufe eines Tages aufgebaut. Ein Jahr später gab es ein ähnlich konstruiertes Werk auch mit einem Durchmesser von $11\frac{1}{2}$ Linien und einer Höhe von 5,9 mm, das Kaliber 1256.

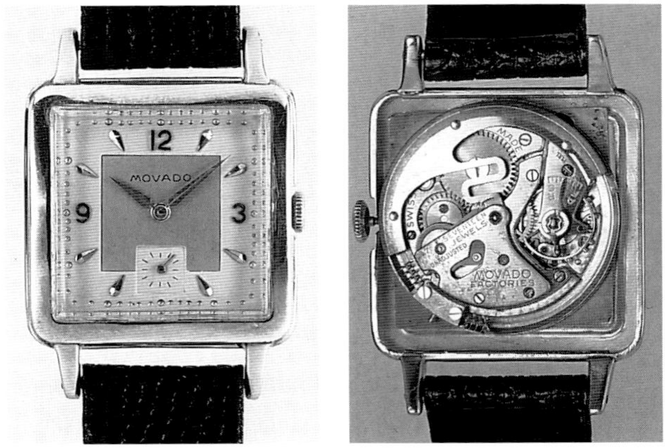

Quadratische Armbanduhr mit automatischem Aufzug durch Pendelschwungmasse, Movado, um 1950; 17steiniges Ankerwerk, 12linig, Kaliber 115, ›Incabloc‹-Stoßsicherung; die Pendelschwungmasse ist an einem s-förmigen Hebel federnd befestigt, um Stöße abzufangen, Aufzug in einer Drehrichtung

Die Automatik setzt sich durch

Trotz intensiver Bemühungen der Uhrenindustrie mißtrauten viele Kunden der Wirksamkeit und Funktionssicherheit automatischer Aufzugssysteme auch gegen Ende der vierziger Jahre immer noch. Hinzu kam ein hoher Preis. Immerhin kosteten Armbanduhren mit automatischem Aufzug zu jener Zeit das Doppelte von Handaufzugsmodellen, gleiche Qualität des Uhrwerks vorausgesetzt. Der Ausweg aus diesem Dilemma glich fast einer Quadratur des Kreises, denn nur eine Massenproduktion konnte zu einer nachhaltigen Preissenkung führen. Also bemühte sich die Uhrenindustrie, die

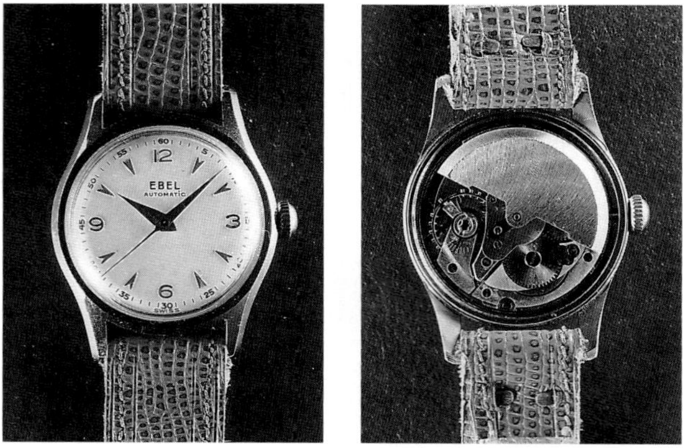

Stahl-Armbanduhr von Ebel mit automatischem Aufzug in beiden Drehrichtungen des Rotors; 50er Jahre; 11 1/2liniges Ankerwerk Kaliber AS 1361 mit ›Incabloc‹-Stoßsicherung

zuverlässige Funktion des automatischen Aufzugs deutlich sichtbar unter Beweis zu stellen. Und dies geschah durch die bereits seit langem in Marine-Chronometern verwendete Gangreserveanzeige. Ab Ende der vierziger Jahre kamen sukzessive sehr unterschiedlich gestaltete und funktionierende Systeme auf den Markt. Ihren Höhepunkt erreichte diese Form der Indikation in den fünfziger Jahren. Maßgebliche Faktoren für die ab Mitte der 50er Jahre stark zunehmende Akzeptanz der Automatik-Armbanduhren waren die Zuverlässigkeit, Bequemlichkeit und letztlich auch die – konstruktiv bedingte – größere Ganggenauigkeit.

Weitere Leistungen der Uhrenkonstrukteure und -fabrikanten erhöhten die Attraktivität des selbstaufziehenden Zeitmessers am Handgelenk zusätzlich. Dazu gehörten u.a.:

1. Die Konstruktion immer flacherer Werke. Z.B. reduzierte die Verwendung von in die Werksebene integrierten ›Mikrorotoren‹ die Bauhöhe ganz erheblich. Hier taucht der Name der ›Uhrenfabrik Büren A.G.‹ auf.

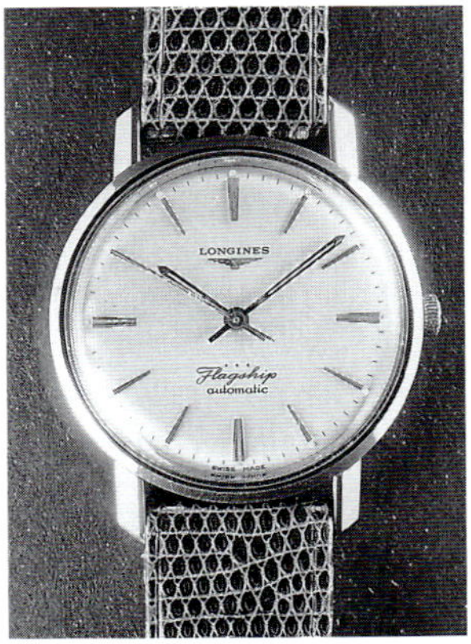

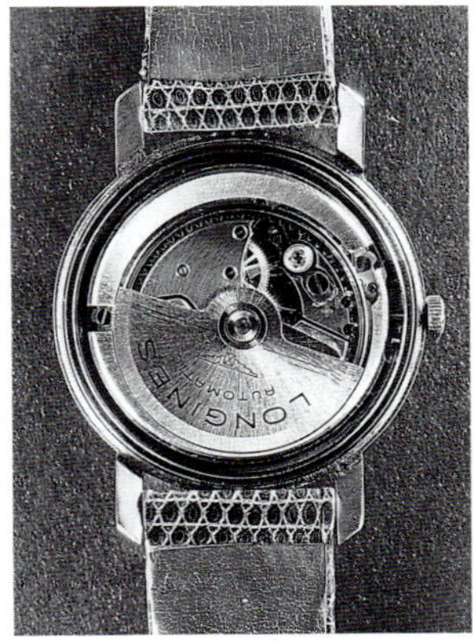

Herrenarmbanduhr mit automatischem Aufzug von Longines, um 1960, Modell ›Flagship‹; 12liniges Ankerwerk mit 17 Steinen, Kaliber 340; mittels Kugellager exzentrisch gelagerter Rotor, der die Feder in beiden Drehrichtungen über einen innerverzahnten Kranz spannt

Herrenarmbanduhr mit automatischem Aufzug durch Pendelschwungmasse sowie mit Gangreserveanzeige, Modell ›Futurematic‹ von Jaeger-LeCoultre; 1953 vorgestellt; 14liniges Ankerwerk Kaliber 497, 17 Steine, Stoßsicherung; bei dieser Armbanduhr wurde wegen des effizienten Aufzugssystems ganz auf einen Handaufzug verzichtet, die Krone auf der Rückseite der Uhr dient deswegen nur zur Zeigerstellung; sobald die Feder ganz gespannt ist, wird die Pendelschwungmasse arretiert

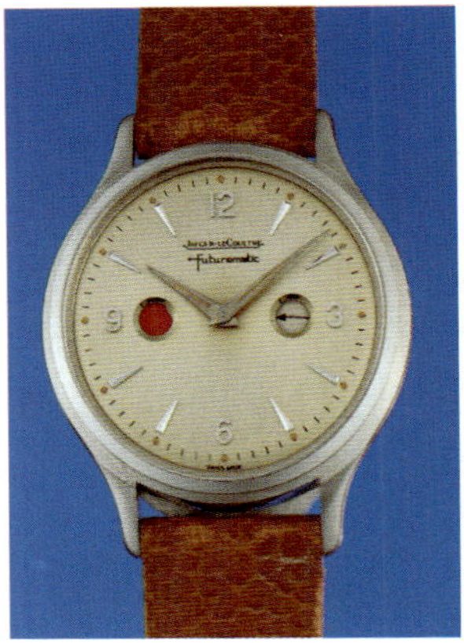

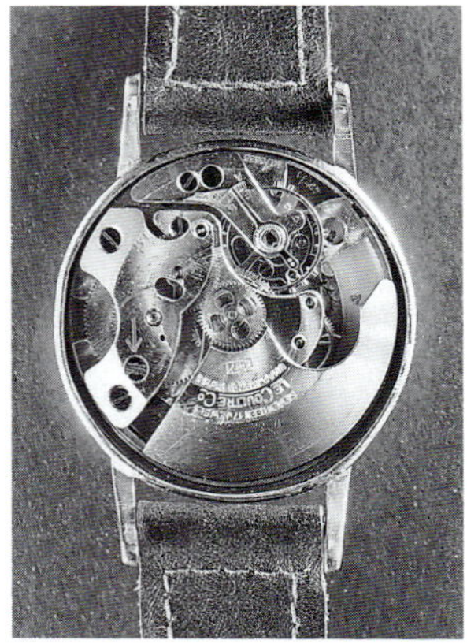

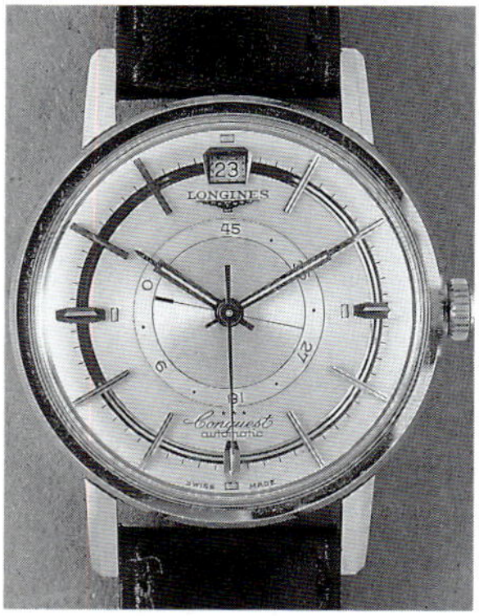

Stahl-Armbanduhr mit automatischem Aufzug, Gangreserve- und Datumsanzeige, Modell ›Conquest‹ von Longines; um 1960; 24steiniges Ankerwerk mit Rotoraufzug in beiden Drehrichtungen, Anzeige der Gangreserve bis 45 Stunden durch einen zentral angeordneten Zeiger, Datumsfenster bei der ›12‹

1842 gelangte die Uhrmacherei in die kleine schweizerische Gemeinde Büren an der Aare. 1873 öffnete dort die erste Uhrenfirma, die F. Suter & Co., ihre Tore. Als diese 1898 an die Londoner H. Williamson Ltd. verkauft wurde, waren rund 250 Menschen angestellt.

Von 1899 bis 1932 lief die Uhrenfertigung in Büren unter englischer Regie. Die Weltwirtschaftskrise der frühen dreißiger Jahre führte zum Zusammenbruch der britischen Mutter und 1932 zum Verkauf der Büren Watch an 18 heimische Aktionäre. Diese betrieben die ›Uhrenfabrik Büren A.G.‹ bis 1966 wei-

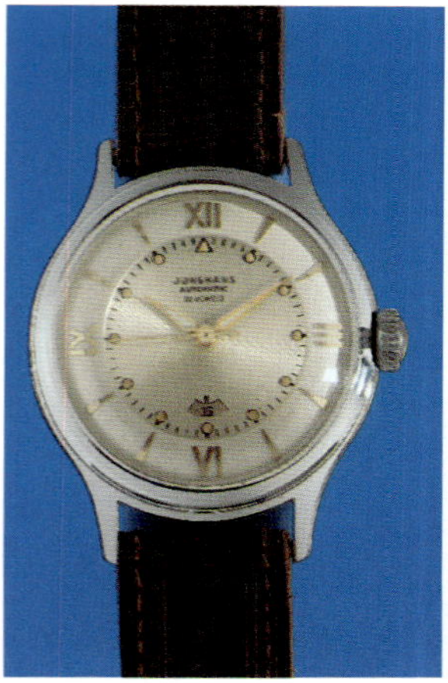

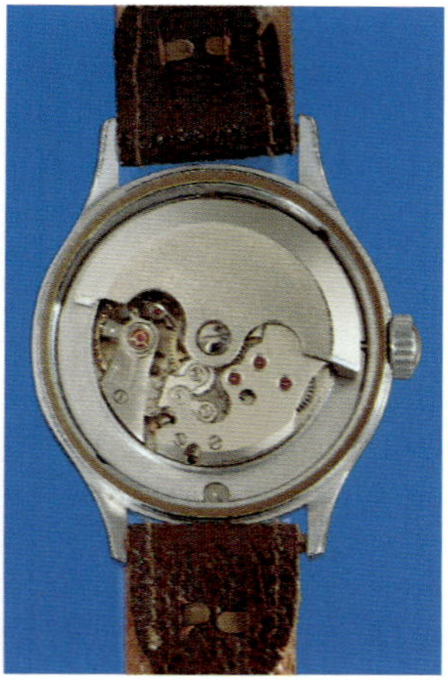

Herrenarmbanduhr mit automatischem Aufzug durch unbegrenzt drehenden Rotor (in beiden Drehrichtungen) und digitale Gangreserveanzeige durch Fenster bei der ›6‹; Junghans um 1953; 10½liniges Ankerwerk mit 22 Steinen, Kaliber 80/12, Junghans-Stoßsicherung

ter. Dann wurde sie an die amerikanische Hamilton Watch veräußert, die Büren bis 1972 als Zweigbetrieb unterhielt und schließlich liquidierte.

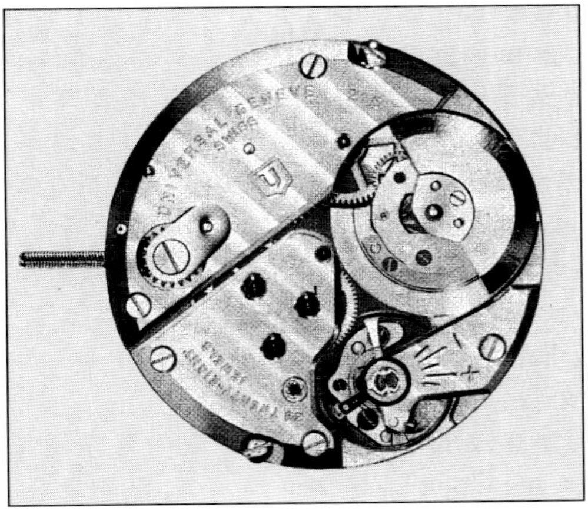

Links: Uhrwerk mit einem in die Werksebene integrierten Planetenrotor, Kaliber 215 ›Microtor‹ von Universal, 1958 der Öffentlichkeit vorgestellt; Werkshöhe 4,10 mm, Durchmesser 12 ½''', 28 Steine, Gangreserve 60 Stunden

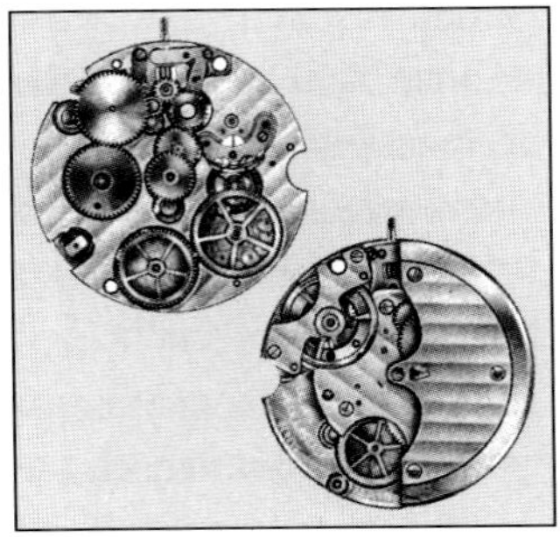

Rechts: Uhrwerk Jean-Lassale-Kaliber 2000 mit automatischem Aufzug, Durchmesser 20,4 mm, Höhe 2,08 mm, 9 Steine, 18 Kugellager; vorgestellt im Jahre 1978

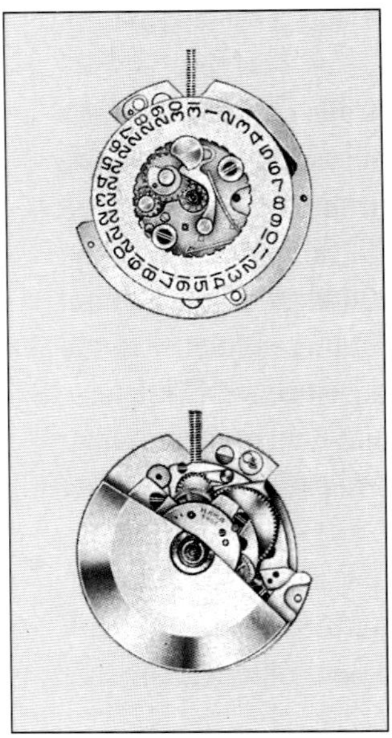

Links: 11 1/2liniges Stiftankerwerk mit automatischem Aufzug der Ebauches Bettlach S.A., um 1970; Kaliber 8175, Höhe 5,5 mm, Aufzug durch unbegrenzt drehenden Rotor; als Kaliber 8177 auch mit Datumsanzeige erhältlich

Einer der größten wirtschaftlichen Erfolge der Manufaktur war die Erfindung des in die Werksebene integrierten Planetenrotors samt zugehörigem Aufzugsmechanismus. Ein erstes entsprechendes Patent ist auf den 21.06.1954 datiert. 1957 hatten die Kaliber 1000 und 1001 Serienreife erlangt. Unter dem Namen ›Super Slender‹ (die Werkshöhe betrug nur noch 4,2 mm ohne und 4,8 mm mit Datumsanzeige) brachte die Büren Watch ihre Automatik-Uhren auf den Markt. Elf Monate später beantragte Universal patentrechtlichen Schutz für eine ähnliche Konstruktion, den ›Polerouter‹ (Kaliber 215, Bauhöhe 4,10 mm). Die beiden Firmen verständigten sich, und Universal zahlte fortan eine reduzierte Lizenzgebühr von 4,- SFR. pro Werk an Büren. 1959 schlossen beide Firmen zusammen einen Lizenzvertrag mit der Complication S.A. Deren neues Uhrwerk mit 24karätigem Mikrorotor, das Kaliber Piaget 12 Pl, war nur 2,3 mm hoch und für lange Zeit die weltweit flachste Automatik. Nach dem Auslaufen der Patente im Jahr 1972 stellten dann weitere Firmen Mikrorotor-Kaliber vor.

Ihren Gipfelpunkt erreichten die Bemühungen um möglichst flache Uhrwerke mit automatischem Aufzug 1978 mit der Markteinführung des – exotischen – Jean-Lassale-Kalibers 2000: Nur mehr 2,08 mm hoch war dieses technische Wunderwerk mit zentral angeordnetem Rotor. Heute ist dieses Kaliber in optimierter Version als Lemania-Rohwerk erhältlich.

2. Die Einführung billiger Roskopf-Kaliber mit automatischem Aufzug (ebnete den Weg zur ›Volks-Automatik‹).
3. Die Addition bzw. Integration automatischer Aufzugssysteme bei komplizierten Armbanduhren, z.B. mit Minutenrepetition, Tourbillon, Chronograph, Kalender oder Wecker.

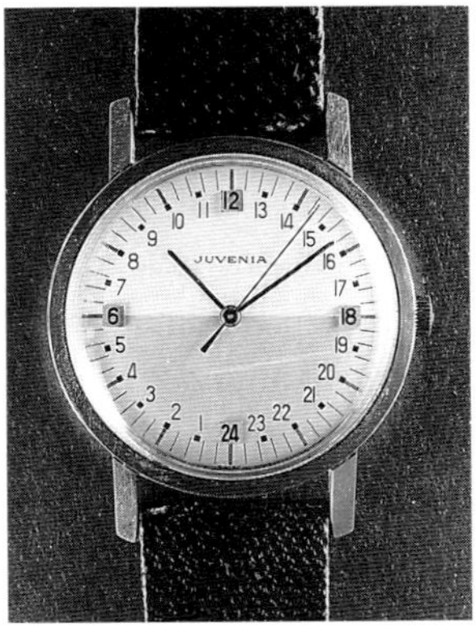

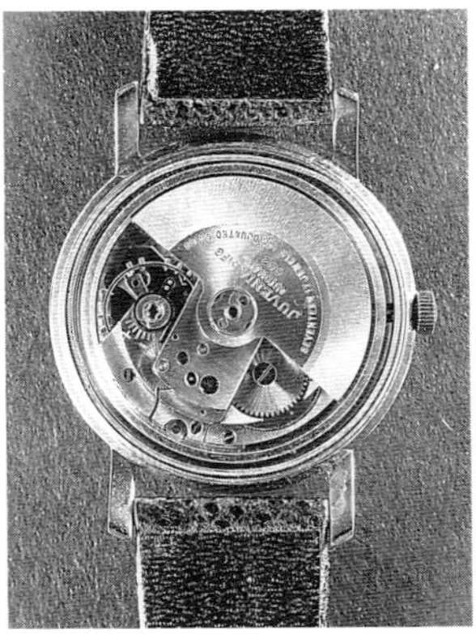

Oben: Stahl-Armbanduhr mit automatischem Aufzug und 24-Stunden-Anzeige von Juvenia, um 1965; 11 ½liniges Ankerwerk Kaliber 652 (≙AS-Kaliber 1680), 17 Steine, ›Incabloc‹-Stoßsicherung; der Aufzug erfolgt über einen unbegrenzt drehenden Rotor

Unten: Blinden-Armbanduhr mit automatischem Aufzug, signiert ›Lignal‹; vernickeltes Gehäuse mit aufklappbarem Glasrand; um 1970; 11 ½liniges Ankerwerk mit 25 Steinen, Eta-Kaliber 2784, Rotoraufzug in beiden Drehrichtungen

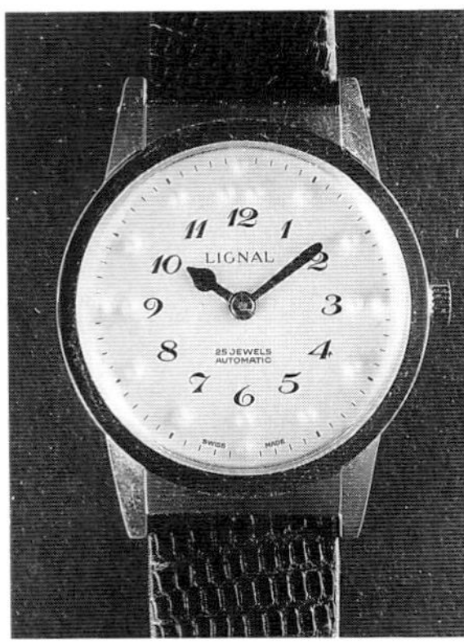

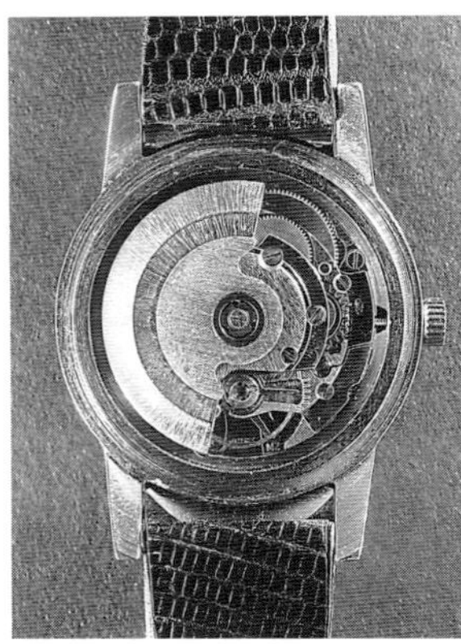

Insgesamt haben mehr als sechzig Jahre automatischer Armbanduhren ein beinahe unüberschaubares Spektrum an Kalibern mit verschiedensten Aufzugssystemen, Rotor- bzw. Schwungmassenformen und -lagerungen, Wechsel- und Reduktionsgetrieben hervorgebracht. Nicht zu Unrecht kann man heute den automatischen Aufzug als die erfolgreichste ›Komplikation‹ mechanischer Armbanduhren bezeichnen, wie anhand einiger statistischer Zahlen deutlich wird:

- Alleine von der Kaliber-Familie Eta 2770 wurden zwischen 1969 und 1976 rund 18 Millionen Werke produziert.
- In den Jahren von 1968 bis 1977 exportierte die Schweiz mehr als 90 Millionen automatische Werke und Uhren mit automatischem Aufzug und Ankerhemmung, und zwar

1968	6 635 034	
1969	7 398 771	
1970	8 005 712	
1971	8 259 886	
1972	8 743 311	
1973	10 944 397	
1974	11 653 514	
1975	9 749 709	
1976	9 122 808	
1977	9 629 262	Stück.

Danach machte die moderne Quarz-Technologie nicht nur dem hochentwickelten Selbstaufzug, sondern auch der darauf eingeschworenen Uhrenindustrie schwer zu schaffen. Kontinuierlich gingen die Zahlen zurück, und zu Beginn der achtziger Jahre wagten es nur noch Unbelehrbare, auf eine tickende Zukunft zu setzen. König Quarz schien das Zepter bei neuen Uhren fest in der Hand zu halten. Unverbesserliche Mechanik-Fans muß-

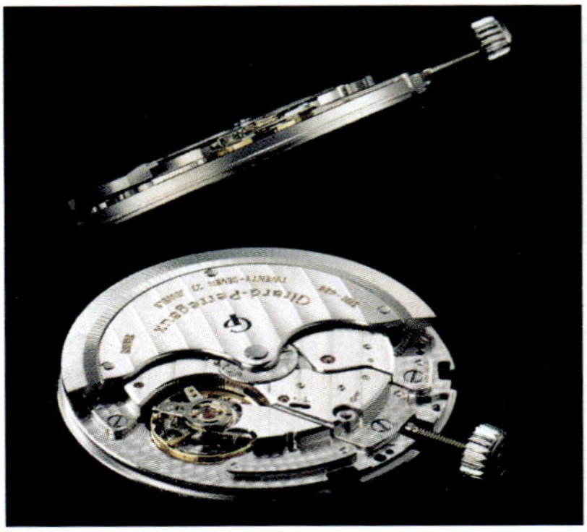

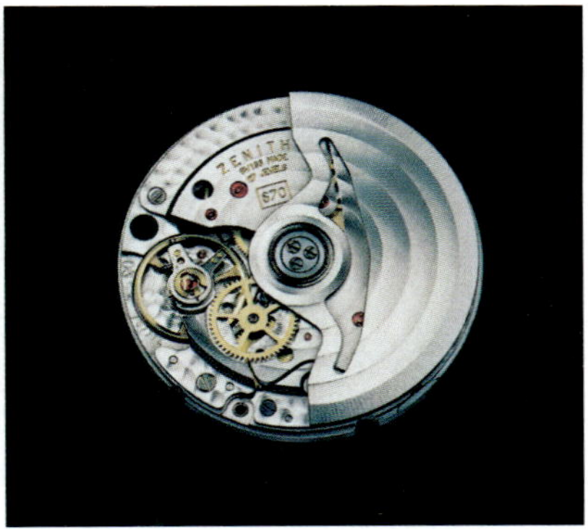

Kaliber 3101 von Girard-Perregaux: Durchmesser 26,2 mm (11 1/2'''), Höhe 2,98 mm, 27 Steine, Unruhfrequenz 28800 Halbschwingungen/Stunde, springende Datumsanzeige mit Schnellschaltung, Rotoraufzug in einer Drehrichtung, Gangreserve ca. 50 Stunden.

Kaliber Zenith 670, Durchmesser 25,6 mm, Höhe 3,28 mm, 27 Steine, Unruhfrequenz 28800 Halbschwingungen/Stunde, Unruhstopp-Vorrichtung, direkte Zentralsekunde, Datumsindikation, Rotoraufzug in beiden Drehrichtungen, Gangreserve ca. 55 Stunden

Kaliber LeCoultre 960 (hier in der Version IWC 950), abgeleitet vom Kaliber LeCoultre 889, Durchmesser ca. 20 mm (9'''), Höhe 3,95 mm, 226 Teile, davon 31 Steine, Unruhfrequenz 28 800 Halbschwingungen/Stunde, Datumsanzeige, Zentralsekunde, beidseitig aufziehender Kugellagerrotor, Gangreserve 45 Stunden

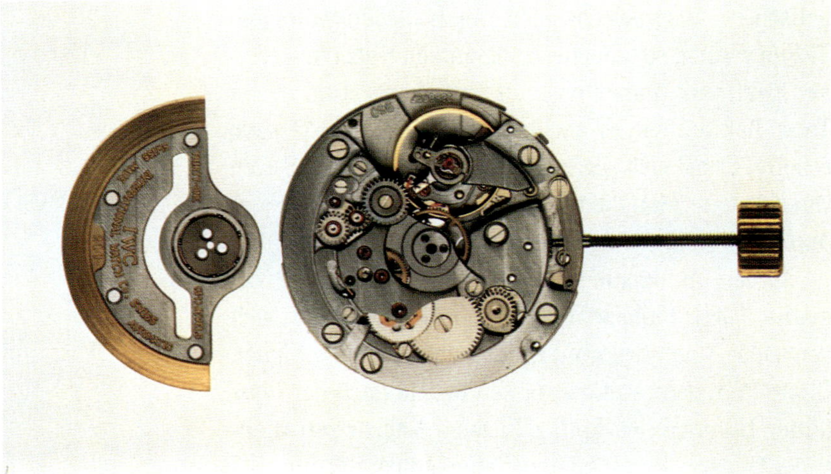

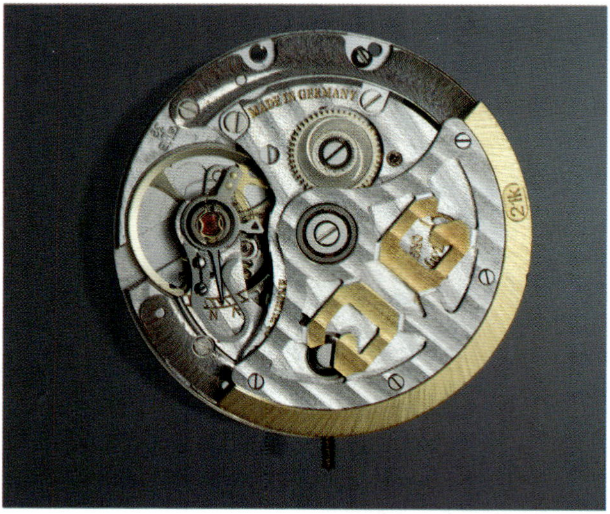

Made in Germany: Kaliber GUB 39-10 des Glashütter Uhrenbetriebs; Durchmesser 26 mm, Höhe 4,3 mm, 22 Steine, Unruhfrequenz 28.800 A/h, Kugellagerrotor mit äußerem Goldsegment (21 Karat), in beiden Drehrichtungen aufziehend, Gangreserve 40 Stunden

ten sich dagegen im aufblühenden Antikuhren-Handel umsehen. Der gegen 1983 einsetzende Boom alter Armbanduhren ließ speziell die übriggebliebenen eidgenössischen Uhrenfabrikanten aufwachen. Sie zeigten, daß sie ihr Handwerk noch nicht ganz verlernt hatten, und bescherten letztlich auch der Automatik eine ungeahnte Renaissance, die heuer bereits ihren zehnten Geburtstag feiern kann. Die Synthese aus Tragekomfort, energetischer Anspruchslosigkeit und liebenswürdigem Ticken vermag so manche Zeitgenossen trotz ultrapräziser Elektronik immer noch zu faszinieren. Und dieser Trend hält an, wie es nach einer erfolgreichen Dekade scheint. Er hat sich sogar derart stark etabliert, daß sich verschiedene Manufakturen an die Entwicklung neuer Automatik-Kaliber wagten.

Zu den ›Automatik-Dauerbrennern‹ z.B. von Eta, Lémania, Patek Philippe, Piaget und Rolex gesellen sich komplette Neuentwicklungen. So haben Frédéric Piguet, Girard-Perregaux, LeCoultre, Zenith und auch der Glashütter Uhrenbetrieb kräftig in neue Kaliber investiert. Von Frédéric Piguet stammt eine Automatik mit 100

Stunden Gangreserve, die in Blancpain-, Chopard- und Corum-Modellen zu finden ist. Girard-Perregaux (Kaliberfamilie 3xxx) und Zenith (Kaliberfamilie 6xx) stellten im vergangenen Jahr extraflache Konstruktionen vor, welche vielseitige Möglichkeiten eröffnen. Im Auftrag von Audemars Piguet, IWC und Jaeger-LeCoultre entwickelte die LeCoultre SA im abgeschiedenen Vallée de Joux das 9linige Automatik-Kaliber 889 (s. Seite 143). Chopard setzte bei seinen 1996 vorgestellten Neuentwicklungen L.U.C. 1.96 und 3.96 auf einen beidseitig wirkenden Mikrorotor. Weitere Merkmale dieser Werke: Durchmesser 12 Linien (27,4 mm), Höhe 3,3 mm, 32 Steine, zwei übereinanderliegende Federhäuser, Gangreserve ca. 65 Stunden, Unruhfrequenz 28.800 A/h.

Das luxuriösere Kaliber L.U.C besitzt zudem noch eine Breguet-Spirale, eine Schwanenhals-Feinregulierung, Genfer Siegel sowie offizielles Chronometer-Zertifikat. Am 26. Juni 1997 stellte A. Lange & Söhne in Glashütte seinen neuen ›Sax-O-Mat‹ vor. Beim Kaliber L.921 mißt der Rotor (Gold mit äußerem Platinsegment) rund 75% des Werks (Durchmesser 30,4 mm). Der beidseitig wirkende Kugellagerrotor benötigt ca. 1.500 Rotationen zum Aufbau der 46-stündigen Gangreserve. Das gesamte Räderwerk verfügt über 45 Steine. Verschraubte Chatons fanden bei der Bauhöhe von 3,8 mm keinen Platz mehr. Der Clou des L. 921: Beim Ziehen der Krone schnellt der kleine Sekundenzeiger zum präzisen Einstellen der Uhrzeit automatisch in seine Nullposition. Die Unruhfrequent liegt bei 21.600 A/h.

Gleichfalls auf das Jahr 1997 geht das Automatik-Kaliber 500P von Piaget zurück. Es basiert auf dem gleichzeitig vorgestellten Handaufzug-Kaliber 430P. (Durchmesser 20,5 mm, Höhe 2,1 mm, Unruhfrequenz 21.600 A/h, 104 Teile inkl. 18 Steinen). Für die Automatik-Version 500P wurde das 430P um ein 1,3 mm hohes Selbstaufzugs-Modul mit einseitig wirkendem Zentralrotor erwei-

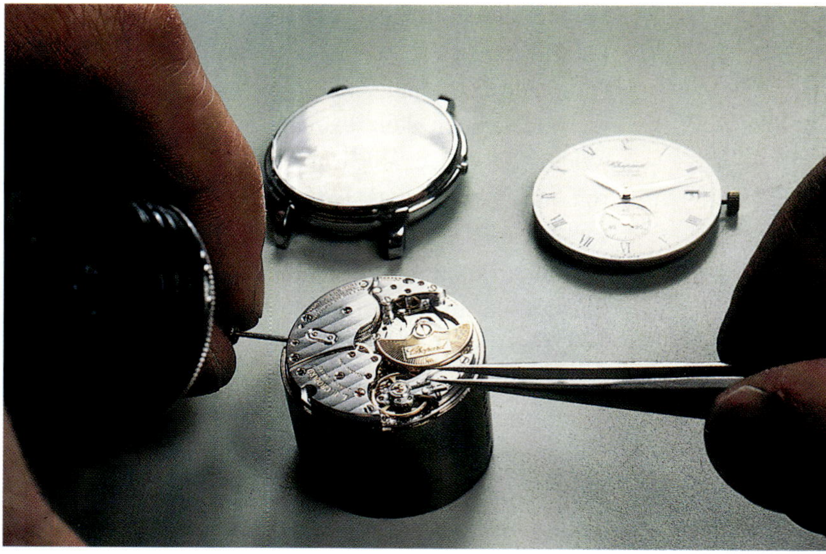

Das Chopard-Kaliber L.U.C. 1.96 mit goldenem Mikrorotor und Schwanenhals-Feinregulierung

tert. Dies bedeutet 59 weitere Teile, darunter sechs Steine. Merkmale der neuen Werke sind u.a. ein ausgeklügelter Sekundenstopp-Mechanismus und eine steingelagerte Federhauswelle.

In Fleurier arbeitet dem Vernehmen nach auch Michel Parmigiani an einer Manufaktur-Automatik. Und bei anderen Herstellern wird gleichfalls über eigene Selbstaufzugs-Kaliber nachgedacht.

Die einstmals vorhandene Vielfalt an unterschiedlichen Werken wird es trotz aller Anstrengungs- und Investitionsbereitschaft indessen nie mehr geben. Das Sammeln alter Automatik-Armbanduhren lohnt sich also in jeder Hinsicht: technisch, optisch und auch wirtschaftlich.

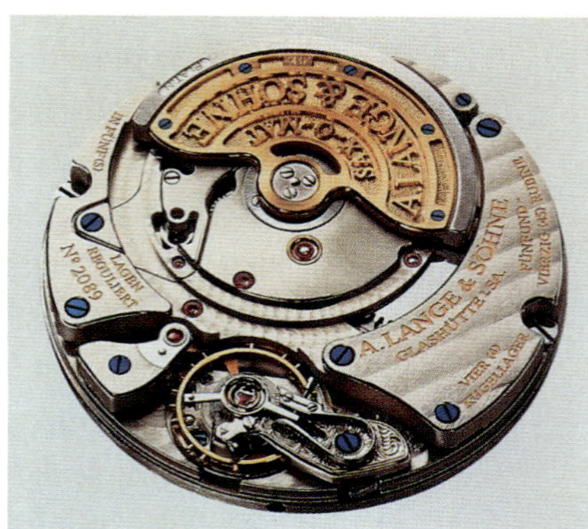

Der ›Sax-O-Mat‹ von A. Lange & Söhne, Glashütte. Hier in der Ausführung mit dem patentierten Großdatum

Der Chronograph – ein multifunktionales Zeitmeß-instrument

»Verweile doch, du bist so schön!« läßt Goethe seinen Faust sagen – und meint damit den leider ach so flüchtigen Augenblick. Der Wunsch, die kostbare Zeit ein wenig anhalten zu können, ist vermutlich so alt wie die Menschheit selbst. Seine Realisierung wird, allen technischen Fortschritten zum Trotz, wohl immer eine Illusion bleiben.

Just zu der Zeit, als Goethe in Weimar über dem ersten Teil der Tragödie des Faust brütete – das 18. Jahrhundert ging gerade zu Ende –, tauchten die ersten Taschenuhren mit anhaltbarem Sekundenzeiger auf.

Doch zum ohnehin nur scheinbaren Vermögen, den geliebten Moment bewahren zu können, gesellte sich noch ein anderer, weit gravierenderer Schönheitsfehler: Das Stoppen des Sekundenzeigers war zwangsläufig verknüpft mit dem Anhalten der Unruh und damit der ganzen Uhr. Die Rückkehr in die Realität brachte also unweigerlich den Verlust der korrekten Uhrzeit mit sich.

Dennoch: Ein erster Schritt in Richtung des Chronographen, also der Uhr mit start-, stopp- und nullstellbarem Sekundenzeiger unter gleichzeitiger Bewahrung der rastlos weitereilenden Zeit, war getan.

Allerdings ist die heute allgemein übliche Verwendung des Begriffs ›Chronograph‹ für derartige Zeitmesser nur eingeschränkt richtig. ›Chronograph‹ bedeutet nämlich, korrekt aus dem Griechischen übersetzt, eigentlich ›Zeitschreiber‹, während die heute mit diesem Terminus kategorisierten Uhren richtiger ›Chronoskop‹ heißen müßten, weil sie Instrumente sind, die einen bestimmbaren Zeitabschnitt anzeigen, anstatt ihn aufzuschreiben.

Einen echten Chronographen (›Zeitschreiber‹) meldete 1821 in Paris der Uhrmacher Rieussec zum Patent an. Dieser markierte, im wahrsten Sinne des Wortes, mit Tinte Zeitintervalle in Form von Strichen und Punkten auf dem sich drehenden Zifferblatt.

Zehn Jahre später stellte der Österreicher Joseph Thaddäus Winnerl (1799-1886), nach seiner Lehre Mitarbeiter des uhrmacherischen Genies Abraham-Louis Breguet, eine Taschenuhr vor, bei der sich der Sekundenzeiger endlich unabhängig vom Uhrwerk anhalten ließ. Eine weitere Konstruktion Winnerls besaß gar zwei übereinander angeordnete Sekundenzeiger, von denen einer den zeitlichen Beginn eines Ereignisses, der andere dessen Ende darzustellen vermochte. Nachdem man die Zeiger jedoch noch nicht per Knopfdruck in die Ausgangsposition bringen konnte, mußte man warten, bis diese wieder den Nullpunkt erreicht hatten, und sie dann anhalten. Fürwahr ein Manko, das keine so rechte Freude an der Winnerlschen Erfindung aufkommen ließ und ihr deswegen auch keine allzugroße Verbreitung bescherte.

Die weitere Geschichte des Chronographen führt ins Vallée de Joux, jenen abgeschiedenen Landstrich in der Westschweiz, der bekannt ist für seine überragenden ›Cadraturies‹, Uhrmacher, die mit Einfallsreichtum, Geschick, Ausdauer und handwerklicher Perfektion die Schaltwerke für komplizierte Uhren ersinnen, her- und fertigstellen. Dort wirkte in der ersten Hälfte des 19. Jahrhunderts, dem sogenannten ›Goldenen Zeitalter‹, der Uhrmacher Adolphe Nicole als Mitinhaber der Firma Nicole & Capt. Auf seine Kreativität ist die Konstruktion einer herzförmigen Scheibe zurückzuführen, die das Wesen des heute bekannten und weitverbreiteten Chronographen ausmacht und 1844 zum Patent angemeldet wurde. Mit ihrer Hilfe nämlich lassen sich der Chronographen- sowie die eventuell vorhandenen Zählzeiger aus jeder beliebigen Position in ihre Ausgangsstellung zurückdrücken, um sofort wieder für einen neuen Stoppvorgang bereit zu sein.

Verschiedene Armbanduhren mit Chronograph und 30-Minuten-Zähler von Ulysse Nardin, 30er Jahre

Im Jahre 1862 stand damit die erste uneingeschränkt brauchbare Taschenuhr mit Chronograph zur Verfügung. Doch damit war die endgültige Form, wie sie heute zumeist bekannt ist und verwendet wird,

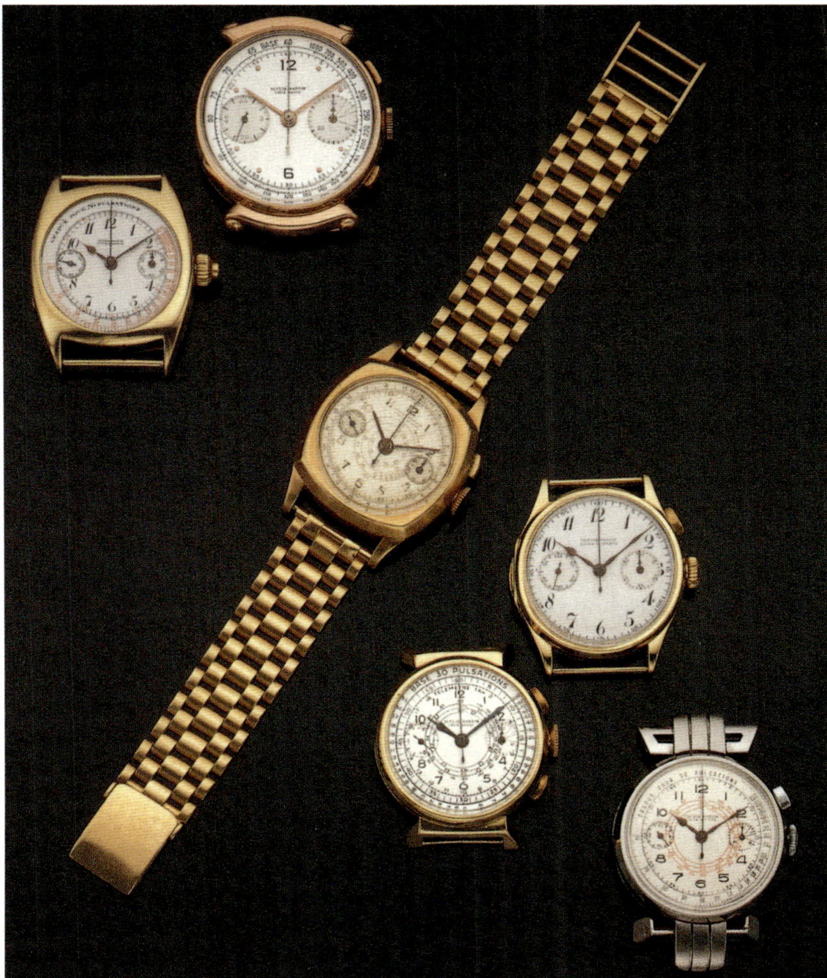

nämlich mit dem werksseitig über den Brücken und Kloben angeordneten Zusatzmechanismus, immer noch nicht gefunden. Vielmehr mußten beinahe zwanzig weitere Jahre ins Land gehen, ehe diese auf Auguste Baud zurückzuführende Entwicklung um 1880 ihre uhrmacherische Realisation fand und ›der Chronograph‹ geboren war.

Per definitionem ist ein Chronograph eine Uhr mit Stunden-, Minuten- und Sekundenzeiger, die es mit Hilfe eines speziellen zusätzlichen Mechanismus ermöglicht, einen zumeist zentral angeordneten Chronographenzeiger durch Betätigung eines Drückers zu starten, zu stoppen und wieder in seine Nullposition zurückzustellen, ohne daß das eigentliche Uhrwerk dabei angehalten bzw. die Zeitindikation verändert wird. Damit lassen sich gestoppte Zeitintervalle bis zu einer Minute direkt ablesen.

Je nach Ausführung besitzen Chronographen ferner einen Minuten- und gegebenenfalls Stunden-Zählzeiger, die seit Beginn der Stoppung abgelaufene volle Minuten bzw. Stunden registrieren und dadurch die Messung längerer Zeitspannen bis zu 12 Stunden gestatten. Bei Betätigung des Nullstelldrückers springen auch die Zählzeiger automatisch in ihre Ausgangsposition zurück.

Nicht verwechselt werden darf der Chronograph mit einem Chronometer. Ein Chronograph kann auch – muß aber nicht – ein Chronometer sein. Beim Chronometer handelt es sich um eine Uhr, deren Ganggenauigkeit von einer offiziellen Prüfstelle im Rahmen eines zeitaufwendigen Verfahrens nach exakt definierten Kriterien verifiziert wurde. Nur nach dem Bestehen der Prüfung darf eine Uhr die Auszeichnung ›Chronometer‹ führen.

Die Armbanduhr mit Chronograph

Die Entwicklung von der Taschenuhr zur Armbanduhr mit Chronograph, die sich zunächst nur in einer Reduzierung der Werksdimensionen sowie im Anlöten von Bandanstößen äußerte, setzte in der Zeit nach der Jahrhundertwende ein. Sie geht primär zurück auf Wünsche der Militärs, die im Burenkrieg den Wert dieser besonders universell verwendbaren Uhrenform schätzen gelernt hatten. Doch auch die Sportler mochten schon bald nicht mehr auf einen Zeitmesser verzichten, welcher es ihnen auf unkomplizierte Weise gestattete, Zeitintervalle zu stoppen und so ihre persönlichen Leistungen, aber auch diejenigen ihrer Mitbewerber besser kontrollieren zu können.

Ein erster Armband-Chronograph läßt sich im Jahre 1909 literarisch nachweisen, als die Uhrenfabrik A. Ducommun-Müller, La Chaux-de-Fonds, beim eidgenössi-

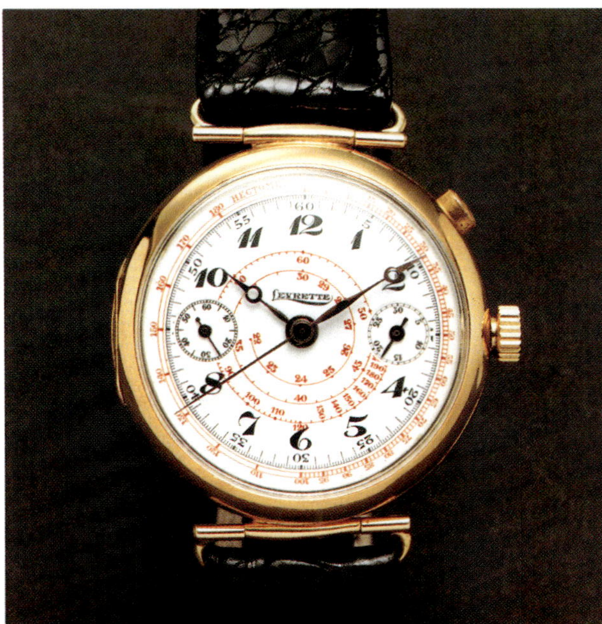

Goldener Chronograph von Levrette, 20er Jahre, Emailzifferblatt mit Tachy- und Hectometerskala, Kaliber Valjoux 13, 13 Linien, Höhe 5,85 mm, 17 Steine, 30-Minuten-Zähler

schen Amt für geistiges Eigentum einen Armband-Chronographen mit 30-Minuten-Zähler unter der Nummer 17070 zum Patent anmeldete. Allerdings kann die rein formale Ableitung von einer offenen Damen-Taschenuhr nicht verleugnet werden, da sich die ›12‹, wie seinerzeit vielfach üblich, bei der Aufzugskrone und damit der heutigen ›3‹ befindet. Unter der Nummer 17864 meldete im Frühjahr 1910 Samuel Jeanneret, St. Imier, einen Armband-Chronographen mit 30-Minuten-Zähler zum Patent an, der mit einem Savonnette-Kaliber ausgestattet und dessen Zifferblatt bereits in der heute üblichen Form gestaltet war. Movado, Omega und Ulysse Nardin

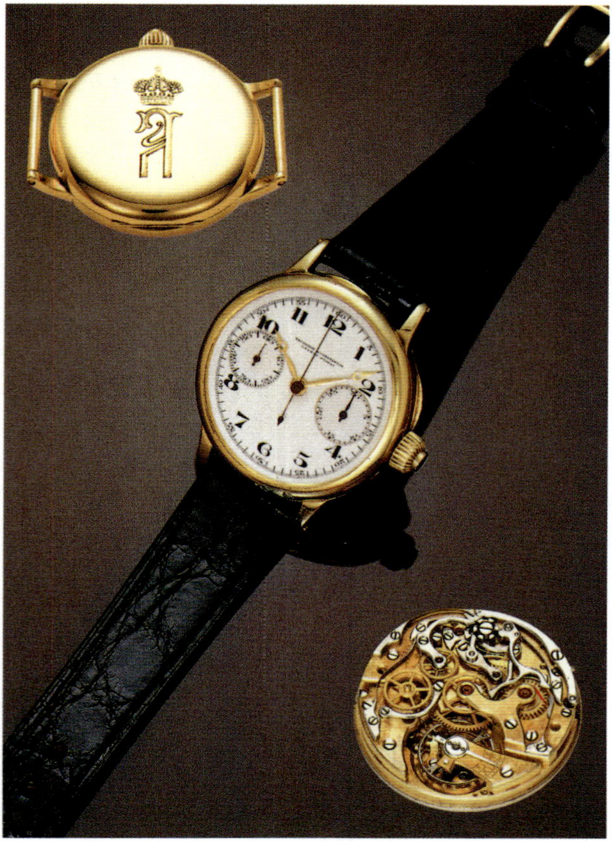

Goldene Armbanduhr mit Chronograph und 30-Minuten-Zähler von Vacheron & Constantin, Genf; 1928 für Alexandre Karadjordjevic, den König von Jugoslawien, angefertigt; 13liniges Ankerwerk mit 19 Steinen, bimetallische Unruh, Breguet-Spirale

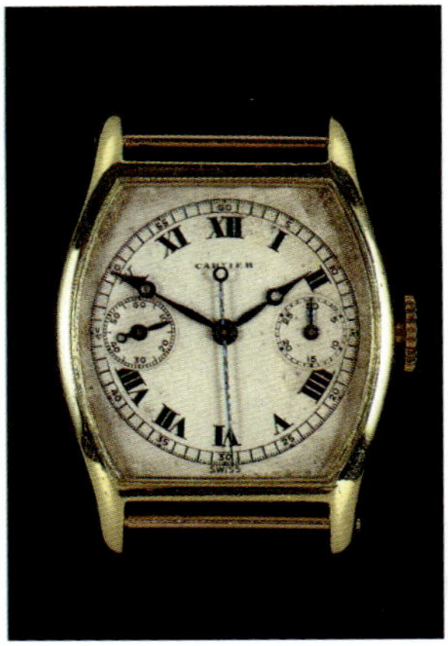

Goldene Herrenarmbanduhr mit Chronograph und 30-Minuten-Zähler, Cartier Modell ›Tortue‹, Ende der 20er Jahre; Chronographenwerk mit 25 Steinen der European Watch Co., Schweiz; alle Chronographenfunktionen (Start, Stopp, Nullstellung) werden über die Aufzugskrone gesteuert

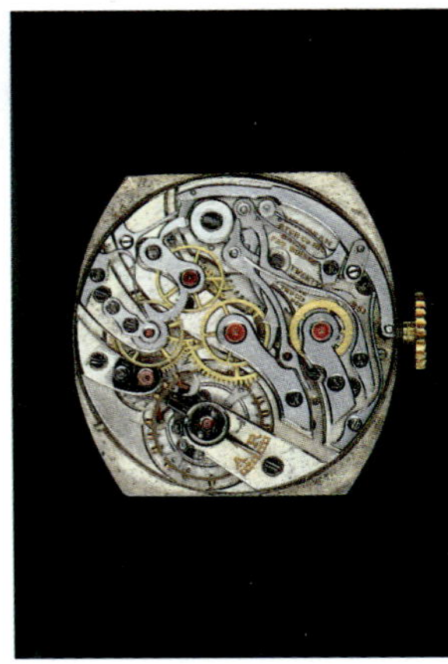

bewarben 1912 ihre ersten Armbanduhren mit Chronograph, wobei die Omega lediglich über einen 15-Minuten-Zähler verfügte.

Allen Uhren war jedoch gemeinsam, daß es sich um 1-Drücker-Modelle handelte, d.h. Start, Stopp und Nullstellung erfolgten über einen einzigen Drücker. Additionsstoppungen, d.h. eine Aneinanderreihung verschiedener Stoppvorgänge, waren damit noch nicht möglich. Vielmehr folgte auf den Stopp des Chronographenzeigers zwangsläufig dessen Nullstellung bei erneuter Betätigung des Drückers.

Einen ersten größeren Bedarf an Armbanduhren mit Chronograph brachte 1914 der Ausbruch des Ersten Weltkriegs mit sich. In diesem Jahr stellte Lémania auch ein neues 13liniges Chronographen-Kaliber mit

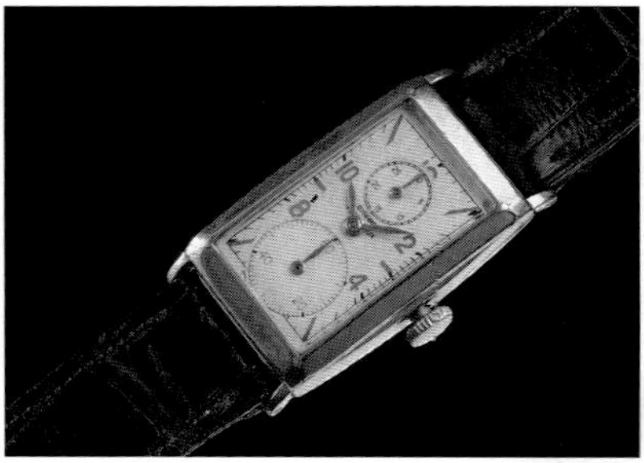
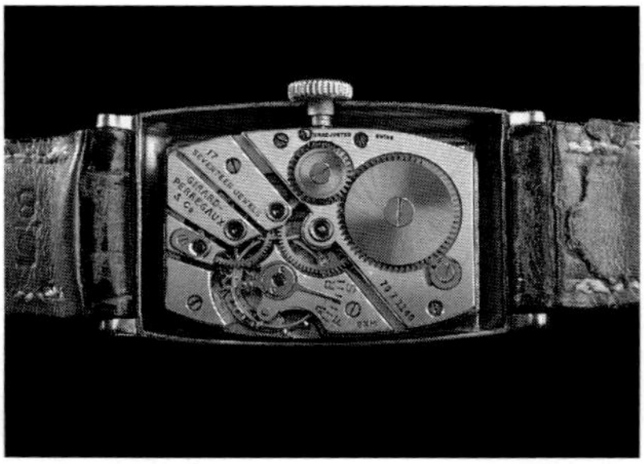

30-Minuten-Zähler vor, erhältlich u.a. in speziellen Gehäusen für Militärs (Aufzugskrone und Drücker bei der ›9‹, um diese vor Beschädigung zu schützen). Auffällig bei den Modellen jener Zeit waren die großen Radium-Ziffern auf den Email-Zifferblättern, um die Uhrzeit auch bei Dunkelheit gut ablesen zu können.

›Mimolympic‹-Chronograph von Mimo, Graef & Co., 1936, Formwerk Kaliber 70 G, 7 3/4 x 11 ''' mit aufgesetztem Nullstell-Modul und 30-Minuten-Zähler, 15 Steine, bimetallische Schraubenunruh, Flachspirale

Während sich die ›einfache‹ Armbanduhr rein formal zu jener Zeit bereits weitgehend emanzipiert hatte und in einer schier unübersehbaren Gehäusevielfalt erhältlich war, glichen die Armbanduhren mit Chronograph bis zum Ende der zwanziger Jahre zumeist noch den Taschen- bzw. frühen Armbanduhren: rund mit angelöteten Bandanstößen.

Die große, vielleicht sogar die größte Zeit der Armband-Chronographen brachten indes die dreißiger und vierziger Jahre mit sich: Erstmals tauchten nun die 2-Drücker-Exemplare mit der Möglichkeit von Additionsstoppungen auf. Runde und kissenförmige Gehäuse unterschiedlichster Ausprägungen waren wohlfeil, die Zifferblätter wurden infolge der begehrten zusätzlichen Tachy- und Telemeterskalen mitunter absolut unübersichtlich.

Im Jahr der Machtergreifung Hitlers, 1933, stellte Universal den angeblich ersten wassergeschützten Armband-Chronographen des Typs ›Colonial‹ vor. Mimo (Modell ›Mimolympic‹) und Invicta (Modell ›Chrono-Sport‹) brachten, ganz im Stil der Zeit, rechteckige Chronogra-

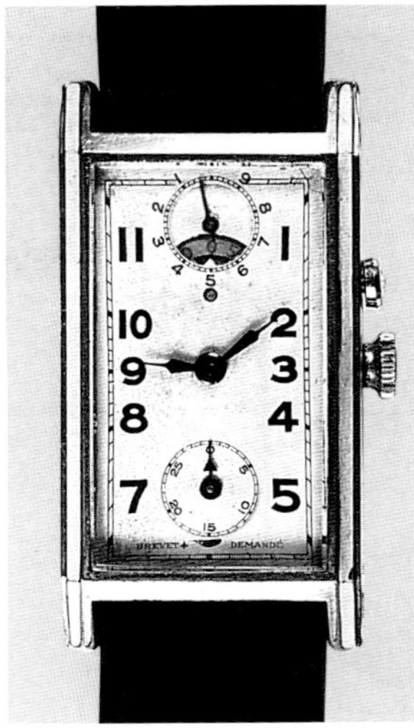

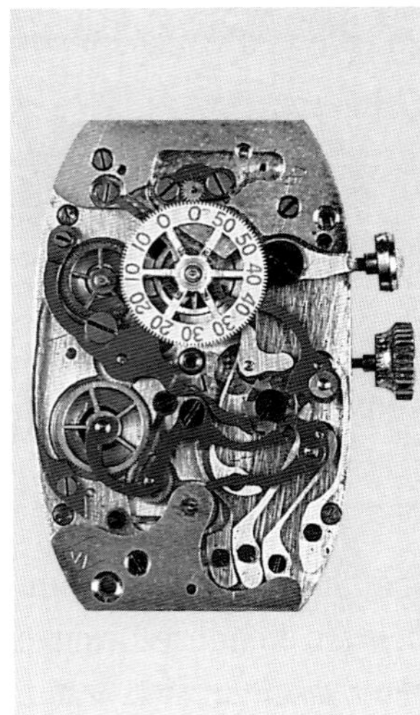

Oben und rechts: Rechteckige Stahl-Armbanduhr mit Chronograph, Modell ›Chrono-Sport‹ von Invicta, 30er Jahre. Die Chronographen-Kadratur wurde auf ein normales Form-Ankerwerk montiert und wird über den oberhalb der Krone angeordneten Schalter gesteuert

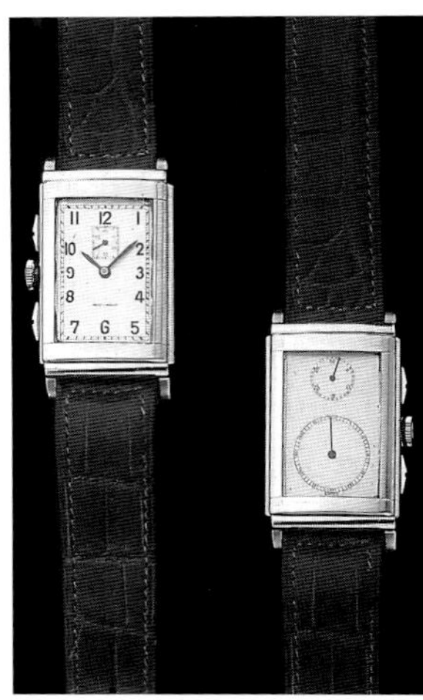

Rechts: ›Reverso‹-Armbanduhr mit Chronograph und 30-Minuten-Zähler von Movado, 1939; auf der Vorderseite ist das Zifferblatt für die Zeitindikation sichtbar, auf der Rückseite befindet sich unten der Chronographen-Zeiger, oben der 30-Minuten-Zählzeiger; die Chronographenfunktionen werden über die beiden Schieber im Gehäuserand gesteuert

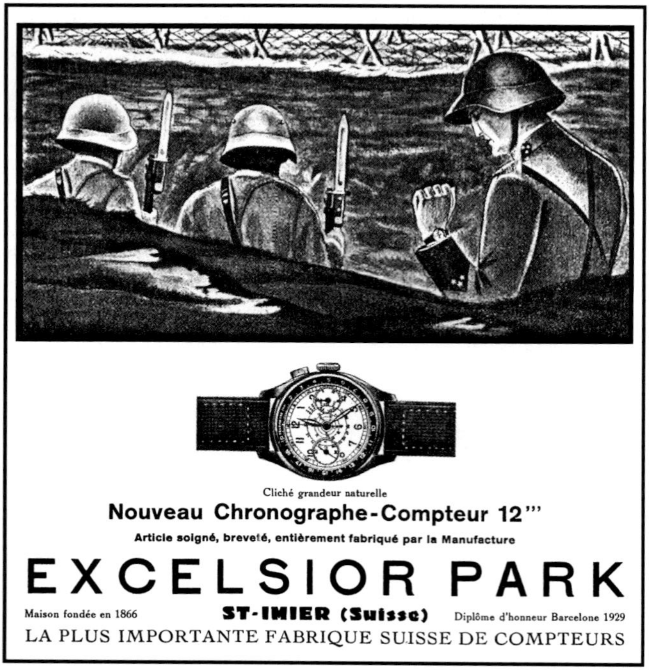

Anzeige des Chronographen-Fabrikanten Excelsior Park aus dem Jahre 1940

phen fürs Handgelenk. An den Bandanstößen begannen sich die Gehäuse-Designer auszutoben, und die Techniker machten sich daran, ein wesentliches Manko der Armband-Chronographen zu beseitigen, das in der relativ kurzen Minuten-Zählspanne (meist nur 30 Minuten) bestand.

Universal erhielt 1937 unter der Nummer 108 91 91 ein Patent für das Modell 1894 mit zusätzlichem 12-Stunden-Zähler. Breitling kam 1938 mit einem ähnlichen Modell auf der Basis eines Valjoux-Rohwerkes heraus. 1938/39 folgten Zug um Zug die anderen Uhrenhersteller mit Stundenzähler-Modellen, und die Firma Pierce, Léon Lévy et Frères S.A., Biel, die aus verschiedenen Gründen vom Bezug fremder Ebauches ausgeschlossen war, schickte ihr eigenes, mittlerweile sehr gesuchtes, jedoch vergleichsweise ›vertrackt‹ konstruiertes Chronographen-Kaliber ins Rennen um die Käufergunst.

Rechts: Stahl-Armbanduhr mit Chronograph und 30-Minuten-Zähler von Hanhart, Deutschland, 50er Jahre; 15 ½liniges Ankerwerk mit 17 Steinen, Kaliber Hanhart 41/51

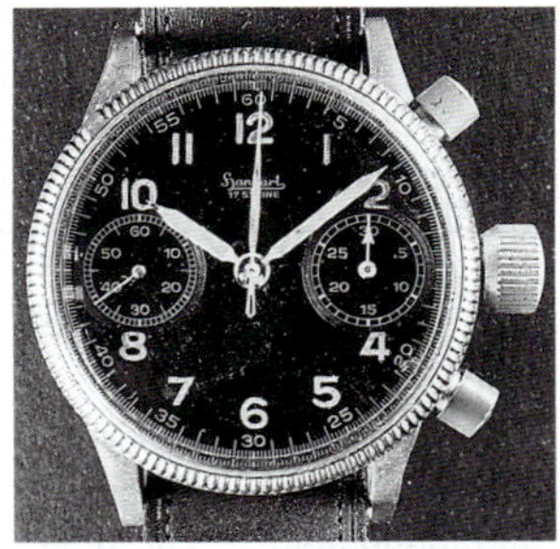

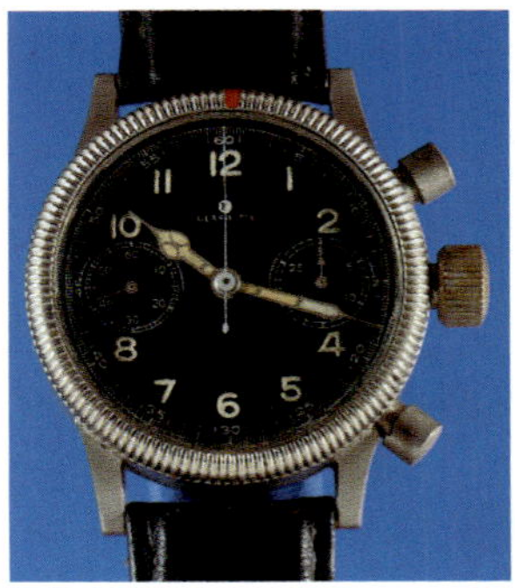

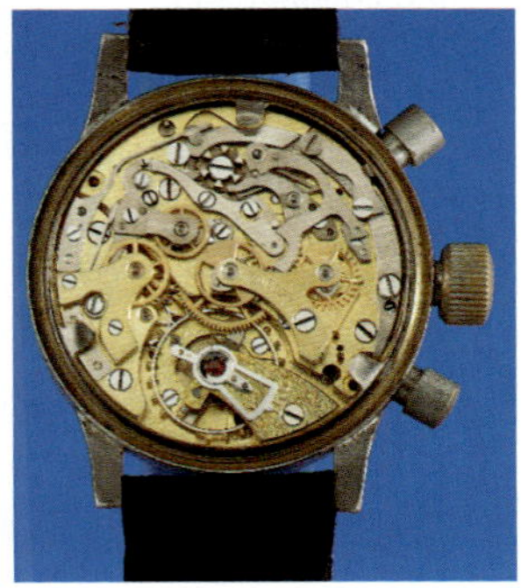

Oben: Stahl-Armbanduhr mit Chronograph und 30-Minuten-Zähler, signiert ›Tutima Glashütte‹; 40er Jahre; Ankerwerk Kaliber Urofa 59 mit 21 Steinen

Sport und Krieg standen im Mittelpunkt der Werbekampagnen für Schweizer Armband-Chronographen, als in Zentral- und Osteuropa der Zweite Weltkrieg tobte. Gerade die Probleme, die der Zweite Weltkrieg und die damit verbundene Isolation des Deutschen Reiches mit sich brachten, erforderten – zunächst speziell für militärische Zwecke – die Entwicklung eines eigenen deutschen Chronographen-Kalibers. Dieser Auftrag ging 1939, im Jahr des Kriegsausbruchs, an die UROFA (Uhren-Rohwerke-Fabrikation Glashütte AG), die nach nur zwei Jahren intensivster Arbeit die Früchte ihres Schaffens in Form des 15linigen Chronographen-Kalibers 59 mit 30-Minuten-Zähler den zuständigen Ministerien präsentieren konnte.

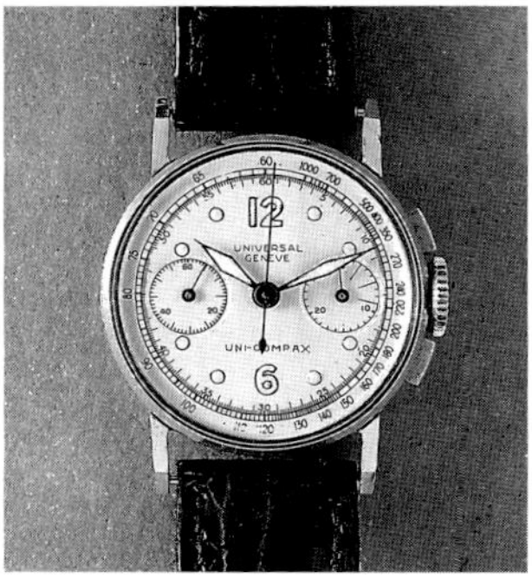

Links: Stahl-Damenarmbanduhr mit Chronograph und 30-Minuten-Zähler, Zifferblatt mit Tachymeterskala, Modell ›Uni-Compax‹ von Universal; 40er Jahre; 10 1/2liniges Ankerwerk Kaliber Universal 289; Gehäusedurchmesser 25 mm

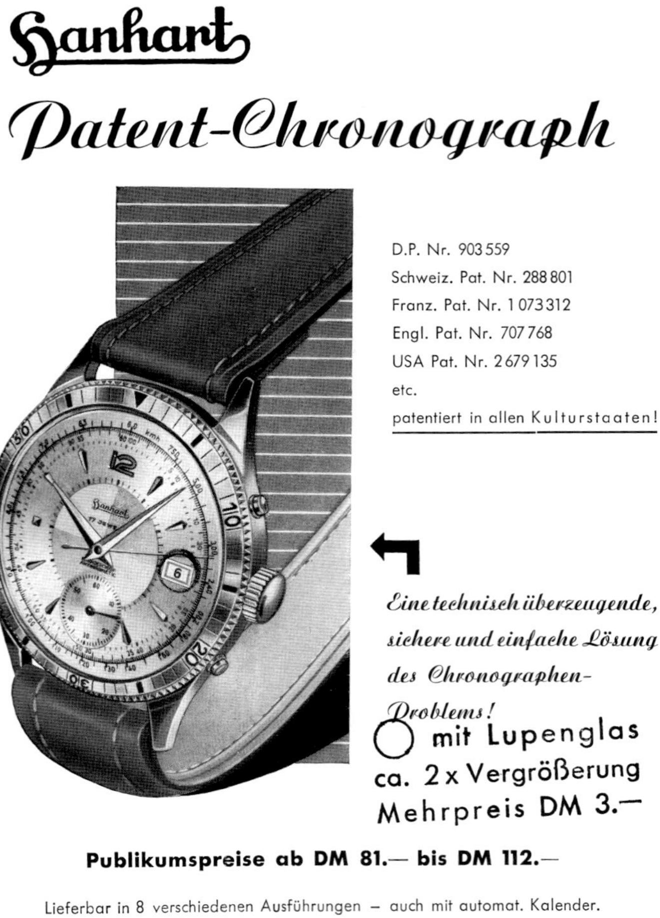

Hanhart ›Patent Chronograph‹ aus dem Jahr 1955; als Antrieb dient ein normales 10 1/2liniges Hanhart Kaliber 120, welches mit Hilfe zweier Schrauben im Trägerring des Chronographenmechanismus befestigt ist und unabhängig von diesem ein- und ausgebaut werden kann

Kleine quadratische Gold-Armbanduhr mit Chronograph und 30-Minuten-Zähler von Rolex, 40er Jahre; 10 ½liniges Ankerwerk Kaliber Valjoux 69, 17 Steine, bimetallische Unruh, Breguet-Spirale; Seitenlänge des Gehäuses 25 mm

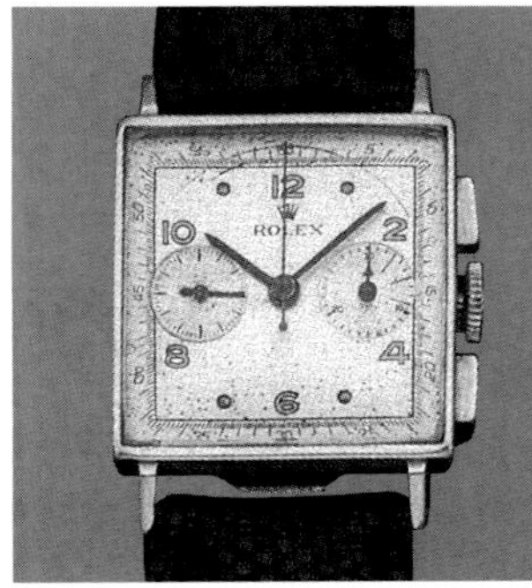

Der Chronographenzeiger kann durch den unteren Drücker (auch fliegend) nullgestellt und gleichzeitig wieder gestartet werden, der obere Drücker dient zum Stoppen des Chronographenzeigers

Hanhart Cal. 120 10½'''

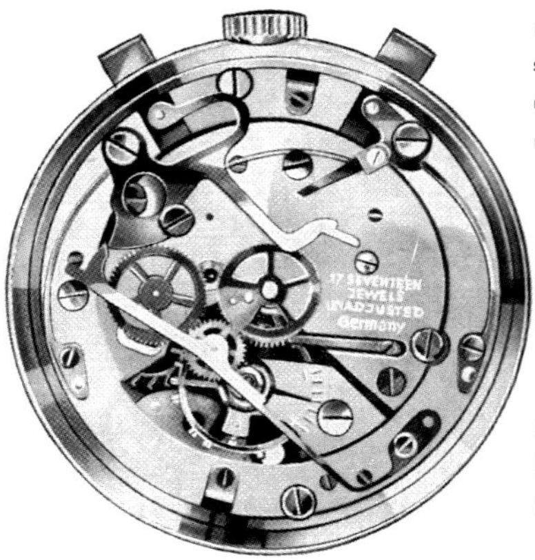

massiv. Ankerwerk 17 rubis, shockproof (KIF) Nivarox 2 unzerbrechliche, antimagnetische Zugfeder

Besonders große Unruh = besonders stetige Reglage in 3 Lagen!

Jahrzehntelange Erfahrungen im Bau komplizierter Uhren unserer bekannten Spezialisten wurden bei der Konstruktion dieses Kalibers zu harmonischem Akkord gebracht:

Einfachheit, Übersichtlichkeit u. Robustheit sind Trumpf!

Zifferblatt: Von innen nach außen: 0 – 60 Minuten

a) Innenkreis: 0 – 100 = 1/100 Minuten für Industrie und Technik

b) 0 – 60: Minuten incl. ⅕ Sekunden für Sport, Schule etc.

c) Äußere Skala: Tachometer- oder Geschwindigkeits-Skala, Basis 1000 m. Die Zeit, welche ein Fahrzeug für eine Meßstrecke von 1000 m benötigt, wird mit dem Chrono gestoppt und der Stundendurchschnitt direkt auf dieser Skala abgelesen. Die verzeichnete Höchstgeschwindigkeit beträgt 750 km/h, die geringste 60 km/h.

Die Uhren werden auch nachtleuchtend geliefert, ohne Mehrpreis.

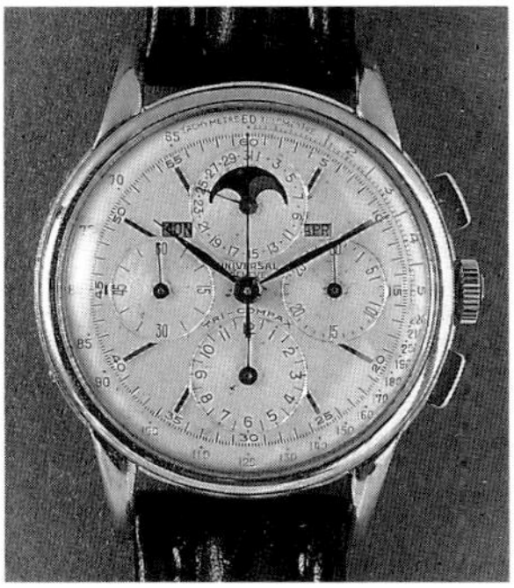

Unten: Herrenarmbanduhr mit Chronograph, 30-Minuten- und 12-Stunden-Zähler sowie Datumsanzeige, Modell ›Dato-Compax‹ von Universal; Mitte der 40er Jahre

Oben: Stählerne Herrenarmbanduhr mit Chronograph, 30-Minuten- und 12-Stunden-Zähler, einfachem Vollkalendarium und Mondphasenanzeige, Universal, Modell ›Tri-Compax‹, 1945; Chronographenwerk mit Schaltrad, Kaliber 287TX, 14 3/4''', 17 Steine, Ankerhemmung

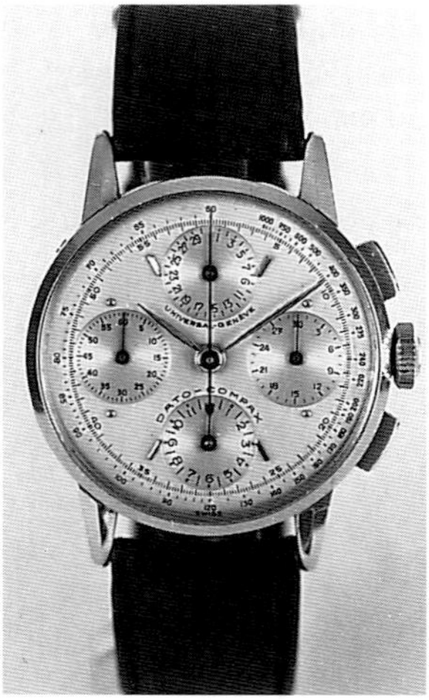

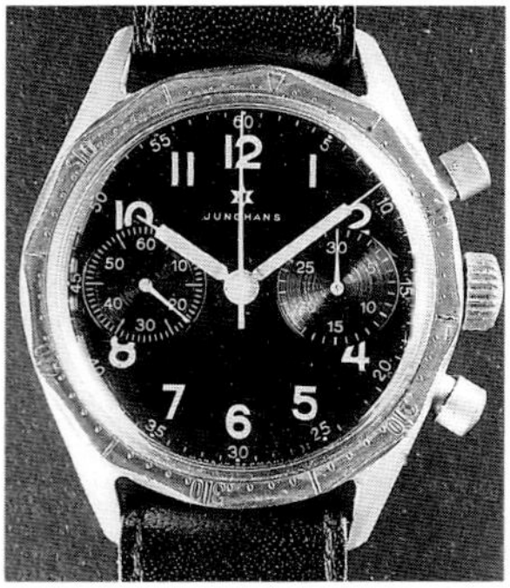

Oben und rechts: Stahl-Armbanduhr mit Chronograph und 30-Minuten-Zähler von Junghans; Mitte der 50er Jahre hergestellt für die Bundeswehr; 14liniges Ankerwerk, Junghans Kaliber J88 mit 19 Steinen

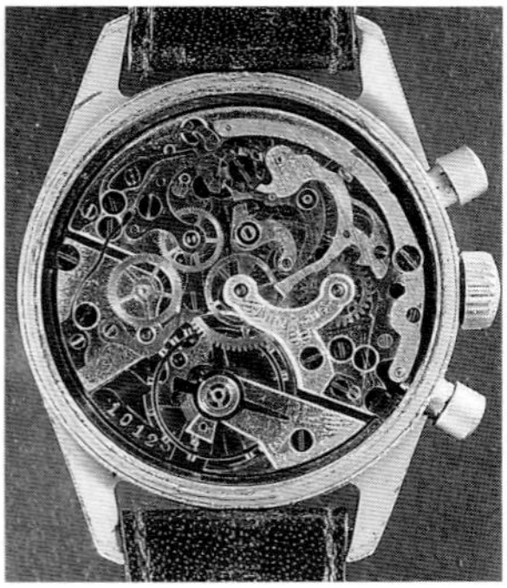

Nach dem Zweiten Weltkrieg waren es übrigens nur die Uhrenhersteller Hanhart und Junghans, die Armband-Chronographen westdeutscher Produktion für militärische und zivile Zwecke anboten.

Doch schon zu Kriegszeiten verlangten die Damen und die feine Gesellschaft nach kleineren als den üblicherweise verwendeten 13linigen Chronographenwerken. Diesem Wunsch entsprachen die Rohwerke-Fabrikanten bereits zu Beginn der vierziger Jahre mit 10 ½linigen Chronographen-Kalibern (Universal, Valjoux), was wiederum die Herstellung kleiner runder und quadratischer Gehäuse ermöglichte. Der Armband-Chronograph konnte damit auch in die Mode einbezogen werden.

Parallel dazu wurde ebenfalls seit Ende der dreißiger Jahre an einer Entwicklungslinie gearbeitet, die für den praktischen Nutzen der Armbanduhr mit Chronograph sehr bedeutsam war und ist. Gemeint sind die zusätzlichen Kalendarien verschiedenster Form und Komplexität, die letztendlich in der Armbanduhr mit Chronograph und ›ewigem‹ Kalender gipfelten, erstmals von Patek Philippe im Jahre 1941 zum freien Verkauf angeboten.

Die breite Masse mußte sich hingegen noch ein weiteres Jahr gedulden, bis Chronographen mit einfachen Kalendarien in größeren Stückzahlen und damit zu erschwinglichen Preisen erhältlich waren: die Modelle ›Chronodato‹ von Angelus und ›Tri Compax‹ von Universal. Erst ein Jahr später, 1943, war ein entsprechendes Valjoux-Kaliber (72 C) verfügbar und wurde von vielen Uhrenfabrikanten in ihren Kalender-Modellen verwendet.

Der Armband-Chronograph mit automatischem Aufzug

Erstaunlich ist bei rückblickender Betrachtung, daß die fieberhafte Entwicklung und sprunghafte Verbreitung automatischer Aufzugssysteme für Armbanduhren, die in den dreißiger Jahren einsetzte und in den fünfziger Jahren einen ersten Höhepunkt erreichte, zunächst nicht auf den Bereich der Chronographen überschwappte. Zwar hatte der zur SSIH-Gruppe gehörende Ebauche-Fabrikant Lémania bereits 1947 einen Automatik-Chronographen entwickelt, zu einer Serienfertigung konnte er sich aus verschiedenen Gründen jedoch nicht entschließen. Möglicherweise sah Lémania damals keinen Markt für diesen Uhrentyp. Nach dem Ende des Zweiten Weltkriegs waren Chronographen weniger gefragt, was sich auf die Investitionsbereitschaft der Uhrenhersteller natürlich negativ auswirkte. Es könnte aber auch sein, daß die technischen Probleme des neuen Kalibers damals noch unüberwindbar waren.

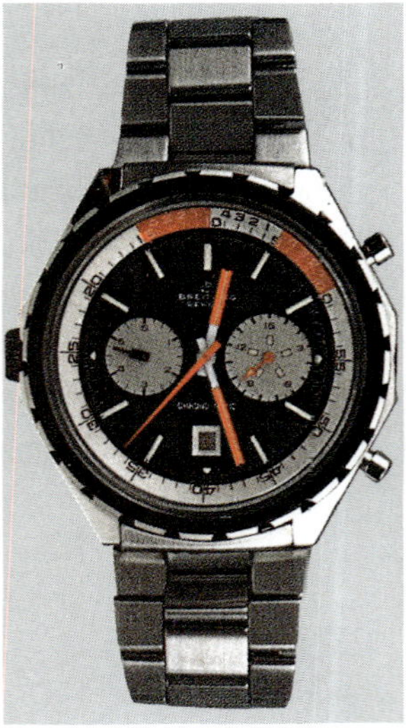

Stahl-Armbanduhr mit automatischem Aufzug, Chronograph mit 15-Minuten-Zähler, Datumsanzeige und ›Count-down‹-Drehring, Modell ›Chronomatic‹ von Breitling; um 1970; Automatik-Kaliber 11

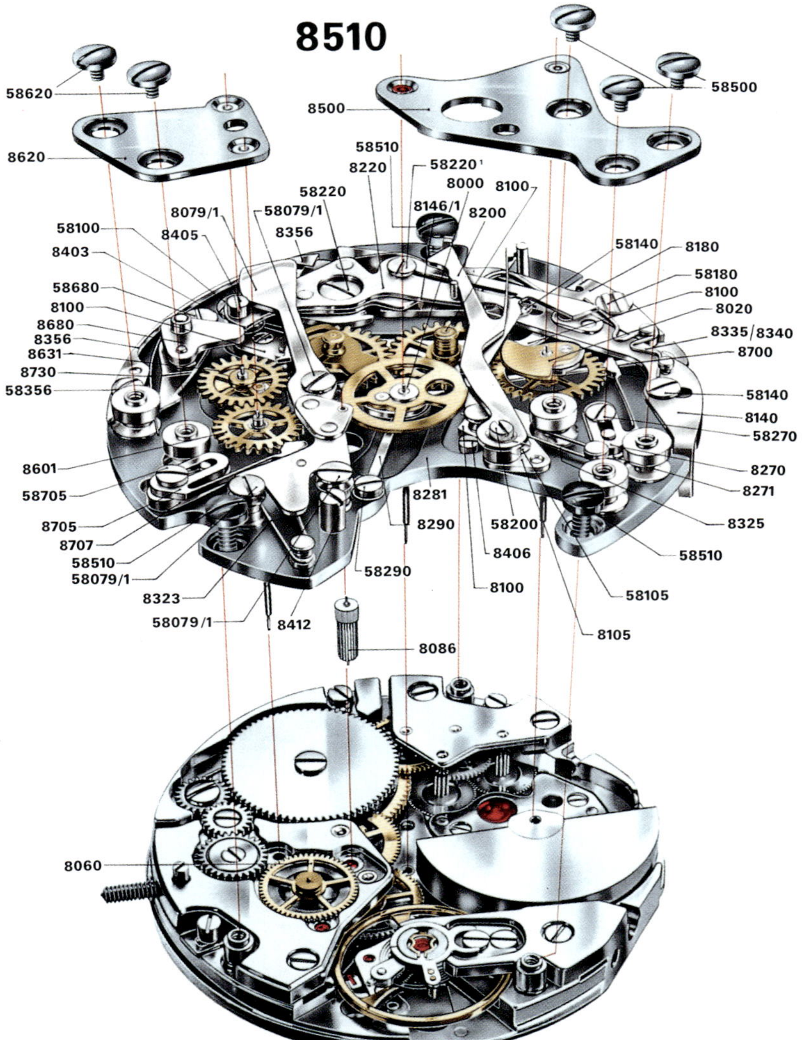

Explosionsdarstellung des 1969 zur Serienreife gediehenen Chronographenkalibers 10/11 der Produktionsgemeinschaft Breitling, Hamilton/Büren, Heuer; Ankerwerk mit Mikrorotor und aufgesetztem Chronographen-Modul Nr. 8510

Unten und rechts: Herrenarmbanduhr mit automatischem Aufzug, Chronograph mit 30-Minuten- und 12-Stunden-Zähler, einfachem Vollkalendarium und Mondphasenindikation, signiert ›Waldan International‹; gegenwärtige Produktion unter Verwendung des 1969 lancierten Zenith-Kalibers 3019 PHC

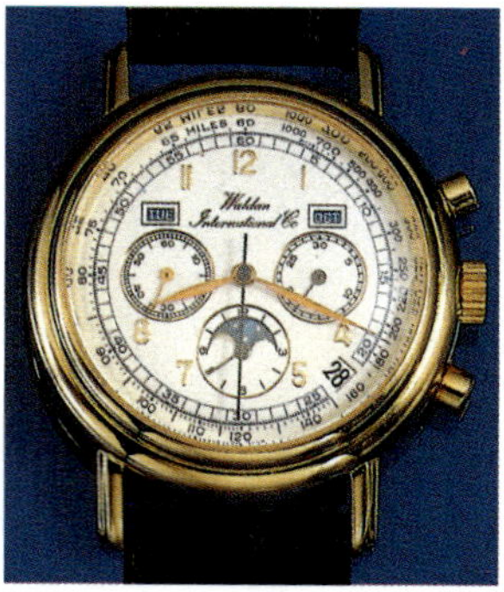

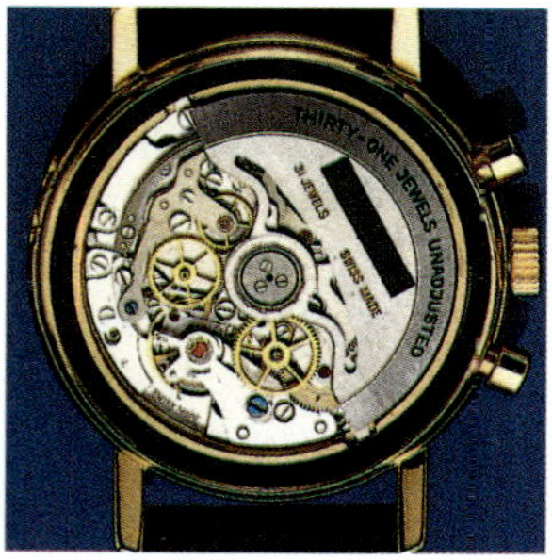

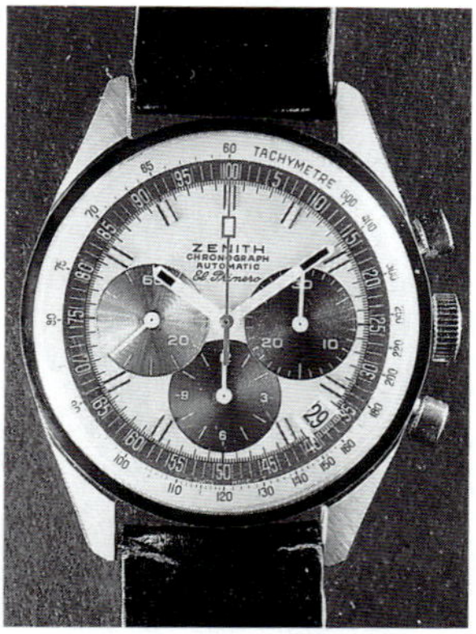

Rechts: Herrenarmbanduhr mit automatischem Aufzug, Chronograph mit 30-Minuten- und 12-Stunden-Zähler, Datumsanzeige sowie Tachymeter-Skala auf dem Zifferblatt, Modell ›El Primero‹ von Zenith; 1969 auf den Markt gebracht; 31steiniges Ankerwerk mit zentral angeordnetem Rotor, Kaliber 3019 PHC

Trotzdem war die Entwicklung von Chronographen mit automatischem Aufzug im Prinzip nicht aufzuhalten. Sie stellte aus damaliger Sicht für die schweizerische und auch die japanische Uhrenindustrie eine der letzten großen technischen Herausforderungen dar.

Um den Problemen mit der Rotorbefestigung über der Chronographen-Kadratur aus dem Weg zu gehen, strebte die 1965 von den Firmen Büren-Hamilton, Breitling, Dubois-Depraz und Heuer-Leonidas gegründete Arbeitsgemeinschaft eine modulare Lösung an. Auf der Basis des 1958 von der Büren Watch Company vorgestellten Kalibers ›Super Slender‹ mit einem in die Werksebene integrierten Mikrorotor und eines von Dubois-Depraz auf einer eigenen Platine montierten Chronographen-Mechanismus (8510) entstand das Kaliber 11. Dieses wurde am 3. März 1969 gleichzeitig in Genf, New York, Tokio, Hongkong und Beirut unter dem Namen ›Chronomatic‹ lanciert. Die Uhr bestach nicht nur durch das komplexe Innenleben, sondern fiel auch durch das ungewöhnliche Erscheinungsbild auf. Um augenfällig zu demonstrieren, daß die Zeiten des Handaufzugs beim Chronographen endgültig der Vergangenheit angehören, hatten die Konstrukteure die Krone kurzerhand auf die linke Gehäuseseite verlagert. Die beiden Drücker für Start, Stopp und Nullstellung verblieben hingegen an der gewohnten Stelle, nämlich im Gehäuserand bei der ›2‹ und der ›4‹. Damit war ein Design gefunden, welches ganz im Zeichen der Ergonomie stand. Beim Automatik-Kaliber 11 war der Chronographenmechanismus mit Kulissenschaltung auf einer eigenen Platine montiert. Diese Baueinheit konnte unabhängig vom Uhrwerk montiert und geprüft werden. Die Datumsindikation besaß eine Schaltzeit von nur 12 Minuten. Durch Hin- und Herbewegen der Zeiger zwischen 23.20 Uhr und 0.05 Uhr konnte sie rasch ein- und umgestellt werden. Bei einer Unruhfrequenz von 19800 Halbschwingungen/Stunde erreichte die Ganggenauigkeit Werte im Grenzbereich der Chronometernorm. Daß sich der ›Chronomatic‹ beinahe auf Anhieb zu einem Welterfolg entwickelte, verwundert also nicht.

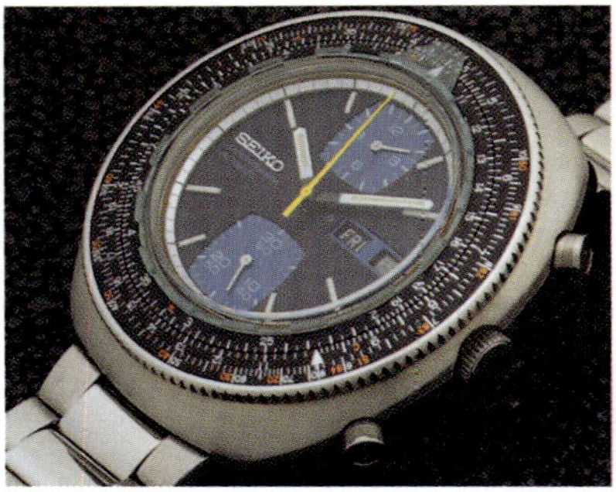

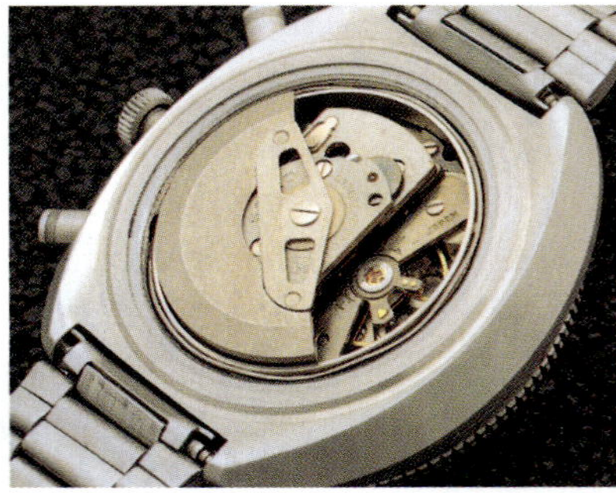

In den edlen Wettstreit um den ersten Automatik-Chronographen war auch die Uhrenmanufaktur Zenith, Le Locle, eingetreten. Bei der Herstellung von Handaufzugs-Chronographen (in Kooperation mit Universal Genève) besaß Zenith durch langjährige Erfahrung ohnehin ein hohes Maß an Kompetenz. Diese sollte nun nutzbar gemacht werden. Der Weg, welcher in Le Locle diskutiert und anschließend auch beschritten wurde,

Oben: Automatik-Chronograph von Seiko, Japan, um 1970, Kaliber 6139, Drehlunette mit Rechenscheibe, Wochentags- und Datumsindikation

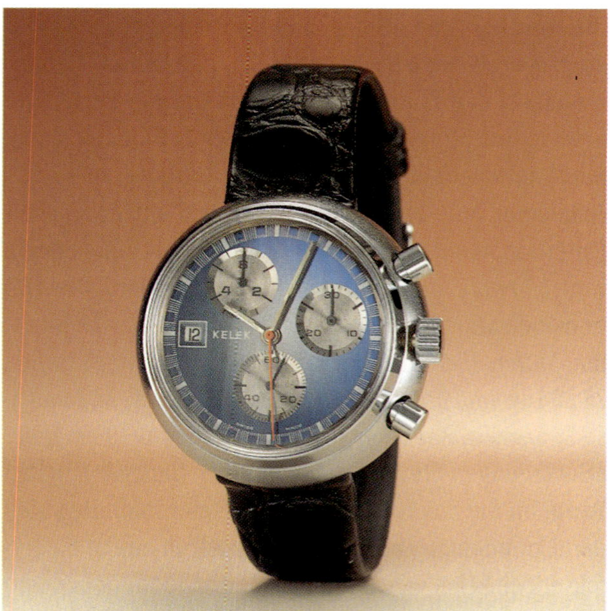

Automatik-Chronograph mit 30-Minuten- und 6-Stunden-Zähler von Kelek, Modul-Kaliber TDBK 1369, 21 Steine, um 1975

war indessen ein gänzlich anderer als der von Büren & Co.: Man wollte, ganz im Sinne der uhrmacherischen Tradition, ein klassisch-integriert aufgebautes Chronographen-Kaliber mit Schaltrad-Steuerung der Start-, Stopp- und Nullstellfunktion sowie einem zentral angeordneten Rotor. Nur diese Bauweise gestattete nach Auffassung der Verantwortlichen die Konstruktion eines Uhrwerkes mit noch vertretbaren Dimensionen in der Höhe und im Durchmesser. Sie sollten recht behalten: Während die ›Chronomatic‹ aus Büren bei einem Durchmesser von 13 ¾ Linien (31,02 mm) in der Höhe 7,7 mm maß, konnte die Höhe des Zenith-Werkes bei einem Durchmesser von 13 Linien (29,33 mm) auf 6,5 mm be-

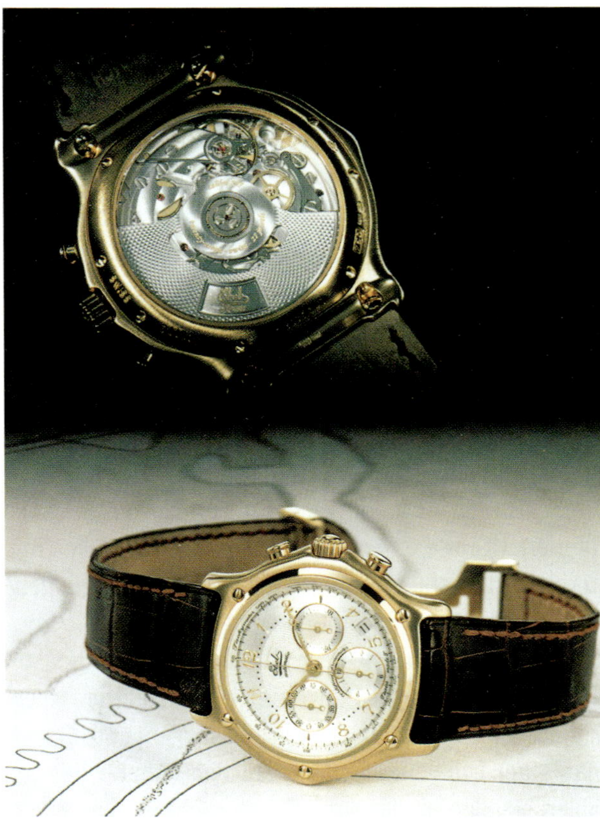

Automatik-Chronograph ›Modulor‹ von Ebel, vorgestellt 1995. Durchmesser 31 mm, Höhe 6,4 mm, 27 Steine, Unruhfrequenz 28 800 Halbschwingungen/Stunde, Datumsindikation mit Schnellschaltung, Aufzug durch kugelgelagerten Zentralrotor in beiden Drehrichtungen, Chrono- graphenmechanismus mit Schaltnocken, 30-Minuten- und 12-Stunden-Zähler. Das Uhrwerk basiert auf einer Lémania-Entwicklung von 1989 und findet in modifizierter Form z.B. auch im Breguet-Chronographen Typ XX Verwendung

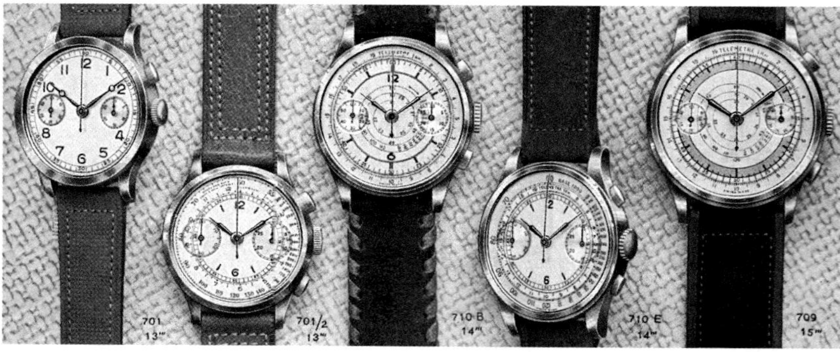

Chronographen-Modelle, Mitte der 30er Jahre

schränkt werden. Damit war diese Konstruktion für viele Jahre unangefochtener Spitzenreiter im Bereich automatischer Chronographenwerke. Zur Realisation dieser vergleichsweise geringen Werksdimensionen mußte u.a. eine spezielle Automatik-Brücke entwickelt werden, die über und neben dem Chronographen-Mechanismus zu befestigen war. Bei der Rotorlagerung griffen die Zenith-Techniker auf das bereits seit 1948 bewährte, extrem robuste und langlebige Kugellager-System zurück. In Verbindung mit einem durchdachten Wechslersystem und Reduktionsgetriebe (der Rotor spannt die Zugfeder in beiden Drehrichtungen) kann bei normalen Tragegewohnheiten im Laufe des Tages selbst bei eingeschaltetem Chronographen eine Gangreserve von rund 50 Stunden aufgebaut werden. Diese besondere Leistungsfähigkeit des automatischen Aufzugs war für Zenith auch aus einem anderen Grund von großer Bedeutung: Die Schritte des Chronographenzeigers sollten in exakt definierter Größe erfolgen. Bei klassischen Modellen mit einer Unruhfrequenz von 18000 Halbschwingungen/Stunde bedeutete dies eine Meßgenauigkeit von 1/5 Sekunde. Nachdem jedoch die sechziger Jahre – als Reaktion auf die Fortschritte im Bereich der elektronischen Zeitmessung – zur Steigerung der Ganggenauigkeit mechanischer Uhrwerke ganz im Zeichen höherer Schlagzahlen standen, wollte auch Zenith nicht zurückstehen.

Um den bereits erwähnten Anspruch bezüglich der Meßgenauigkeit aufrechterhalten zu können, kam nur eine Verdoppelung der Unruhfrequenz auf 36 000 Halbschwingungen/Stunde in Betracht. Dieses Hochfrequenzwerk führte zwar zu einer extremen Präzision und einer Meßgenauigkeit von exakt 1/10 Sekunde, erforderte dafür jedoch wesentlich mehr Energie und damit ein effizienteres Aufzugssystem als ein Kaliber mit niedrigerer Schlagzahl. Doch damit nicht genug. Auch an das Schmiersystem stellen solche Schnellschwinger extreme Anforderungen. Die Verwendung konventioneller Öle führt durch die hohen Zentrifugalkräfte zu einem raschen Trockenlaufen der Lager. Deshalb mußte zur Vermeidung frühzeitiger Abnützungserscheinungen ein spezielles Trockenschmiersystem auf Molybdän-Basis entwickelt werden. Von Anfang an gab es diesen automatischen Chronographen in zwei unterschiedlichen Ausführungen: zum einen als Version mit 30-Minuten- und 12-Stunden-Zähler sowie einfacher Datumsanzeige (280 Teile), zum anderen als Variante mit komplettem Kalendarium und Mondphasenanzeige (354 Teile), seinerzeit verkauft unter der Modellbezeichnung ›Espada‹.

Rechts: Stundenwinkel-Chronograph Modell ›Lindbergh‹ von Longines; gegenwärtige Produktion; die Armbanduhr ist mit dem Automatik-Kaliber Valjoux 7750 ausgestattet, besitzt einen 30-Minuten- und einen 12-Stunden-Zähler sowie eine Tages- und Datumsanzeige

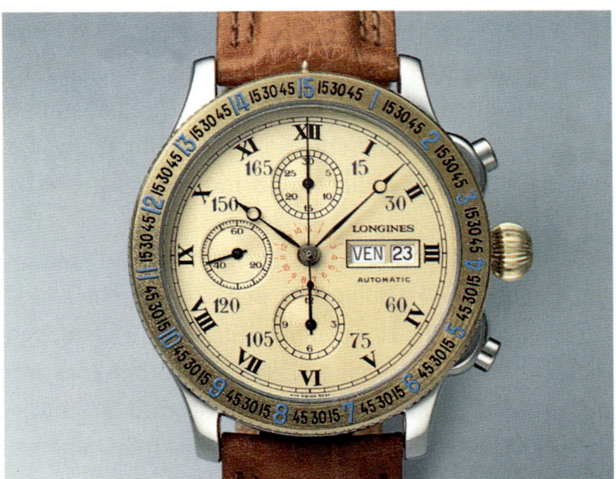

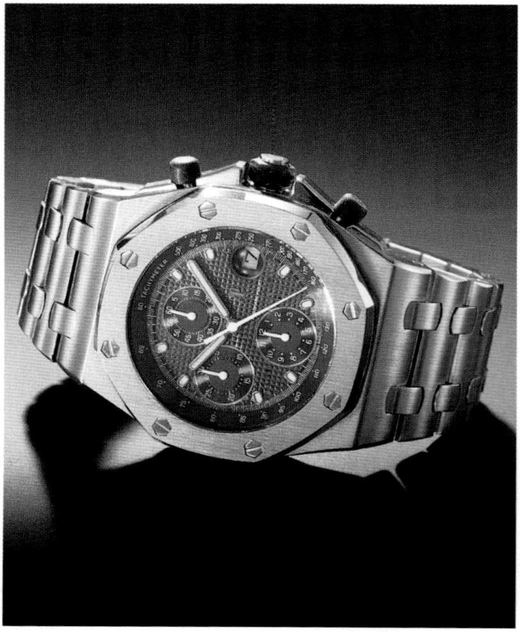

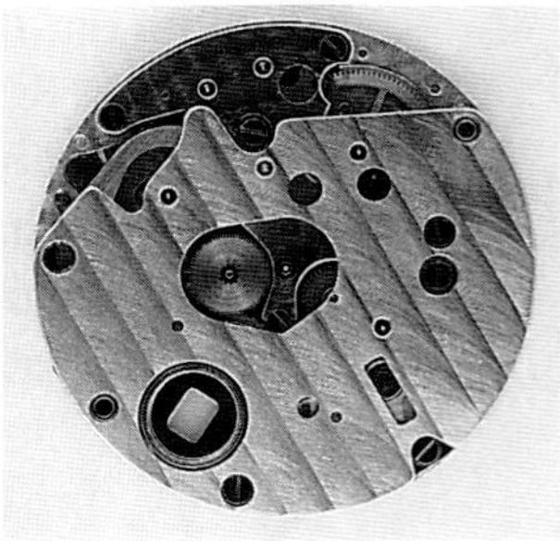

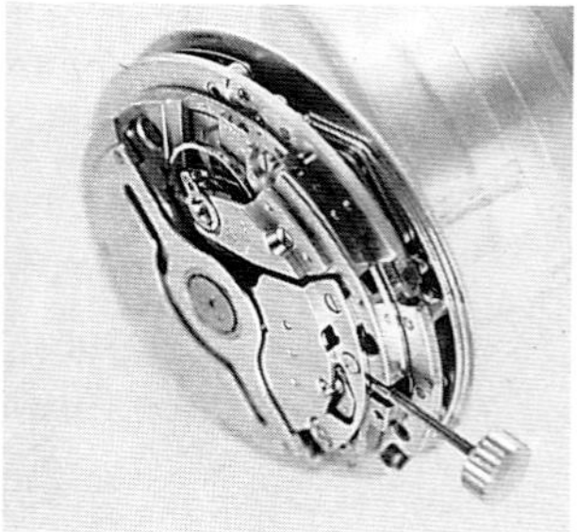

Während sich die beiden schweizerischen Konkurrenten noch um die Serienfertigung ihrer Entwicklungen bemühten, verkaufte die japanische Seiko Corporation bereits die ersten Automatik-Chronographen mit 30-Minuten-Zähler, Tages- und Datumsanzeige. Das 12linige Kaliber 6139 mit 21 Steinen erlangte im Frühjahr 1969 patentrechtlichen Schutz. Bereits im Mai 1969 wurden die ersten damit ausgestatteten Armbanduhren an die Geschäfte geliefert. Ein Jahr später folgte das gleichfalls 12linige Kaliber 6138 mit zusätzlichem 12-Stunden-Zähler.

Erst 1972 folgten Lémania/Omega mit dem 13 3/4linigen Kaliber 1040 (Höhe 8,00 mm, Zentralrotor), und 1973 konnte Valjoux seinen wiederum 13 3/4linigen Dauerbrenner 7750 (Höhe 8,00 mm, Zentralrotor) vorstellen. Letztgenanntes Kaliber beseelt auch gegenwärtig noch die Mehrheit aller produzierten Automatik-Chronographen.

Royal Oak ›Offshore‹-Chronograph von Audemars Piguet, gegenwärtige Produktion, Gehäuse wasserdicht bis 100 m, amagnetisches Innengehäuse (Schutz bis zu 24000 A/m), Uhrwerk Kaliber 2166 (Kaliber 2125 Automatik mit Modul 2840), Durchmesser 29,92 mm, Höhe 6,15 mm, 51 Steine, 21600 Halbschwingungen/Stunde, Unruhstopp, Datumsanzeige, Rotoraufzug in beiden Drehrichtungen, Chronograph mit 30-Minuten- und 12-Stunden-Zähler

Wenig Beachtung fand hingegen das 1974 in aller Stille fertiggestellte Kaliber D.B.K. 1369 von Kelek. Bei einem Durchmesser von 11 Linien (knapp 26 mm) und einer Höhe von 7,60 mm galt es für mehr als zehn Jahre als das kleinste erhältliche Werk mit automatischem Aufzug und Chronograph.

Gegen Ende der siebziger Jahre waren die goldenen Zeiten der mechanischen Armband-Chronographen scheinbar vorbei, denn die billigen fernöstlichen Digital-Multifunktionszeitmesser lieferten u.a. einen Chronographen sozusagen gratis mit.

Doch die vergangenen fünf Jahre ließen die mechanische Armbanduhr mit Chronograph (und hauptsächlich auch automatischem Aufzug) erneut und beständig

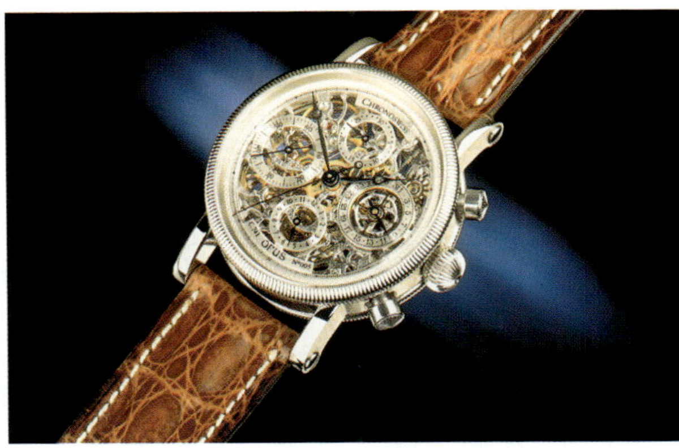

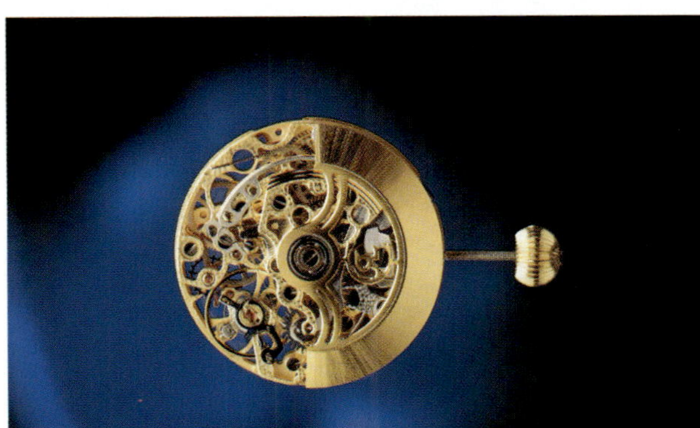

Automatik-Chronograph ›Opus‹ von Chronoswiss, ›Uhr des Jahres 1996‹ der Zeitschrift Armbanduhren; in diesem Modell findet erstmals das Kaliber Valjoux 7750 in skelettierter Form Verwendung; Durchmesser 30mm, Höhe 7,8mm, 25 Steine, 28 800 Halbschwingungen/Stunde, Unruhstopp, Datumsindikation, Chronograph mit 30-Minuten- und 12-Stunden-Zähler, Chronographenmechanismus mit Nocken und Schwingtrieb

in der Beliebtheitsskala klettern. Mechanische Chronographen-Rohwerke offerieren gegenwärtig u.a. Frédéric Piguet (nur Automatik), Lémania, Valjoux und Zenith (jeweils Automatik und Handaufzug). Eine Chrono-Neuentwicklung tickt im Modell ›Triple Complication‹ von Audemars Piguet, allerdings kombiniert mit einem Minuten-Repetitionsschlagwerk. Der Aufzug erfolgt automatisch.

Bewährte Pfade beschritt die im Vallée de Joux beheimatete mikromechanische Werkstätte Dubois-Dépraz, die auch an der Entwicklung der Automatik- Chronographen von Breitling und Kelek beteiligt war. Sie entwickelte ein knapp 3 mm hohes Chronographen-Modul (›Chronoskop‹), das sich auf gängige Automatik-Kaliber montieren läßt und somit Unabhängigkeit von den Lieferungen der Ebauches-Fabrikanten verschafft. Auch Lémania, Girard-Perregaux und der Glashütter Uhrenbetrieb bieten inzwischen Chronographen-Module an. Und bei Eta ging das Automatik-Kaliber

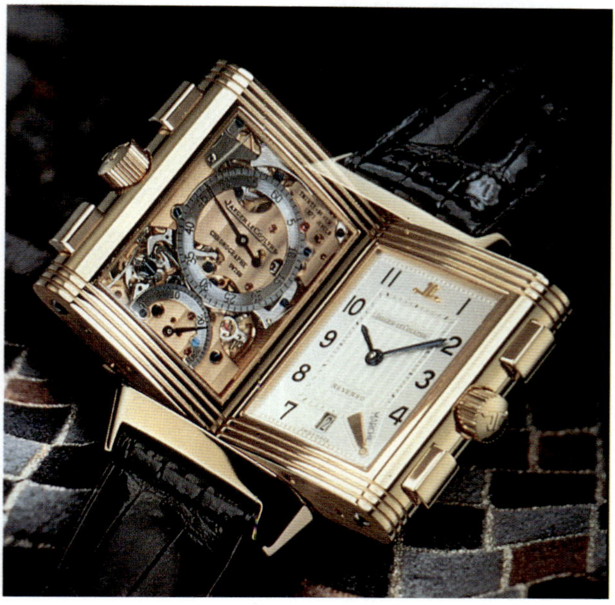

Reverso-Chronograph, Jaeger-Le-Coultre, 1996, Handaufzugs-Formkaliber; 829, 37 Steine, Datumsanzeige, Gangreserve 44 Stunden; rückwärtiger Chronograph mit Schaltrad, retrogradem 30-Minuten-Zähler; Funktionsanzeige für den Chronographen bei der ›5‹; auf 500 Exemplare limitiertes Modell mit Rotgold-Gehäuse

Unterzifferblattansicht eines Chronographen-Kalibers mit Stundenzähler (Valjoux)

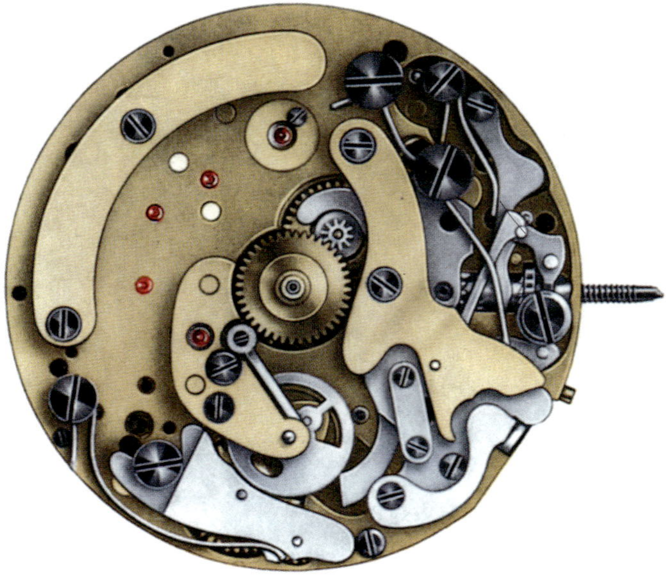

2894-2 mit vorderseitig montiertem Chronographenmechanismus Ende 1996 in Serie. Modul-Chronographen erkennt man z. T. an einem relativ tiefen Datumsschacht. Außerdem liegen Krone und Drücker nicht auf einer Ebene.

Eine quarz-mechanische Eigenentwicklung findet man bei IWC und Jaeger-LeCoultre. Diese besitzt einen nach ›klassischen‹ Gesichtspunkten konstruierten mechanischen Chronographen-Mechanismus und zwei quarzgesteuerte Schrittschaltmotoren, einen für das Geh-, den anderen für das Chronographenwerk. Als derzeit jüngster Stern leuchtet am mechanischen Chronographenhimmel der limitierte ›Reverso Chronographe Rétrograde‹ von Jaeger-LeCoultre. Er besitzt ein neu entwickeltes Form-Handaufzugswerk, Kaliber 829. Cartier präsentierte 1998 das zusammen mit der Techniques Horlogères Appliquées (T.H.A.) SA., Sainte Croix, entwickelte Chronographenwerk 045 mit 30-Minuten-

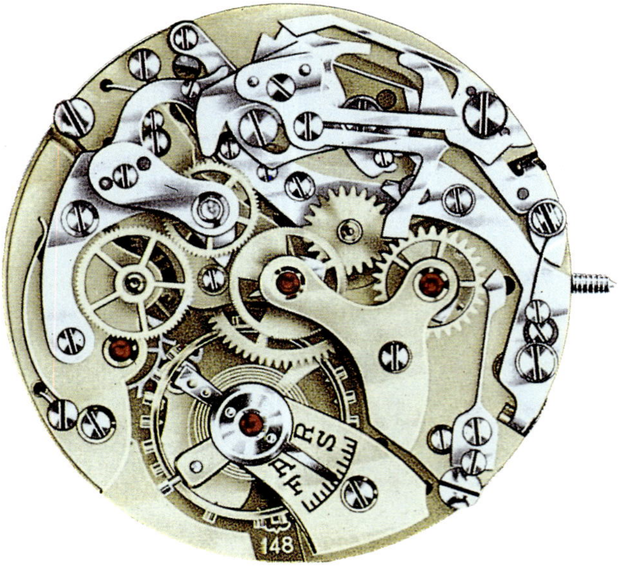

13 ³/₄-liniges Chronographen-Kaliber mit Kulissenschaltung (ohne Schaltrad), Landeron 148

Zähler, Schaltrad und in die Krone integriertem Drücker. Seine Maße: 11 Linien, Höhe nur 3,8 mm. Die Unruhfrequenz liegt bei 21.600 A/h.

Die Funktionsweise des Chronographen

Die folgende Beschreibung gilt z.B. für Chronographenwerke von Valjoux mit einem sogenannten Schalt- oder Säulenrad. Einfachere Kaliber z.B. von Landeron mit einer sogenannten Kulissenschaltung (Schaltnocken, kein Schaltrad) funktionieren aber im Prinzip ähnlich.

Durch Betätigung des Start-Stopp-Drückers (meist bei der ›2‹) wird der Chronograph zunächst gestartet. Mit Hilfe des Schalthebels (1) wird das Schaltrad (2) um eine Position weiterbewegt. Das Zwischenrad (3) bildet nun eine Verbindung zwischen Chrono-Zentrumsrad (4) und Mitnehmerrad (5). Der zentrale Chronographenzeiger beginnt zu laufen. Sobald er eine Umdrehung vollführt hat, werden das Sternrad (6) und damit das Minutenzählrad (7) jeweils um einen Zahn gedreht. Der Minuten-Zählzeiger springt auf den ersten Teilstrich.

Solange der Chronographenzeiger in Bewegung ist, bleibt der Nullstelldrücker (meist bei der ›4‹) außer Funktion.

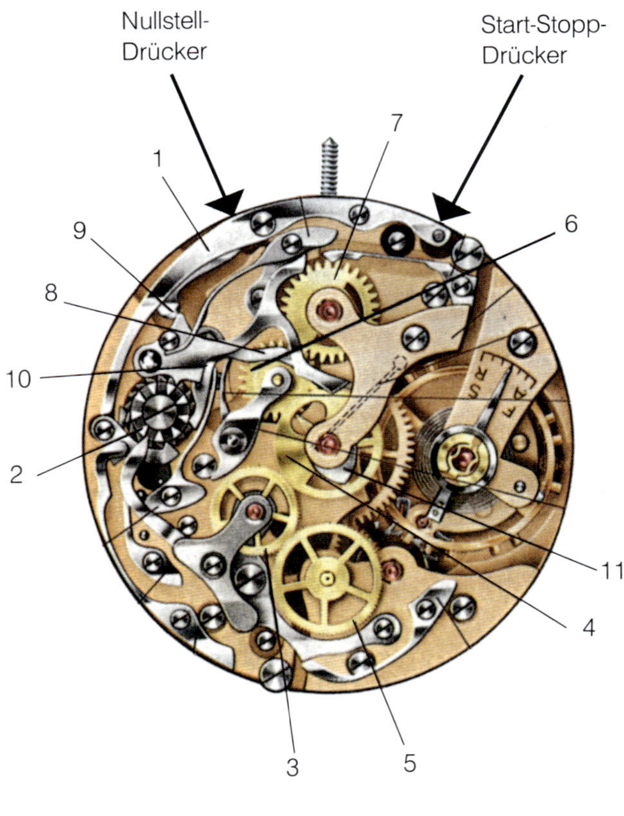

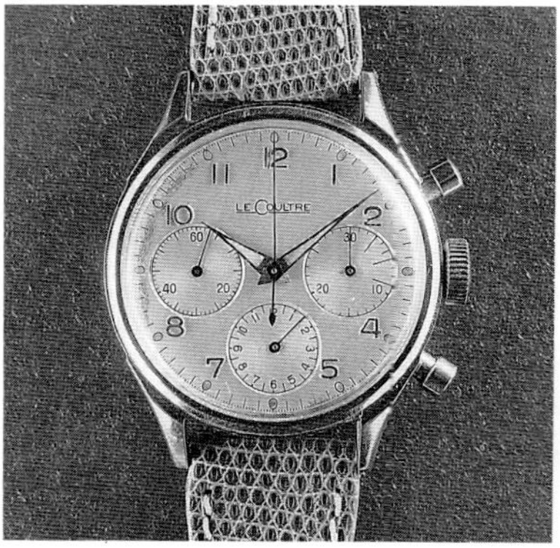

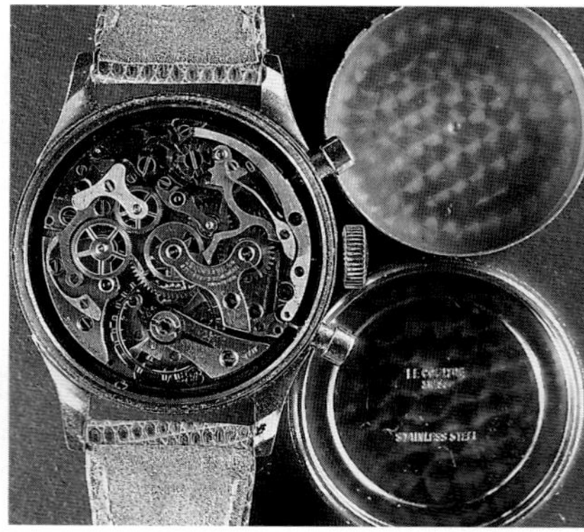

Stahl-Armbanduhr mit Chronograph, 30-Minuten- und 12-Stunden-Zähler, signiert ›LeCoultre‹, 50er Jahre; 13liniges Ankerwerk Kaliber Valjoux 72 mit Schaltrad, 17 Steine

Wird der Start-Stopp-Drücker ein weiteres Mal betätigt, dreht sich das Schaltrad wiederum um eine Position, und der Kraftfluß zwischen Chrono-Zentrumsrad (4) und Mitnehmerrad (5) wird wieder unterbrochen. Gleichzeitig legt sich ein Blockierhebel (8) an das Chrono-Zentrumsrad (4) und bremst den Chronographenzeiger. Durch eine weitere Auslösung des Start-Stopp-Drückers ließe sich das Schaltrad (2) um eine erneute Position weiterbewegen und der Chronographenzeiger wieder starten, z.B. um Additionsstoppungen vorzunehmen.

Über den Nullstelldrücker (meist bei der ›4‹) und den Nullstellhebel (9) bringt, wenn der Chronograph vorher gestoppt wurde, der Herzhebel (10) das Sekunden- (11), Minuten- und ggf. Stundenherz wieder in die Ausgangslage. Chronographen-, Minuten- und ggf. Stundenzählzeiger springen in ihre Nullposition zurück. Der Chronograph ist für einen neuen Stoppvorgang bereit.

Goldene Herrenarmbanduhr mit Chronograph und 30-Minuten-Zähler von Heuer, Anfang der 50er Jahre

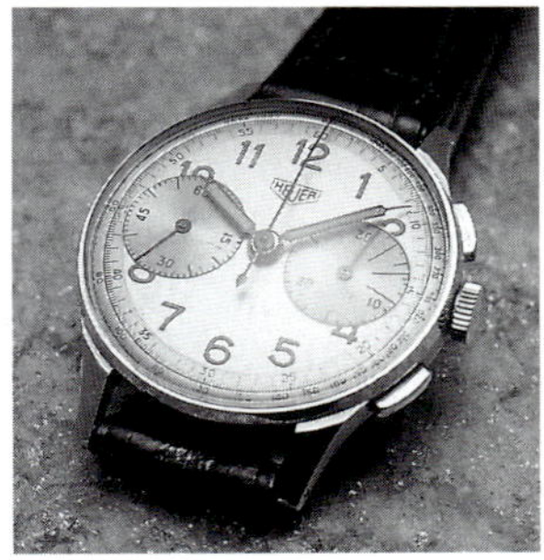

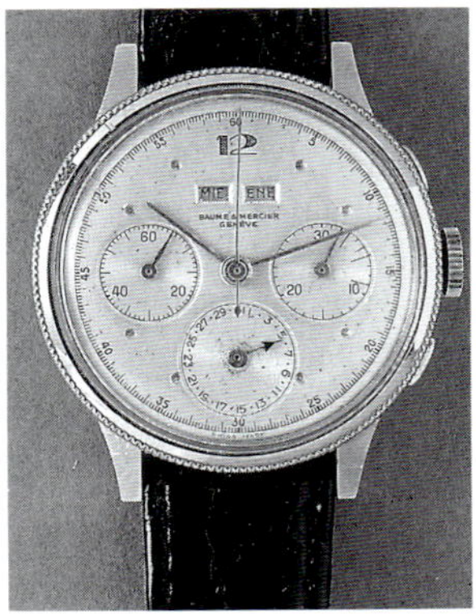

Stählerne Herrenarmbanduhr mit Chronograph, 30-Minuten-Zähler und einfachem Vollkalendarium, signiert ›Baume & Mercier‹, um 1950; 13 3/4liniges Ankerwerk Kaliber Landeron 58 ohne Schaltrad, 17 Steine; alle Kalenderindikationen außer der Monatsanzeige schalten automatisch; Korrekturmöglichkeit durch Verdrehen der Lunette

Goldene Herrenarmbanduhr mit Chronograph, 30-Minuten- und 12-Stunden-Zähler, einfachem Vollkalendarium und Mondphasenanzeige, signiert ›Venus‹, 50er Jahre; 13liniges Ankerwerk, Kaliber Valjoux 88, Glucydur-Unruh, auto-kompensierende Breguet-Spirale

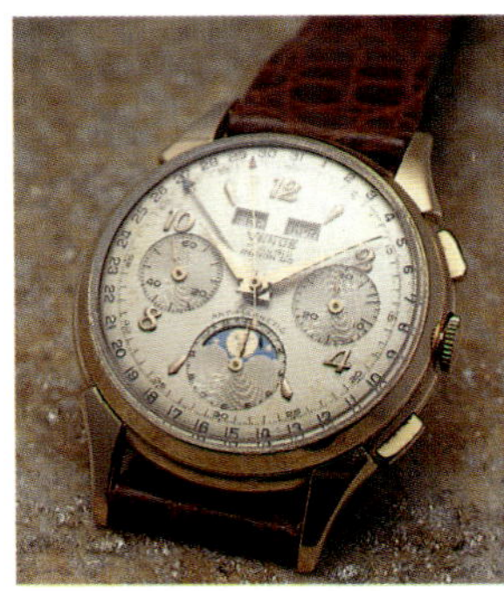

Indikationen, Zifferblätter und Zusatzfunktionen bei Chronographen

Die 1952 von der Ebauches S.A., Neuchâtel, herausgegebene Broschüre ›Die grundsätzlichen Chronographen-Typen, erläutert anhand ihrer Zifferblätter‹ bietet eine sinnvolle Zusammenstellung aller wesentlichen Typen von Armband-Chronographen:

1. Der Chronograph mit Minutenzähler (i.d.R. 30- oder 45-Minuten-Zähler);
2. der Chronograph mit zusätzlichem (12-)Stundenzähler;
3. der Chronograph mit vollständigem ›einfachem‹ Kalendarium (Anzeige von Wochentag, Datum und Monat);
4. der Chronograph mit zusätzlicher Mondphasenindikation;
5. der Chronograph mit Schleppzeiger (Chronograph-Rattrapante), auch in Verbindung mit dem Kalender-Chronographen (Ziffer 3);
6. der Chronograph mit Tachymeter-Skala auf dem Zifferblatt, zur Geschwindigkeitsmessung;
7. der Chronograph mit Telemeter-Skala auf dem Zifferblatt, zur Messung von Entfernungen;
8. der Chronograph mit einer Skala zur Messung der Pulsfrequenz;
9. der Chronograph mit einer Skala zur Messung der Atemfrequenz;
10. der Chronograph mit einer Skala zur Messung von Produktions-Zahlen;

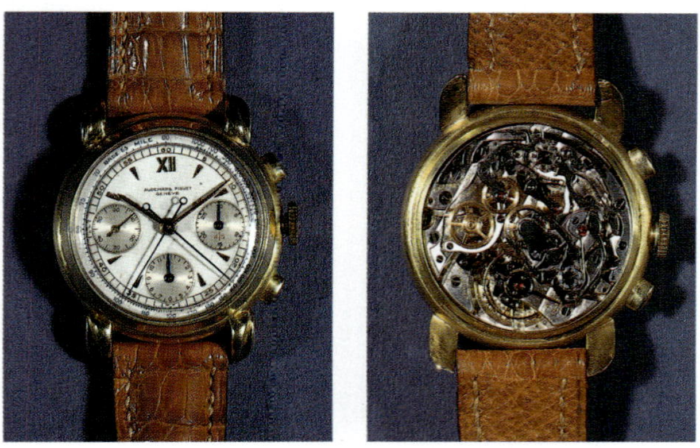

Goldene Herrenarmbanduhr mit Chronograph-Rattrapante, 30-Minuten- und 12-Stunden-Zähler von Audemars Piguet, 1943; 13liniges Ankerwerk (Valjoux-Rohwerk), 20 Steine, Glucydur- Unruh, autokompensierende Breguet-Spirale; die Betätigung des Schleppzeigers erfolgt durch Druck auf die Krone

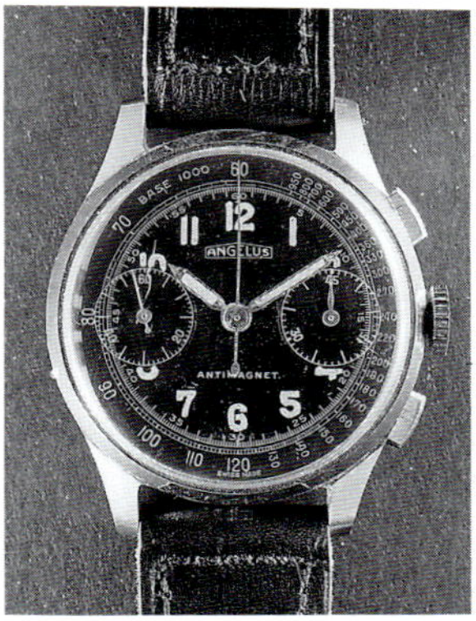

Links und unten: Herrenarmbanduhr mit Chronograph, 45-Minuten-Zähler und Zifferblatt mit Tachymeter-Skala von Angelus, um 1950; 14liniges Chronographenkaliber Angelus 215

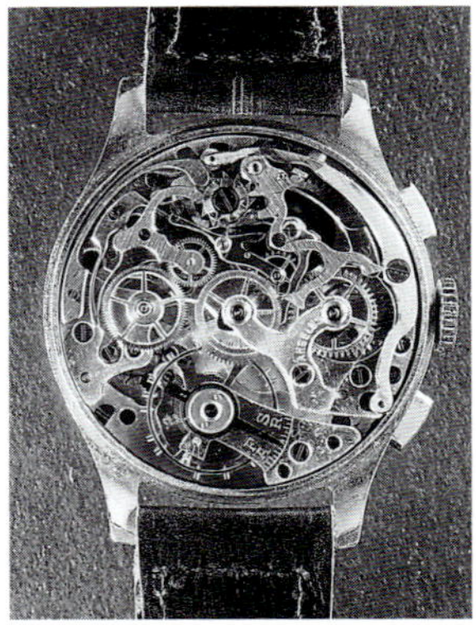

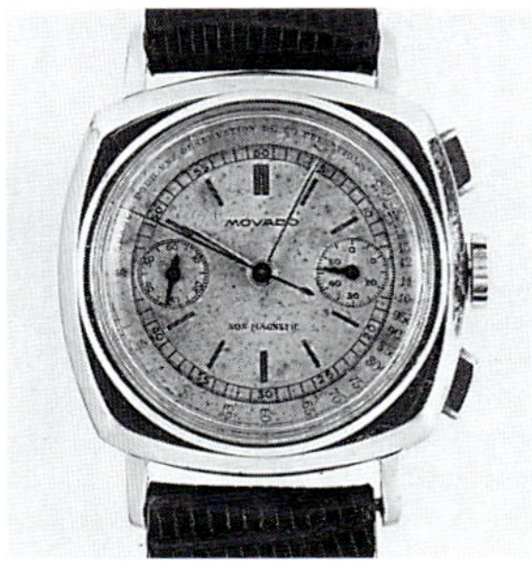

Oben: Kissenförmige Armbanduhr mit Chronograph, 60-Minuten-Zähler und Pulsmesser-Skala von Movado, 40er Jahre; 12liniges Chronographen-Kaliber von Movado mit Schaltrad

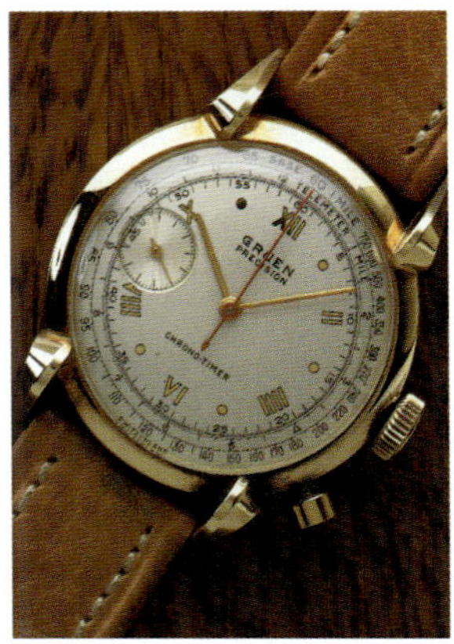

Oben: Herrenarmbanduhr mit Chronograph, Pulsmesser- und Tachymeter-Skala, ›Chrono-Timer‹ von Gruen; um 1950; 17steiniges Ankerwerk Kaliber 450; Betätigung des Chronographen über Drücker bei ›4‹

Unten: Armband-Chronograph mit Telemeter-Skala

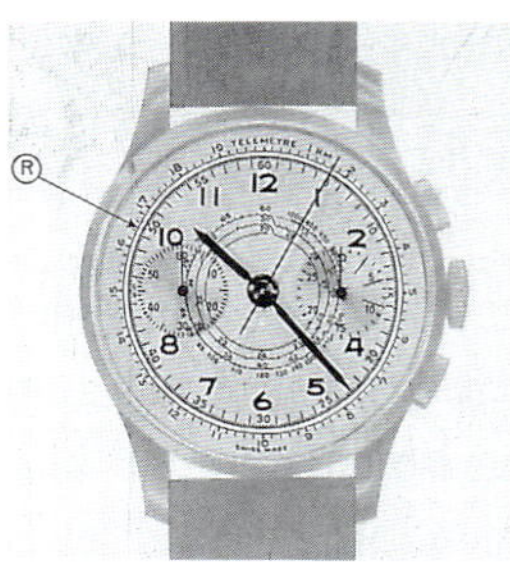

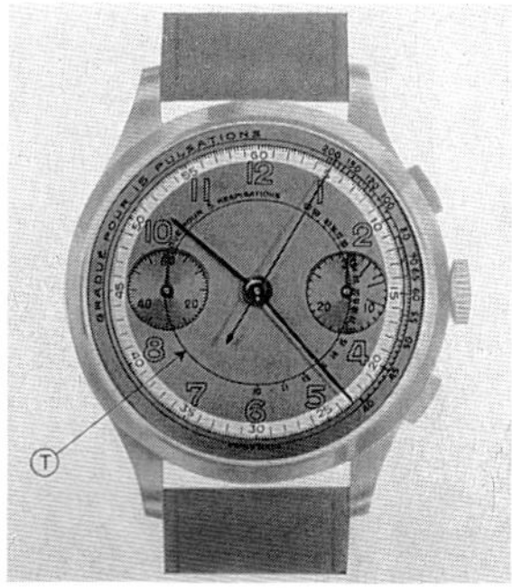

Rechts: Armband-Chronograph mit Skala zur Messung der Atemfrequenz

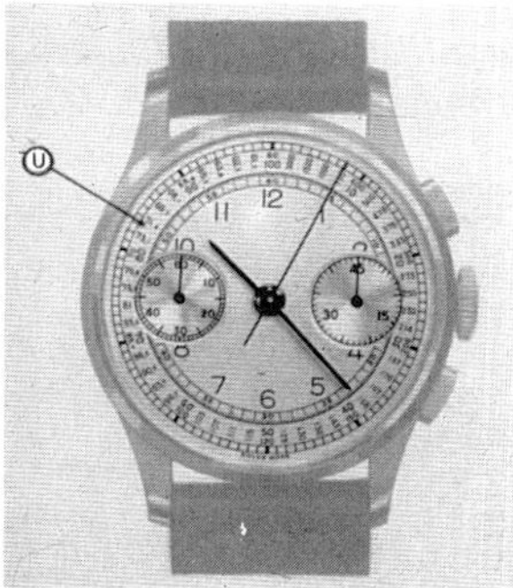

Links: Armband-Chronograph mit Skala zur Messung der Produktions-Zahlen

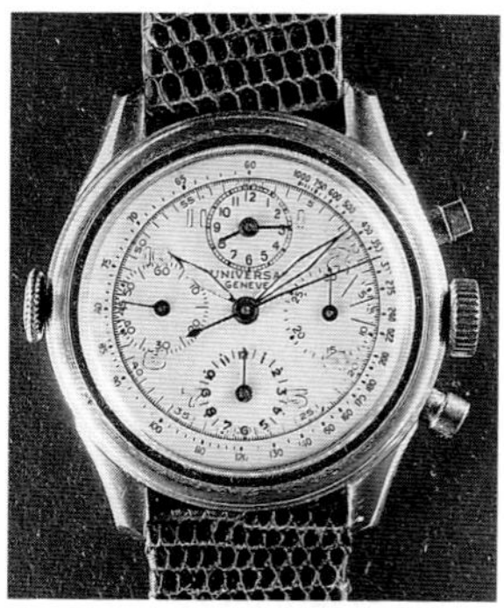

Stahl-Armbanduhr mit Chronograph, 30-Minuten- und 12-Stunden-Zähler sowie Merkzifferblatt bei der ›12‹, Modell ›Aero-Compax‹ von Universal; 1940 erstmals vorgestellt; mit Hilfe der Krone bei der ›9‹ läßt sich auf dem Merkzifferblatt eine beliebige Zeit einstellen, die man nicht vergessen darf; 12 1/4liniges Ankerwerk mit 17 Steinen

11. der Chronograph mit zusätzlichem, von Hand einstellbarem Merkzifferblatt, um sich z.B. den Zeitpunkt eines Rendezvous vorzumerken;
12. der Chronograph mit Gezeitenindikation und Skalierung für den Segelsport;
13. der Chronograph mit Orientierungszeiger zur Bestimmung der Himmelsrichtung;
14. der Chronograph mit Rechenscheibe.

Es mag sich von selbst verstehen, daß verschiedene der unter 1. bis 14. genannten grundsätzlichen Typen und Indikationsmöglichkeiten von den Herstellern und Etablisseuren auch kombiniert wurden. So entstand letzt-

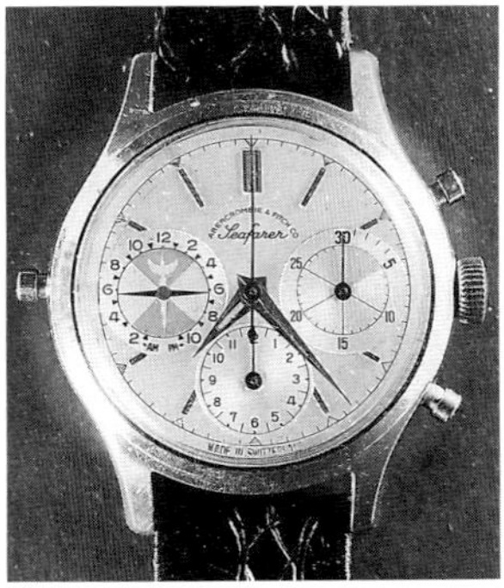

Links: Stahl-Armbanduhr mit Chronograph, 30-Minuten-Zähler sowie Anzeige der Solunar-Perioden, Modell ›Seafarer‹ von Heuer für Abercrombie & Fitch; 50er Jahre; Ankerwerk Kaliber Valjoux 721

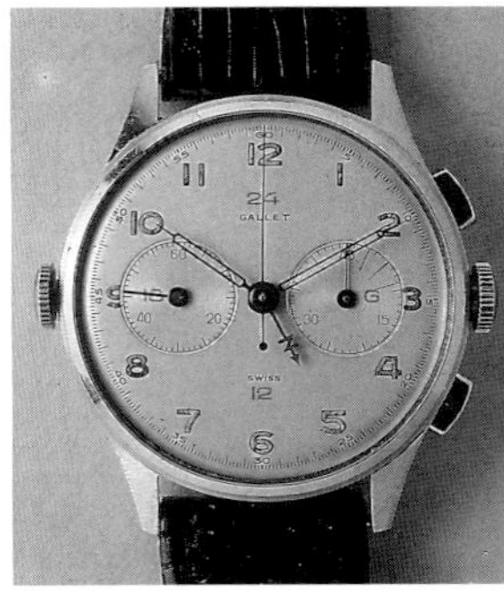

Rechts: Stahl-Herrenarmbanduhr mit Chronograph, 45-Minuten-Zähler und Himmelsrichtungszeiger, signiert ›Gallet‹, 40er Jahre; hält man den Stundenzeiger der flach liegenden Uhr Richtung Sonne, weist der Zeiger mit ›N‹ gegen Norden; mit Hilfe der Krone bei der ›9‹ läßt sich der Sekundenzeiger nach einem Zeitsignal richten; 17steiniges Ankerwerk

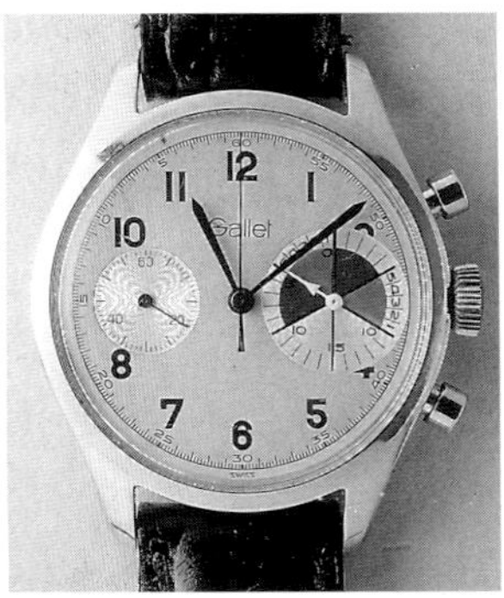

Links: Stahl-Armbanduhr mit Chronograph und 30-Minuten-Zähler in einer speziellen Ausführung für den Segelsport (Start von Regatten), signiert ›Gallet‹; um 1960; 17steiniges Ankerwerk Kaliber Valjoux 7730

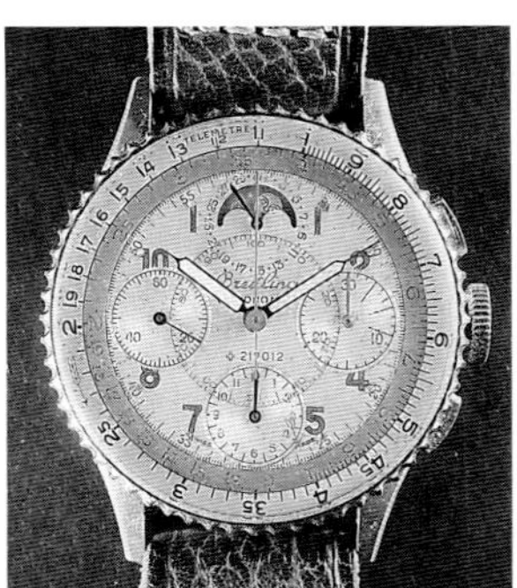

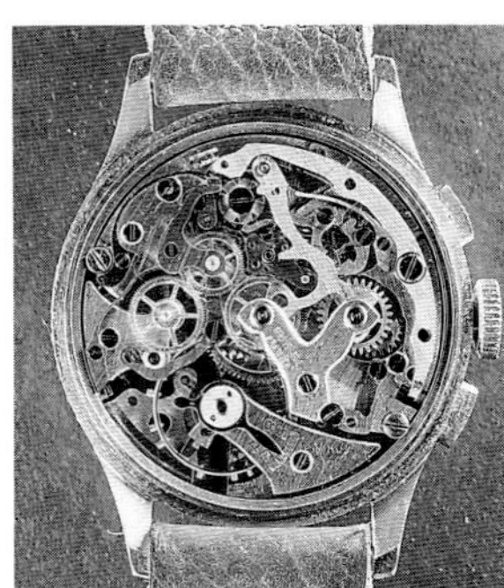

Rechts: Stahl-Armbanduhr mit Chronograph, 30-Minuten- und 12-Stunden-Zähler, Rechenscheibe, Datums- und Mondphasenanzeige, Modell ›Chronomat‹ von Breitling; 1948 auf den Markt gekommen; 13liniges Ankerwerk Kaliber Venus 187

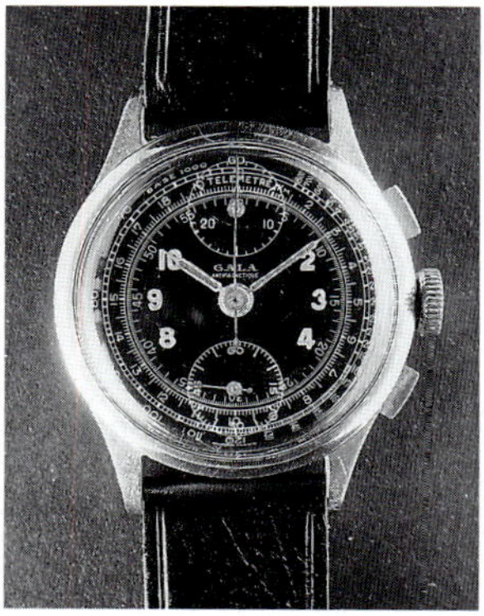

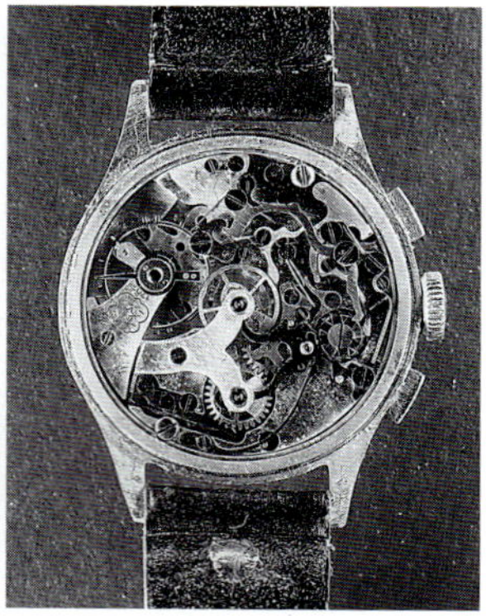

Herrenarmbanduhr mit Chronograph und 30-Minuten-Zähler sowie Ziffernblatt mit Tachy- und Telemeterskala, signiert ›Gala‹, um 1950; Ankerwerk Kaliber Venus 170

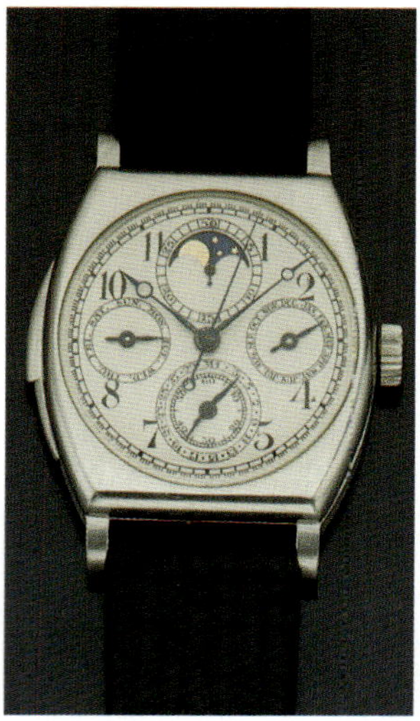

Links: Tonnenförmige Platin-Armbanduhr mit Chronograph und 30-Minuten-Zähler, Minutenrepetition, ›ewigem‹ Kalender sowie Mondphasenindikation, verkauft um 1930 von James Schulz, New York; 11liniges Ankerwerk mit 40 Steinen, bimetallischer Kompensationsunruh, Breguet-Spirale; das Rohwerk stammt vermutlich von der Firma Victorin Piguet im Vallée de Joux

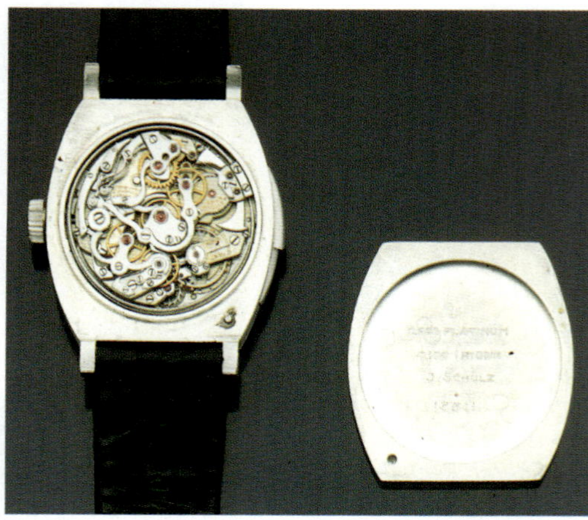

Nebenstehend links: die Kadratur des Minuten-Repetitionsschlagwerkes; rechts: Kadratur des ›ewigen‹ Kalenders

lich der sogenannte Multifunktions-Chronograph. Vor allem die unter 6. bis 10. genannten Skalierungen fanden sich mitunter derart gehäuft auf einem Zifferblatt, daß die Übersichtlichkeit und das rasche, genaue Ablesen kaum mehr gegeben waren.

Der Chronograph-Rattrapante

Als Komparativ zu Chronograph versteht sich der Chronograph-Rattrapante. Durch den von Winnerl ersonnenen genialen Schleppzeiger-Mechanismus werden die Anwendungsmöglichkeiten eines Chronographen noch erheblich erweitert. Simultan lassen sich zwei oder mehr Vorgänge stoppen, wenn sie gleichzeitig beginnen und von unterschiedlicher Dauer sind. Dazu zählen zum Beispiel Wettläufe oder sonstige Rennen. Zu diesem Zweck ist der Schleppzeiger über ein komplexes und deswegen kostenträchtiges Zusatz-Schaltwerk mit dem Chronographenzeiger gekoppelt. Über einen speziellen Drücker läßt sich der Schleppzeiger beliebig oft anhalten und mit dem unterdessen weiterlaufenden Chronographenzeiger wieder in Deckung bringen.

Stahl-Armbanduhr mit Chronograph, 30-Minuten-Zähler und einfachem Schleppzeiger-Mechanismus ›Index Mobile‹, patentiert 1948 für Dubey & Schaldenbrand. Die beiden Chronographenzeiger sind durch eine Spiralfeder miteinander verbunden; wird der in die Aufzugskrone integrierte Drücker betätigt, bleibt der Schleppzeiger so lange stehen, bis man den Drücker wieder losläßt; darauf holt der Schleppzeiger den Chronographenzeiger wieder ein; 17steiniges Landeron-Kaliber ohne Schaltrad

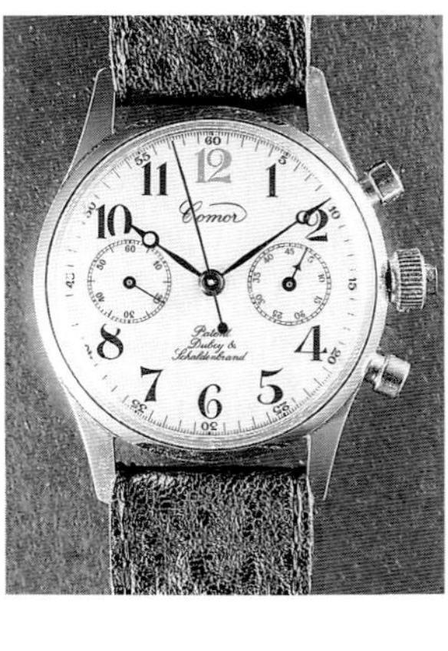

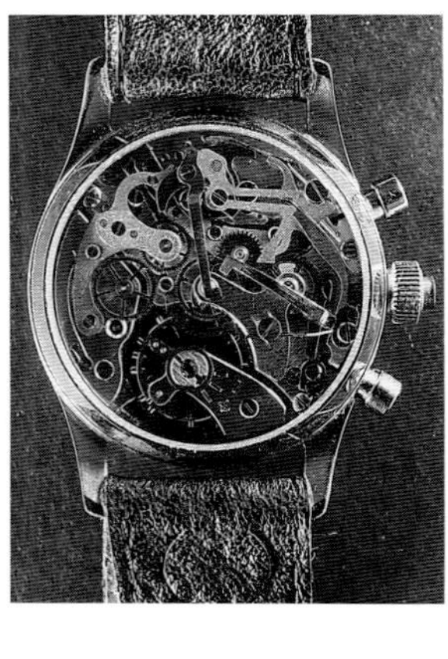

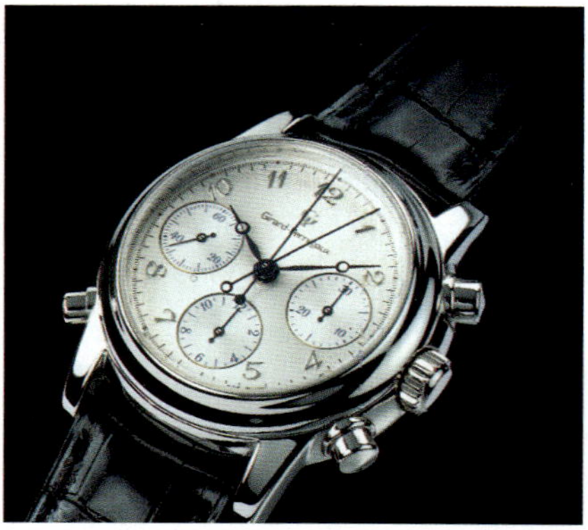

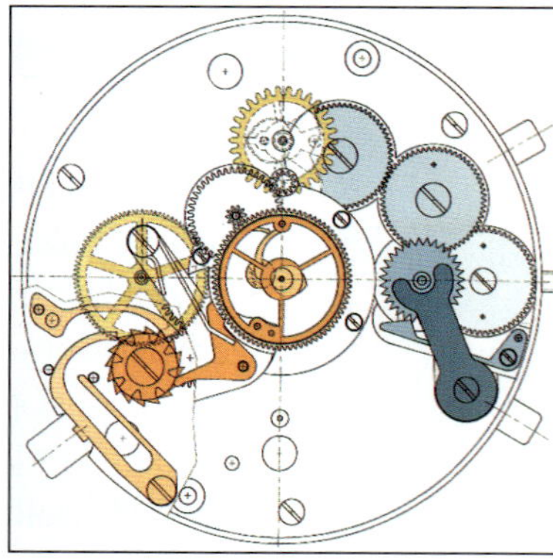

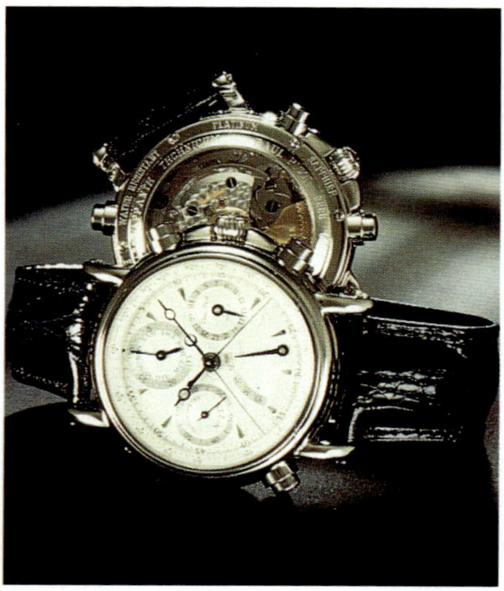

Links oben: Girard-Perregaux: Schleppzeiger-Chronograph mit 30-Minuten- und 12-Stunden-Zähler, Datumsanzeige und automatischem Aufzug; Basiskaliber Valjoux 7750; gegenwärtige Produktion
Oben: Konstruktion des Schleppzeiger-Mechanismus von Franck Muller

Links: ›Technicum‹ von Paul Picot, gegenwärige Fertigung; Chronograph-Rattrapante mit 30-Minuten-Zähler, automatischem Aufzug, Gangreserveanzeige bei der ›6‹, Datums- und Wochentagsindikation; Kaliber PP 8888 (Basis Valjoux 7750), offizielles Gangzeugnis

Echte Schleppzeiger-Chronographen gibt es seit 1883, und zwar in Form von Taschenuhren. Im Jahr 1921 bot die Firma Ralco die vermutlich erste Armbanduhr mit Chronograph-Rattrapante und 30-Minuten- Zähler an. Bald darauf folgte Patek Philippe mit entsprechenden Modellen. Große Verbreitung haben Schleppzeiger-Chronographen wegen der aufwendigen Mechanik, welche im Vergleich zu normalen Chronographen um etwa 50 % höhere Kosten verursacht, niemals gefunden. Sie blieben immer eine Exklusivität weniger Hersteller. Auch die Rohwerke-Fabrikanten wagten sich nicht an eine Großserienfertigung, weil die Nachfrage die Herstellung der kostenintensiven Werkzeuge nicht rechtfertigte. Serien-Rattrapante-Ebauches gab es lediglich von Venus, und auch diese nur in sehr geringen Stückzahlen.

Selbst der sogenannte ›Mono-Rattrapante‹ von Bovet (1936, nur ein Zeiger, der nach dem Ablesen der Zwischenzeit auf die Position weiterspringt, die er bei kontinuierlichem Lauf einnehmen würde) und die vergleichsweise simple Konstruktion von Dubey und Schaldenbrand aus dem Jahre 1946 (zwei Chronographenzeiger sind durch eine feine Spiralfeder verbunden) konnten dem Schleppzeiger-Chronographen nicht zum Durchbruch auf breiter Basis verhelfen.

Deshalb verschwanden Armbanduhren mit Chronograph-Rattrapante in den sechziger Jahren fast spurlos in der Versenkung. Erst die beispiellose Renaissance der mechanischen Armbanduhr führte dazu, daß auch wie-

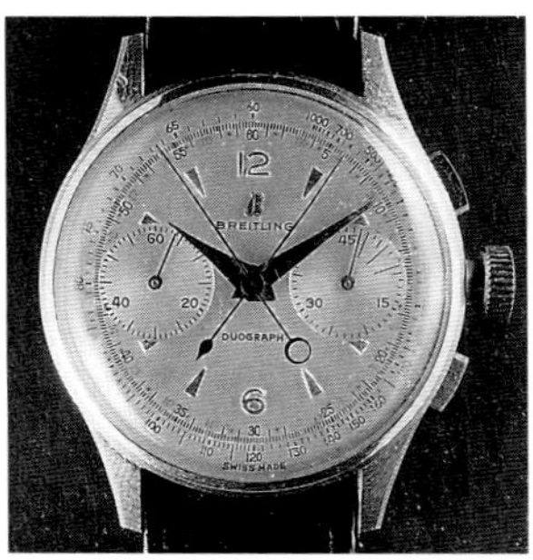

Stahl-Armbanduhr mit Chronograph-Rattrapante und 45-Minuten-Zähler, Modell ›Duograph‹ von Breitling; um 1950; 14liniges Ankerwerk mit 20 Steinen, Kaliber Venus 190, Glucydur-Unruh, autokompensierende Breguet-Spirale

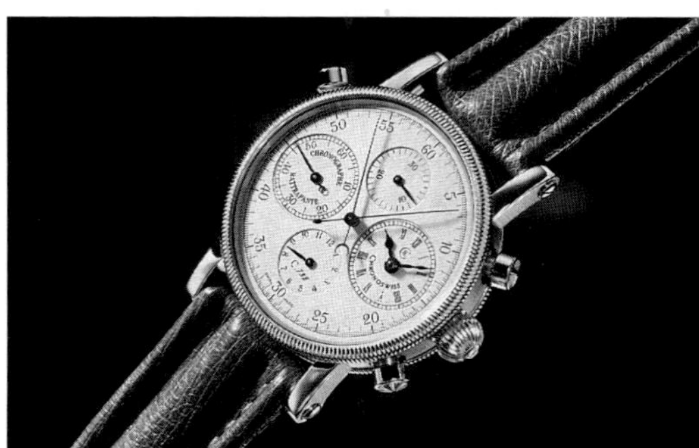

Herrenarmbanduhr mit automatischem Aufzug und Chronograph-Rattrapante; dezentrale Stunden- und Minutenanzeige bei der ›3‹; Chronoswiss, 1992; Basis-Kaliber Valjoux 7750, von Chronoswiss entwickelter klassischer Schleppzeiger-Mechanismus unter dem Zifferblatt

der über den Schleppzeiger-Chronographen nachgedacht wurde. Frédéric Piguet und Blancpain lancierten diese anspruchsvolle Technik 1988 mit automatischem Aufzug als Exklusivität auf hohem preislichem Niveau neu.

1992 kombinierten Chronoswiss, IWC und Ulysse Nardin erstmals einen Schleppzeiger-Mechanismus mit dem bewährten Serienkaliber Valjoux 7750. Chronoswiss (eigener, patentierter Mechanismus) und Ulysse Nardin (Mechanismus von Franck Muller, Genf) verbannten den Schaltrad-Mechanismus unters Zifferblatt und verlegten die dezentrale Stunden- und Minuten-Anzeige dezentral zur ›3‹. IWC (zentrale Stunden- und Minuten-Indikation) plazierte den Wippen-Mechanismus auf die Rückseite unter den Rotor. 1998 trat Breguet mit einem Handaufzugs-Modell auf der Basis des Schleppzeiger-Kalibers Lémania 2393 (12‴, Höhe 7,1 mm) ans Licht der Öffentlichkeit. Und Chronoswiss stellte mit ›Pathos‹ den weltweit ersten Automatik-Rattrapante (Kaliber Valjoux 7750) in skelettierter Ausführung vor.

Patek Philippe Referenz 5004 mit Chronograph-Rattrapante (30-Minuten-Zähler) und ewigem Kalendarium. Handaufzugswerk Kaliber 27-70/150 Q (Basis Lémania 2310), Durchmesser 30 mm, Höhe 8,86 mm, 404 Teile, davon 27 Steine, 18 000 Halbschwingungen/Stunde, ›Gyromax‹-Unruh, Breguet-Spirale, 50 bis 60 Stunden Gangreserve, ewiges Kalendarium mit Schaltjahres- und Mondphasenindikation

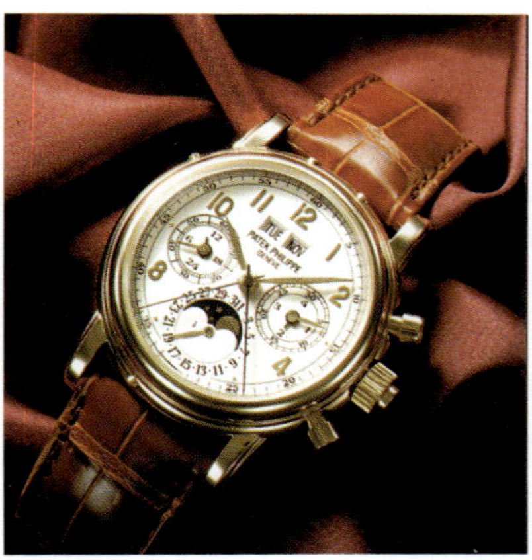

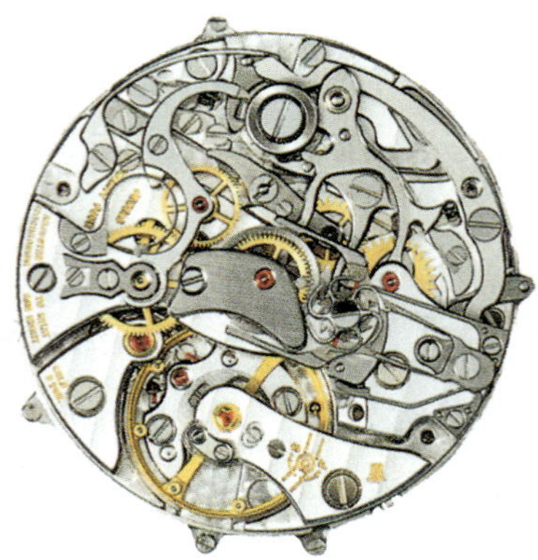

Die Uhr mit Kalenderwerk

Die Ursprünge des Kalendersystems

Sie waren ein einzigartig talentiertes Volk, jene Sumerer, welche vor etwa 5000 Jahren an den Ufern von Euphrat und Tigris siedelten und das aus Sumpf und Wüste bestehende Land Mesopotamien allmählich urbanisierten. In mühevoller Arbeit legten sie ein Netz von Deichen und Kanälen zur Trockenlegung und Bewässerung an. Ohne zeitgerechte Bearbeitung und Aussaat konnten jedoch selbst die bestens bewässerten Getreide- und Gemüsefelder keine Früchte tragen. Mindestens ebenso wichtig erschien den Sumerern das Wohlwollen der Götter. Dieses mußte auf Befehl des Königs an genau definierten heiligen Tagen im ganzen Land gleichzeitig erbeten werden.

Verständlich also, daß diesem straff durchorganisierten Volk die ungefähre Festlegung von Jahreszeiten nicht mehr genügen konnte. Ein Kalender war unumgänglich, der nach dem mystischen Mond mit seinen ständig wechselnden, jedoch regelmäßig wiederkehrenden Lichtphasen installiert wurde. Ein Jahr, das waren zwölf Mondmonate zu je 30 Tagen.

Die ausschließliche Orientierung an dem Erdsatelliten ging indessen an den realen astronomischen Gegebenheiten weit vorbei, weil die Jahres- und Tageslängen, wie sich später herausstellte, vom Lauf der Erde um die Sonne abhängen.

Der Julianische Kalender

Ähnliche Erfahrungen mußte im alten Rom auch Gajus Julius Caesar machen. Vor der Einführung seines sogenannten Julianischen Kalenders ging der römische Kalender, wie der Historiker Theodor Mommsen einmal bemerkte, weder nach der Sonne noch nach dem Monde, sondern »gänzlich ins Wilde«. Die Tatsache, daß ein römisches Jahr zwölf Monate zu durchschnittlich je 29,5 Tagen (abwechselnd 29 oder 30 Tage lang) plus einen unerklärlichen 355. Tag umfaßte, läßt jedoch auf eine Orientierung am Lauf des Mondes schließen. Wie dem auch sei, der altrömische Kalender eilte dem Sonnenjahr, wie sich rechnerisch leicht nachvollziehen läßt, um zehn Tage voraus. Es mußte also kräftig geschaltet werden, wollte man im Sommer Sommerwetter und im Winter Winterwetter haben. Ganze Schaltmonate waren die Folge, die zum Teil sehr willkürlich angesetzt wurden. 46 vor Christus mußte Caesar ganze 90 Tage einschalten: einen 23tägigen Schaltmonat Ende Februar und weitere 67 Tage im Anschluß an den Monat November.

Nur so konnte der von ihm und seinem griechischen Berater Sosigenes gründlich reformierte Kalender 45 v. Chr. in Übereinstimmung mit dem Sonnenjahr anlaufen und dem Durcheinander ein vorläufiges Ende bereiten. Fortan dienten die Berechnungen des Hipparchos von Nikaia, des bedeutendsten Astronomen der Antike, als Basis. Schon im 2. Jh. vor Christus hatte er die Länge des Sonnenjahres mit 365 Tagen, 5 Stunden, 55 Minuten und 12 Sekunden erstaunlich genau definiert.

Das Sonnenjahr, welches am 1. März begann, bekam nun seine 365 Tage. Der Fehlbetrag von rund sechs Stunden sollte alle vier Jahre mit einem 366. Schalttag kompensiert werden. Die zehn Tage, welche das neue Gemeinjahr länger war als das alte, verteilte Cäsar auf die einzelnen Monate. Sie besaßen nun abwechselnd 30 bzw. 31 Tage. Nur der Februar, der das Jahr beendete, bekam als Schaltmonat lediglich 29 bzw. 30 Tage zugestanden. Mit dieser primär politischen Verfügung gewann Cäsar freilich nicht nur Freunde. Seine Gegner betrachteten die Konsequenz, mit der er die überlieferten Kalendergewohnheiten abschaffte, als ein diktatorisches Edikt.

Ein Jahr nach Einführung des Julianischen Kalenders beschloß der römische Senat, Cäsars Geburtsmonat Quintilis (der fünfte Monat im Jahr) in dessen Geschlechtsnamen Julius umzubenennen. Rein zufällig besaß der neue Monat Julius 31 Tage.

Augustus hilft dem Julianischen Kalender auf die Sprünge

In Unkenntnis der realen astronomischen Gegebenheiten legten die römischen Kalenderpriester, Pontifex Minor genannt, nach dem Tode Cäsars den Schalttag bereits in jedem dritten Jahr ein. Bis dieser gravierende Fehler erkannt wurde, gingen nicht weniger als 36 Jahre ins Land. Die anschließende Korrektur der Unstimmigkeiten erforderte weitere zwölf Jahre.

8 v. Chr. wurde Cäsars Adoptivsohn und politischem Erben Octavianus, besser bekannt als Kaiser Augustus, eine ähnliche Ehre zuteil wie Cäsar. Weil er am 1. Sextilis 30 v. Chr. durch die Eroberung Alexandrias seine Gegenspieler Antonius und Kleopatra endgültig unterworfen hatte, erhielt dieser Monat den Namen Augustus. Durch die Tatsache, daß dieser Monat nur 30 Tage hatte, fühlte sich Augustus jedoch gegenüber Cäsar benachteiligt.

Also mußte der ohnehin schon knappe Februar auf 28 bzw. 29 Tage gekürzt und der Augustus mit 31 Tagen ausgestattet werden. Die folgenden Monatslängen wurden so umgeordnet, daß der Rhythmus von abwechselnd 30 und 31 Tagen blieb.

8 n. Chr. war die bereits erwähnte zwölfjährige Schaltjahreskompensation vollzogen. Augustus konnte den Julianischen Kalender aufs Neue starten. Und diesmal wurde der Vierjahresrhythmus konsequent eingehalten. Damit ist es purer Zufall, daß sich die Schaltjahre stets durch die Ziffer vier dividieren lassen.

Die Kalenderreform Papst Gregors XIII.

Die Basis unseres heutigen Kalendersystems war hiermit geschaffen. Und in den folgenden Jahrhunderten konnte zunächst auf weitere Modifikationen verzichtet werden. Erst im Mittelalter fiel den Christen auf, daß ihr bedeutsames Osterfest immer weiter ins Jahr hinein rückte. Auf Geheiß Papst Gregors XIII. rechneten seine Astronomen die Jahreslänge nochmals genau nach. Und sie mußten feststellen, daß das Julianische Jahr um 11 Minuten und 14 Sekunden oder umgerechnet 0,0078 Tage zu lang war. Also war eine weitere Nachbesserung des Julianischen Kalenders unumgänglich. Nach langwierigen Beratungen konnte am 15. Oktober 1582 die Kalenderreform Papst Gregors XIII. in Kraft treten. Zuvor jedoch mußte die bis dahin angelaufene Summe von zehn Tagen ersatzlos gestrichen werden. Die Tage vom 5. bis 14.10.1582 hat es daher in Rom nicht gegeben. Damit sich dieser Fehler künftig nicht mehr wiederholen konnte, waren die überschüssigen 0,0078 Tage/Jahr einzusparen. Zur Lösung des Problems hatte Papst Gregor XIII. in seinem Kalenderedikt verfügt, daß von den Säkularjahren 1600, 1700, 1800 ff. fortan nur noch die durch 400 teilbaren Schaltjahre sein sollten. Der Schalttag hatte und hat also trotz des 4-Jahres-Zyklus in den

Papst Gregor XIII. verkündet die Einführung des nach ihm benannten Kalendersystems

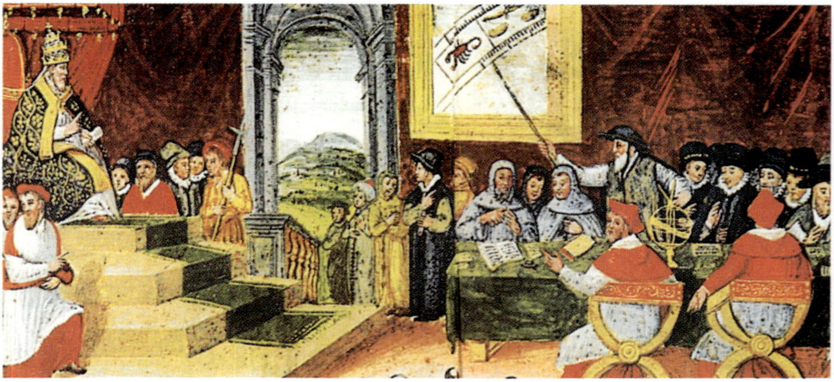

Jahren 1700, 1800, 1900, 2100, 2200, 2300 usw. auszufallen. Überdies ist der 29. Februar innerhalb von rund 4000 Jahren ein weiteres Mal entbehrlich.

In den katholischen Ländern trat der Gregorianische Kalender, nunmehr astronomisch korrekt, am 15. Oktober 1582 in Kraft. Das protestantische Deutschland folgte am 1. März 1700, und Griechenland schloß sich 1923 als eines der letzten Länder an.

Unser Kalendersystem und die Uhrmacher

Die Wirrnisse um den Kalender machten verständlicherweise auch vor den Uhrmachern nicht halt. Ihr Anliegen, die Menschen bei der unabdingbaren Orientierung im Kalendersystem bestmöglich zu unterstützen, wird dadurch verständlich. Als Hilfsmittel betrachteten sie natürlich ihr spezielles Metier, die Uhren, denen es ein entsprechendes Zusatzwerk zu verpassen galt. Auf diese Weise konnten sie nicht nur die Stunden, Minuten und Sekunden anzeigen, sondern auch das Datum. Datumsindikationen sind daher bereits in den frühesten Räderuhren zu finden. Vollkalendarien (Angabe von Datum, Wochentag und Monat), zum Teil mit Mondaltersanzeige, folgten alsbald. Und im 16. Jahrhundert tauchten Kalenderwerke erstmals auch bei tragbaren Uhren auf.

Indes: Allen Zeitmessern mit einfachen Kalenderwerken war und ist ihre zeitlich begrenzte Anzeigegenauigkeit gemeinsam. Infolge der unterschiedlichen Monatslängen währt die Stimmigkeit normaler Kalendarien jährlich maximal 92 Tage am Stück. Es ist dies die Epoche vom 1. Juli bis zum 30. September. Dann wird man vom Zifferblatt den 31. (September) ablesen, obwohl um null Uhr bereits der 1. (Oktober) über die Menschheit hereingebrochen ist. Die Datumsindikation gerät aus dem Tritt. Dieses Problem läßt sich nur durch eine manuelle Korrektur aus der Welt schaffen. Gleiches gilt auch für die Monatsanzeige, sofern diese überhaupt vom Uhrwerk fortgeschaltet wird.

Unproblematischer sind da die Wochentagsanzeigen. Sie werden ebenfalls täglich vom Uhrwerk um je-

Uhrwerke mit Datums- und Tagesanzeige von A. Schild S. A., 1966

11½ 1902 ►

Ankerwerk,
Zentralsekunde,
automatischer Aufzug.

11½ 1903 ►►

Ankerwerk,
Zentralsekunde,
automatischer Aufzug,
augenblicklicher Datumwechsel,
Schnell-Datumeinstellung.

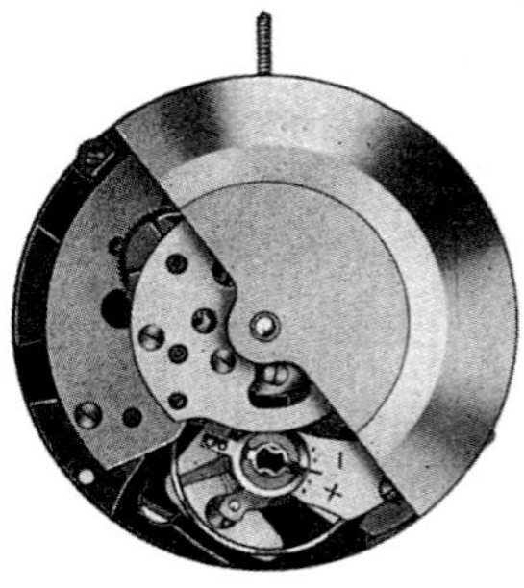

Abb. 1

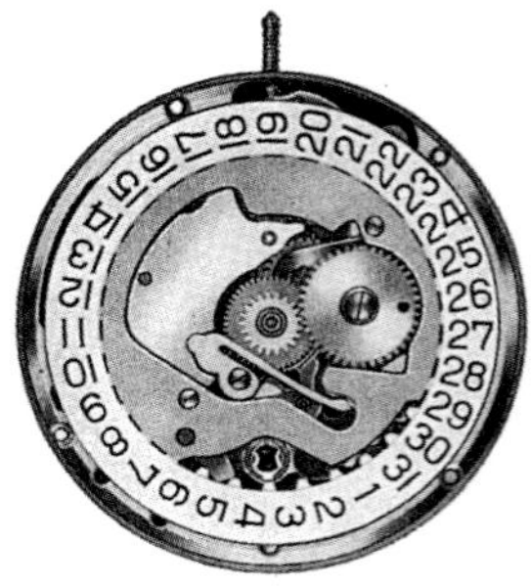

Abb. 2

11½ 1862 ►

Ankerwerk,
Zentralsekunde,
automatischer Aufzug mit Kugellager.

11½ 1876 ►►

Ankerwerk,
Zentralsekunde,
automatischer Aufzug mit Kugellager,
augenblicklicher Datumwechsel,
Schnell-Datumeinstellung,
Datumanzeige mittels Fenster,
Schnell-Datumkorrektor mittels Aufzugwelle.

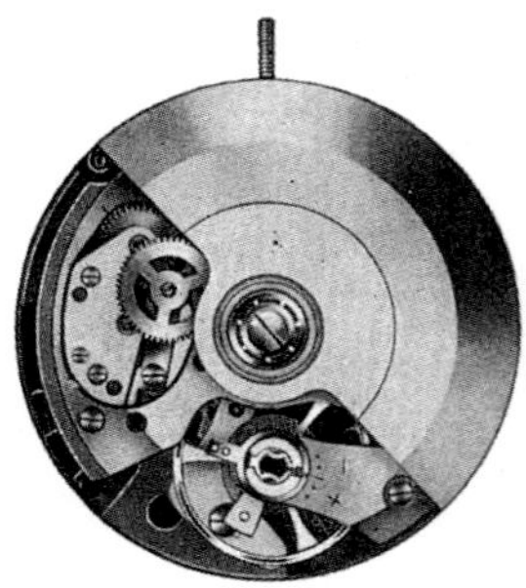

Abb. 3

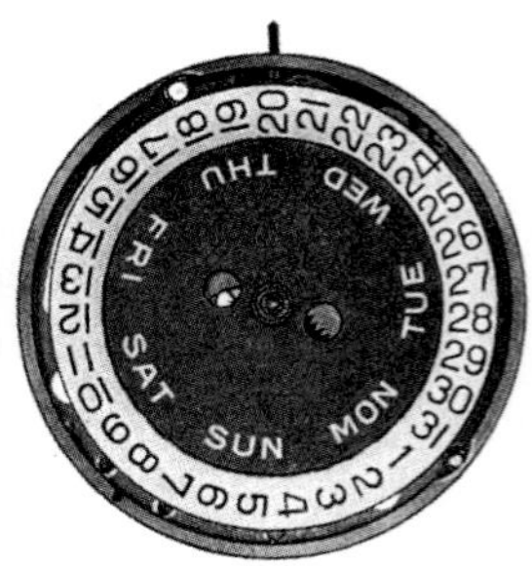

Abb. 4

11½ 1882 ►

Ankerwerk,
Zentralsekunde,
automatischer Aufzug.

13¾ 1895 ►►
(31,0 mm)

Ankerwerk,
Zentralsekunde,
automatischer Aufzug mit Kugellager,
augenblicklicher Datumwechsel,
Schnell-Datumeinstellung,
Datumanzeige mittels Fenster.

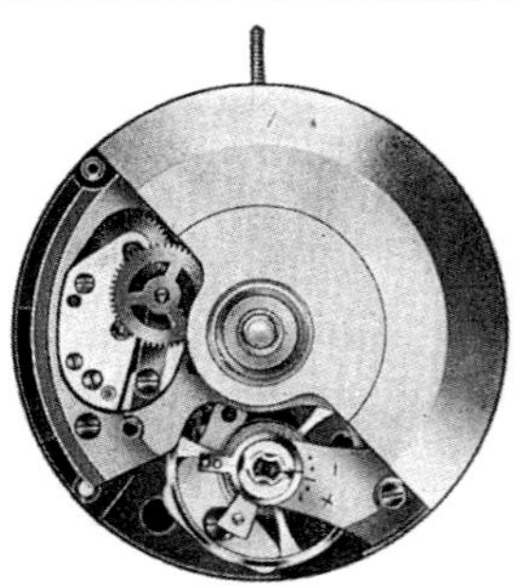

Abb. 5

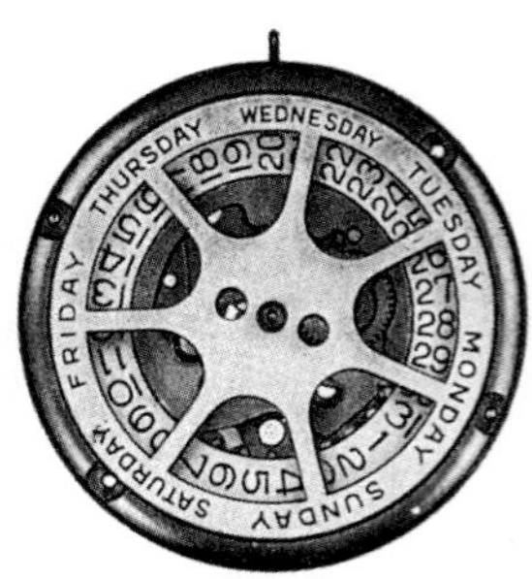

Abb. 6

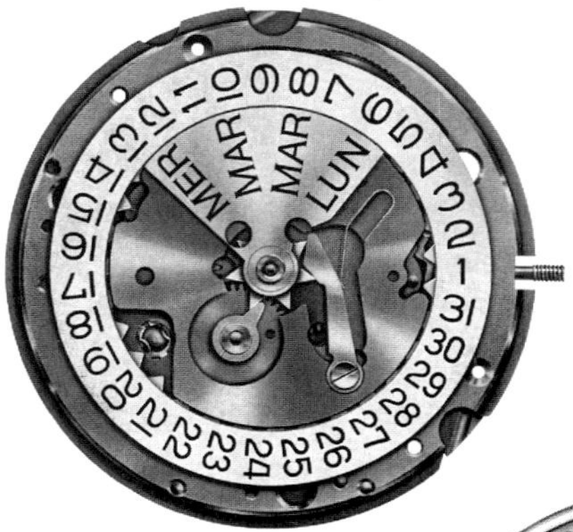

Links:
Detailansicht eines Kalenderwerkes mit Tages- und Datumsanzeige, Kaliber Omega 751, 1968

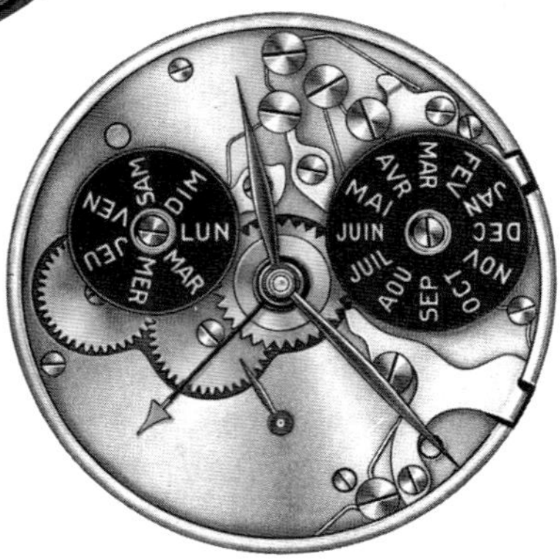

Rechts:
Unterzifferblattansicht eines Uhrwerkes mit einfachem Vollkalendarium (Scheiben für Tages- und Monatsindikation sowie zentraler Datumsanzeiger)

weils eine Position weiterbewegt. Weil die Abfolge der Wochentage jedoch regelmäßig ist, bleibt diese Indikation auch in Schaltjahren immer stimmig.

Bleibt die Mondphasenindikation. Der Mond durchläuft seine – von der Stellung Sonne – Mond – Erde abhängigen – Mondphasen (Neumond – erstes Viertel – Vollmond – letztes Viertel – Neumond) innerhalb einer Lunation. Im Mittel bewegt er sich täglich um 13 Grad und 11 Minuten in östlicher Richtung weiter. Daraus errechnen sich im synodischen Monat exakt 29 Tage, 12 Stunden, 44 Minuten und zwei Sekunden für eine Lunation.

Die Mondphasenanzeige besteht zumeist aus einer am Rand mit 59 Zähnen versehenen Scheibe, auf deren Oberfläche sich gegenüberliegend zwei Vollmonde befinden. Angetrieben durch das Uhrwerk bewegt sie sich innerhalb von zwei Lunationen einmal um ihre Achse. Die aktuelle Stellung ist durch einen Ausschnitt im Zifferblatt ablesbar. Mitunter ist dieser Ausschnitt durch eine in 29 Tage graduierte Skala ergänzt. Je nach Konstruktion können bei Uhren mit Mondaltersanzeige jährliche Mißweisungen von einer Minute bis hin zu ca. acht Stunden auftreten. Sie lassen sich zumeist leicht korrigieren. Die jeweiligen Voll- und Neumonddaten können den meisten Tageszeitungen entnommen werden.

Zur Korrektur der beschriebenen Anzeigen besitzen die meisten Armbanduhren mit vollständigem Kalendarium in den Geräuserand eingelassene Drücker. Mitunter sind diesen Doppelfunktionen zugeordnet, z.B. bei leichtem Druck Monats- und bei festem Druck Datumskorrektur. Bei neueren Konstruktionen lassen sich die Indikationen – wie bei den meisten Armbanduhren mit einfacher Datumsanzeige – relativ leicht über die Aufzugs- und Zeigerstellkrone ein- und verstellen.

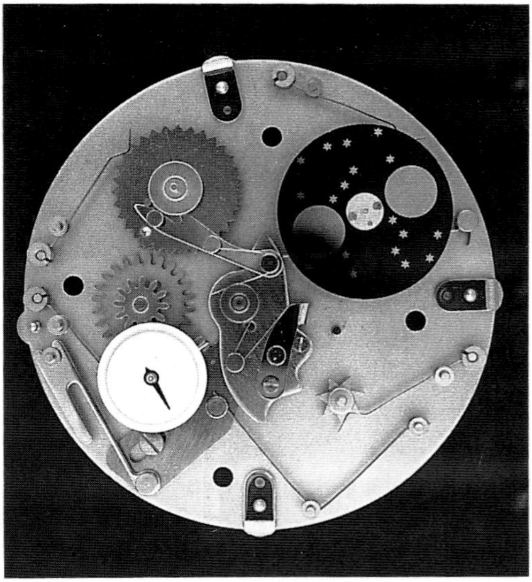

Kalenderwerk – einfacher Kalender mit Mondphasenanzeige

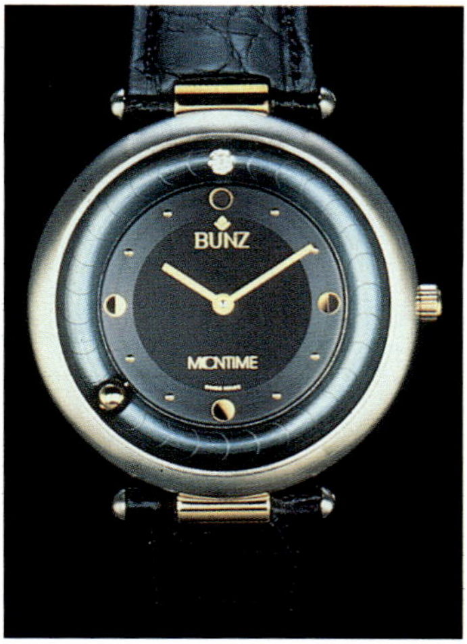

Explosionsdarstellung des Mondphasen-Mechanismus von Bunz

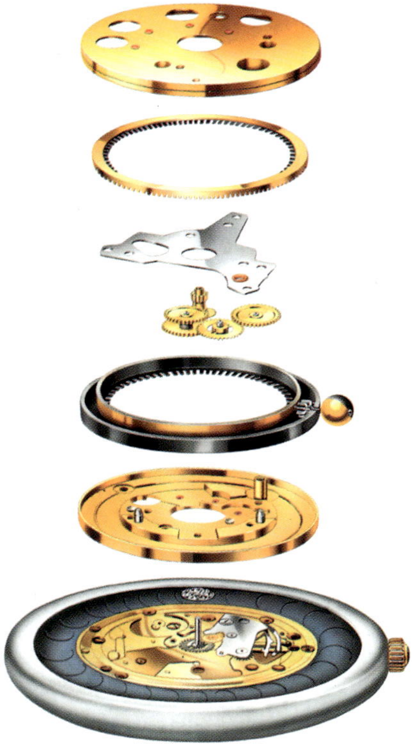

Das Automatik-Modell ›Moontime‹ von Bunz orientiert sich kompromißlos an den astronomischen Vorgaben des natürlichen Erdtrabanten. Von Neumond zu Neumond läßt es exakt 29,5305 Tage verstreichen.
Außergewöhnlich ist die Form der Anzeige mit Hilfe einer rotierenden Mondkugel, welche kontinuierlich um das Zifferblatt wandert. Dies ermöglicht ein speziell entwickeltes epizyklisches Getriebe; Uhrwerk Kaliber Eta 2892-2

Die immense Bedeutung, welche der Datumsanzeige bei Armbanduhren gegen Ende dieses Jahrhunderts zukommt, konnte man in den Anfangsjahren des Zeitmessers am Handgelenk noch nicht ausmachen. Das Datum ließ sich, wenn benötigt, vom Abreißkalender entnehmen. Bei der Armbanduhr dominierte die Zeitmeß-Funktion. Wohl auch aus diesem Grund gelangte der Armband-Chronograph früher in die Geschäfte als die Datums-Armbanduhr, konnte ersterer rascher Marktanteile erwerben und konstruktive Vervollkommnung erlangen.

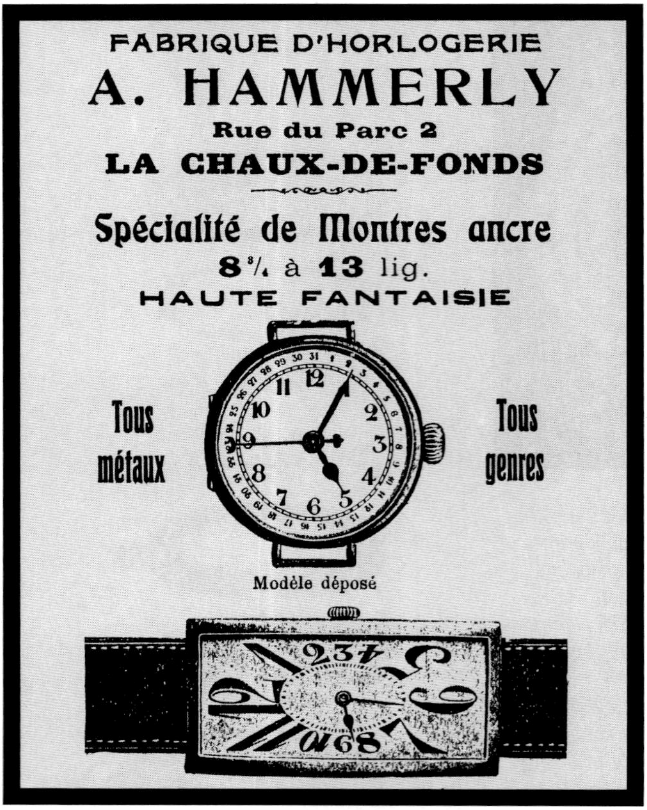

Anzeige aus der Revue Internationale de l'Horlogerie des Jahres 1916

1915 beantragte die längst in Vergessenheit geratene Fabrique d'Horlogerie des A. Hammerly, La Chaux-de-Fonds, beim eidgenössischen Amt für geistiges Eigentum, Bern, den Schutz für zwei am Handgelenk zu tragende Kalendermodelle. Eines verfügte über einen zentral angeordneten Datumszeiger mit halbmondförmiger Spitze, die auf rote Zahlen deutete, andere zusätzlich über eine digitale Wochentagsindikation durch einen Ausschnitt im Emailzifferblatt mit großen Leuchtziffern. Beide Ausführungen waren, der Zeit entsprechend, mit einem schützenden Metallgitter für das bruchgefährdete Kristallglas erhältlich. Ob es sich dabei um die ersten Serien-Armbanduhren dieser Art handelte, läßt sich heute mit letzter Sicherheit nicht mehr feststellen.

Im Jahr 1922 gelangten zwei Armbanduhren mit dezentral angeordnetem Datumszeiger (entweder bei der ›12‹ oder bei der ›3‹) zur patentrechtlichen Anmeldung. Bereits einige Jahre zuvor war Movado mit einer Damenarmbanduhr auf den Markt gekommen, bei der das Datum durch einen Ausschnitt im Gehäuserand abgelesen werden konnte. Audemars Piguet wartete bereits 1921 mit einer kissenförmigen Armbanduhr mit einfachem Vollkalendarium und Mondphasenanzeige auf, die jedoch auf dem Zifferblatt die Signatur ›E. Gübelin, Lucerne‹ trägt. 1924 gesellten sich entsprechende rechteckige Modelle hinzu. Die Indikationen für das Kalendarium erfolgten entweder analog über Zeiger oder digital durch Zifferblattausschnitte.

Rechts: Frühe Herrenarmbanduhr mit Datumsanzeige, Hammerly, um 1915; brüniertes Stahlgehäuse, Emailzifferblatt mit großen Leuchtziffern; Ankerwerk, 15 Steine, monometallische Schraubenunruh, Flachspirale

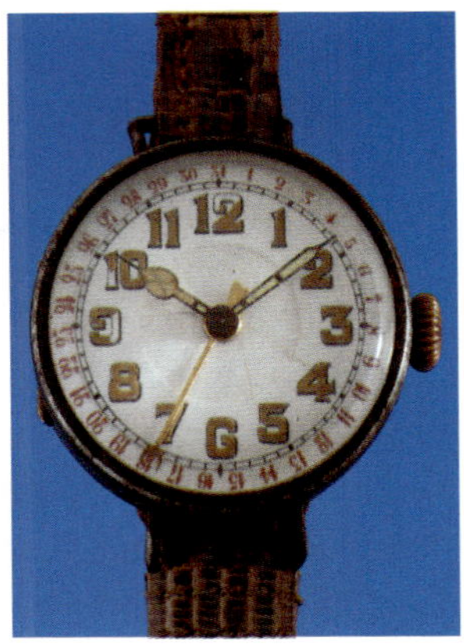

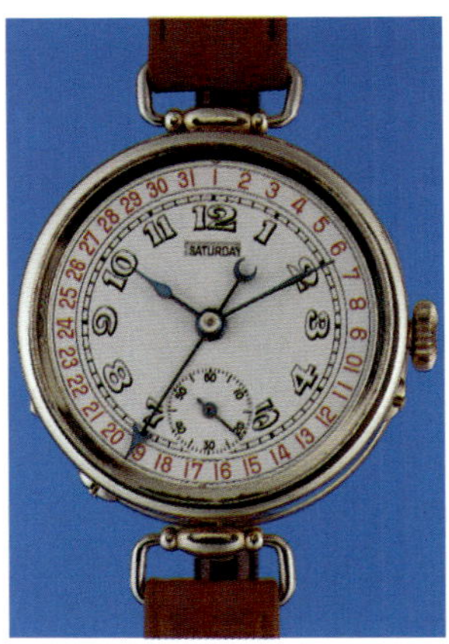

Links: Frühe Herrenarmbanduhr mit Tages- und Datumsanzeige von Henry Moser, um 1916; Nickelgehäuse; Ankerwerk mit 16 Steinen, bimetallische Kompensationsunruh, Breguet-Spirale

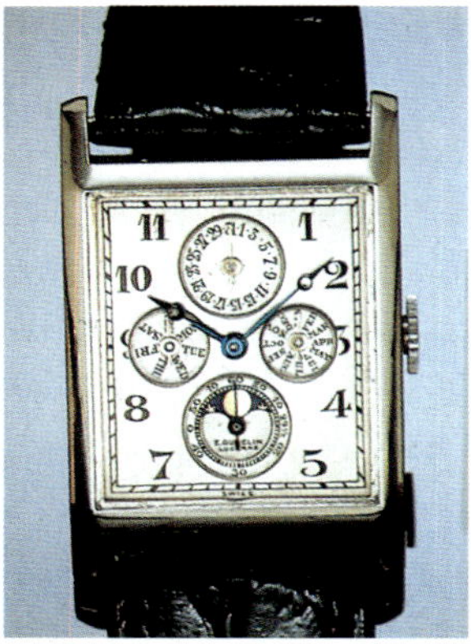

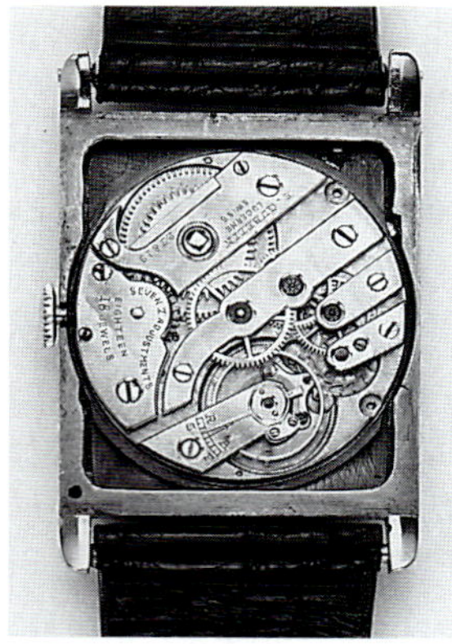

Goldene rechteckige Herrenarmbanduhr mit einfachem Vollkalendarium und Mondphasenanzeige, signiert ›E. Gübelin, Lucerne‹, hergestellt 1924 für L. Stewart Barr, USA, als erste Kalender-Armbanduhr dieser Firma; Brücken-Ankerwerk mit 18 Steinen, bimetallischer Kompensations-Unruh, Breguet-Spirale

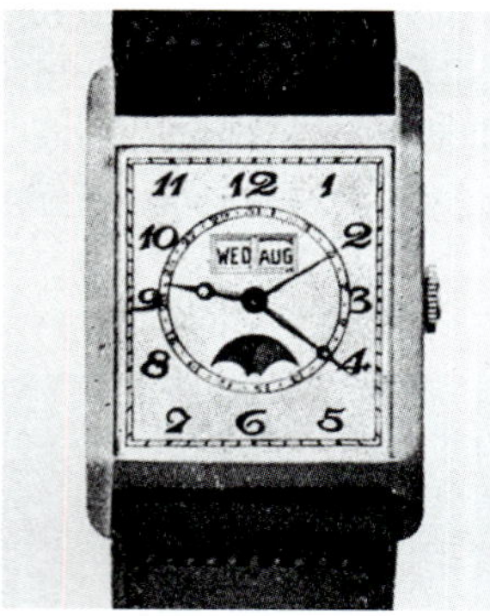

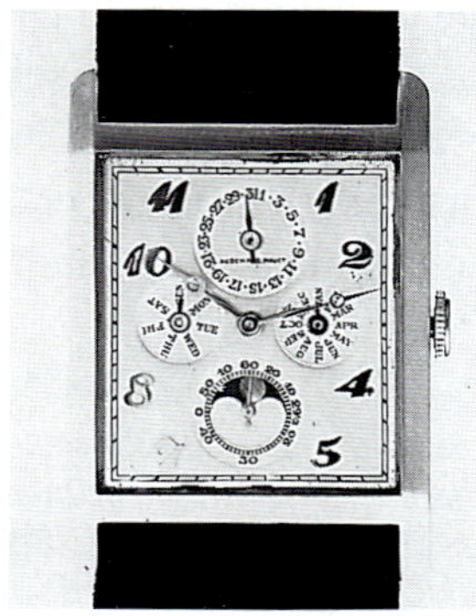

Unten: Zwei rechteckige Armbanduhren von Audemars Piguet aus dem Jahre 1927. Beide Uhren besitzen ein einfaches Vollkalendarium sowie eine Mondphasenanzeige

Trotzdem blieb die Kalender-Armbanduhr in den zwanziger Jahren weiterhin eine Ausnahmeerscheinung. Während sich im 1927 erschienenen ›Goldenen Buch der Uhrmacherei‹ ohne große Mühe bereits eine ganze Reihe unterschiedlicher Armband-Chronographen finden lassen (auch solche mit Schleppzeiger), gestaltet sich die Suche nach Kalender-Armbanduhren recht schwierig.

Unter dem Namen ›Ditis‹ stellte die Uhrenfabrik Solvil des Paul Ditisheim 1930, ganz im Trend, eine rechteckige Armbanduhr vor, bei der das Datum – wie bereits bei der Damen-Movado – durch zwei Scheiben (Zehner- und Einerscheibe) angezeigt wurde. Dadurch ließ sie sich wesentlich besser ablesen. Im gleichen

Rechts: Rechteckige Stahl-Armbanduhr mit Datumsanzeige, Girard Perregaux, Anfang der 40er Jahre; die Anzeige des Datums erfolgt mit Hilfe vonzwei Scheiben (Zehner- und Einerscheibe); Drücken der Aufzugskrone bewirkt eine schnelle Fortschaltung der Datumsindikation ; tonnenförmiges Ankerwerk, 8 3/4 x 12''', Kaliber 97, 17 Steine, Stoßsicherung

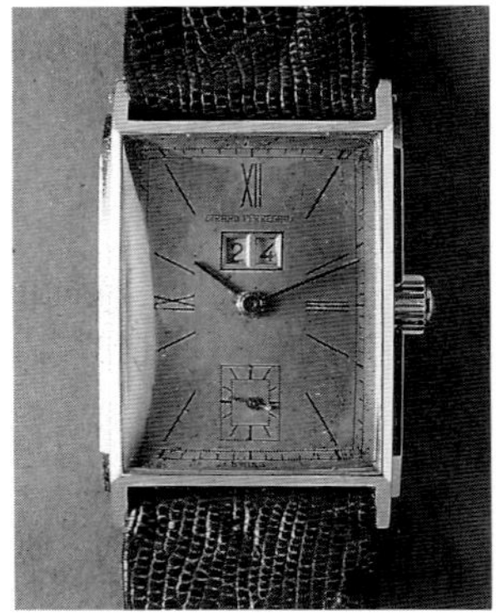

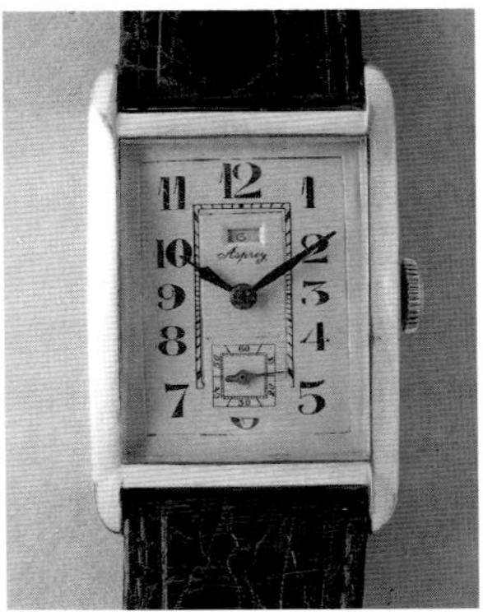

Links: Rechteckige Herrenarmbanduhr mit Datumsanzeige, signiert ›Asprey‹, 30er Jahre; gold-filled Scharniergehäuse; rundes 12liniges Ankerwerk mit 15 Steinen

Jahr lancierten weitere Fabrikanten Armbanduhren mit Datumsanzeige. Die meisten davon waren digitaler Natur. LeCoultre präsentierte 1937 für 98 Franken sein Day-Date-Modell mit Datumszeiger und Wochentagsfenster. 1939 wartete Movado mit einem Vollkalendarium auf. Doch der weltweite Triumphzug des Armband-Chronographen ließ auch in den stürmischen dreißiger Jahren der Kalender-Armbanduhr nur wenige Entfaltungsmöglichkeiten.

Erst in den vierziger Jahren lassen sich deutliche Fortschritte konstatieren. Zug um Zug tauchten Armbanduhren mit unterschiedlich gestalteten Kalendarien oder Datumsanzeigen auf. Die klassisch-runde Herrenarmbanduhr mit zentralem Datumszeiger wurde ebenso

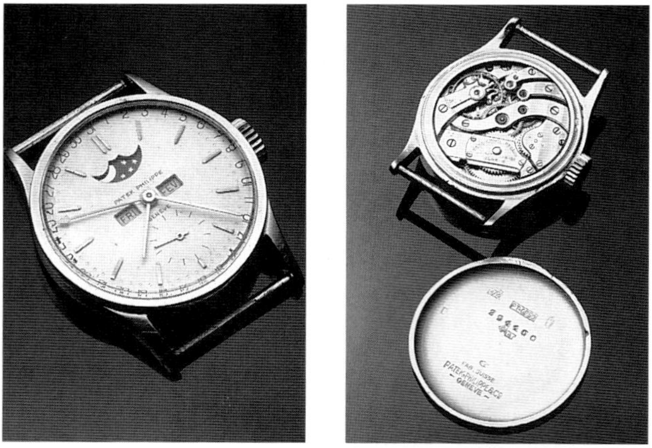

Platin-Herrenarmbanduhr mit einfachem Vollkalendarium und Mondphasenanzeige von Patek Philippe (1927/1935); 11liniges Ankerwerk 2. Qualität, 18 Steine, bimetallische Unruh, Flachspirale, Wolfsverzahnung der Aufzugsräder

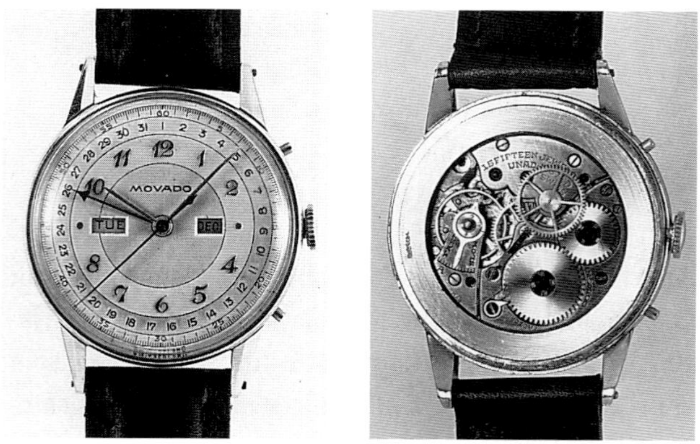

Herrenarmbanduhr mit vollständigem einfachen Kalendarium, Modell ›Calendograph‹ von Movado; 1939 am Markt lanciert; 15steiniges Ankerwerk mit indirekter Zentralsekunde, monometallischer Schraubenunruh, autokompensierender Breguet-Spirale

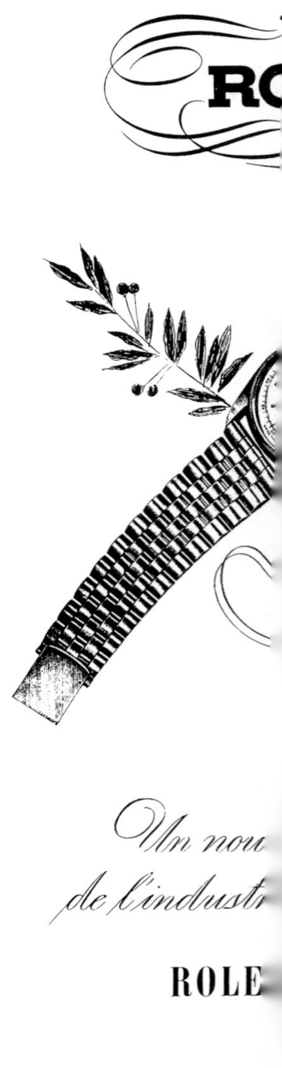

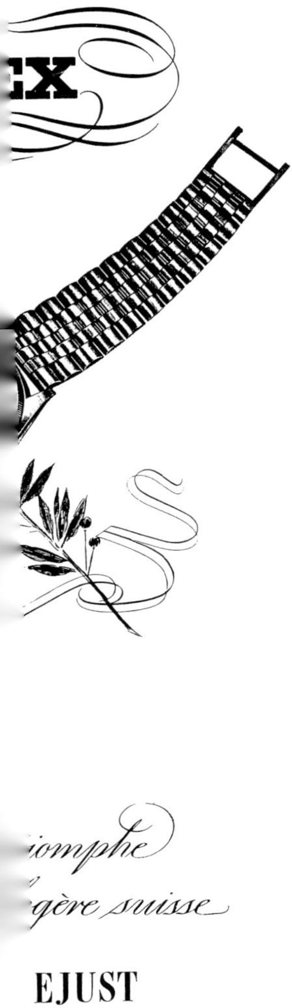

Rechts: Armbanduhr mit manuell schaltbarem Kalender, signiert auf dem Zifferblatt ›Sperina‹, Schweiz, 30er Jahre; Chrom-Nickel-Gehäuse mit wulstförmigen Bandanstößen; darin befinden sich von außen verstellbare Trommeln für Wochentage und Datum; Stiftankerwerk mit 7 Steinen

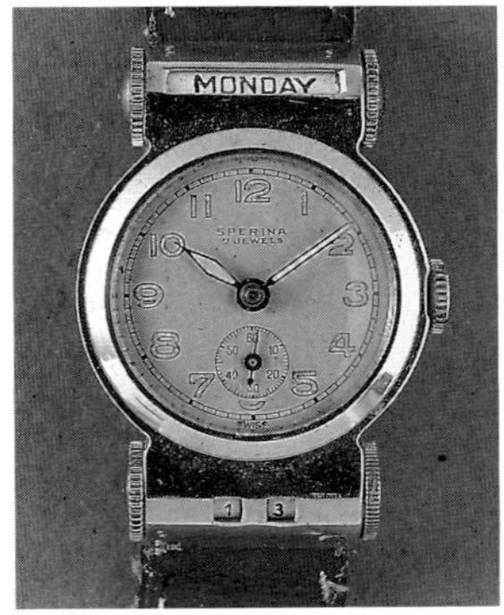

Herrenarmbanduhr mit vollständigem einfachen Kalendarium und automatischem Aufzug, 40er Jahre; 17steiniges Ankerwerk Kaliber Omega 330 mit Aufzug durch Pendelschwungmasse, monometallische Schraubenunruh, autokompensierende Flachspirale; die Datums- und Monatsanzeige lassen sich über die Drücker bei der ›4‹ korrigieren

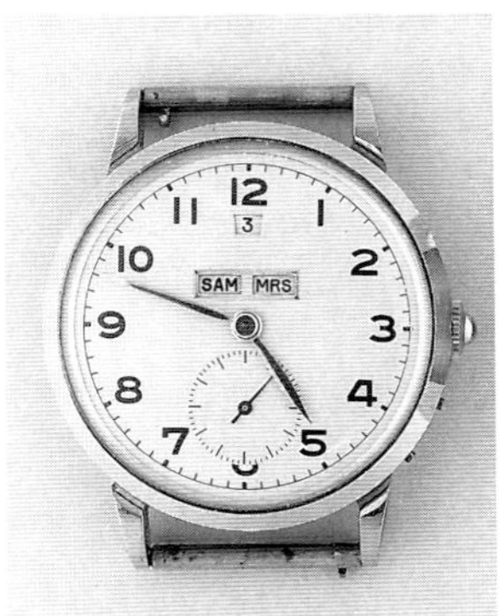

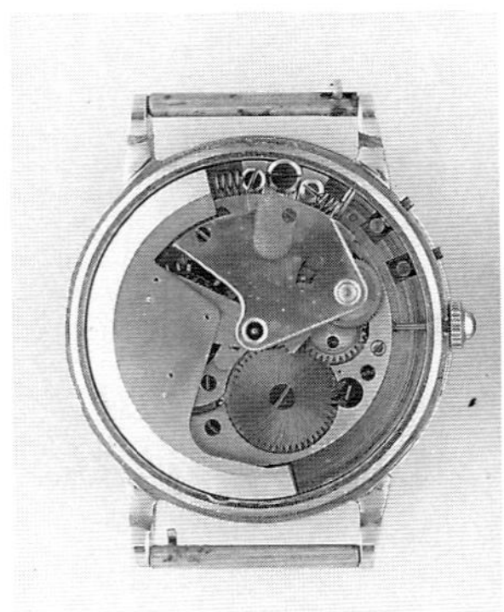

Links: Rolex-Anzeige aus dem Jahre 1946 zur Werbung für das 1945 lancierte Modell ›Datejust‹ mit automatischem Aufzug und digitaler Datumsanzeige

Rechts: Herrenarmbanduhr von Movado mit automatischem Aufzug und vollständigem einfachen Kalender, Modell ›Calendomatic‹, 40er Jahre; 17steiniges Ankerwerk mit automatischem Aufzug durch Pendelschwungmasse, Kaliber 223 A (12 ¾'''); indirekte Zentralsekunde, monometallische Schraubenunruh, autokompensierende Breguet-Spirale

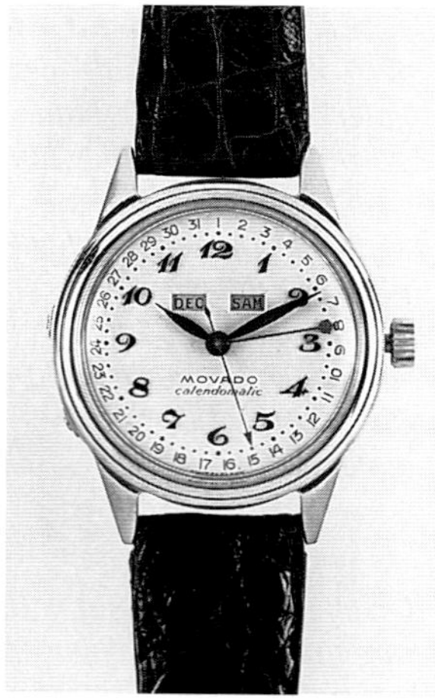

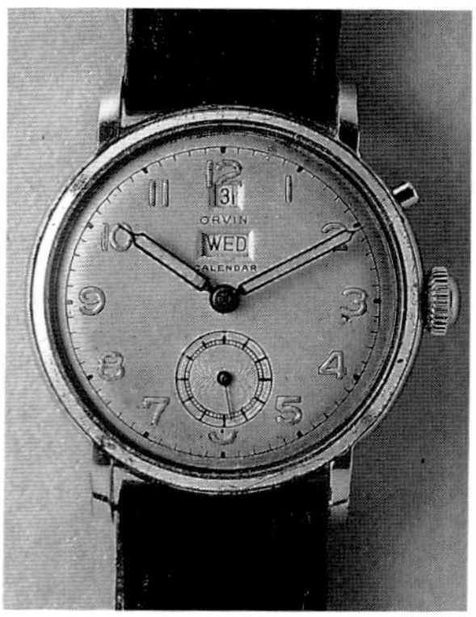

Links: Herrenarmbanduhr mit digitaler Tages- und Datumsanzeige, Modell ›Calendar‹ von Orvin, 40er Jahre; 17steiniges Ankerwerk, Kaliber AS 1356, 11 ½''', Schraubenunruh, Flachspirale; verchromtes Messinggehäuse, Stahlboden

Rechts: Stahl-/Gold-Herrenarmbanduhr mit automatischem Aufzug durch Pendelschwungmasse sowie einem zentral angeordneten Datumszeiger, Mido ›Multifort Datometer‹; Schweiz, Anfang der 50er Jahre; 17steiniges Ankerwerk mit Zentralsekunde

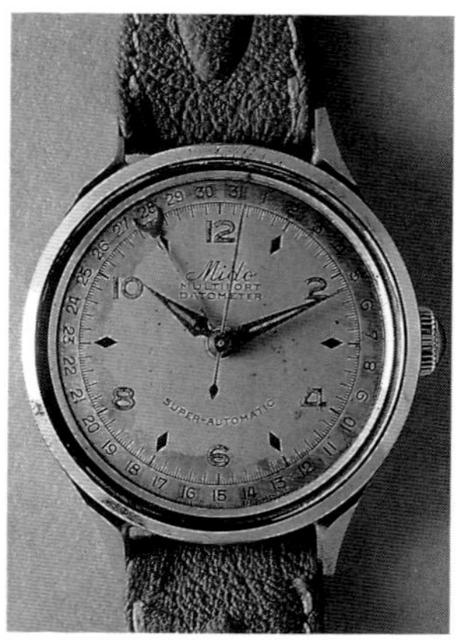

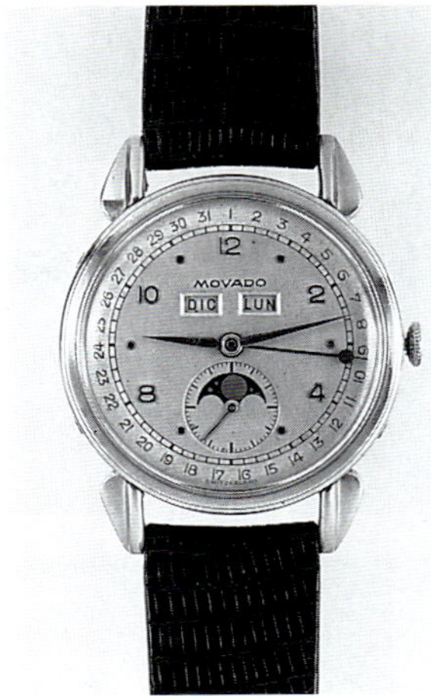

Links: Goldene Herrenarmbanduhr mit Vollkalendarium und Mondphasenanzeige von Movado, 40er Jahre; 10 3/4liniges Ankerwerk mit 15 Steinen, monometallischer Schraubenunruh und autokompensierender Flachspirale; Korrekturmöglichkeit für die Kalenderangaben über im Gehäuserand eingelassene Drücker

Rechts: Rechteckige Herrenarmbanduhr von Jaeger-LeCoultre mit einfachem Vollkalendarium und Mondphasenanzeige, 40er Jahre; Form-Ankerwerk 7 3/4 x 11''', 17 Steine, monometallische Schraubenunruh, autokompensierende Flachspirale

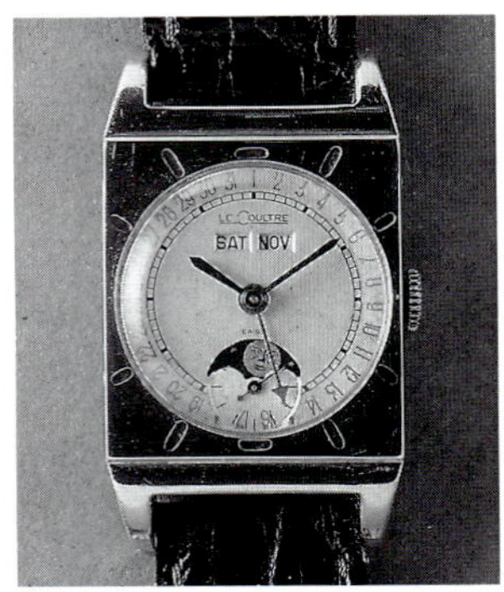

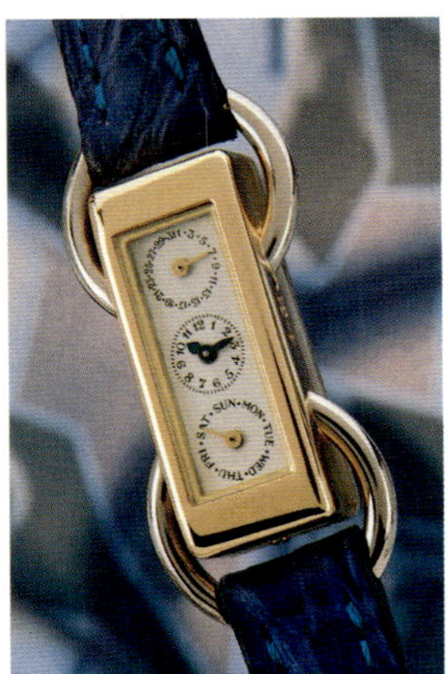

Links: Die kleinste Kalenderuhr der Welt, hergestellt von Svend Andersen, Genf; diese Uhr mit Tages- und Datumsanzeige, Gehäusemaße 6,65 x 17,60 x 1,40 mm, wurde 1989 ins Guinness Buch der Rekorde aufgenommen; Baguettewerk mit Handaufzug

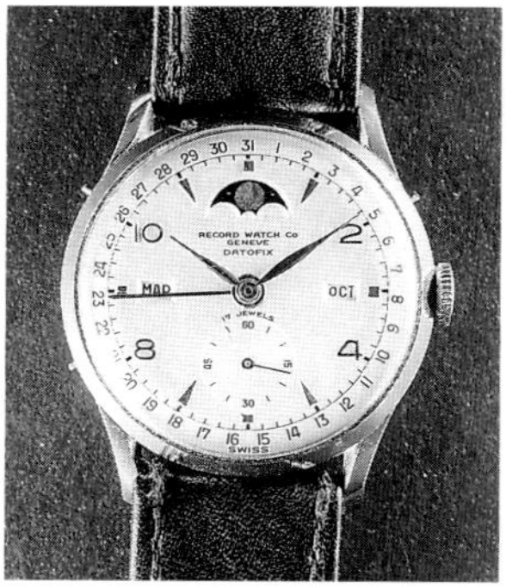

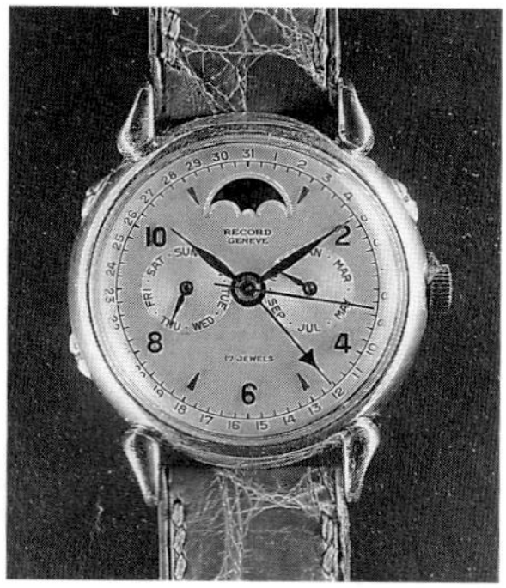

Zwei Herrenarmbanduhren mit vollständigem einfachen Kalendarium von Record Watch, Genf, Modell ›Datofix‹, 40er Jahre

Rechts: Modell mit digitaler Tages- und Datumsanzeige sowie dezentral angeordnetem Sekundenzeiger

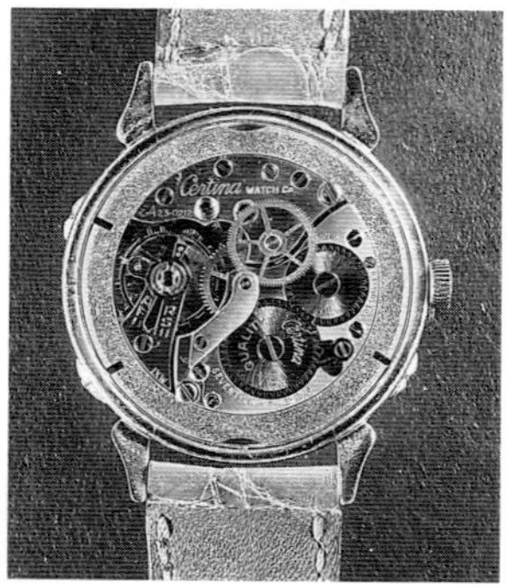

Unten: Modell mit Tages- und Monatszeiger sowie Zentralsekunde; Ankerwerk, Kaliber 107, $10\frac{1}{2}'''$, 17 Steine

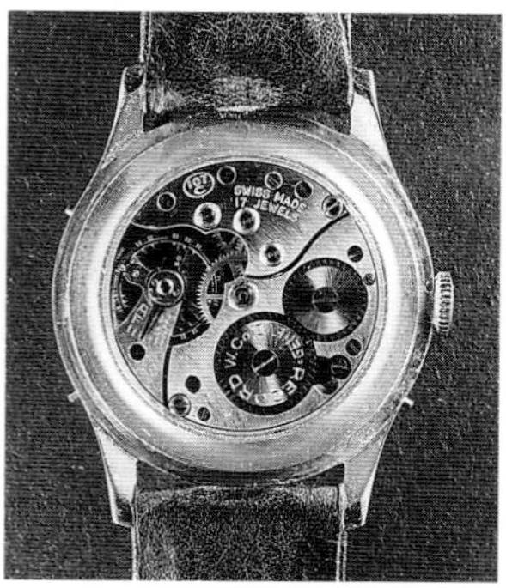

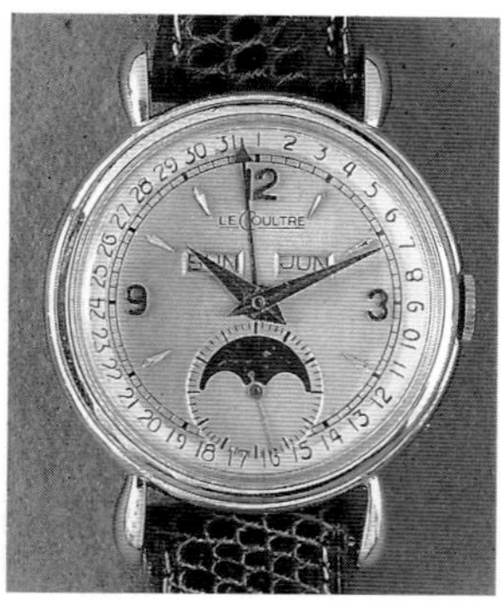

Links: Stahl-/Gold-Armbanduhr mit einfachem Vollkalendarium und Mondphasenanzeige von Jaeger-LeCoultre, nach 1947; Handaufzugswerk Kaliber 494/1, 17 Steine, $12\frac{3}{4}'''$, monometallische Schraubenunruh, autokompensierende Spirale

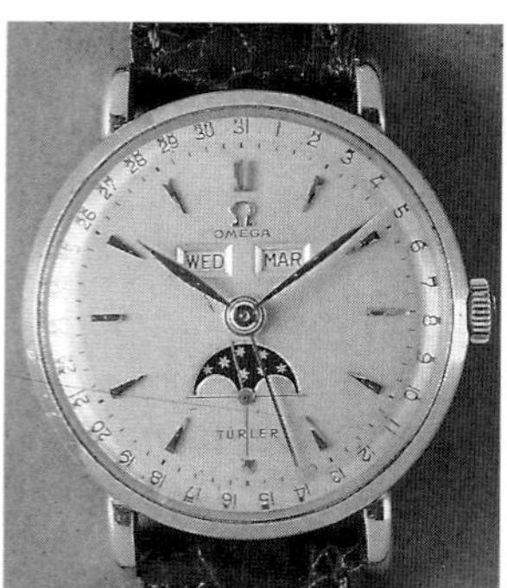

Links: Goldene Herrenarmbanduhr mit einfachem Vollkalendarium und Mondphasenanzeige von Omega, Modell ›Cosmic‹, mit Verkäufersignatur ›Türler‹ auf dem Zifferblatt; Ende der 40er Jahre; Ankerwerk Kaliber 381 CLD, 17 Steine, Durchmesser 27 mm, Höhe 5,25 mm; monometallische Glucydur-Unruh, autokompensierende Flachspirale

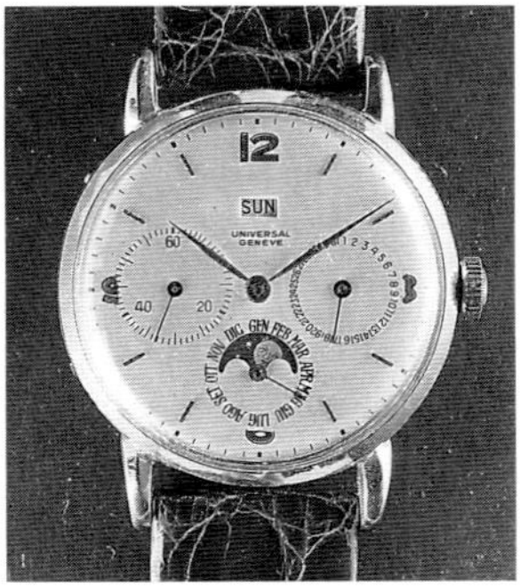

Herrenarmbanduhr mit vollständigem einfachen Kalendarium von Universal Genf, um 1950; 13liniges Ankerwerk Kaliber 291, 17 Steine, monometallische Schraubenunruh, autokompensierende Breguet-Spirale

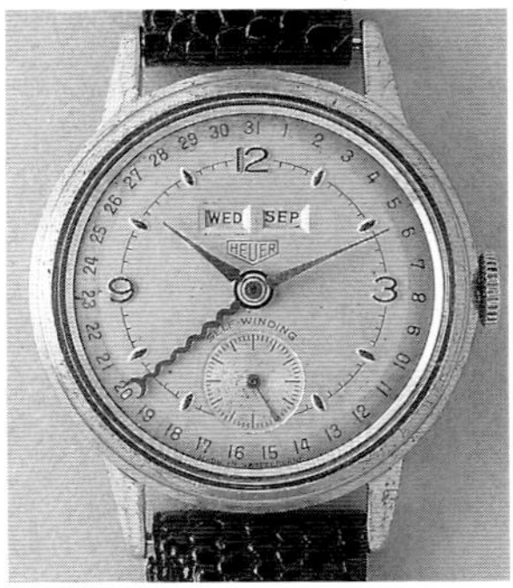

Links: Vernickelte Herrenarmbanduhr mit automatischem Aufzug und einfachem Vollkalendarium, signiert ›Heuer‹, um 1950; Ankerwerk von AS mit automatischem Aufzug durch Pendelschwungmasse, 17 Steine, Flachspirale

Herrenarmbanduhr mit einfachem Vollkalendarium, Mondphasen- und 24-Stunden-Anzeige von Cortébert, Modell ›Spirofix Sport‹, nach 1950; Besonderheit des auf dem 12linigen Cortébert Kaliber 677 aufgebauten Kalenderwerks ist die 24-Stunden-Anzeige mit dem rot markierten Feld; während sich der kleine Zeiger in diesem Feld befindet, dürfen keine Korrekturen an den Kalenderindikationen vorgenommen werden

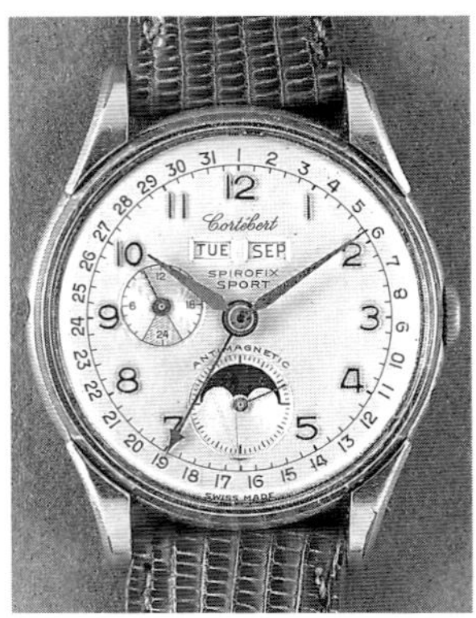

Rechts: Herrenarmbanduhr mit Tages- und Datumsanzeige von Cornavin Watch, Genf, um 1952; Doublé-Gehäuse; die Tagesanzeige erfolgt durch eine wandernde Sonne unterhalb der ›12‹, die Datumsindikation durch einen zentral angeordneten Zeiger; 10liniges Ankerwerk, 17 Steine

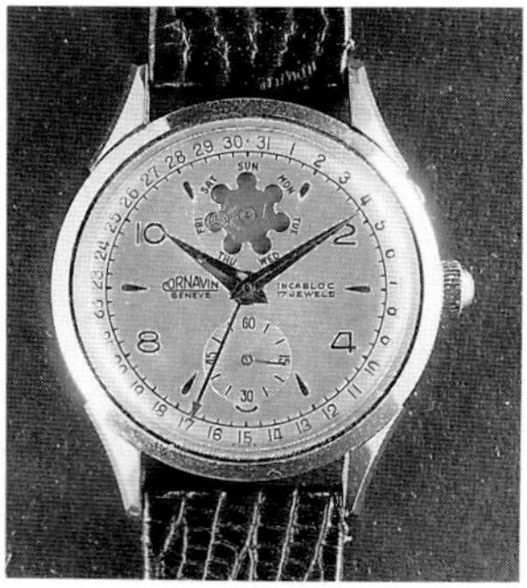

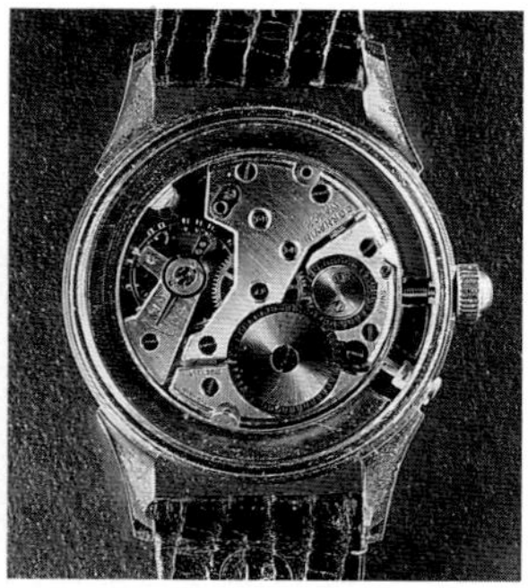

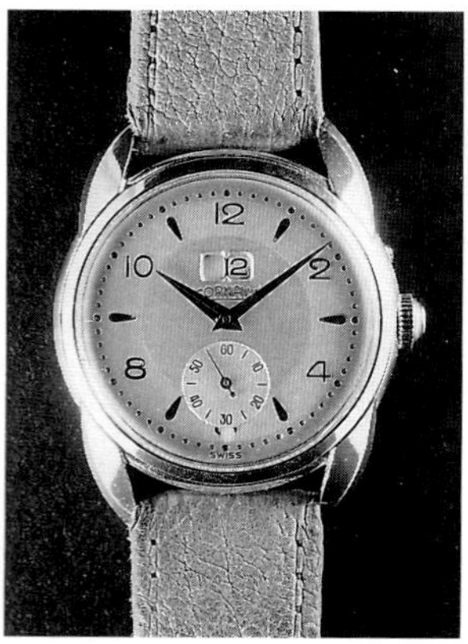

Links: Doublé-Herrenarmbanduhr mit Datumsanzeige durch zwei Scheiben, Modell ›Datacor‹ von Cornavin, um 1955; 11 1/2liniges Ankerwerk, Venus Kaliber

entdeckt (und alsbald zur Pflichtübung in den Kollektionen) wie die Mondphasenanzeige als attraktives Beiwerk.

Zum vierzigjährigen Firmenjubiläum 1945 brachten Hans Wilsdorf und seine Firma Rolex das Modell ›Datejust‹ auf den Markt. Dessen digitale Datumsanzeige durch ein Fenster bei der ›3‹ stellte zwar technisch nicht unbedingt den letzten Schrei dar, in Verbindung mit dem automatischen Uhrwerk kann es jedoch uneingeschränkt als Vorläufer der klassisch-modernen Datums-Armbanduhr gelten.

Rechts: Herrenarmbanduhr mit patentiertem Kalendarium und automatischem Aufzug, Modell ›Speed Date‹ von Pronto, 1964; 11 ½liniges Ankerwerk Kaliber ETA 2472, 25 Steine, Aufzug durch unbegrenzt drehenden Rotor, springende digitale Datumsanzeige; mit Hilfe der Krone bei der ›2‹ kann man die Tages-/Datums-Relation für einen ganzen Monat voraus einstellen; wasserdichtes Doublé-Gehäuse

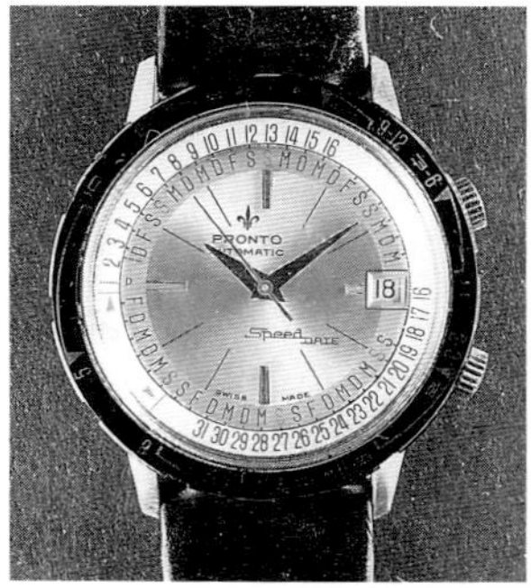

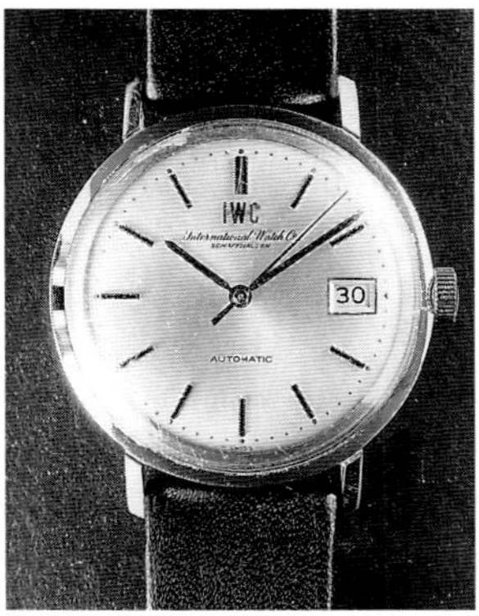

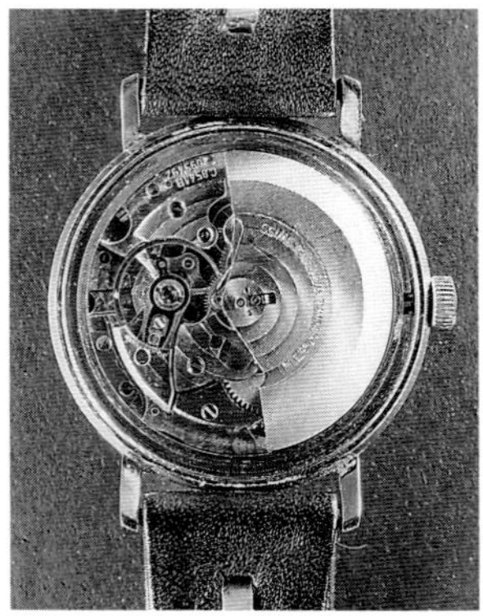

Oben: Stahl-Armbanduhr mit automatischem Aufzug und Datumsanzeige von IWC, 60er Jahre; 12 ½liniges Ankerwerk Kaliber 8541, 25 Steine, monometallische Glucydur-Unruh, autokompensierende Breguet-Spirale; der unbegrenzt drehende Rotor zieht in beiden Richtungen auf

Damit war die prinzipielle Entwicklung auf dem Gebiet der einfachen Kalenderuhr weitgehend abgeschlossen. Die folgenden Jahrzehnte standen im wesentlichen im Zeichen der Aufbaus auf diesen Modellen. Die Konstruktionen wurden eleganter, flacher, vollkommener. Zur schleichenden Datumsanzeige, welche für den Schaltvorgang einen längeren Zeitraum benötigt, kam z.B. die springende. Bei ihr wird dem Uhrwerk im Laufe des Ta-

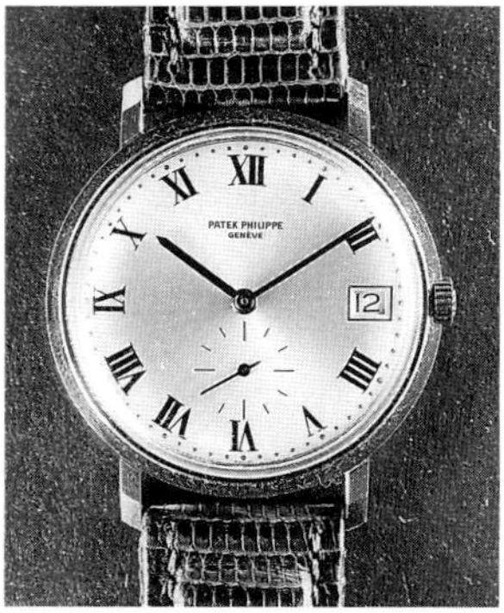

Links und unten: Goldene Herrenarmbanduhr mit automatischem Aufzug und springender Datumsanzeige von Patek Philippe, 60er Jahre; Ankerwerk Kaliber 27 - 460 M (monodate); monometallische ›Gyromax‹-Unruh, autokompensierende Breguet-Spirale, 37 Steine; Aufzug in beiden Drehrichtungen des goldenen Rotors

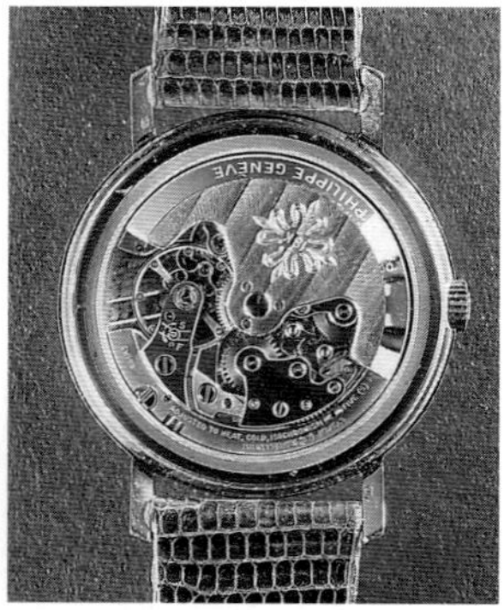

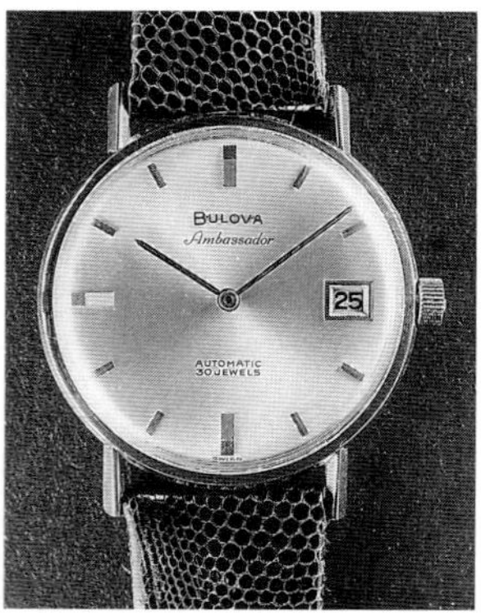

Links: Herrenarmbanduhr mit automatischem Aufzug und Datumsanzeige, Modell ›Ambassador‹ von Bulova; um 1968; 30steiniges Ankerwerk mit Mikrorotor, 12 1/2''', monometallische Glucydur-Unruh, autokompensierende Flachspirale; der Aufzug erfolgt in beiden Drehrichtungen des Rotors

Rechts: Tonnenförmige Armbanduhr von Svend Andersen, Genf, um 1985, mit einfachem Vollkalendarium und Mondphasenanzeige; Uhr- und Kalenderwerk liegen nebeneinander, um die Uhr flacher gestalten zu können

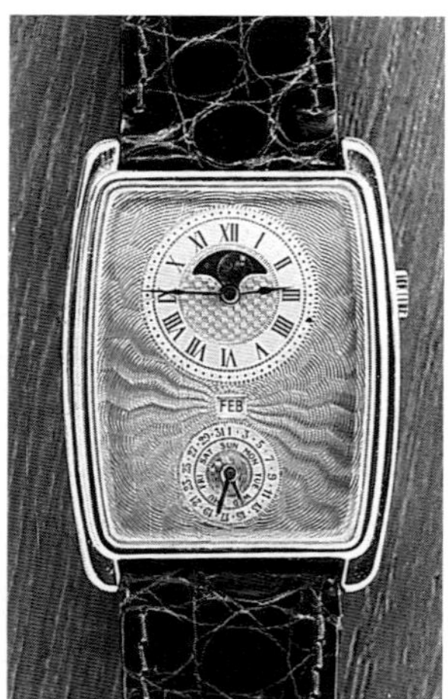

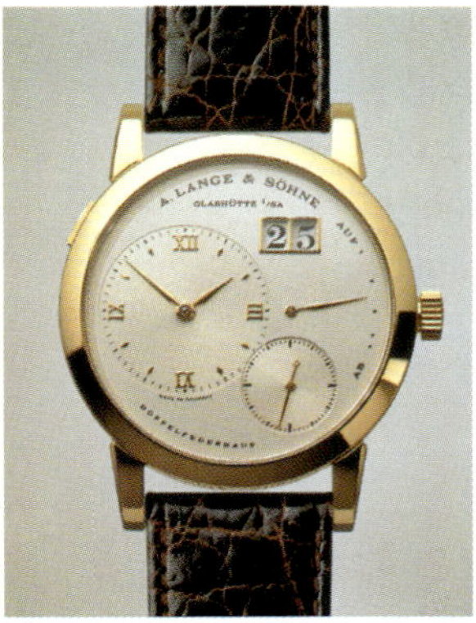

Oben: Herrenarmbanduhr ›Lange 1‹ von A. Lange & Söhne, Glashütte, Kaliber L 901.0, Durchmesser 30 mm, 53 Steine, Glucydur-Schraubenunruh, 21600 Halbschwingungen/Stunde, Handaufzug, zwei in Serie geschaltete Federhäuser, Gangreserve 72 Stunden, Gangreserveanzeige, Großdatumsindikation mit Hilfe eines Kreuzes (Einer) und einer Scheibe (Zehner); Vorstellung 1994

Unten: Die patentierte Datumsanzeige der ›Lange 1‹ besteht aus 68 Teilen.

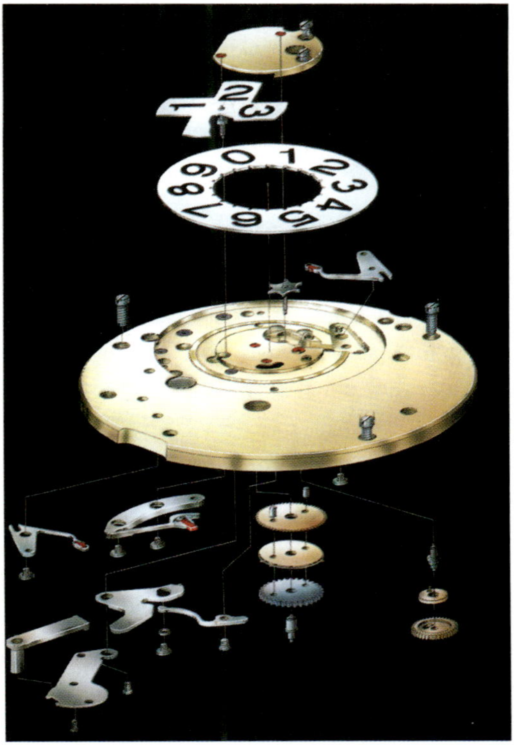

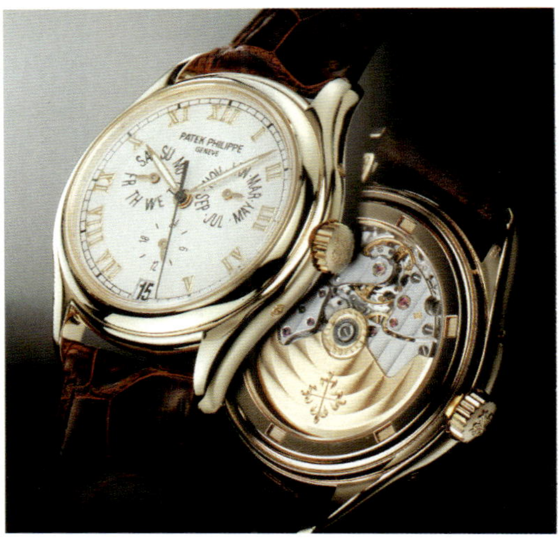

Rechts: Patek-Philippe-Neuigkeit des Jahres 1996: weltweit erster Jahreskalender. Das neue Automatikkaliber 315 S QA besteht aus insgesamt 316 Teilen. Am Zifferblatt werden Datum, Wochentag und Monat für die Dauer eines Jahres korrekt angezeigt. Nur jeweils Ende Februar muß Hand ans Kalenderwerk gelegt werden. Außerdem besitzt diese goldene, bis 25 m wasserdichte Armbanduhr eine 24-Stunden-Anzeige.

ges sukzessive Kraft entnommen und in einer Feder gespeichert. Exakt um Mitternacht wird die Energie freigegeben. Die Datumsanzeige springt dann sofort auf die nächste Zahl. Die ins Glas eingeschliffene Lupe führte zur Verbesserung der Ablesbarkeit. Und die Schnellschaltungen ließen sich immer leichter handhaben.

Die Uhr mit ewigem Kalendarium

Für ehrgeizige Uhrmacher war die spektakuläre Einführung des Gregorianischen Kalenders natürlich Anreiz genug, sich intensiv über Verbessungsmöglichkeiten an den simplen Kalenderwerken Gedanken zu machen.

Die Ergebnisse heftigen geistigen und handwerklichen Schaffens ließen nicht lange auf sich warten: Schon 1615 stellte der Genfer Uhrmacher Duboule eine Uhr mit ewigem Kalender vor, 1636 sein Genfer Kollege

Herrenarmbanduhr mit ›ewigem‹ Kalender und Mondphasenanzeige von Patek Philippe, 1898/1925, verkauft 1927; den Hintergrund der Uhr bildet der entsprechende Auszug aus dem Patek-Philippe-Stammbuch

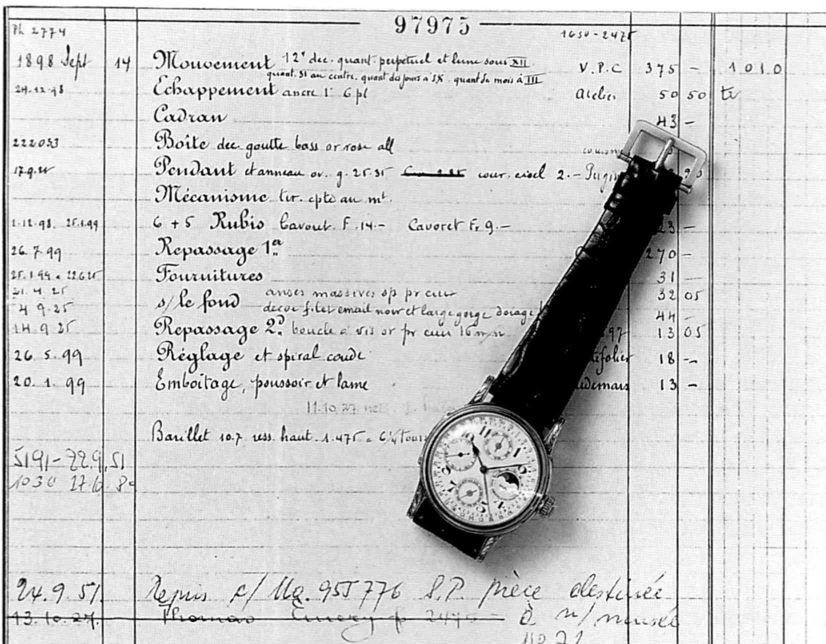

Tonneauförmige Weißgold-Armbanduhr mit ewigem Kalendarium und Mondphasenanzeige, Breguet 1929, 10liniges Handaufzugswerk, 18 Steine, bimetallische Unruh, Breguet-Spirale; diese Uhr kostete 1934 stolze 11 000 Francs.

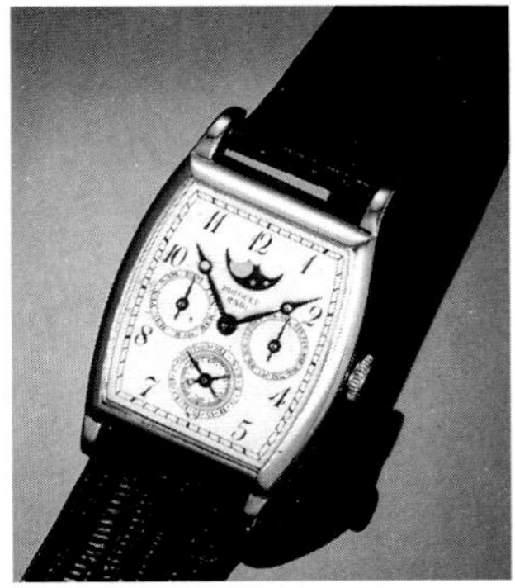

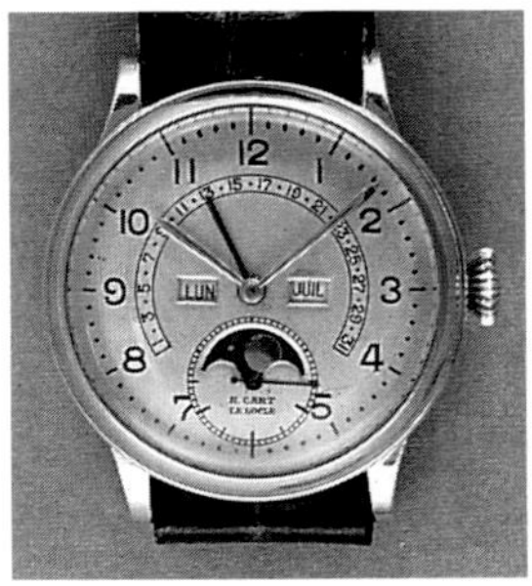

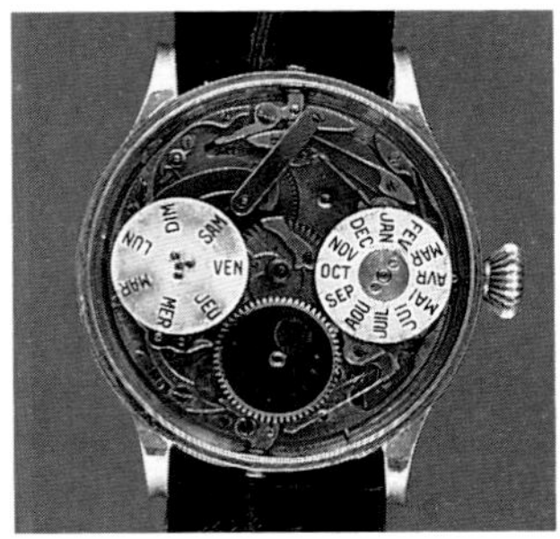

Goldene Herrenarmbanduhr mit ›ewigem‹ Kalender und Mondphasenanzeige, hergestellt von Robert Cart, Le Locle, in zwei Exemplaren, eines davon für Breguet; Brücken-Ankerwerk mit Genfer Streifen, bimetallischer Kompensations-Unruh, Breguet-Spirale; Kalendarium mit retrograder Datumsanzeige, d. h. der Datumsanzeiger springt von der ›31‹ schnell auf die ›1‹ zurück; 40er Jahre; das Kalenderwerk stammt vermutlich von Victorin Piguet im Vallée de Joux

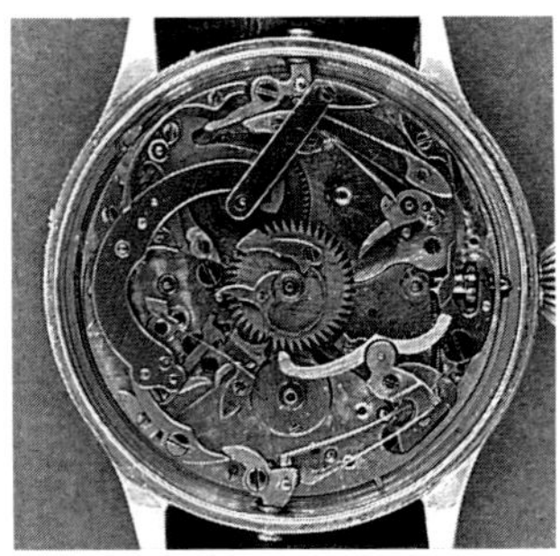

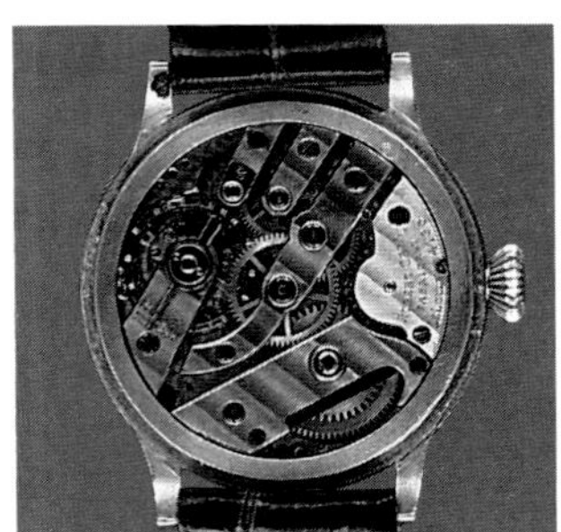

Sermand. In den folgenden Jahrhunderten wurden diese Konstruktionen dann laufend verfeinert, was in letzter Konsequenz zu mechanischen Armbanduhren mit ewigem Kalender führte. Solche gibt es seit 1925, als die Genfer Manufaktur Patek Philippe eine Damentaschenuhr mit ewigem Kalendarium aus dem Jahr 1898 in eine entsprechende Armbanduhr transformierte. Ein Jahr später, 1926, vollendete Breguet eine tonneauförmige Herrenarmbanduhr mit ewigem Kalendarium. 1934 wurde dieses exklusive Weißgold-Modell an Jean Dollfus verkauft, der es als Geschenk für seinen Bruder Louis erwarb. Bei Patek Philippe entstanden ab 1930 authentische Armband-Modelle mit ewigem Kalendarium als Unikate oder im Rahmen von Kleinstserien. Gegen Ende der dreißiger Jahre entstanden einige Armbanduhren mit ewigem Kalendarium und retrograder Datumsanzeige. Dies bedeutet, daß der gut ablesbare, zentral angeordnete Datumszeiger am Ende des Monats wieder auf die ›1‹ zurückspringt. Diese Form der Datumsindikation erforderte einen beträchtlichen Mehraufwand gegenüber der üblichen, stets im Kreis wandernden Anzeige. Die Rohwerke stammten von Victorin Piguet. Robert Cart, Le Locle, terminierte zwei derartige Armbanduhren. Eine davon ist im Uhrenmuseum ›Chateau des Monts‹, Le Locle, ausgestellt. Das zweite Exemplar hatte Breguet bei Robert Cart bestellt.

Auch die Armbanduhr Nr. 860 183 von Patek Philippe, hergestellt 1937, verfügte über dieses Kalenderwerk.

Die ersten ›Serienmodelle‹ mit ewigem Kalendarium kamen 1941 auf den Markt, und zwar wiederum bei Patek Philippe. Hinter der damals vorgestellten Referenz 1518 verbirgt sich eine Armbanduhr mit ewigem Kalender, Mondphasenanzeige und Chronograph. 1942 folgte die Referenz 1526 mit normalem Handaufzugswerk und kleiner Sekunde, 1944 die Handaufzugs-Referenz 1591 mit Zentralsekunde. 1962 war dann ebenfalls bei Patek

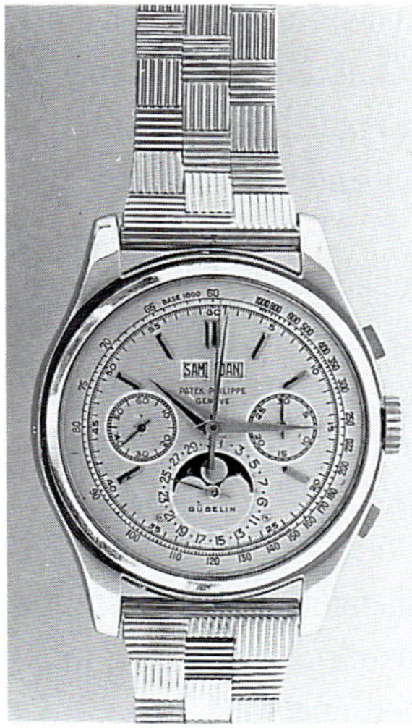

Links: Herrenarmbanduhr mit Chronograph-Rattrapante, 30-Minuten-Zähler, ›ewigem‹ Kalender und Mondphasenanzeige, Modell 2571 von Patek Philippe; 13liniges Ankerwerk mit 25 Steinen, monometallische Schraubenunruh, autokompensierende Breguet-Spirale

Unten: Herrenarmbanduhr mit ›ewigem‹ Kalender und Mondphasenanzeige von Patek Philippe, 1937; 11liniges Anker- werk, bimetallische Kompensationsunruh, Breguet-Spirale; Kalenderwerk mit retrograder Datumsanzeige

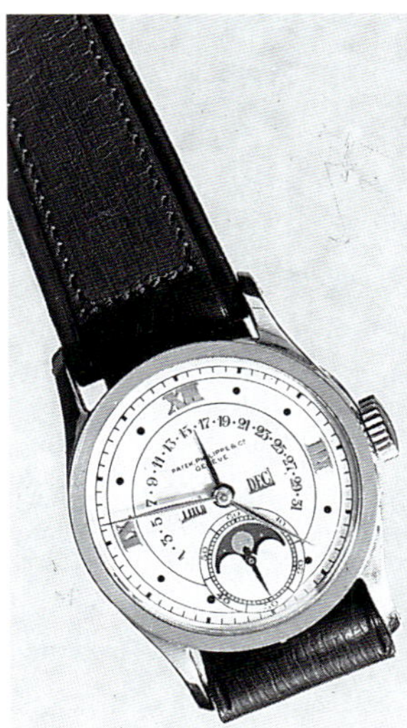

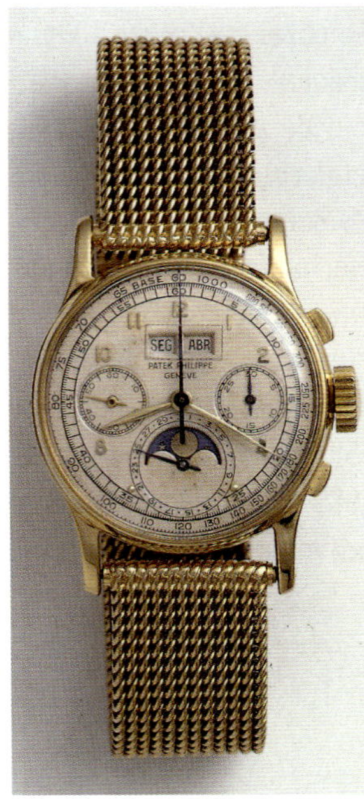

Oben: Goldene Herrenarmbanduhr mit Chronograph, 30-Minuten-Zähler, ›ewigem‹ Kalender und Mondphasenanzeige, Modell 1518 von Patek Philippe, hergestellt von 1941 bis 1954; 13liniges Ankerwerk (Rohwerk Valjoux), 23 Steine, monometallische Schraubenunruh, autokompensierende Breguet-Spirale

Philippe das weltweit erste Modell mit automatischem Aufzug und ewigem Kalendarium, Referenz 3448, erhältlich. Insgesamt wurden bei Patek Philippe zwischen 1925 und 1985 rund 1870 Armbanduhren mit ewigem Kalendarium fertiggestellt.

Audemars Piguet stellte gegen 1950 seinen ersten ewigen Kalender fürs Handgelenk vor, und zwar gleich in zwei unterschiedlichen Ausführungen, jeweils mit Schaltjahresindikation. Aufgrund der äußerst geringen Stückzahl – zehn Exemplare – sind sie heute sehr gesucht.

Die großen Jahre der Armbanduhr mit ewigem Kalendarium brachen indes erst herein, als nur noch wenige Zeitgenossen auf eine verheißungsvolle Zukunft der mechanischen Armbanduhr setzen wollten. Breguet machte den Anfang gegen 1975. 1978 folgte Audemars Piguet mit dem schönen ultraflachen automatischen ›Quantième Perpétuel‹, von dem 1985 nicht weniger als 550 Exemplare hergestellt und verkauft werden konnten. 1985 hielt der neu erwachte Markt für mechanische Uhren nicht weniger als 16 unterschiedliche Modelle von 13

Goldene Herrenarmbanduhr mit ›ewigem‹ Kalender, Schaltjahres- und Mondphasenanzeige von Audemars Piguet, um 1963; 13liniges Handaufzugswerk Kaliber 13''' VZSS

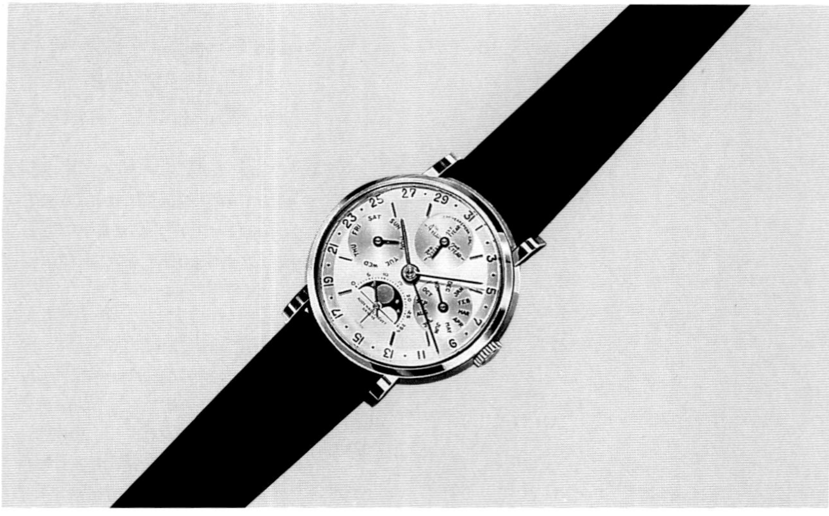

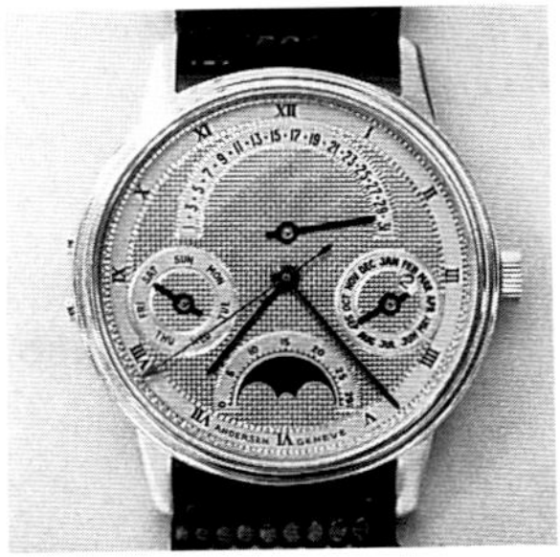 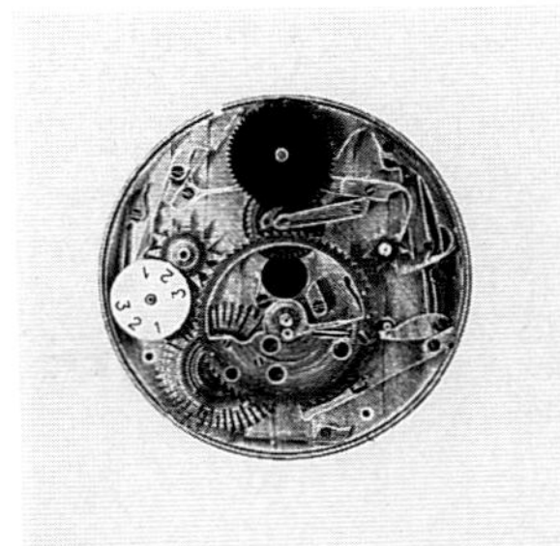

Links: Goldene Herrenarmbanduhr mit ›ewigem‹ Kalender, Schaltjahres- und Mondphasenanzeige von Svend Andersen, Genf, um 1985; das Kalenderwerk verfügt über eine retrograde Datumsanzeige; Ankerwerk von Frédéric Piguet mit automatischem Aufzug

Rechts: Unterzifferblattansicht mit Mechanismus des ›ewigen‹ Kalenders

verschiedenen Herstellern bereit. IWC und Jaeger-Le-Coultre warteten z.B. mit Modellen auf, bei denen das Jahr vollständig angezeigt wird. Zudem lassen sich alle Einstellungen über die Krone vornehmen. Dieses bestechend einfache System besitzt freilich auch einen nicht zu unterschätzenden Nachteil: Ist man beim Einstellen der Kalenderindikationen über das aktuelle Datum ›hinausgeschossen‹, muß die Uhr bis zum dargestellten Zeitpunkt liegen bleiben oder zum Service geschickt werden. Ein Zurück gibt es nicht. Auch am 1. März 2100, wenn Datum und Wochentag ihre vorprogrammierte Synchronität verlieren, ist der Gang zum Uhrmacher unvermeidlich.

1989 präsentierte Audemars Piguet den weltweit kleinsten und bis dahin flachsten ewigen Kalender. Er besitzt einen Durchmesser von 20,8 mm, und das bei einer Höhe von knapp 1,6 mm. Zusammen mit dem 1,64 mm hohen Handaufzugskaliber 2003 ergibt sich eine Gesamthöhe von 3,24 mm. Diese wird noch unterboten vom 1994 in Basel vorgestellten IWC-Modell ›Porto

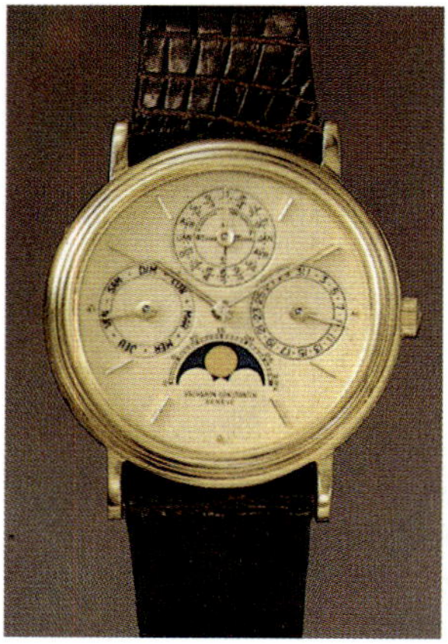

Links: Goldene Herrenarmbanduhr mit ›ewigem‹ Kalender, 4-Jahres- und Mondphasenanzeige von Vacheron & Constantin, Genf, ab 1983 hergestellt; 36steiniges Ankerwerk mit automatischem Aufzug, Rohwerk von LeCoultre

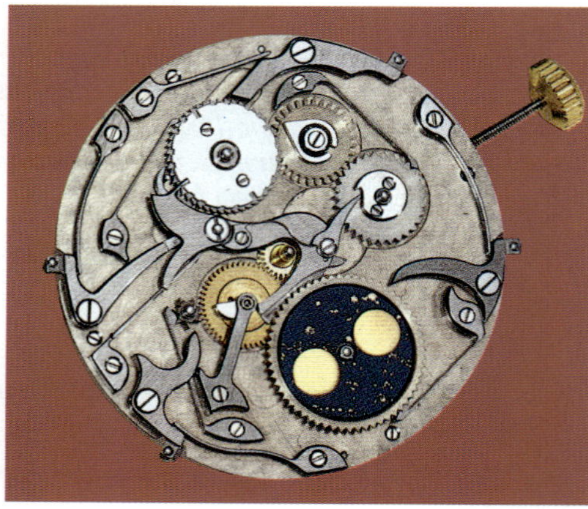

Rechts: Unterzifferblattansicht mit Kadratur des ›ewigen‹ Kalenders

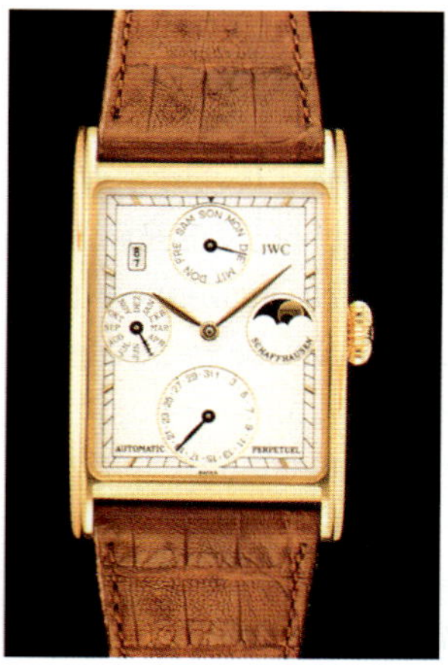

Links: Goldene rechteckige Herrenarmbanduhr mit ›ewigem‹ Kalender, Jahres- und Mondphasenanzeige, Modell ›Novecento‹ von IWC; gegenwärtige Produktion; Ankerwerk mit automatischem Aufzug, IWC-Kaliber 375 (Basis-Kaliber: ETA 2892) mit 22 Steinen

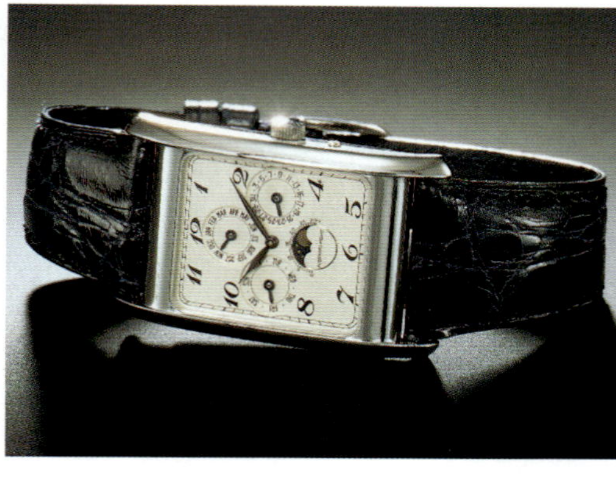

Rechts: Herrenarmbanduhr mit ewigem Kalender, Audemars Piguet, 1990; Handaufzugswerk Kaliber 2003, Durchmesser 20,8 mm, Höhe (einschließlich Kalendarium) 3,2 mm; es handelt sich um das bislang kleinste und flachste ewige Kalendarium; insgesamt 210 Teile

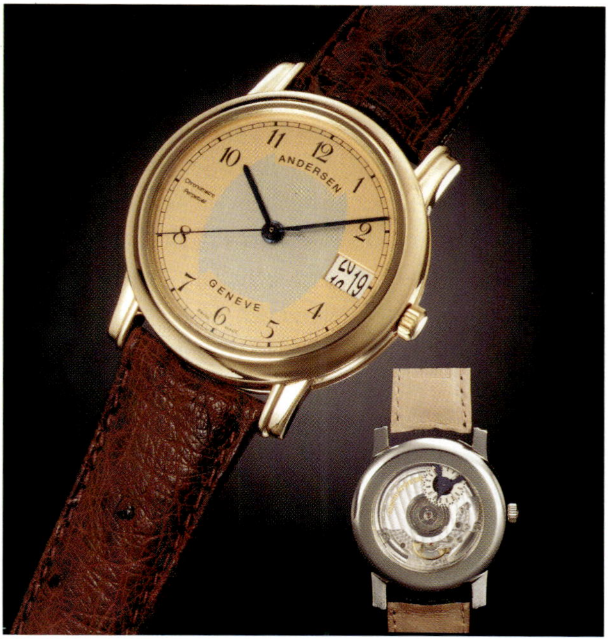

Armbanduhr mit ewigem Kalender, Modell ›Perpetuel 2000‹, von Svend Andersen, gegenwärtige Fertigung; großflächige und daher gut ablesbare Datumsanzeige; verglaste Rückseite und eine scheinbar über dem Rotor des Kalibers 2892-2 schwebende 4-Jahres-Scheibe.

fino‹, das es auf 2,75 mm bringt, dafür allerdings größer im Durchmesser ist. Dabei entfallen auf das Handaufzugswerk 1,85 mm und auf die Kalenderplatine sagenhafte 0,9 mm. Der Genfer ›Einzelkämpfer‹ Svend Ander-

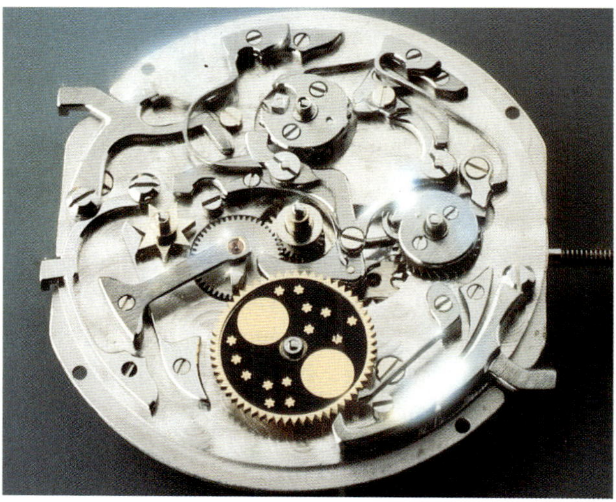

Das derzeit weltweit kleinste ewige Kalendarium stammt von Audemars Piguet (Durchmesser 20,8 mm, Höhe 1,6 mm, rund 60 Teile)

sen läßt sein aufwendiges Kalendarium zum totalen Unterstatement werden: Auf dem Zifferblatt erkennt man nur eine großflächige Datumsanzeige. Beim Blick durch den Glasboden entdeckt man die zum korrekten Einstellen unabdingbare 48-Monats-Scheibe.

Die komplexen Schaltvorgänge eines ewigen Kalendariums, bestehend aus rund sechzig, vielfach sorgfältig anglierten und polierten Einzelteilen, vollziehen sich übrigens zumeist im Verborgenen, weil der aufwendige Mechanismus aus technischen Gründen direkt unter dem Zifferblatt angeordnet ist. Audemars Piguet und Vacheron Constantin z.B. bieten deshalb Skelettversionen an, die hervorragende Einblicke ins komplizierte Innenleben ermöglichen.

Bei allem technischen Aufwand währt auch die Ewigkeit des ›ewigen‹ Kalenders im allgemeinen nur bis zum 28. Februar 2100. Der immense Aufwand, die astronomische Spitzfindigkeit Papst Gregors XIII. uhrmacherisch umzusetzen, stand von jeher in keinem Verhältnis zum erreichbaren praktischen Nutzen. Lediglich ganz wenige Taschen- und Großuhren leisten sich ein Rad, das einmal innerhalb von 400 Jahren rotiert, um dem Kalenderwerk mitzuteilen, welches Säkularjahr einen 29. Februar besitzt. Deshalb wird bei ›normalen‹ ewigen Kalendern am 1. März 2100 eine manuelle Datumskorrektur unumgänglich, was die derzeitigen Besitzer freilich nur wenig oder gar nicht tangieren dürfte.

Wer es auch am Handgelenk wirklich ewig will, wird seit dem Frühjahr 1996 von Svend Andersen angemessen bedient. Sein neues Automatik-Modell ›Perpetual Secular‹ kennt selbst die Gregorianischen Kalendertücken in den nicht durch 400 teilbaren Säkularjahren. Ewig währt eben immer noch am längsten.

Die Funktion eines ewigen Kalendariums

Die komplexen Schaltvorgänge eines ewigen Kalendariums vollziehen sich leider zumeist im Verborgenen, weil der aufwendige Mechanismus unter dem Zifferblatt angeordnet ist. Nur skelettierte Uhren gewähren Blicke auf die rund sechzig Einzelteile, welche, natür-

Bestandteile des ewigen Kalenderwerks

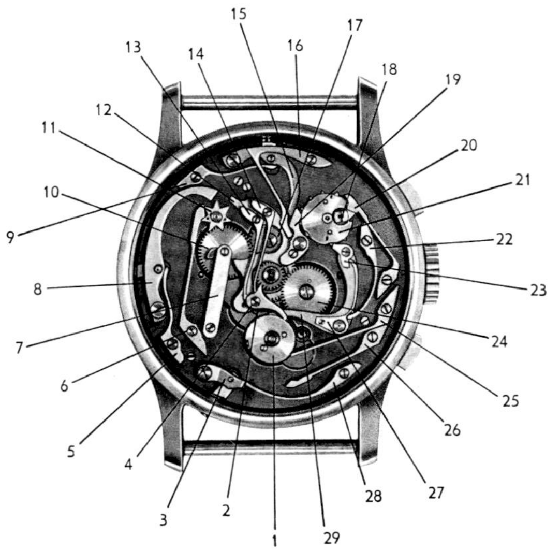

1. Monatsschnecke
2. Kleine Klinke des Hauptschalthebels
3. Mondphasenkorrektor
4. Große Klinke des Hauptschalthebels
5. Tageskorrektorfeder
6. Tagessperre
7. Federbrücke
8. Tageskorrektor
9. Feder des Hauptschalthebelkorrektors
10. Mitnehmer
11. Tagesstern
12. Hauptschalthebel
13. Feder der kleinen Klinke des Hauptschalthebels
14. Feder der großen Klinke des Hauptschalthebels
15. Hauptschalthebelkorrektor
16. Hauptschalthebelfeder
17. Zwischenrad
18. Vierjahresrad
19. Schnabel des Hauptschalthebels
20. Monatssperre (jetzt zweiteilig)
21. Monatsnocken 2
22. Monatswippenfeder
23. Monatswippenklinke
24. Mondrad
25. Datumsperre
26. Mondsperre
27. Feder der Monatswippenklinke
28. Feder des Mondphasenkorrektors
29. Monatswippe

lich fein angliert und poliert, in ihrem funktionalen Zusammenwirken äußerst exakt die Zeiger für Wochentag, Datum und Monat sowie die Mondscheibe steuern. Deshalb soll die geniale Funktionsweise hier am Beispiel einer Kadratur von Audemars Piguet genau beschrieben werden.

Abbildung 1:

Der Antrieb des auf einer eigenen Platine (1) montierten Kalenderwerks erfolgt über das zentral angeordnete Stundenrad (2). Dieses dreht sich in 12 Stunden einmal um seine eigene Achse. Nachdem die Kalenderangaben nur einmal innerhalb von 24 Stunden fortgeschaltet werden dürfen, steht das Stundenrad in Verbindung mit einem zweiten Rad (3), das die doppelte Zahnzahl aufweist, sich also halb so schnell dreht wie das Stundenrad. Auf diesem Zahnrad ist ein Mitnehmer, der sogenannte Kalender-Finger (4), montiert. Dieser dreht sich entgegen dem Uhrzeiger-Sinn. Dabei schaltet er zuerst die Mondscheibe (5) mit ihren 59 Zähnen um eine Position weiter.

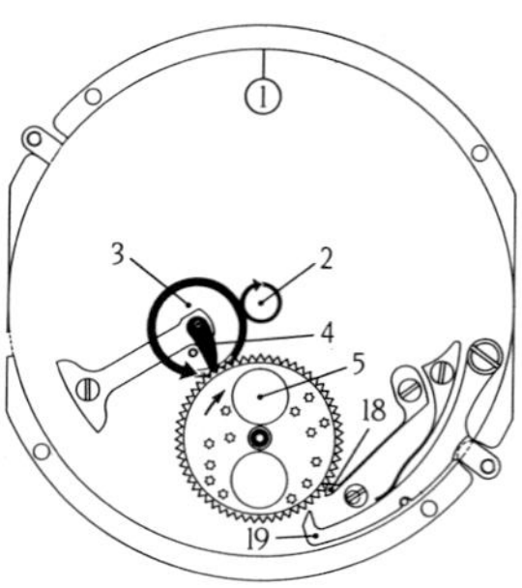

Abb. 1

Abbildung 2:

Als nächstes trifft der Kalender-Finger (4) auf das untere Ende des Hauptschalthebels (6) und schiebt dieses nach oben. Das entgegengesetzte Ende des Hauptschalthebels (6a) bewegt dadurch den Tagesstern (7) und -zeiger auf den nächsten Wochentag weiter.

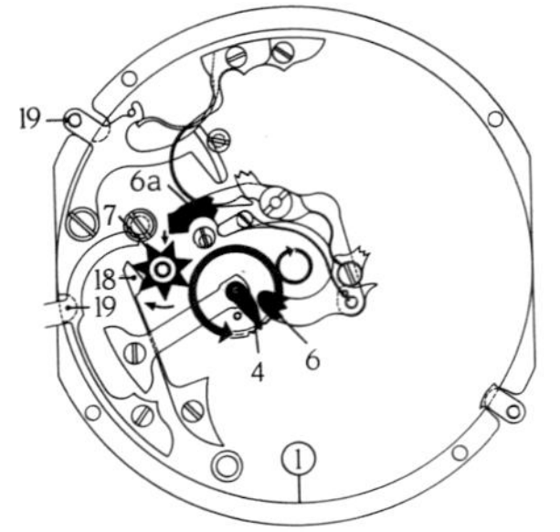

Abb. 2

Abbildung 3:
Mit Hilfe der kleinen Schaltklinke (8) wird nun auch der Datumsstern (17) rechtsdrehend um einen Zahn fortgeschaltet. Der Datumszeiger springt auf den nächsten Tag.

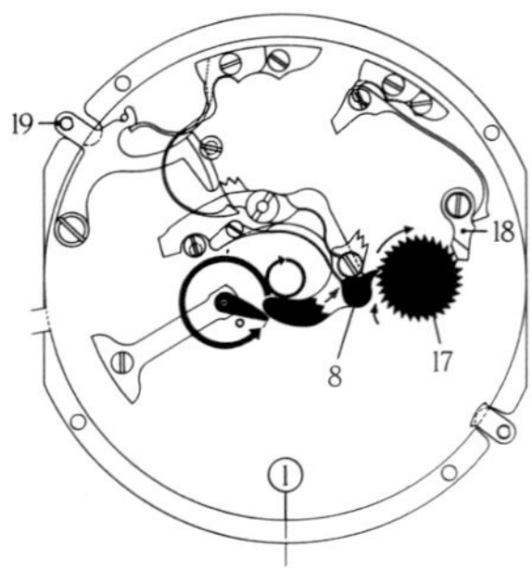

Abb. 3

Abbildung 4:
Mit der Unterseite des Datumssterns (17) verschraubt ist die kleine Monatsschnecke (9). Auf ihrer Kurve gleitet das untere Ende der Monatswippe (10), bis es am

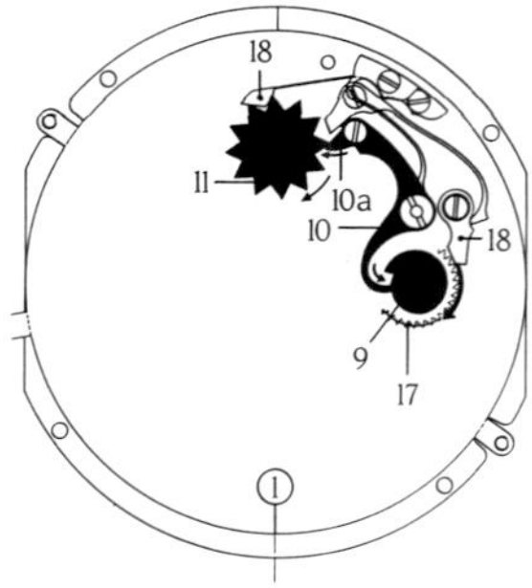

Abb. 4

Monatsende über die kleine Stufe fällt. Mit Hilfe ihrer beweglichen Klinke (10a) schiebt die Wippe dabei Monatsstern (11) und -zeiger um 300 auf den nächsten Monat weiter.

Soweit die Funktion des Kalender-Mechanismus in Monaten von 31 Tagen Dauer.

Die Besonderheit eines ›ewigen‹ Kalenders besteht jedoch darin, daß alle Indikationen bis zum Jahre 2100 auch in Monaten mit einer Länge von 28, 29 oder 30 Tagen stimmig bleiben. Zu diesem Zweck ist ein zusätzliches besonderes Schaltwerk erforderlich. Es besteht aus einem mit dem Monatsstern verschraubten Monatsnocken zur Bestimmung der Monatslänge, dem Schaltjahresnocken, dem oberen Schnabel und der großen Schaltklinke des Hauptschalthebels.

Abbildung 5:
Wichtigstes Teil des ›ewigen‹ Kalenders ist der Monatsnocken (12), in dessen Umfang die unterschiedlichen Monatslängen einprogrammiert sind. Die erhabenen Stellen repräsentieren die Monate von 31 Tagen Dauer, die Kerben dagegen alle Monate mit nur 30 Tagen. Zudem besitzt er einen kreisrunden Ausschnitt, in dem der Schaltjahresnocken (13) vom Kalenderwerk einmal jährlich um 900 gedreht wird. Drei seiner Kanten definieren den Monat Februar in Nicht-Schaltjahren

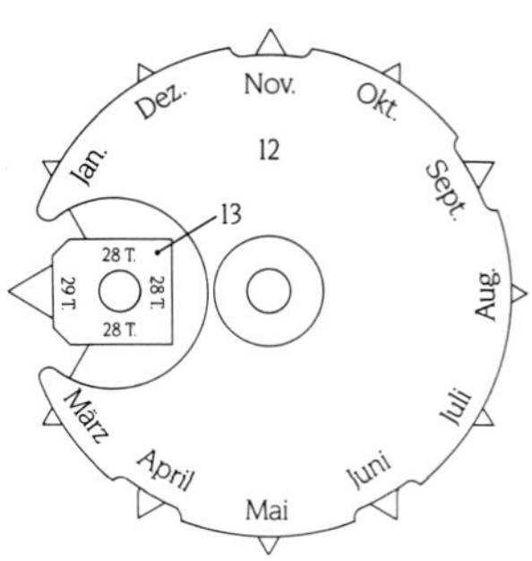

Abb. 5

(28 Tage), die vierte, mit größerem Abstand zum Zentrum des Nockens, den Februar mit 29 Tagen.

Abbildung 6:
Auf diesem Monatsnocken tastet der obere Schnabel des Hauptschalthebels (14) ständig die Länge des aktuellen Monats ab. In Monaten mit weniger als 31 Tagen taucht er in die Kerben des Monatsnockens ein, dabei wird das untere Ende des Hauptschalthebels weiter nach links bewegt. Am Ende dieser Monate fällt die sonst funktionslose Spitze der großen Schaltklinke (15) über die Stufe der mit dem Datumsstern (17) verschraubten Datumsschnecke (16). Betätigt der Kalender-Finger (4) den Hauptschalthebel (6), schiebt statt der kleinen nun die große Schaltklinke (15) über die Datumsschnecke (16) den Datumsstern (17) auf einmal um zwei, drei oder vier Zähne auf den 1. des neuen Monats weiter. In der bereits dargestellten Weise wird gleichzeitig der Monat umgeschaltet.

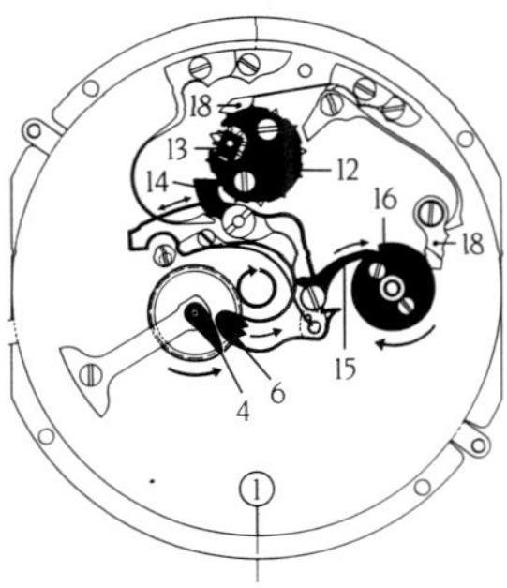

Abb. 6

Die Sperrfedern (18) sorgen dafür, daß sich die Anzeigen nicht von alleine verstellen. Über die Korrektoren (19) lassen sich das Datum, die Mondphasen- und die Tagesanzeige von Hand verstellen. Dies darf freilich nur nach dem genauen Studium der Gebrauchsanweisung erfolgen.

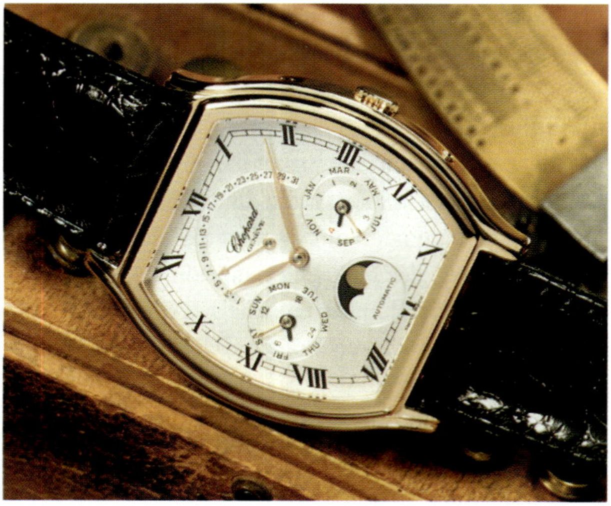

Tonneauförmige Armbanduhr mit automatischem Aufzug und ewigem Kalendarium, ›Luna d'Oro‹ von Chopard, hergestellt seit 1988; von Chopard selbst entwickeltes ewiges Kalendarium mit Wochentags-, Monats- und retrograder Datumsanzeige, Schaltjahres- und 24-Stunden-Indikation, Durchmesser 28,6 mm, Höhe 2 mm. Die Mondaltersanzeige besteht aus einem Satz von drei Rädern und einem Trieb. Die Mondscheibe selbst besitzt 135 Zähne und weicht erst nach 124 Jahren um einen Tag von den astronomischen Gegebenheiten ab. Automatikwerk von LeCoultre.

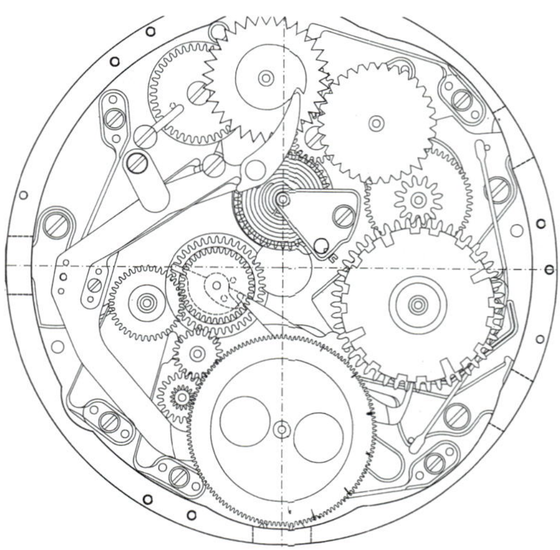

Zeichnung des ewigen Kalendariums von Chopard

Armbanduhren mit Repetitionsschlagwerk – die Zeit wird hörbar gemacht

Nach außen hin am unauffälligsten, innen jedoch höchst kompliziert ist die Armbanduhr mit Repetitionsschlagwerk, die aus verschiedenen Gründen keine allzu große Verbreitung gefunden hat, sich heute jedoch bei jenen Sammlern, die es sich leisten können, großer Beliebtheit erfreut. Aus diesem Grund, aber auch wegen der technischen Besonderheit und des hohen uhrmacherischen Aufwands, den die Herstellung einer solchen Armbanduhr erfordert, soll sie ebenfalls Gegenstand einer differenzierten Betrachtung sein.

Die belegbare Geschichte der tragbaren Repetitionsuhr beginnt, wie so vieles im Leben, mit einem heftigen Streit, in diesem Fall zwischen dem Pfarrer Edward Barlow (1636-1716) und dem Uhrmacher Thomas Tompion (1639-1713) auf der einen sowie dem Uhrmacher Daniel Quare (1649-1724) auf der anderen Seite.

Beide Parteien beantragten im Jahre 1687 beim englischen König Jakob II. ein Patent auf eine Taschenuhr mit Viertelstunden-Repetitionsschlagwerk, also eine Konstruktion, die auf Knopfdruck hin die Anzahl der vollen und der seit der letzten vollen Stunde vergangenen vollen Viertelstunden schlägt.

Während bei der von Tompion im Auftrage Barlows angefertigten Taschenuhr je ein eigener Knopf zur Auslösung des Stunden- und Viertelstundenschlagwerks zu drücken war, genügte bei der Quareschen Konstruktion die Betätigung eines einzigen Knopfes. Vielleicht war es diese komfortablere Lösung, die den König beeindruckte, jedenfalls fiel sein Schiedsspruch zugunsten Daniel Quares aus, der damit Inhaber des ersten Patents auf eine Taschenuhr mit Viertelrepetition war, dem aber in den folgenden drei Jahrhunderten Uhrengeschichte noch viele Patente für Schlagwerkskonstruktionen folgen sollten.

Ein Fundament war damit jedoch gelegt, auf das in den folgenden Jahrhunderten immer wieder uhrmacherische Höchstleistungen aufgebaut wurden. In jenen Zeiten, als man der Dunkelheit noch nicht per Knopfdruck Herr zu werden vermochte, um jederzeit die Uhrzeit ablesen zu können, gehörte das Repetitionsschlagwerk beinahe zu einem Muß bei feinen und feinsten Uhren. Doch auch gegen Ende des 19. Jahrhunderts, als die Erfindungen von Heinrich Göbel und Thomas Alva Edison zu problemloseren Beleuchtungsmöglichkeiten geführt hatten, stellte die Taschenuhr mit Repetitionsschlagwerk immer noch eine Besonderheit dar, die ihren Besitzer als Angehörigen gehobener und einkommensstarker Bevölkerungsschichten auswies.

Zwei konvergent verlaufende Entwicklungslinien waren und sind es, die dazu geführt haben, daß man Repetitionsuhren nach der Wende zum 20. Jahrhundert auch am Arm tragen konnte:

- Da war zum einen die technische Vervollkommnung der Schlagwerksmechanismen. Hierunter zählen die um 1720 von Matthew Stogden erfundene Alles-oder-nichts-Sicherung, eine Vorrichtung, die verhindert, daß die Uhr bei nicht vollständig betätigtem Drücker oder Schieber die falsche Uhrzeit schlägt. Ferner die auf das Jahr 1750 zurückgehende Uhr mit Minutenrepetition. Letztere vermag die Zeit bis auf eine Minute genau akustisch darzustellen und stellt die Krönung auf dem Gebiet der Schlagwerke dar. In den Jahren 1695 bzw. 1710 übrigens begegnet man der Erfindung der 7½-Minuten- (Achtelstunden-) und der 5-Minuten-Repetition, wobei nur letztgenannte eine größere Verbreitung gefunden hat.

- Zum anderen galten die Bemühungen einer Miniaturisierung der Schlagwerksmechanismen, also einer Reduzierung des Durchmessers und der Höhe. Herausragende Stücke auf diesem Gebiet sind ein 1948 im ›Journal Suisse d'Horlogerie‹ vorgestelltes, von der Uhrmacherschule im Vallée de Joux angefertigtes Minutenrepetitionswerk mit einem Durchmesser von nur 13,53 mm sowie ein ebenfalls in der Westschweiz hergestelltes Minutenrepetitionswerk, dessen Höhe bei einem Durchmesser von 20,87 mm ganze 3 mm ausmacht.

Wenden wir uns der Armbanduhr und ihrer rund hundertjährigen Entwicklungsgeschichte zu, so stellen wir fest, daß ihre Entstehung in etwa mit der zunehmenden Verbreitung der elektrischen Beleuchtung zusammenfällt, was den Schluß nahelegt, Armbanduhren mit Repetitionsschlagwerk seien ein Anachronismus.

Ganz ohne Berechtigung ist eine solche Folgerung nicht, die im übrigen durch die Tatsache verifiziert wird, daß es eigenständige Werksentwicklungen für Schlagwerksarmbanduhren nur in geringem Umfang und, gemessen an den bei Armbanduhren zumeist üblichen Stückzahlen, mit eher mäßigem Erfolg gegeben hat.

Der vermutlich ersten Armbanduhr mit Minutenrepetition begegnet man im Jahr 1892, als die Firma Louis Brandt & Frère, Biel, bei Audemars Piguet im abgeschiedenen Vallée de Joux ein derartiges Stück bestellte und unter dem eigenen Namen verkaufte.

Doch erst nach der Jahrhundertwende wurde in größerem Umfang mit der Herstellung derartiger Armbanduhren begonnen. Dabei stützten sich die Hersteller auf bereits vorhandene Kaliber für Damentaschenuhren.

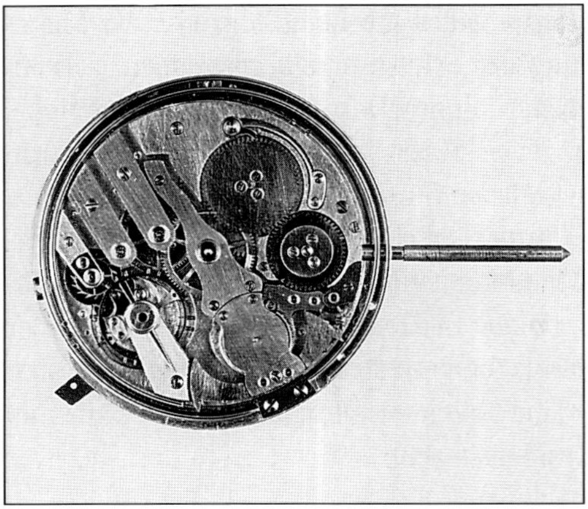

13liniges Brücken-Uhrwerk mit Minutenrepetition, Kaliber 13''' JMV von LeCoultre; das Werk befindet sich in einem noch nicht fertiggestellten Zustand

Unterzifferblattansicht des LeCoultre-Kalibers 13''' JMV mit Minutenrepetition; man erkennt deutlich die zahlreichen Teile, die zum einwandfreien Funktionieren des Schlagwerkes perfekt zusammenwirken müssen

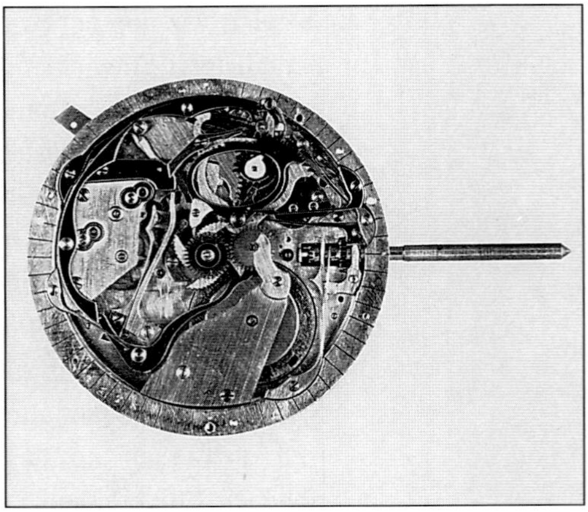

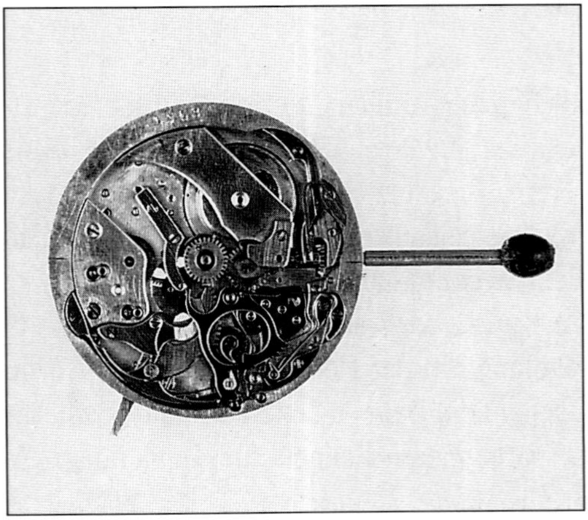

Unterzifferblattansicht eines 11linigen, 2,7 mm hohen Uhrwerks mit Viertelrepetition von LeCoultre; gegenüber der Kadratur für ein Minuten-Repetitionsschlagwerk ist die Anzahl der Teile deutlich reduziert

Im Rahmen der Schweizerischen Nationalausstellung 1914 in Bern zeigten bereits verschiedene Uhrenhersteller Armbanduhren mit Minutenrepetition, und in den späten zwanziger Jahren gehörten diese äußerlich höchst unauffälligen, innerlich höchst komplizierten Zeitmesser zum Verkaufsrepertoire fast aller renommierten Uhrenhersteller, angefangen bei Audemars Piguet bis hin zu Vacheron & Constantin.

Doch neben der prinzipiellen Überflüssigkeit stand ein gewichtiger Faktor der allzugroßen Verbreitung von Armbanduhren mit klassischem Repetitionsschlagwerk entgegen: ihr Preis.

Sicherlich brachte die zunehmende Automatisierung in der Uhrenfertigung auch die Produktion preisgünstiger Repetitions-Rohwerke und damit fertiger Uhren dieses Genres mit sich. Diese Entwicklung betraf jedoch im wesentlichen 18linige und größere Werks-Kaliber, denn in der patriarchalischen Struktur der bürgerlichen Gesellschaft stellte die Taschenuhr mit Schlagwerk ein primär männliches Attribut dar. Die Fertigung kleiner ›Damenkaliber‹ blieb deswegen nicht nur zahlenmäßig weit hinter der von ›Herrenkalibern‹ zurück, sondern meist auch den wenigen Herstellern von Uhren des gehobenen Standards vorbehalten.

So wurden im Jahre 1900 bei Audemars Piguet insgesamt 110 Werke mit Minutenrepetition des Durchmessers 18‴ und größer terminiert, hingegen nur drei 10linige und vier 12linige Werke mit dieser Komplikation, also ein Anteil von 6,5 Prozent. Die Relation dürfte bei anderen Manufakturen eher noch niedriger gelegen haben, da die Anfertigung kleiner Uhrwerke mit Minutenrepetition bei Audemars Piguet stets besonders gepflegt wurde.

Dazu kam, daß die Herstellung eines 11linigen Uhrwerks mit Minutenrepetition beinahe die doppelten Kosten verursachte wie die eines 17linigen Werks:

(Gegenüberstellung aus dem Patek-Philippe-Archiv, 1930)

Rohwerk 11‴	
von Victorin Piguet, Le Sentier	SFr. 750,–
Echappement 1. Qualität	SFr. 182,–
Repassage komplett	SFr. 400,–
	SFr. 1332,–
Rohwerk 17‴	
von Victorin Piguet, Le Sentier	SFr. 350,–
Echappement 1. Qualität	SFr. 136,50
Repassage komplett	SFr. 264,–
	SFr. 750,50

Für eine fertige Armbanduhr mit Minutenrepetition im Weißgoldgehäuse waren bei Patek Philippe im Jahre 1929 immerhin 4325,– SFr. zu bezahlen. Eine Armbanduhr mit ›ewigem‹ Kalender kostete zur gleichen Zeit 2400,– SFr., eine Armbanduhr mit Chronograph 1800,– SFr. und eine solche mit Chronograph-Rattrapante 2650,– SFr.

Dennoch bemühten sich in den folgenden Jahren immer wieder Uhrenmanufakturen, die Armbanduhr mit Repetitionsschlagwerk auch breiteren Bevölkerungsschichten zugänglich zu machen. Daß dies jedoch nicht die klassische Armbanduhr mit Minutenrepetition sein konnte, wird sich nach obigen Ausführungen von selbst verstehen.

Einen Anfang machte in den dreißiger Jahren die 1875 gegründete Firma Driva Watch Co., La Chaux-de-Fonds, mit ihrem ›Driva-Repeater‹, einer den modischen Strömungen jener Zeit angepaßten rechteckigen Armbanduhr mit Viertelrepetition.

Auf der Suche nach interessanten Neuigkeiten waren die Firmeninhaber, Vater und Sohn Hirsch, auf einen Uhrentyp gestoßen, der, wie sie selbst zum Ausdruck brachten, einst die ›Modeuhr der Elite‹ war. Sie hatten aber auch erkannt, daß sich mit den bis dahin bekannten Minuten-Repetitionsschlagwerken kein Ge-

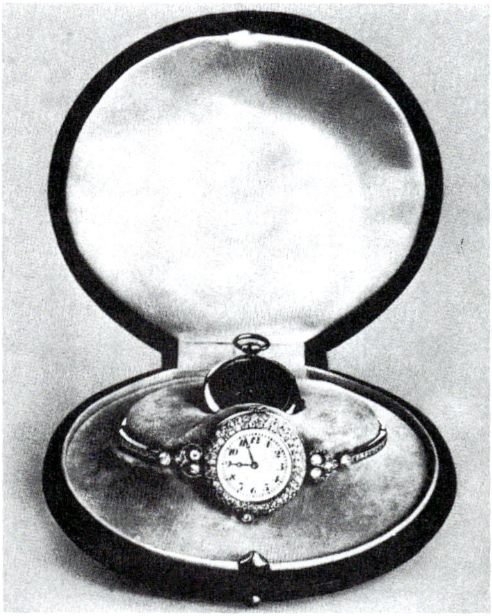

Links: Ührchen mit Minutenrepetition von Audemars Piguet, 1920, das sowohl in einem Taschenuhrgehäuse als auch an einem Armband getragen werden kann; Auslösung des Schlagwerks durch Druck auf den bei der ›6‹ befindlichen Brillanten

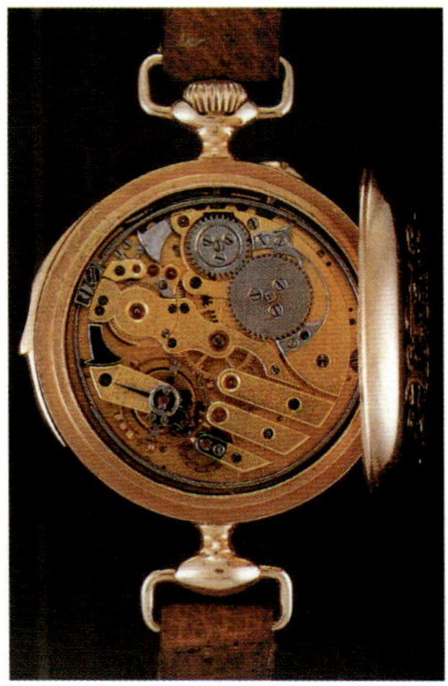

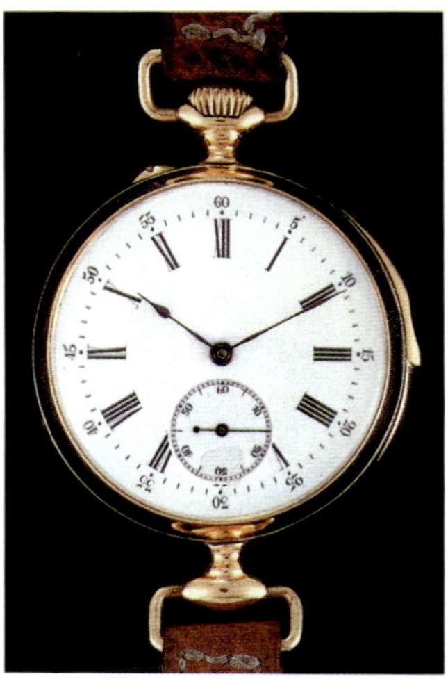

Links und oben:
Goldene, an einem Armband befestigte Uhr mit Minutenrepetition, signiert ›L. Brandt & Frère‹ 1892; klassisches Repetitions-Uhrwerk in Brücken-Bauweise, Auslösung des Schlagwerks über den Schieber bei der ›3‹; Werk hergestellt von Audemars Piguet, Le Brassus

schäft machen ließ, weil diese zu aufwendig in der Herstellung und für den harten Alltagsgebrauch zu anfällig waren. Deswegen beabsichtigten die Herren Hirsch eine genuine Armbanduhr mit einem robusten, alltagstauglichen Repetitionsschlagwerk zu produzieren, die sich zudem durch einen moderaten Preis auszeichnen sollte. Daher schied die klassische integrierte Bauweise von Geh- und Schlagwerk von vorneherein aus, nur die Addition von normalem Uhrwerk und separater Schlagwerkskadratur kam in Frage. Letztere bestand infolge geschickter Konstruktion nur aus einem unabdingbaren Mindestmaß relativ unproblematisch her-

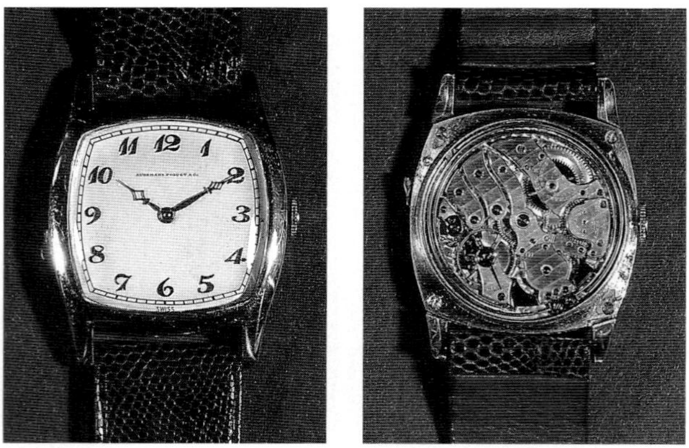

Herrenarmbanduhr mit Minutenrepetition von Audemars Piguet, Nr. 35 885, 1926; kissenförmiges Platingehäuse

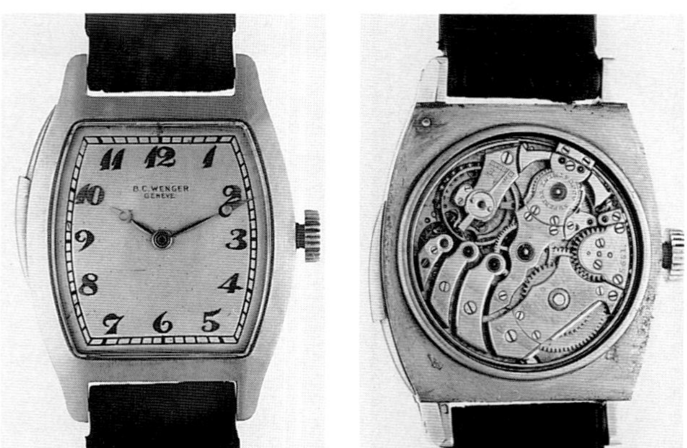

Tonnenförmige Armbanduhr mit Minutenrepetition, signiert ›B. C. Wenger, Genf‹, um 1925; Weißgoldgehäuse; 10liniges Uhrwerk mit 29 Steinen, Auslösung des Schlagwerks durch Betätigung des Schiebers bei der ›10‹

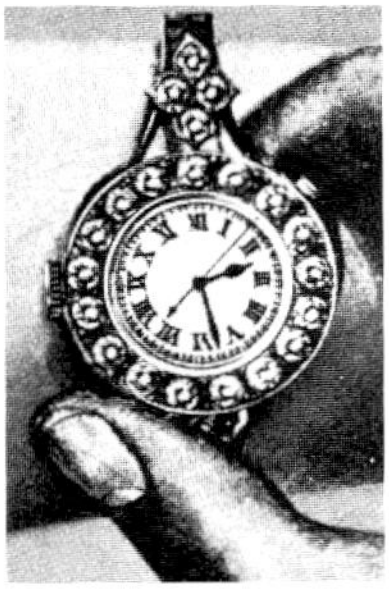

Brillantenbesetzte Damenarmbanduhr mit Minutenrepetition und Zentralsekunde von Audemars Piguet, Nr. 13 931, fertiggestellt 1911; die Auslösung des Schlagwerks erfolgt durch Betätigung des Schiebers bei der ›2‹

zustellender Teile, die zudem ohne teure Terminierungsarbeiten auf einer eigenen Platine zusammengefügt waren. Als Basis-Uhrwerk diente schließlich ein tonnenförmiges Kaliber von A. Michel.

Mit einer Gesamthöhe von 6 mm gehörten Werk und aufgesetzte Schlagwerkskadratur nicht unbedingt zu den flachen Vertretern ihrer Gattung, doch waren Funktionssicherheit und Alltagstauglichkeit sichergestellt.

Nun erlebte die Welt in jenen dreißiger Jahren, als der Driva-Repeater Serienreife erreicht hatte, politisch und wirtschaftlich äußerst schwierige Zeiten. Der Zweite Weltkrieg warf seine Schatten voraus, die weltwirtschaftliche Lage war angespannt. So war es nur zu natürlich, daß alle nicht unbedingt erforderlichen Anschaffungen zurückgestellt wurden. Zudem war für militärische Zwecke die Armbanduhr mit Chronograph wesentlich hilfreicher. Hinzu kam, daß der aus heutiger Sicht sehr gering erscheinende Preis des Driva-Repeaters von 45,– SFr. (Stahlgehäuse) für damalige Verhältnisse tatsächlich zu hoch lag. Schließlich wurde, wie schon früher und auch in der Gegenwart, dem Äußeren einer Uhr häufig mehr Wert beigemessen als einem anspruchsvolle(re)n Innenleben. Der Verkauf gestaltete sich also zunächst mehr als schwierig. Trotzdem fand die gesamte Produktion von etwa 1500 Driva-Repeatern in den Jahren von 1940 bis 1944 ihre Käufer.

Nach Beendigung des Zweiten Weltkrieges, als in der Westschweiz, wie in anderen europäischen Ländern, die ›BOF-Währung‹ (beurre, œufs, fromage – Butter, Eier, Käse) galt, bestand auch am Driva-Repeater zunächst kein großes Interesse mehr. Nachdem sich dieses in den fünfziger Jahren wieder eingestellt hatte, sah sich die Driva Watch Co. dennoch gezwungen, auf eine Neuauflage ihres ›Repeaters‹ zu verzichten.

Einer weiteren ›echten‹ Armbanduhr mit Viertelrepetition als eigenständige Entwicklung begegnet man dann in den Jahren 1957/58. Da nämlich versuchte die in Le Locle beheimatete Firma Angelus, erstmals eine Armbanduhr mit automatischem Aufzug und Viertelstunden-Repetition am Markt zu lancieren. Die Entwicklung und der Verkauf dieser an sich sehr bemerkenswerten Uhr gelangten allerdings über das Versuchsstadium nicht hinaus.

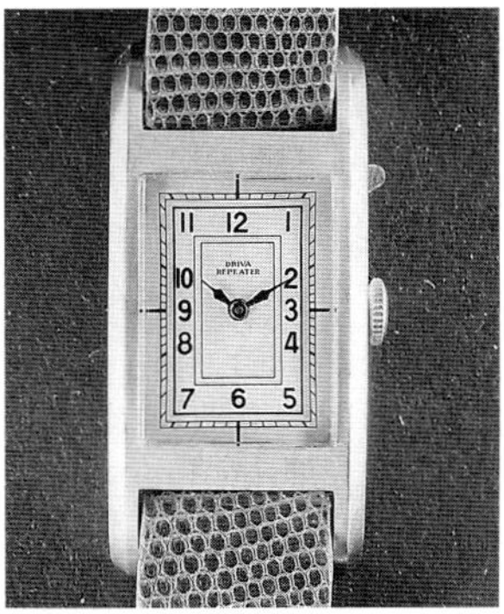

Rechteckige Herrenarmbanduhr mit Viertelrepetition, ›Driva-Repeater‹

Rechts: Form-Ankerwerk des ›Driva-Repeater‹ mit 15 Steinen, bimetallischer Unruh, Flachspirale; unterhalb der Aufzugskrone ist der Hebel zur Auslösung des Schlagwerkes zu erkennen

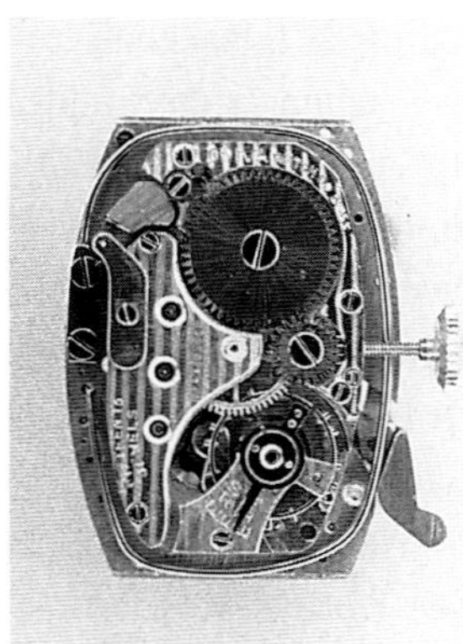

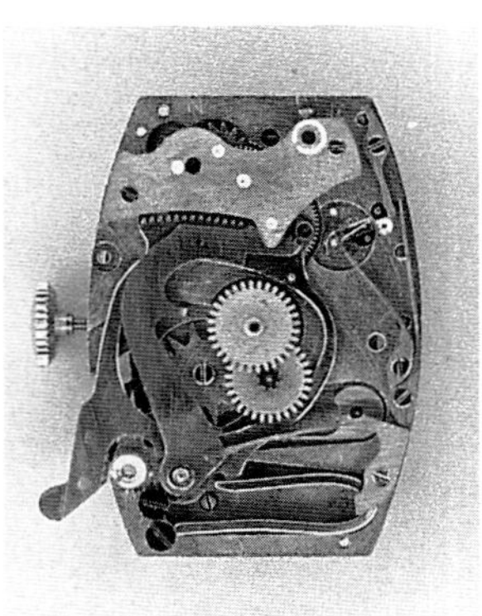

Links: Unterzifferblattansicht des ›Driva-Repeater‹

Um die Marktchancen einer solchen Armbanduhr zu testen, stellte Angelus zunächst eine Pilotserie von 100 Stück unter Verwendung des AS Automatic-Kalibers 1580 fertig. Die Schlagwerks-Kadratur wurde in Kleinserie angefertigt und, wie schon beim Driva-Repeater, lediglich oben auf das Uhrwerk montiert. Zur Auslotung des Marktes wurde die Uhr mit einem verschraubten

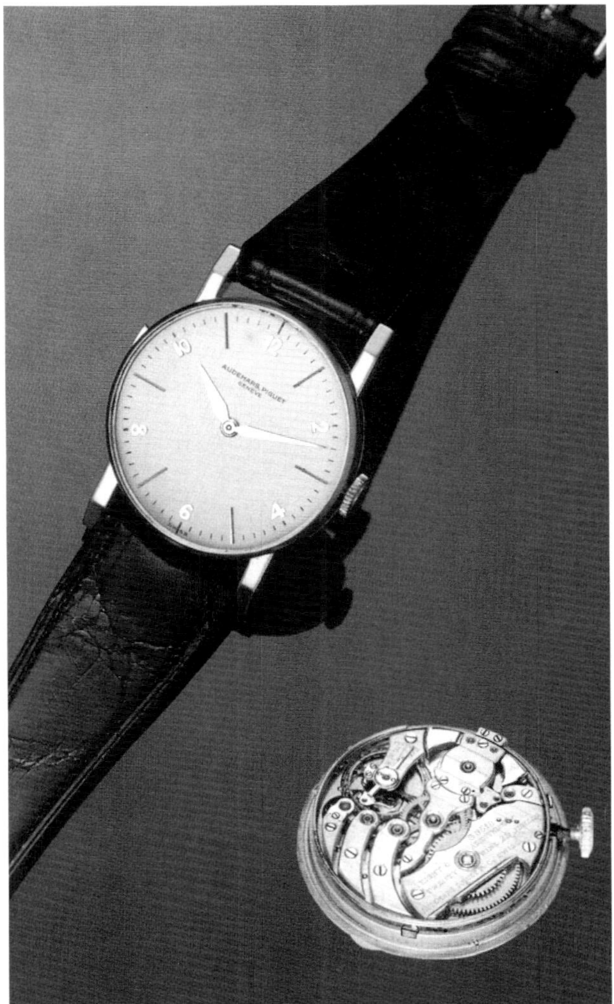

Stahlgehäuse hauptsächlich in Deutschland und der Schweiz durch ausgesuchte Geschäfte für rund 300,– SFr. angeboten. Eine Summe, seinerzeit wohl die Hälfte des monatlichen Salärs eines Arbeiters, welche die Angelus ›Tinkler‹ weitgehend unverkäuflich machte. Andererseits verlangte der Rohwerke-Hersteller AS jedoch eine Mindestabnahme von 10 000 Stück, um diesen Preis überhaupt realisieren zu können. Der Auftrag

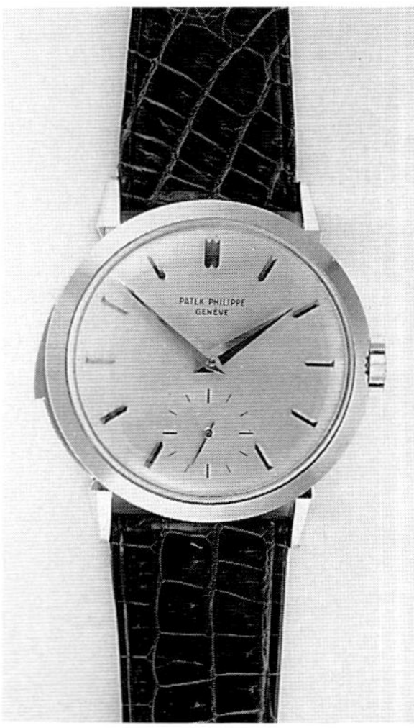

Links: Goldene Herrenarmbanduhr mit Minutenrepetition von Patek Philippe, Modell 2534A; 1958; 14liniges Ankerwerk

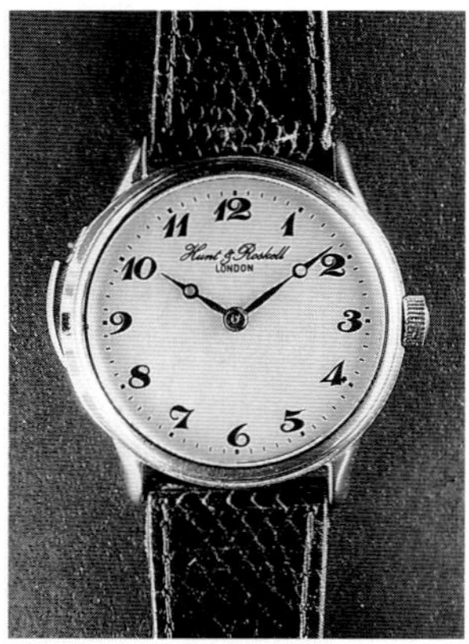

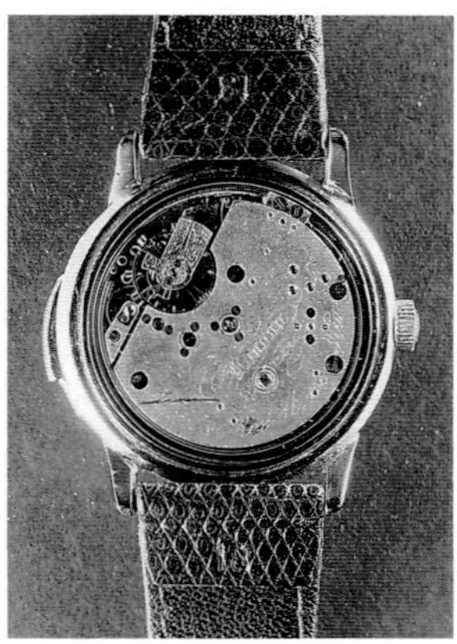

Rechts oben und unten: Goldene Herrenarmbanduhr mit Viertelrepetition, signiert ›Hunt & Roskell, London‹; das Uhrwerk ist aus dem vergangenen Jahrhundert, das Gehäuse in den 80er Jahren neu angefertigt worden

kam nicht zustande, und so blieb es bei nur 100 Exemplaren einer Armbanduhr, für die wohl kein echtes Bedürfnis bestand.

Die Entwicklung einer dritten, derzeit noch erhältlichen Armbanduhr mit 5-Minuten-Repetition erfolgte 1975 bei der im Vallée de Joux beheimateten feinmechanischen Werkstätte von Dubois-Dépraz. Die u.a. für ihre Chronographen-Kadraturen bekannte Firma verwendet für den Aufbau des Schlagwerks ebenfalls eine separate Platine. Dabei ergänzen sich traditionelle Bauweise und neuzeitliche Technologien. Das Schlagwerk wird durch einen Drücker ausgelöst. Eine Alles-oder-nichts-Sicherung verhindert falsches Repetieren bei ungenügender Betätigung dieses Drückers. Das Schlagwerksmodul (36 mm Durchmesser) war früher in Kombination mit einem Handaufzugs- oder Automatikwerk erhältlich. Heute gibt es – bei Kelek – nur noch die Version mit automatischem Aufzug.

Stahl-Armbanduhr mit automatischem Aufzug und Viertelrepetition, Angelus ›Tinkler‹

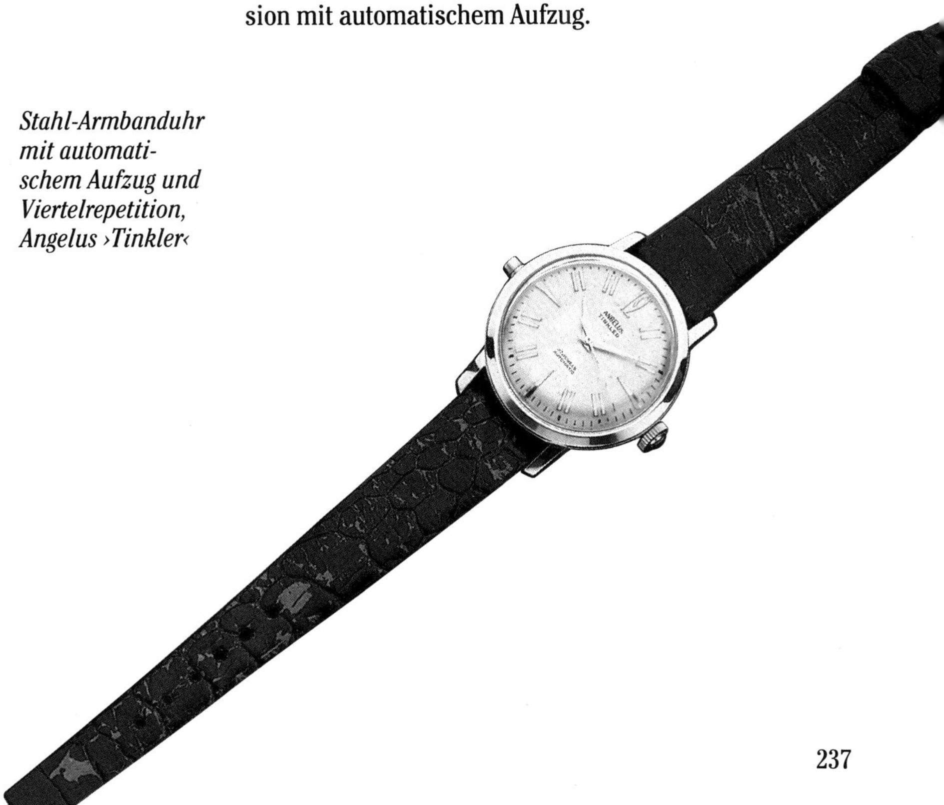

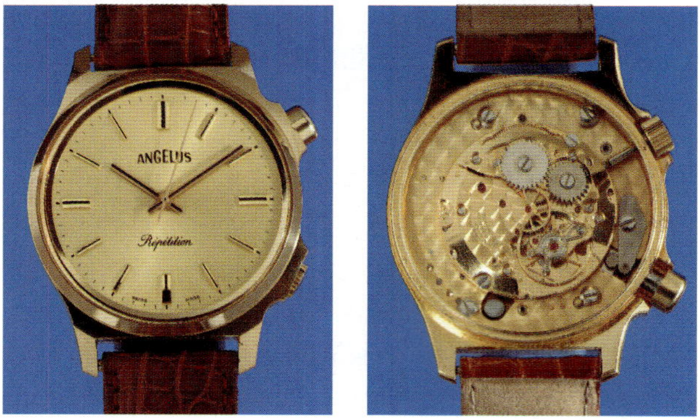

Doublé-Armbanduhr mit 5-Minuten-Repetition von Angelus, Le Locle, um 1976; Ankerwerk mit 17 Steinen, Kaliber Eta 2801; die Auslösung des Schlagwerkes erfolgt durch Betätigung des Drückers bei der ›2‹

Die Rückbesinnung auf ein fast vergessenes Kapitel Uhrentechnik brachten schließlich die ausklingenden achtziger Jahre. Nachdem komplizierte Armbanduhren mit mechanischem Werk wieder hoch im Kurs standen, lag es nahe, auch der Armbanduhr mit Minutenrepetition erneute Aufmerksamkeit zu widmen.

Bereits 1986 stellte der im Vallée de Joux angesiedelte Luxusuhren-Hersteller Blancpain ein völlig neu ent-

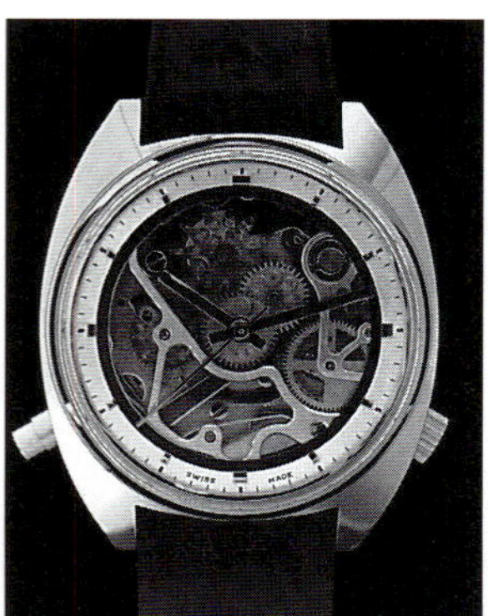

Doublé-Armbanduhr mit 5-Minuten-Repetition und durchbrochenem Zifferblatt, welches den Blick auf die Schlagwerks-Kadratur freigibt; das Schlagwerksmodul wurde auf dem Uhrwerk um 180° gedreht, deswegen befindet sich der Drücker zur Auslösung bei der ›8‹

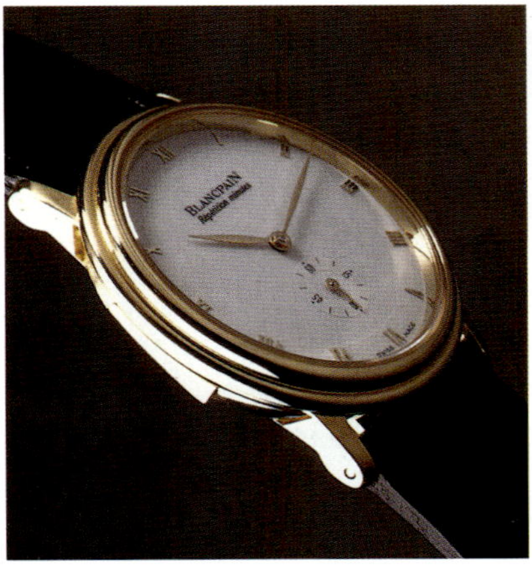

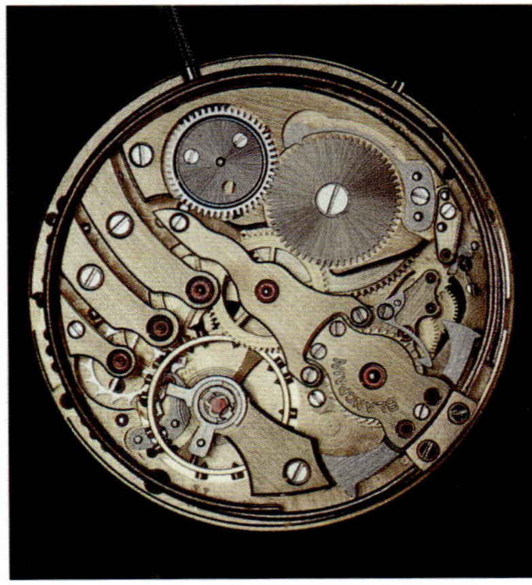

Oben: Goldene Herrenarmbanduhr mit Minutenrepetition von Blancpain; 1986 erstmals vorgestellt

Rechts: Rechteckige Armbanduhr mit Minutenrepetition und springender digitaler Stundenanzeige, Audemars Piguet, Premiere 1992; nach klassischen Gesichtspunkten neu entwickeltes Uhrwerk, Kaliber 2865, 32 Steine, Durchmesser 22,3 mm, Höhe 5 mm, monometallische Schraubenunruh, autokompensierende Flachspirale

Unten: Jaeger-LeCoultre ›Reverso‹ mit Minutenrepetition, Modell des Jahres 1994; limitierte Edition von 500 Exemplaren; das Formwerk, Kaliber 943, mit einem Volumen von 3,27 cm3 besteht aus 306 Teilen, davon 38 Steine. Die Schlagwerkskadratur befindet sich unter dem Zifferblatt.

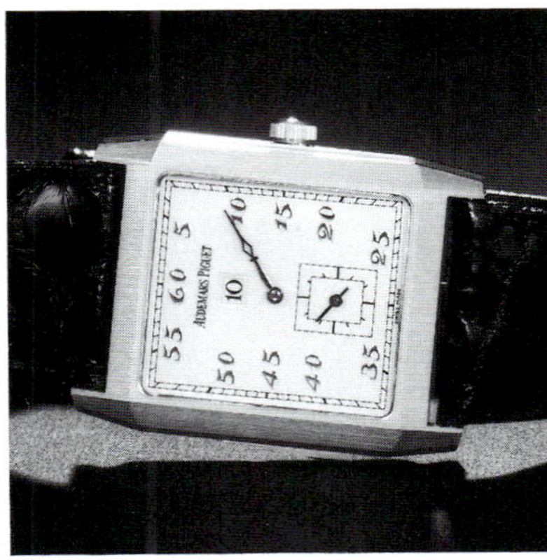

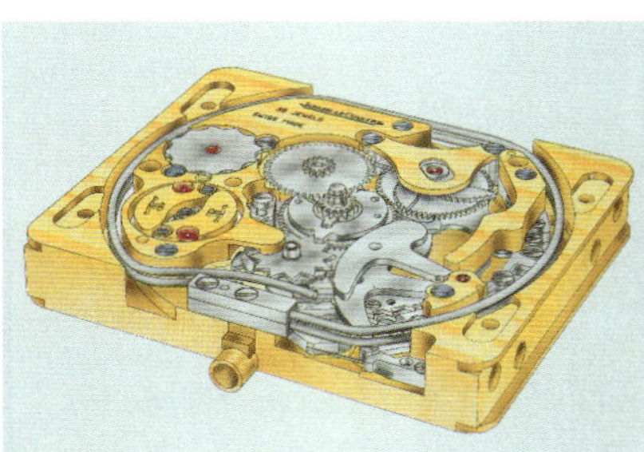

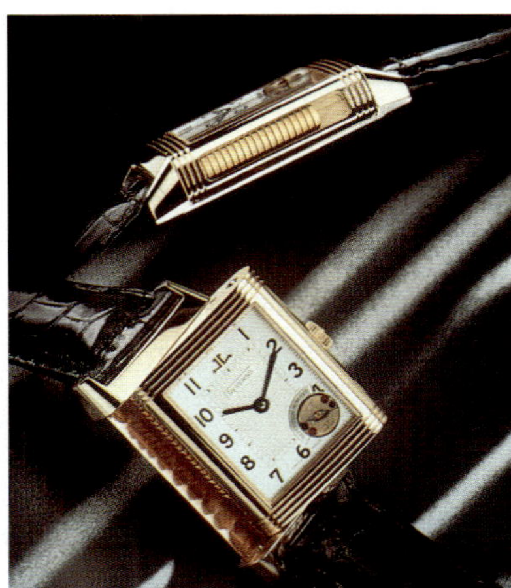

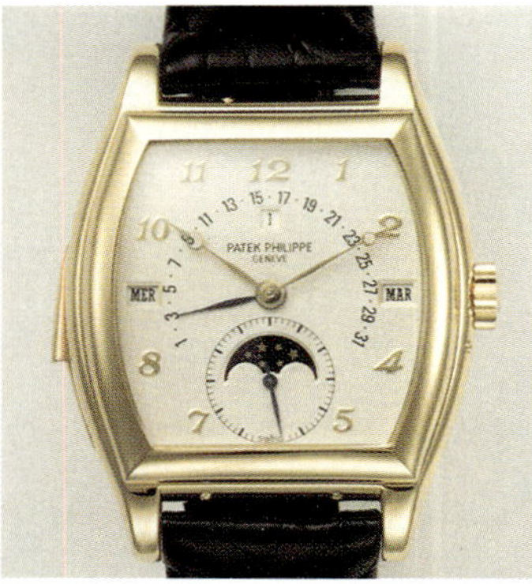

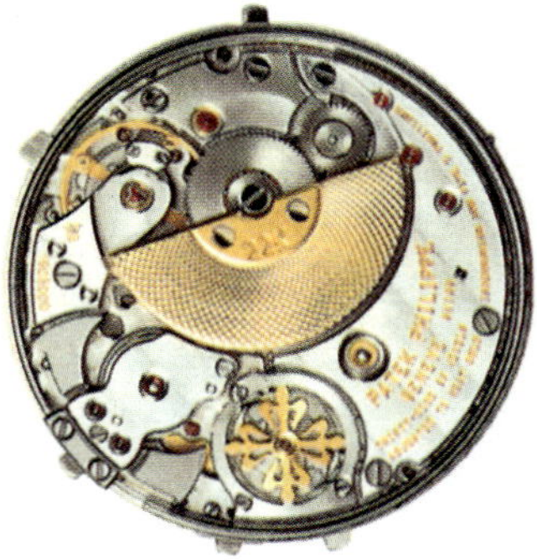

Oben: Tonneauförmige Armbanduhr mit automatischem Aufzug, ewigem Kalendarium mit retrograder Datumsanzeige sowie Minutenrepetition von Patek Philippe, gegenwärtige Produktion; Uhrwerk mit 22karätigem, einseitig aufziehendem Mikrorotor, Kaliber R 27 PS QR, Durchmesser 28 mm, Höhe 6,98 mm,
39 Steine, ›Gyromax‹-Unruh, autokompensierende Flachspirale, 21 600 Halbschwingungen/Stunde, insgesamt 515 Teile

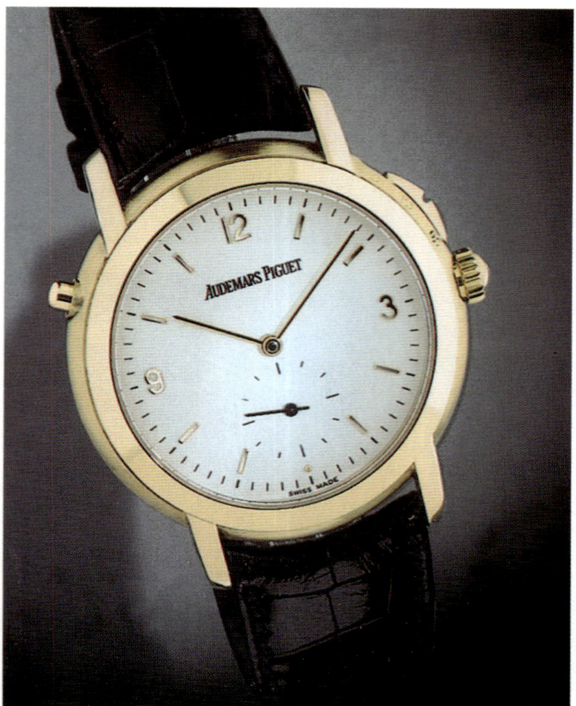

Links: ›Grande Sonnerie‹ mit Stunden- und Viertelstunden-Selbstschlag sowie Viertelstundenrepetition, Audemars Piguet, gegenwärtige Fertigung; Handaufzugskaliber 2868, Durchmesser 28,6 mm, Höhe 5,2 mm, 51 Steine, Unruhfrequenz 18 000 Halbschwingungen/Stunde, insgesamt 412 Teile, zwei Federhäuser, Gangreserve des Basis-Uhrwerks etwa 48 Stunden, Gangreserve des Großen Schlagwerks etwa 8 bis 10 Stunden und Gangreserve des Kleinen Schlagwerks etwa 32 Stunden

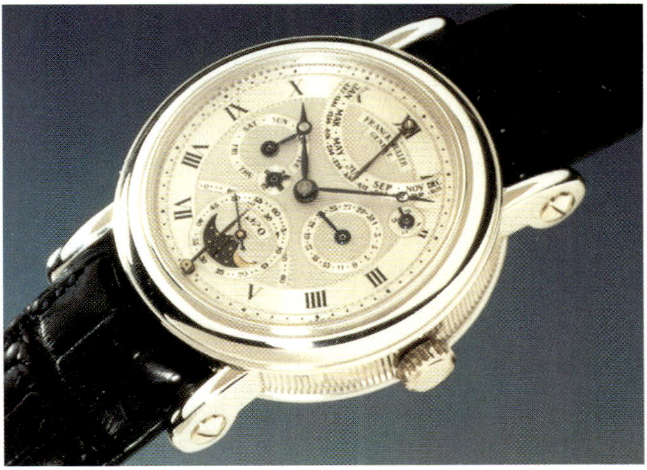

Oben: Eine der kompliziertesten Armbanduhren überhaupt: ›Grande Complication‹ von Franck Muller, Genf, 1992; Grande und Petite Sonnerie, Minutenrepetition, ewiges Kalendarium mit Schaltjahres-, Mondphasen- und retrograder Monatsindikation, Thermometer bei der ›6‹. Das Rohwerk (Durchmesser 31 mm, begonnen 1892) stammt von Louis Elisée Piguet und wurde von Muller und seinen Mitarbeitern in rund 3 000 Arbeitsstunden fertiggestellt. Unikat mit Platingehäuse, Durchmesser 37 mm, Gesamthöhe 12 mm, verkauft für 700 000 SFr.

Unten: Goldene Herrenarmbanduhr mit Minutenrepetition und Jaquemarts (Figurenautomat), Modell ›San Marco‹ von Ulysse Nardin; 1989 erstmals angeboten; bis 30 m wasserdichtes Gehäuse

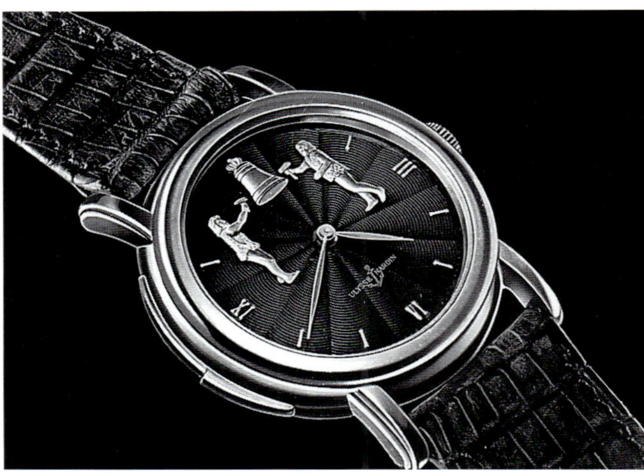

wickeltes Uhrwerk mit Minutenrepetition ›klassischer‹ Prägung vor, dessen Durchmesser 9 Linien (20,3 mm) und dessen Höhe 3,2 mm beträgt.

Im Jahre 1989 ließ Patek Philippe zum 150jährigen Firmenjubiläum die Geschichte wieder aufleben und präsentierte ebenfalls eine Armbanduhr mit automatischem Aufzug und Minutenrepetition. Und auch Ulysse Nardin besann sich 1989 auf seine große Firmentradition, u.a. in Form einer Armbanduhr mit Minutenrepetition. Inzwischen sind viele der großen Luxusmarken diesen Vorbildern gefolgt. Sie haben Minutenrepetitionen in unterschiedlichsten Ausprägungen konstruiert und auf den Markt gebracht. 1998 wartete Audemars Piguet mit der weltweit ersten Damenarmbanduhr mit Minutenrepetition und Carillon auf. Im Gegensatz zu den üblichen Werken werden die Viertelstunden hierbei auf drei Tonfedern geschlagen.

An dieser Stelle dürfen auch die ›Großen Komplikationen‹ nicht vergessen werden, also z.B. die Automatik ›Grande Complication‹ von Audemars Piguet mit Minutenrepetition, Chronograph-Rattapante und ewigem Kalender, die Handaufzugs-›Il Destriero‹ von IWC mit Minutenrepetition, Chronograph-Rattrapante, Tourbillon und ewigem Kalender oder die ›1735‹ von Blancpain, die alle Merkmale der ›Il Destriero‹ besitzt und darüber hinaus auch noch einen automatischen Aufzug.

Schließlich haben einige wenige Hersteller, z.B. Audemars Piguet, Philippe Dufour, Ulysse Nardin, auch die Armbanduhr mit Selbstschlag und Repetition entdeckt. Je nach Auslegung des Schlagwerks werden nur die Stunden oder die halben und vollen Stunden pünktlich akustisch kundgetan. Natürlich kann man das Schlagwerk jederzeit abstellen. Noblesse oblige, so war es schon immer.

Das Armband-Tourbillon, ein kleiner Wirbelwind fürs Handgelenk

Die Steigerung der Präzision ist seit Erfindung der mechanischen Räderuhr ein wesentliches Anliegen der Uhrmacherzunft. Vielerlei Einflüsse können sich nämlich negativ auf den Gang einer Uhr auswirken.

Thermische Faktoren zum Beispiel ließen sich erstmals durch die Forschungen des englischen Uhrmachers John Arnold (1736-1799) wirkungsvoll reduzieren. Arnolds Kunstgriff bestand darin, kleine bimetallische Streifen am Unruhreif zu befestigen. Seinem Landsmann Thomas Earnshaw (1749-1829) wird die Erfindung des mit Messing umfangenen und an den Schenkeln aufgeschnittenen Stahl-Unruhreifs zugeschrieben. Beide Erfindungen dienten dazu, die Auswirkungen von Temperaturschwankungen auf die Länge und die Elastizität der Stahl-Unruhspirale zu kompensieren.

Goldene Herrenarmbanduhr mit vorne sichtbarem 1-Minuten-Tourbillon, Breguet 1990

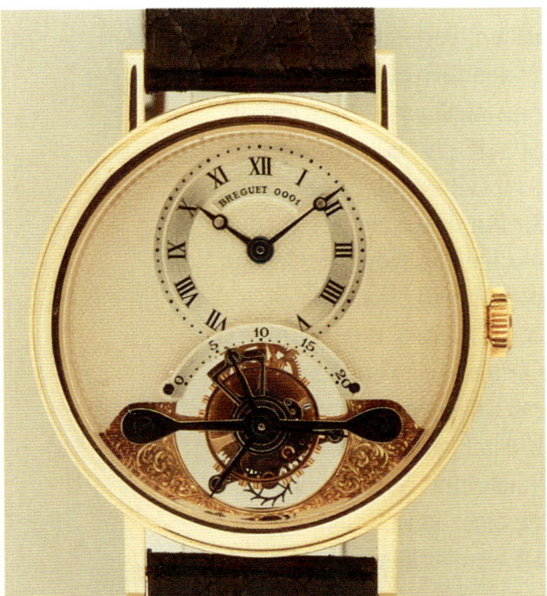

Als weitere Einflußgröße darf die Erdanziehungskraft nicht unterschätzt werden. Speziell bei Taschenuhren, die im allgemeinen in senkrechter Lage getragen werden, vermag die Gravitation das Gangverhalten in nicht unerheblichem Ausmaß zu stören. Idealiter sollte der Schwerpunkt der Unruh mit ihrer Spirale im Zentrum der Unruhwelle liegen. Nur dann gibt es keine

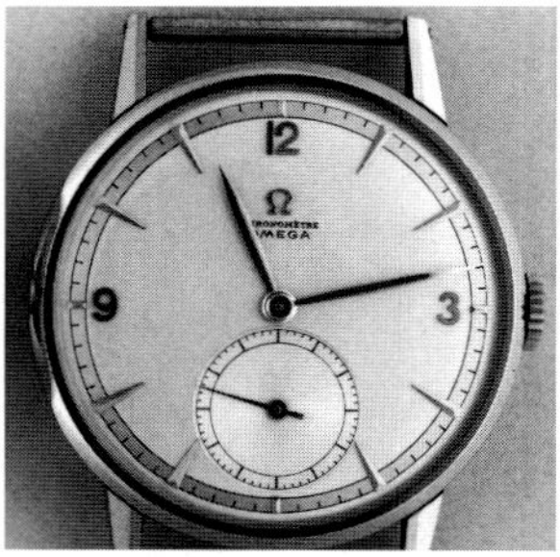

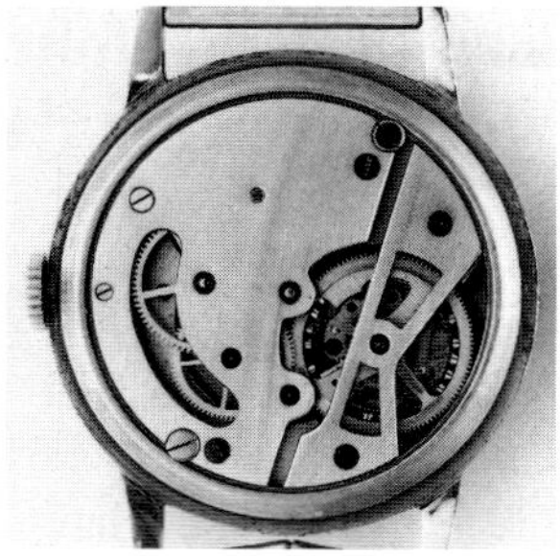

7 1/2-Minuten-Tourbillon von Omega, um 1949

Stelle am Unruhreif, die dazu neigt, sich immer wieder dem Erdmittelpunkt zuzuwenden.

Rein theoretisch läßt sich die perfekte Ausbalancierung von Unruh und Unruhspirale natürlich herstellen. Auch praktisch ist das durchaus möglich. Doch wird die Freude an dem Balanceakt immer nur von begrenzter Dauer sein. Dann stellen sich beinahe zwangsläufig wieder irgendwelche Schwerpunktfehler ein, die den Gang mehr oder minder stark beeinträchtigen, indem sie die Rotation der Unruh beschleunigen oder bremsen.

Diese traurige Feststellung mußte auch Abraham-Louis Breguet in Paris machen. Perfektionist und Genie, der er war, sann Breguet natürlich auf Abhilfe. Doch kam auch er an der Erkenntnis nicht vorbei, daß die allzu intensive Beschäftigung mit der Beseitigung der Schwerpunktfehler vergebliche Liebesmüh gewesen wäre. Kompensation lautete für ihn daher die Devise, der kontinuierliche Ausgleich der unliebsamen Interdependenz zwischen Schwerpunktfehler und Gravitation.

Am 24. Floréal im Jahre IX schrieb Breguet einen Brief an den französischen Minister des Inneren. »Bürger Minister«, formulierte er an jenem 14. April 1801, neun Jahre nach Ausbruch der Französischen Revolution, »ich habe die Ehre, Ihnen eine Notiz zu überreichen, mit Einzelheiten über eine neue Erfindung, die bei Zeitmessern angewendet werden kann und die ich ›Régulateur à Tourbillon‹ genannt habe. Hiermit bean-

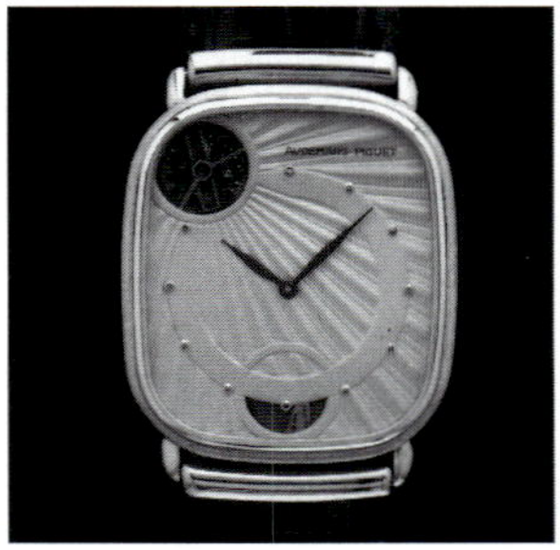

Links: Armband-Tourbillon mit automatischem Aufzug, Audemars Piguet, Premiere 1986. Das links oben sichtbare Titan-Drehgestell besitzt einen Durchmesser von 7,2 mm und eine Höhe von 2,5 mm

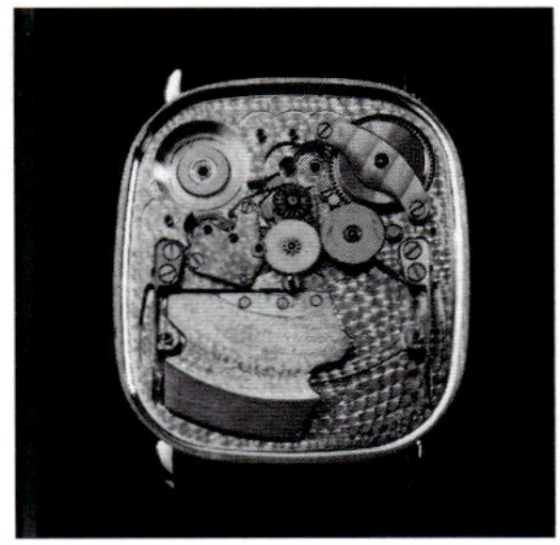

Rechts: Das 32steinige Uhrwerk mit einer Platin-Iridium-Pendelschwungmasse ist in den Gehäuseboden integriert (Maße 32,5 x 28,5 mm, Gangreserve ca. 50 Stunden). Die Zeigerstellkrone befindet sich auf der Rückseite

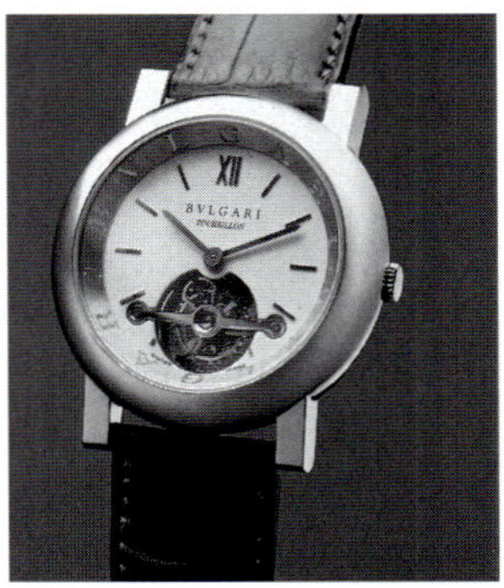

Links: Goldenes Armband-Tourbillon von Bulgari, aktuelles Modell

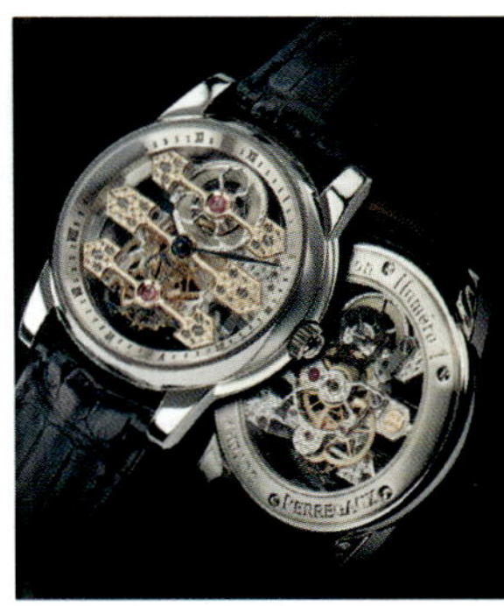

Rechts: Skelettiertes Tourbillon mit drei Goldbrücken, Girard-Perregaux, gegenwärtige Fertigung

trage ich ein Konstruktionspatent für die Zeitdauer von zehn Jahren... .«

Natürlich erhielt Breguet das Patent für seinen Tourbillon, was zu deutsch soviel wie Wirbelwind bedeutet. Sein Lösungsvorschlag war gedanklich verblüffend und leicht nachzuvollziehen. Handwerklich stellte er hin-

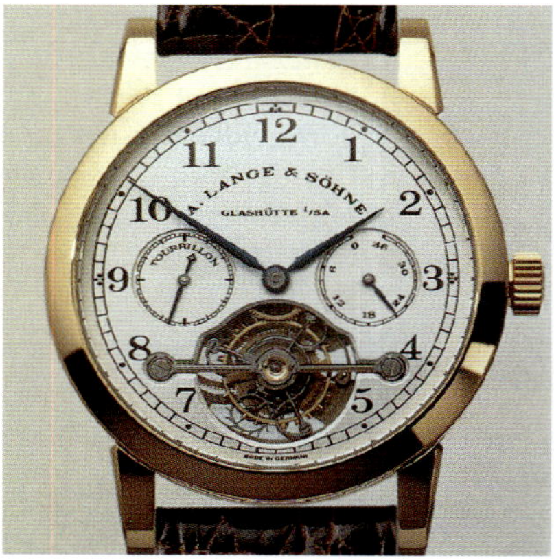

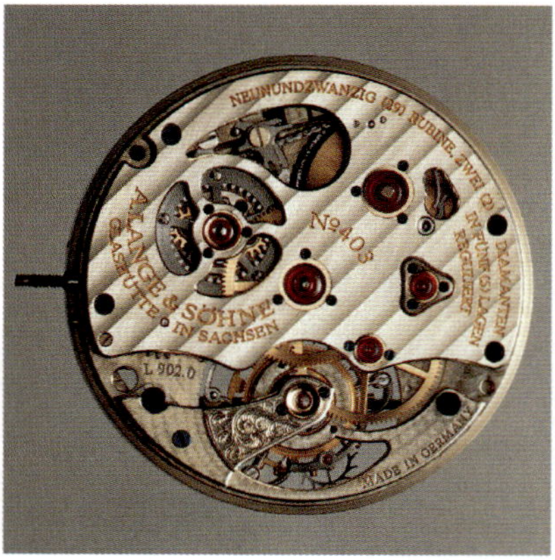

Das von Grund auf neu konzipierte und auf insgesamt 200 Exemplare limitierte Lange Tourbillon ›pour le mérite‹ (50 Platin- und 150 Golduhren) wird seit 1994 gefertigt. Die Merkmale des 12 ¾linigen, 6 mm hohen Kalibers 902.0 hat es in einem Armband-Tourbillon bislang nämlich noch nicht gegeben: Dreiviertelplatine, 29 Steine, Antrieb über Kette und Schnecke für ein möglichst konstantes Drehmoment, Stufen-Planetengetriebe für einen gleichmäßigen Handaufzug. Das Drehgestell ist beidseitig in geschraubten Goldchatons mit Diamantdecksteinen gelagert

gen höchste Anforderungen. So gesehen verwundert es nicht, daß nur einem Spitzenuhrmacher vom Schlage Breguets die Konstruktion und adäquate handwerkliche Umsetzung gelingen konnten.

Breguet war es gelungen, das Schwing- und Hemmungssystem so in einem feinen Stahlkäfig unterzubringen, daß es sich einmal pro Minute um dessen Achse drehte. Auf diese Weise rotierte ein eventuell vorhandener Schwerpunktfehler beständig um 360 Grad.

Akzelerierende und retardierende Momente hoben sich in senkrechter Lage gegenseitig weitgehend auf. Der Gang erlangte die gewünschte Konstanz. In waagrechter Lage spielte die Erdanziehungskraft ohnehin nur eine untergeordnete Rolle.

Es wäre allerdings ein Trugschluß zu glauben, daß die Verwendung eines Tourbillons die nötige Sorgfalt bei der Konstruktion und Regulierung einer Taschenuhr fortan überflüssig machte. Im Gegenteil: Die Anfertigung von feinen Tourbillons blieb stets nur den begnadetsten Uhrmachern vorbehalten, weil die Arbeiten am feinen Stahlkäfig höchstes handwerkliches Geschick verlangten und verlangen.

Bei Armbanduhren, die in ständig wechselnden Lagen getragen werden, kann das Tourbillon seine Fähigkeiten nur begrenzt entfalten.

Trotzdem können Tourbillon-Konstruktionen bei Armbanduhren durchaus auf eine gewisse Tradition zurückblicken. Bereits 1945 konstruierte André Bornand für Patek Philippe ein 13liniges Taschenuhrwerk (Durchmesser 30 mm) mit Tourbillon und Ankerhemmung (Nr. 861 115). Es war lediglich für Chronometer-Wettbewerbe der Kategorie D gedacht. 1949, 1951 und 1953 nahm es an solchen teil. 1950 begannen André

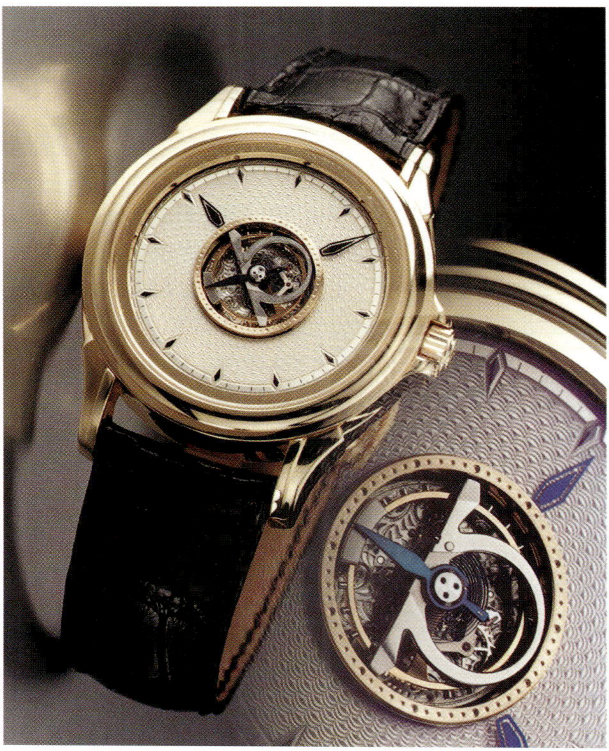

1994 feierte Omega das 100jährige Namensjubiläum mit der Präsentation eines neuen Tourbillons, bei dem sich das Drehgestell im Zentrum des Zifferblatts befindet. Das Automatik-Modell mit dem Kaliber 1170 besitzt einen Platin-Iridium-Rotor für den Aufzug. Dieser ist am Gehäuseboden befestigt und sorgt für eine Gangreserve von 54 Stunden. Um das Drehgestell mit Sekundenzeiger kreisen zwei Saphirscheiben zur Indikation von Stunden und Minuten

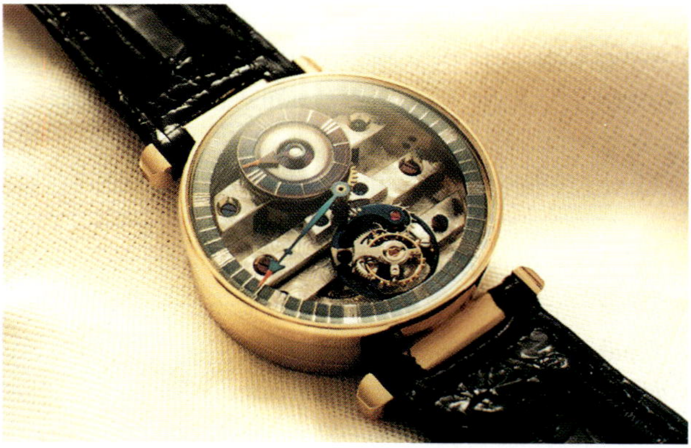

›Fliegendes‹ Tourbillon von Juwelier Mayer, Augsburg. Dieses Unikat mit Handaufzugswerk wurde 1995 nach zweijähriger Arbeit fertiggestellt

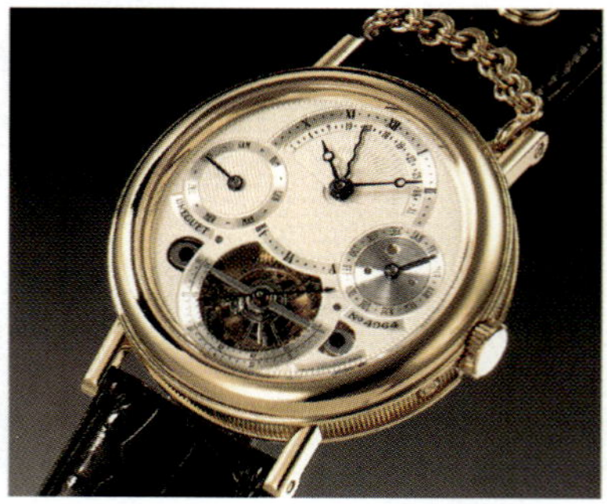

Tourbillon mit ewigem Kalendarium, Breguet 1995; Anzeige von Wochentag, Monat, Schaltjahr und Datum. Letzteres geschieht mit Hilfe eines schlangenförmigen, retrograden Zeigers

Zibach und Eric Jaccard mit den Arbeiten an einem tonneauförmigen Armbanduhrwerk (Kaliber 34), dessen Fläche von 702 mm^2 wiederum genau auf die Wettbewerbs-Kategorie D abgestimmt war. Fertig war es 1952. André Bornand konstruierte das Anker-Tourbillon für dieses Werk. Von 1958 bis 1966 nahmen diese Tourbillons (Kaliber 34 T) mit großem Erfolg für Patek Philippe an den Wettbewerben des Genfer Observatoriums teil. 1962 erreichten zwei davon die ersten beiden Plätze. 1948 setzte sich Marcel Vuilleumier, der damalige Direktor der Uhrmacherschule in Le Sentier, Vallée de Joux, ebenfalls mit dem Tourbillon für Armbanduhren auseinander. Er kam zu dem Ergebnis, daß ein Tourbillon am heftig bewegten Handgelenk wesentlich stärkeren Beanspruchungen ausgesetzt ist als bei den in der Tasche oder im

Gürtel getragenen Uhren. Deshalb gestattete er dem empfindlichen Drehgestell eine Umlaufzeit von 7 Minuten anstelle der allgemein üblichen Minute. Auf der Basis der Konstruktionspläne Vuilleumiers fertigte Jean-Pierre Matthey-Claudet aus Evilard für das Haus Omega, Biel, zehn Versuchs-Armbanduhren an. Die Regulierung nahm Gottlob Itt vor. Anschließend gingen sie zu einer Bewertung der Gangresultate an das britische Observatorium Kew-Teddington bei London.

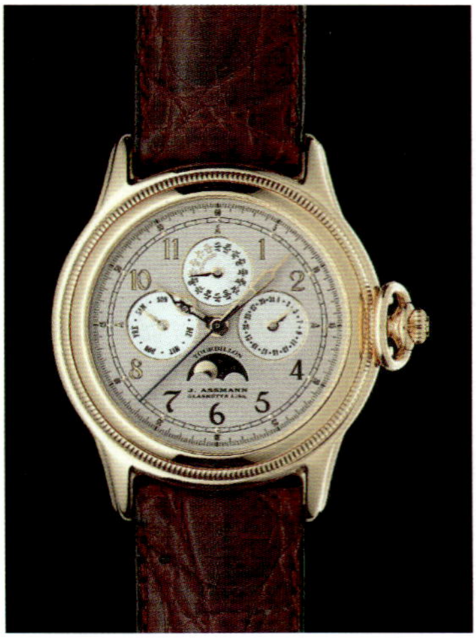

Damals experimentierte schließlich auch Lip in Besançon, Frankreich, mit einer Tourbillon-Konstruktion. Diese stützte sich auf ein 7 ¾ x 11liniges Lip-Formwerk. Das Minuten-Tourbillon (Drehgestell-Durchmesser 11,5 mm) mit Ankerhemmung ist auf der Zifferblattseite durch einen entsprechenden Ausschnitt sichtbar. Dadurch nimmt das Drehgestell die Funktion des Sekun-

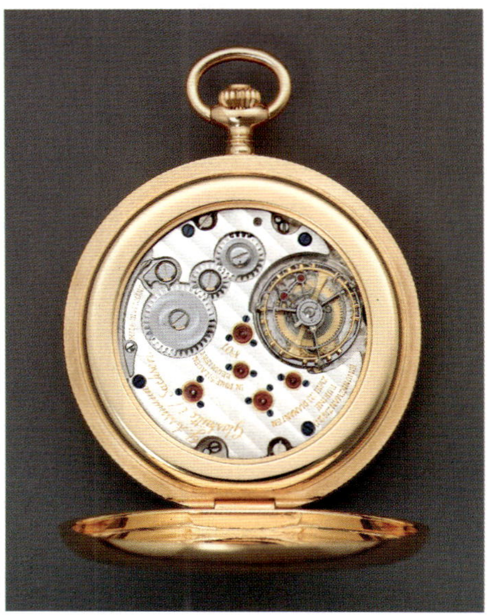

›Julius Assmann Nr. 1‹ des Glashütter Uhrenbetriebs (GUB). ›Fliegendes‹ Tourbillon mit ewigem Kalendarium, vorgestellt 1995. Kaliber Glashütte 50, Durchmesser 25,5mm, Höhe beträgt 6,1 mm. Der Durchmesser des Tourbillon-Käfigs 10,9 mm, Unruhfrequenz 21 600 Halbschwingungen/Stunde, selbst entwickeltes ewiges Kalendarium mit Schaltjahresindikation. Die Besonderheit der rotgoldenen ›Julius Assmann‹ besteht in ihrer Flexibilität. Sie kann entweder als Taschenuhr (Durchmesser 33 mm) oder, in einen Halterahmen eingeklinkt, als Armbanduhr verwendet werden. Limitierte Auflage von 25 Exemplaren zu je 290 000,– DM

denzeigers wahr. Vermutlich wurde von dieser Lip-Armbanduhr nur ein einziges Exemplar hergestellt.

Die Epoche der Serien-Armbanduhren mit Tourbillon läutete Audemars Piguet im Jahr 1986 ein. Damit hatte die Manufaktur gleichzeitig eine Weltpremiere geschaffen. Es handelte sich nämlich um die erste und zudem bis heute kleinste und flachste Armbanduhr mit Tourbillon und automatischem Aufzug. Der Gehäuseboden

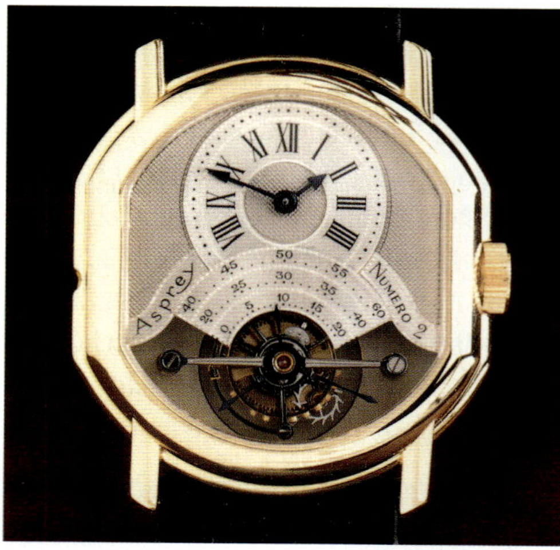

Goldene Herrenarmbanduhr mit 1-Minuten-Tourbillon; Datums- und Gangreserveanzeige; ab 1989 von Daniel Roth für Asprey, London, gefertigt. Die Uhr besitzt zwei Zifferblätter; vorne sind Stunden, Minuten und Sekunden (man beachte die drei unterschiedlich langen Sekundenzeiger über dem Tourbillon) ablesbar, ferner kann man das Tourbillon durch einen Zifferblattausschnitt beobachten, hinten befinden sich die Datums- und Gangreserveanzeige

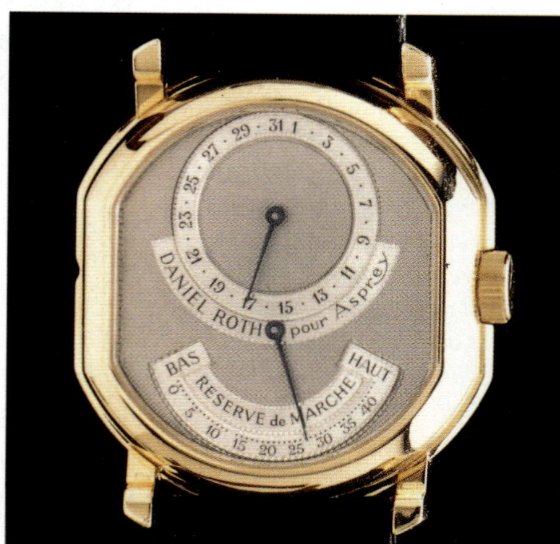

des insgesamt nur 4,8 mm hohen Modells dient auch als Werksplatine. Das Drehgestell wird aus dem extrem festen und leichten Titan gefertigt. Die Pendelschwungmasse des automatischen Aufzugs besteht dagegen aus einer Platin-Iridium-Legierung mit außergewöhnlich hohem spezifischen Gewicht. Das Werk besitzt 32 Steine.

Die ab Mitte der achtziger Jahre einsetzende Renaissance der mechanischen Zeitmessung bescherte dann auch dem Tourbillon eine kaum für möglich gehaltene Beliebtheit. Das Thema Genauigkeit spielte dabei in vielen Fällen aus besagten Gründen nur eine untergeordnete Rolle. In der Hauptsache ging es den Firmen um den Beweis, daß sie die hohe Kunst der Tourbillon-Herstellung aufs beste beherrschen. Der Einsatz modernster Technologien, z.B. CNC-Technologie oder Elektroerosion, leistete seinen Beitrag dazu, daß Publikumspreise realisiert werden konnten, die bei klassisch gefertigten Tourbillons undenkbar gewesen wären. Und noch etwas brachte das Comeback der mechanischen Zeitmessung mit sich: die Kombination des Tourbillons mit weiteren, teilweise höchst aufwendigen Komplikationen wie z.B. dem ewigen Kalendarium oder der Minutenrepetition oder die skelettierte Version, welche nichts verbirgt, die 1994er Konstruktion mit Kette und Schnecke von A. Lange & Söhne, Glashütte/Sachsen, welche es in der ganzen Geschichte der Armbanduhr noch niemals gegeben hat. Unter dem Namen ›Julius Assmann‹ hat der Glashütter Uhrenbetrieb 1995 das sogenannte ›Fliegende Tourbillon‹ des Glashütter Altmeisters Alfred Hellwig revitalisiert. Im Frühjahr 1997 brachten Christophe Claret und Corum ein total transparentes Tourbillon mit Saphirglas-Platine und Brücken auf den Markt. 1998 präsentierten Christophe Claret und Cartier ein noch aufwendigeres Tourbillon, dessen Platine und Brücken aus echtem Bergkristall bestehen. Machbar ist im Prinzip alles, wenn sich nur die Kunden dafür finden.

Armbandwecker – sanftes Geläut vom Handgelenk

Das Weckerläuten gehört mit Sicherheit zu den meistgehaßten Geräuschen. Bei seinem Ertönen halten sich viele Zeitgenossen am liebsten die Ohren zu. In aller Regel stört es am Morgen, wenn es penetrierend den Schlaf beendet und hartnäckig an den Beginn des Tagwerks erinnert. Neu sind Geräusche dieser Art freilich nicht. Die Menschheit kennt sie und und stört sich an ihnen seit dem 14. Jahrhundert. Im Laufe der Zeit haben sie allerdings des öfteren ihren Klang verändert. Und seit einigen Jahrzehnten haben diese Geräusche mit den einstigen fast nichts mehr gemein. Aus dem simplen Glockenschlag wurde zunächst ein klangvolles Läuten, dann ein sonores Schnarren und schließlich ein elektronisches Piepsen.

Auf dem Gebiet der mechanischen Räderuhren gilt der Wecker gemeinhin als früheste Zusatzfunktion überhaupt. Und über seine Sinnhaftigkeit läßt sich trotz vielfach ablehnender Haltung kaum streiten. Zwar verfügen viele Menschen über die sprichwörtliche ›innere Uhr‹; doch auf den Gebrauch eines Weckers können auch sie fast nicht verzichten. Namentlich dann, wenn es gilt, zu ungewohnten Zeiten ans Aufstehen oder son-

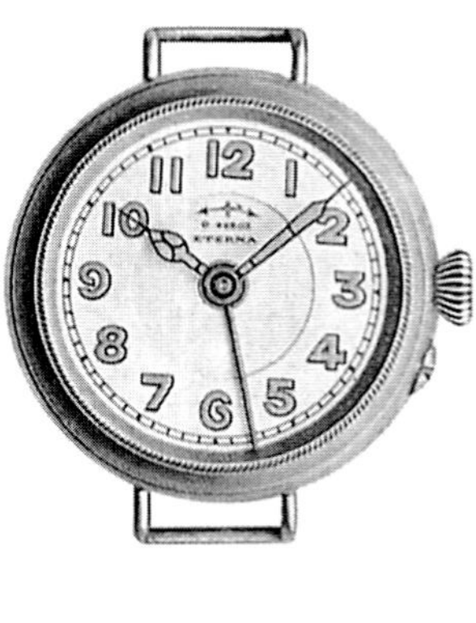

Weltweit erster Armbandwecker, Eterna 1914, die Weckzeit wird über die Drehlunette eingestellt

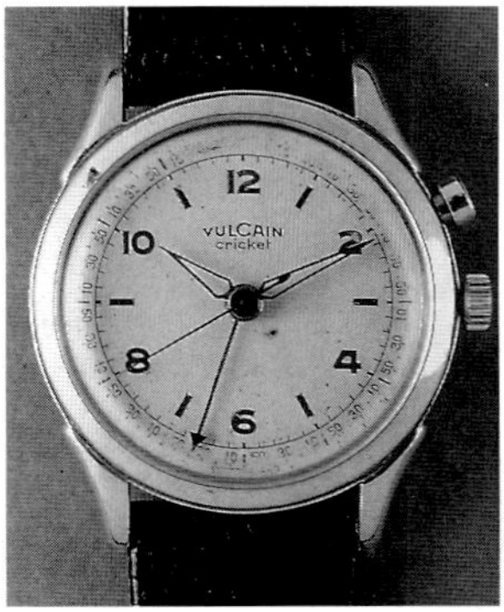

Herrenarmbanduhr mit Wecker, Vulcain ›Cricket‹ (›Grille‹), hergestellt ab dem Jahr 1947; 12liniges Ankerwerk Kaliber Vulcain 120 mit 17 Steinen und Zentralsekunde

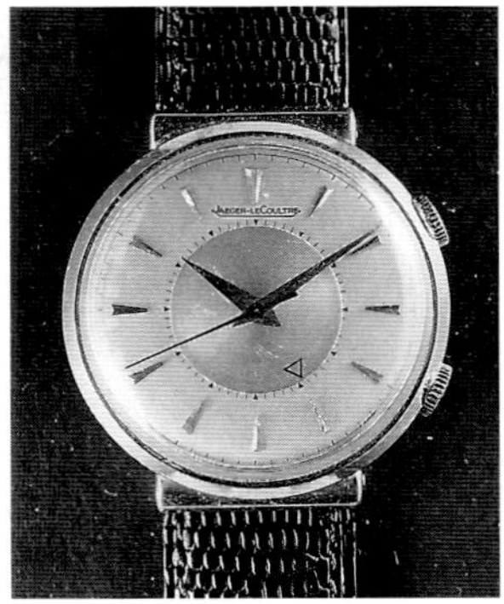

Herrenarmbanduhr mit Wecker von Jaeger-LeCoultre, Modell ›Memovox‹, 50er Jahre; 13liniges Handaufzugswerk Kaliber 910 mit 17 Steinen

stige Termine erinnert zu werden, greifen auch derart begnadete Zeitgenossen gerne zu einer Uhr, die zur eingestellten Zeit deutlich Laut gibt.

Die ersten Weckmechanismen verrichteten, in stätionären Uhren eingebaut, naturgemäß vornehmlich in den eigenen vier Wänden ihr geräuschvolles Werk. Oder sie weckten vom Glockenturm aus die Bürger ganzer Gemeinden gleichzeitig. Die zunehmende Mobilität der menschlichen Gesellschaft förderte natürlich das Verlangen nach trag- und somit mitnehmbaren Weckern. Sie brachten ein beträchtliches Mehr an Unabhängigkeit.

In den Annalen der Zeitmessung tauchen im 16. Jahrhundert die ersten Exemplare tragbarer Wecker auf. Mit dem, was man heute unter einem Wecker versteht, hatten sie indessen kaum etwas gemein. Es waren Weck-Module, die auf normalen tragbaren Uhren montiert werden konnten und über deren Zeiger aus-

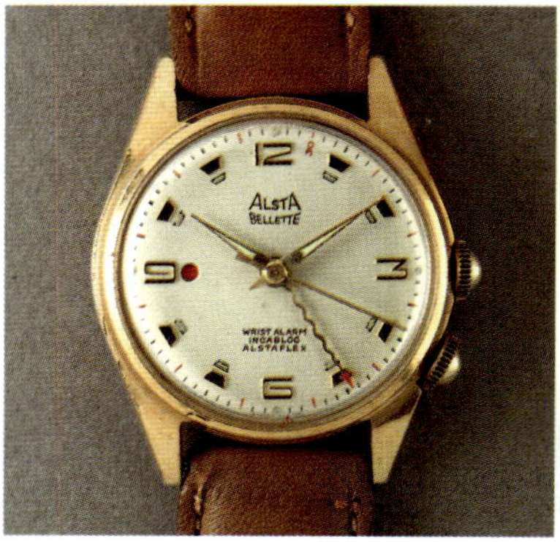

Herrenarmbanduhr mit Wecker, signiert ›Alsta Bellette‹, 60er Jahre; $11^1/_2$liniges Ankerwerk Kaliber Venus 230, 17 Steine; im Fenster rechts neben der ›9‹ wird angezeigt, ob der Wecker ein- (grüner Punkt) oder ausgeschaltet (roter Punkt) ist

gelöst wurden. Die kreativen und geschäftstüchtigen Uhrmacher wollten sich damit freilich nicht zufrieden geben. Die Handhabung solcher Instrumente erwies sich als umständlich, auch wenn sich der reisende Mann von Welt dazu gewöhnlich eines Lakaien bedienen konnte. Sukzessive entstanden integriert aufgebaute Uhrwerke, bei denen Uhr- und Weckwerk jene konstruktive Einheit bildeten, welche heute als Maß aller Dinge gilt. Die schönen und sammelnswerten Reiseuhren, welche ab dem 18. Jahrhundert zunächst in Frankreich und Neuenburg entstanden, besaßen denn auch beinahe selbstverständlich einen Wecker. Die spezifische Bauweise brachte neben einem höheren Maß

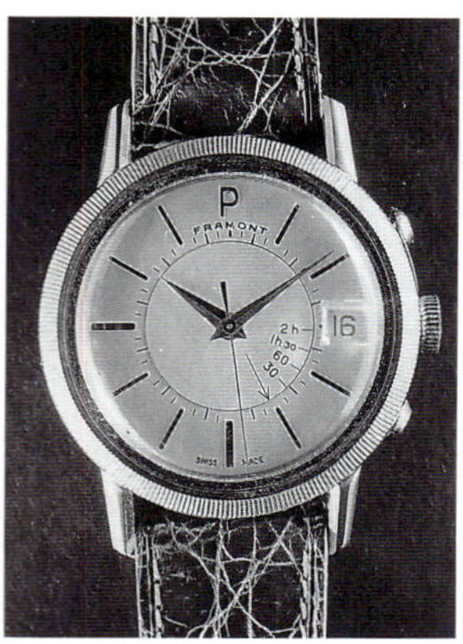

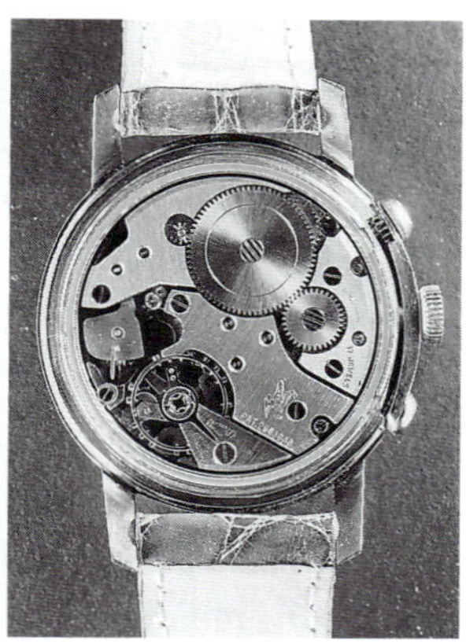

Herrenarmbanduhr mit Kurzzeitwecker (bis 2 Stunden) und Datumsanzeige, signiert ›Framont‹, 60er Jahre; $12^1/_2$liniges Ankerwerk Kaliber Venus 232, 17 Steine; die Aufgabe dieses Kurzzeitweckers bestand hauptsächlich darin, den Benutzer an die abgelaufene Parkzeit zu erinnern

Herrenarmbanduhr mit Wecker, Modell ›Minivox‹ von Junghans; 1949 patentierte Konstruktion; 12 ½liniges Ankerwerk mit indirekter Zentralsekunde, Kaliber 89; die Krone bei der ›2‹ dient zur Einstellung der Weckzeit, der Drücker bei der ›4‹ zum An- und Abstellen des Weckers

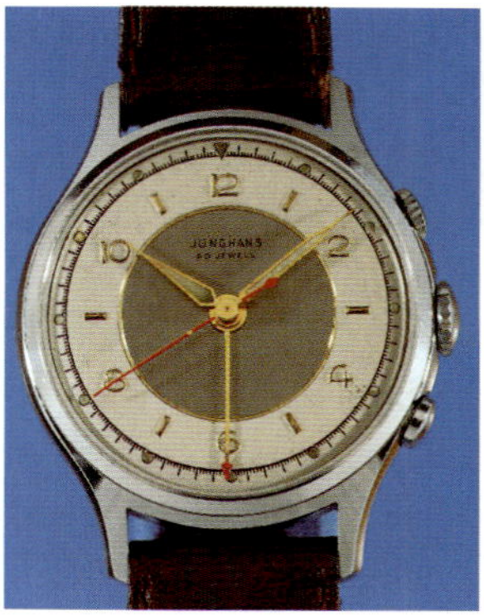

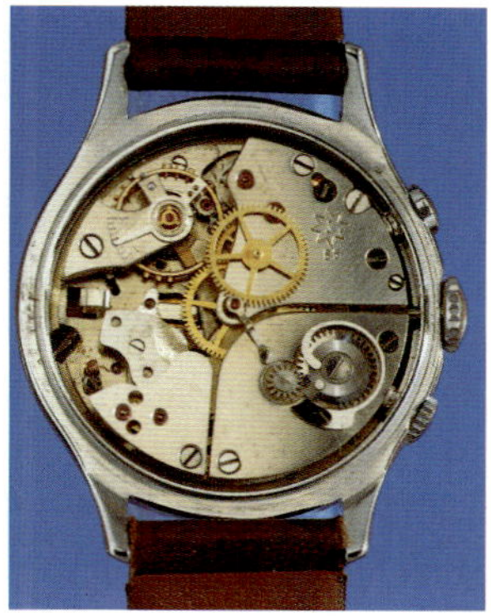

an Zuverlässigkeit und Komfort insbesondere auch ein geringeres Volumen mit sich. Der Transport und die Handhabung des Weckers gestalteten sich damit wesentlich unkomplizierter.

Der Schritt zur Taschenuhr mit Wecker war anschließend nicht mehr weit. Und zu Beginn des Ersten Weltkriegs fand der Wecker auch seinen Weg ans Handgelenk. Die integrierte Bauweise war zu diesem Zeitpunkt bereits eine Selbstverständlichkeit geworden. Die Kunst des Uhrmacherhandwerks bestand nun primär in einer Reduktion auf handgelenkgerechte Dimensionen. Und dies schafften als erste die Meister von Eterna in Grenchen.

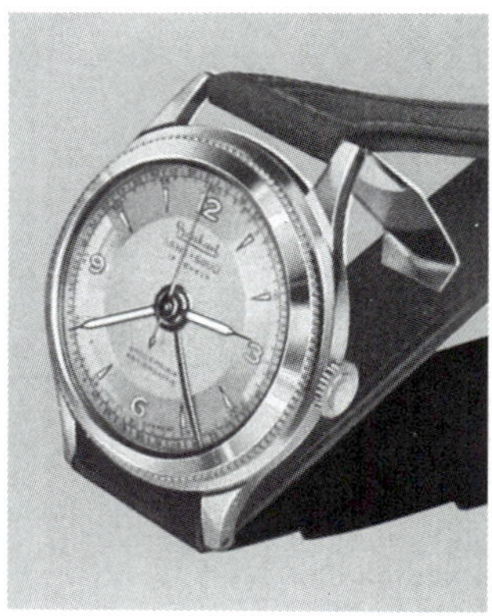

Herrenarmbanduhr mit Wecker, Modell ›Sans Souci‹ von Hanhart, Deutschland, um 1952; 13 ½liniges Ankerwerk Kaliber Hanhart 301 mit Zentralsekunde

Bereits 1908 meldeten sie einen Armbandwecker beim Eidgenössischen Amt für geistiges Eigentum in Bern zum Patent an. 1914 gelangte dieser weckende Zeitmesser dann auf den Markt. Ein markantes Schutzgitter bewahrte das empfindliche Kristallglas vor Bruch. Doch speziell die geringe Größe dieser Armbanduhr sollte sich bald schon als die berühmte Achillesferse erweisen: Der eher dezente Schallpegel und die geringe Läutdauer waren in keiner Weise dazu angetan, tief schlafende Menschen aus Morpheus Armen zu reißen. Und die Haut des Handgelenks dämpfte das Klangvolumen zusätzlich. Eine breite Zufriedenheit konnte sich also beinahe zwangsläufig nicht einstellen. Auch das kurz darauf vorgestellte Modell von Zenith krankte an den gleichen Problemen. Dadurch hielten sich die Markterfolge der ersten Armbandwecker in engen Grenzen. Diese an sich wichtige Zusatzfunktion stellte deshalb für die einschlägige Industrie in den zwanziger und dreißiger Jahren überhaupt kein Thema mehr dar. Wer zuverlässig geweckt werden wollte, vertraute lieber

Herrenarmbanduhr mit Wecker, Modell ›Advisor‹ von Tudor; 60er Jahre; 11 ½liniges AS-Kaliber mit 17 Steinen, Zentralsekunde

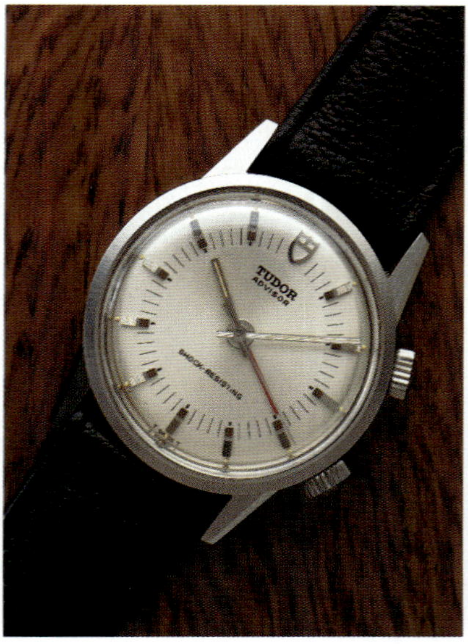

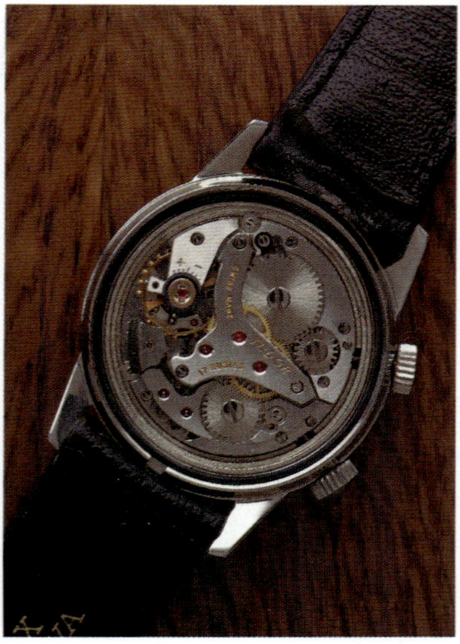

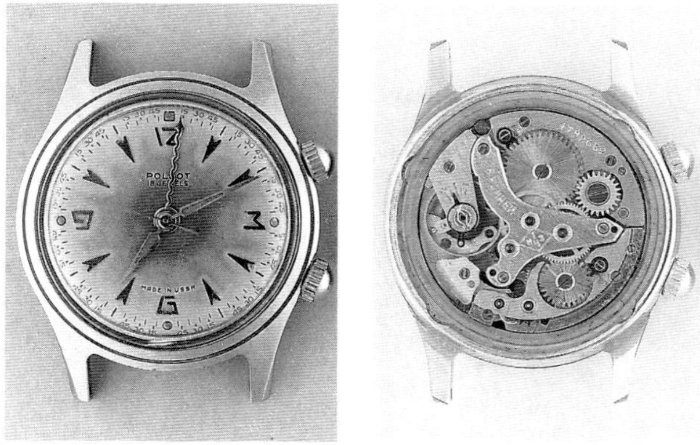

Herrenarmbanduhr mit Wecker von Poljot, UdSSR; Mitte der 60er Jahre; 11 1/2 liniges Poljot-Kaliber 2612 (Nachbau des AS-Kalibers 1475), 18 Steine, Zentralsekunde

auf die bewährten und altbekannten Tisch- oder Taschengeräte.

Die große Ära der Armbandwecker setzte dann gegen Ende der vierziger Jahre ein. Da nämlich war es den Uhrmachern durch konstruktive Tricks gelungen, die erwähnten Nachteile weitgehend zu beseitigen. Durch einen doppelten Boden kam der alles entscheidende Klangkörper mit dem Handgelenk nicht mehr in Berührung. Löcher ließen das Läutgeräusch deutlich vernehmbar nach außen dringen. Der Wecker meldete sich, wenn die spezielle Zugfeder ordnungsgemäß von Hand gespannt worden war, zur vorgesehenen Zeit fast unüberhörbar vom Handgelenk, und das mit großer Zuverlässigkeit.

Allmählich entdeckten dann auch terminstreßgeplagte Manager die Vorzüge dieses universell verwendbaren Signalgebers. Selbstverständlich konnte er nicht nur ans Aufstehen erinnern, sondern auch an wichtige Termine im Laufe des Tages. Als die Uhrenindustrie dieses Potential erkannte, reagierte sie u.a. mit Modellen, deren Signal-Lautstärke sich nach Belieben verändern ließ: laut zum Wecken und dezent zur Erinnerung an Termine.

Klangvoll eingeläutet wurde die Ära der Armband-

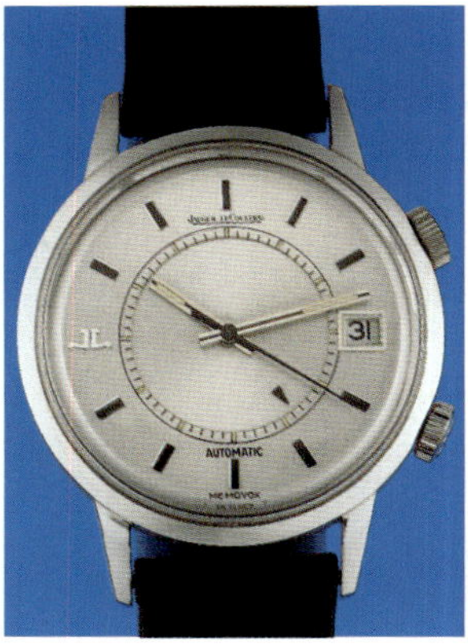
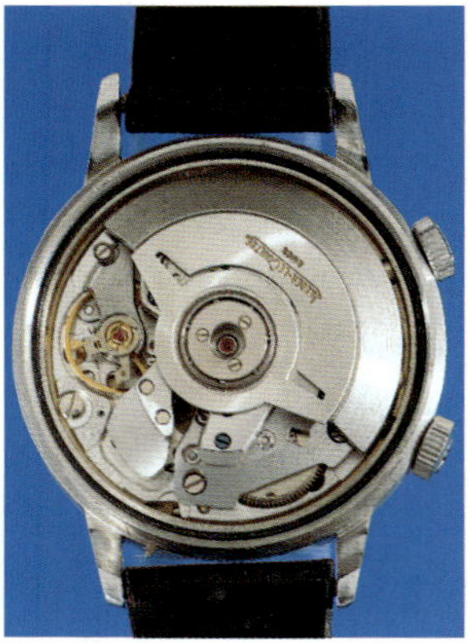

Jaeger-LeCoultre ›Mémovox‹ Automatik-Wecker, 70er Jahre, Kaliber 916, 13''', 28.800 A/h, 27 Steine, Zentralsekunde, Datumsanzeige, zwei Federhäuser, beidseitig wirkender Kugellagerrotor zum Spannen der Gehwerks-Feder, manueller Aufzug für das Weckwerk

wecker dann aber kurz nach dem Ende des Zweiten Weltkrieges, 1947, vom Modell ›Cricket‹ der Firma Vulcain. Durch ihre besondere Werks- und Gehäusekonstruktion machte die ›Grille‹ fast unüberhörbar auf sich aufmerksam.

Doch verschiedene Uhrenkonstrukteure hatten mit dem Armbandwecker mehr im Sinn. Als ständiger Begleiter sollte er eine zweite wichtige Funktion ausüben, nämlich untertags möglichst dezent an Termine erinnern. Also mußte er unterschiedlich laut tönen. Dieses Problem hatte Jaeger-LeCoultre 1951 bei seinem ›Memovox‹ gelöst, der bis in die Gegenwart als vermutlich erfolgreichster Armbandwecker überhaupt gelten kann. Am Arm getragen, schnarrte der ›Memovox‹ verhalten, abgelegt hingegen rund 20 Sekunden lang laut und deutlich. Neben einem speziell konstruierten Resonator besaß der ›Memovox‹ auch zwei Federhäuser: je eines für Geh- und Weckwerk.

Einen ähnlichen Effekt erzielte Pierce bei seinem Mitte der 50er Jahre vorgestellten ›DUO fon‹. Wie der Name schon sagt, vermag auch dieser Armbandwecker sein Geräusch in zwei unterschiedlichen Lautstärken von sich zu geben. Die Einstellung kann jedoch von Hand über einen Knopf vorgenommen werden.

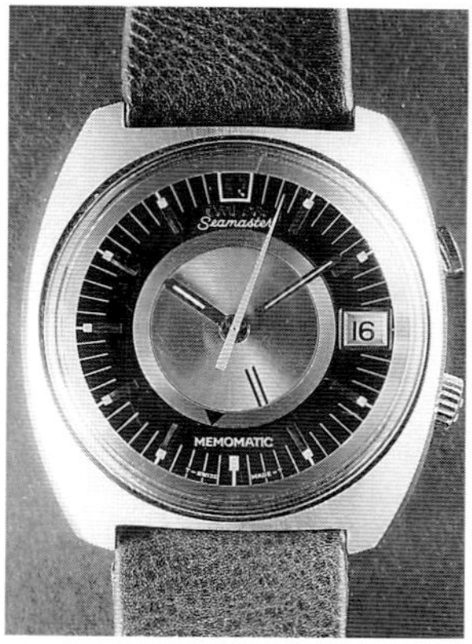

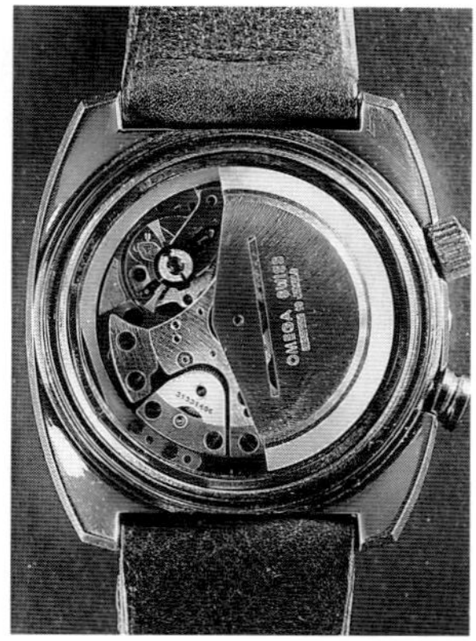

Oben: Stahl-Armbanduhr mit automatischem Aufzug, Wecker und Datumsanzeige, Modell ›Memomatic‹ von Omega, ab 1969 produziert. 13 1/2liniges Ankerwerk Kaliber SL980, Rotoraufzug für ein Federhaus, das sowohl Geh- als auch Weckwerk antreibt; eine Vorrichtung verhindert, daß während des Weckens die Zugfeder völlig entspannt wird; bei der ›Memomatic‹ läßt sich die Weckzeit minutengenau einstellen

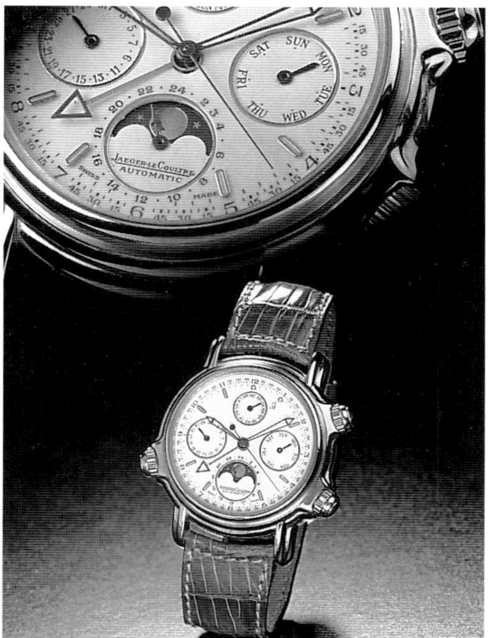

Links: Herrenarmbanduhr mit automatischem Aufzug, Wecker, ›ewigem‹ Kalender, Jahres- und Mondphasenanzeige; Modell ›Grand Reveil‹ von Jaeger-LeCoultre; gegenwärtige Fertigung

Die deutschen Uhrenhersteller waren auf dem Markt der Armbandwecker durch den 1949 zum Patent angemeldeten ›Minivox‹ von Junghans sowie die Kaliber 301 und 302 von Hanhart vertreten. Den Armbandwecker mit ›goldener Stimme‹ brachte 1958 wiederum Vulcain mit seinem Modell ›Golden Voice‹. Er sollte die Damen,

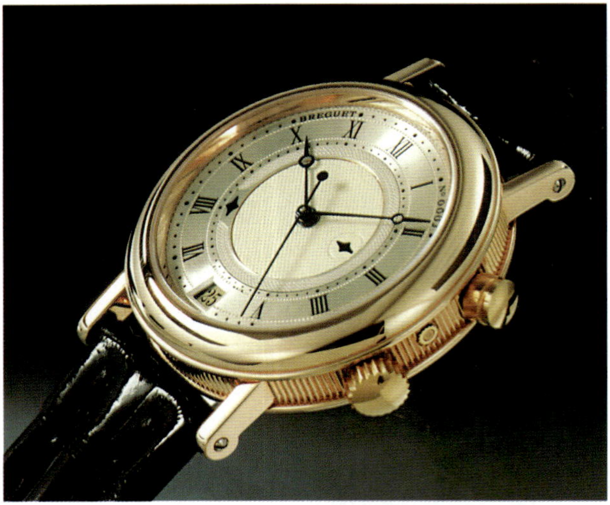

Armbandwecker mit automatischem Aufzug und Datumsanzeige, Breguet, 1995; 13 1/2liniges, 7,8 mm hohes Uhrwerk, minutengenaue Einstellbarkeit der Weckzeit

für die er gedacht war, durch einen besonders angenehmen Klang betören. Zu diesem Zweck bestand die Weckermembran aus massivem Gold.

Andere Weckerkonstruktionen jener Zeit (Venus, Lanco) besaßen kleine Zifferblattausschnitte. Diese sig-

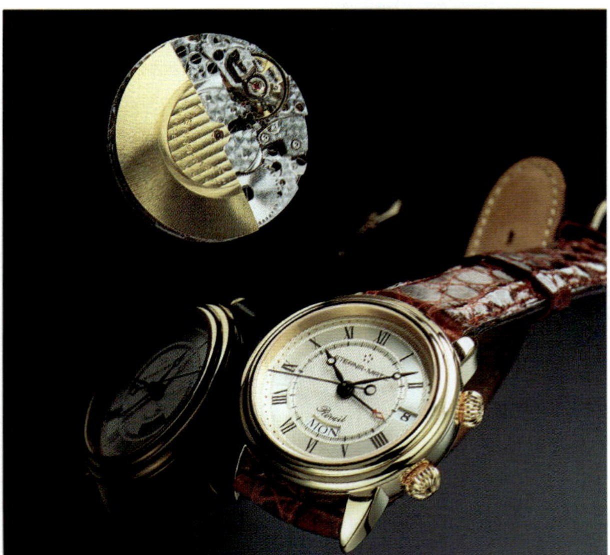

Auf 500 Exemplare limitierter Armbandwecker von Eterna, 1993; Kaliber AS 5008, 13 Linien, Durchmesser 30 mm, Höhe 7,65 mm, 17 Steine, automatischer Aufzug für Geh- und Weckerwerk, Gangreserve ca. 44 Stunden, Feinregulierung für den Rücker, Glucydur-Unruh, Nivarox-I-Spirale, Unruhfrequenz 28800 Halbschwingungen/Stunde

nalisierten, ob das Weckerwerk ein- oder ausgeschaltet ist. Auf diese Weise konnte man sich vor unliebsamen Überraschungen schützen.

Insgesamt war das Spektrum an Handaufzugskalibern für Armbandwecker durchaus nicht so breit, wie man eventuell meinen könnte. In der Zeit um 1960 gab es Serien-Rohwerke folgender Hersteller:

Schweiz:	AS (auch mit Datumsanzeige)
	Baumgartner (Stiftankerwerk)
	Cyma
	Jaeger-LeCoultre (auch mit Datumsanzeige)
	Langendorf (Lanco-Fon)
	MST (Handelsmarke Roamer)
	Pierce ›Duo-Fon‹
	Venus (auch mit Datumsanzeige)
	Vulcain (auch mit Datumsanzeige)
	Wittnauer, Modul-Konstruktion mit Lunettenaufzug für den Wecker
Deutschland:	Hanhart
	Junghans
Rußland:	Poljot (Nachbau des AS-Kalibers 1475)

Weniger breit gefächert war das Angebot an Armbandweckern mit automatischem Aufzug. Ab Mitte der fünfziger Jahre besetzte Jaeger-LeCoultre mit seinem ›Memovox-Automatic‹ das Feld fast fünfzehn Jahre lang völlig alleine (zunächst Kaliber 815 und 825 mit Datumsanzeige, bei denen der Aufzug noch konservativ über eine Pendelschwungmasse erfolgte, später Kaliber 916 mit Rotoraufzug).

Erst 1969 war Omegas ›Memomatic‹-Kaliber SL 980 mit Rotoraufzug und Datumsanzeige verfügbar, dessen Besonderheit darin besteht, daß sich die Weckzeit analog zur Uhrzeit minutengenau einstellen läßt. Fünf Jahre später, 1974, rundete AS das Spektrum mit seinem 13 3/4linigen Kaliber 5008 (Höhe 7,6 mm) ab, dessen Rotor die beiden Federhäuser für Geh- und Weckwerk in jeweils einer Richtung aufzieht.

Schließlich ließ die Renaissance der mechanischen Armbanduhr bei Jaeger-LeCoultre 1989 eine Armbanduhr zur Serienreife gedeihen, die es in dieser Zusammenstellung noch niemals gegeben hat: automatischer Aufzug, Wecker und ›ewiger‹ Kalender. Ihr Name: ›Grand Reveil‹. Der große Klang resultiert aus einer vom Werk entkoppelten Bronzeglocke.

Mittlerweile hat Lémania das ehemalige ›Memomatic‹-Kaliber SL 980 wieder belebt. Man findet es – natürlich angemessen veredelt – im ›Reveil‹ von Breguet. Im neuen ›Master Réveil‹ von Jaeger-LeCoultre tickt das Stück für Stück 1000 Stunden lang getestete Automatik-Kaliber 918.

Den Großteil des aktuellen Automatik-Wecker-Markts (z.B. Eterna, Maurice Lacroix, Ulysse Nardin) beseelen hingegen Restbestände des AS-Kalibers 5008, welches 1977 nach dreijähriger Produktionsdauer und einer Gesamtauflage von rund 175 000 Stück wieder in der Versenkung verschwand.

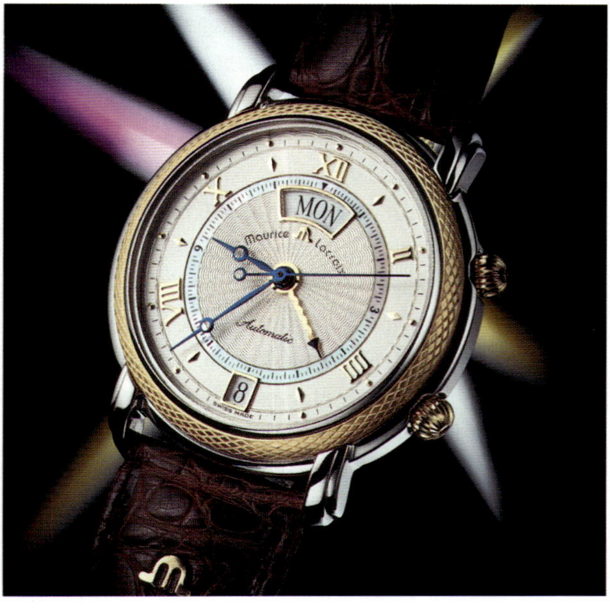

Automatikwecker von Maurice Lacroix, 1995, optimiertes Kaliber AS 5008 mit Wochentags- und Datumsindikation, Kugellagerrotor sowie 31 Steinen

Weltzeituhren – oder wie man einen Tag gewinnt

Der Traum, trotz der beharrlich fortschreitenden Zeit nochmals jünger werden zu können, ist so alt wie die Menschheit selbst. Doch für den weltreisenden Jetsetter vermag dieser Traum durchaus Realität zu werden. Wenn er seinen Trip rund um den Erdball richtig plant, kann er der kostbaren Zeit ein Schnippchen schlagen und dadurch einen Tag seines Lebens einige Stunden lang zweimal erleben. Der Trick ist kein Geheimnis und soll nach einem kurzen Blick zurück in die Geschichte der Zeitmessung verraten werden.

Der Lauf der Sonne am Firmament ist Maßstab aller bürgerlichen Zeitmessung. Als wahrer Mittag ist der Zeitpunkt definiert, an dem ein senkrecht in der Erde steckender Stab den kürzesten Schatten wirft. Allerdings wird bei näherer Betrachtung sehr schnell klar, daß diese Mittagsstunde mit der Sonne kontinuierlich von Osten nach Westen wandert. Die konsequente Anwendung der Sonnenzeit würde also eine permanente Korrektur der Uhren erfordern.

Als der Philosoph David Friedrich Strauß gegen 1850 vom »zauberhaften Fliegen« in der Eisenbahn schwärmte, hatte sich dieser Sachverhalt bereits zu einem echten Problem ausgewachsen. Speziell die amerikanischen Eisenbahngesellschaften mußten sich mit dem Zeitenchaos gezielt auseinandersetzen, denn ein geregelter Streckenbetrieb erforderte nun einmal einen koordinierten Zeitplan.

Ergo führte jede Railway-Company ihre spezifische Einheitszeit ein, die für ganze Strecken oder größere Streckenabschnitte zu gelten hatte. Der ›innere Betriebsdienst‹ bestimmte sich außerdem nach der ›inneren Bahnzeit‹, die mit der Lokalzeit des Verwaltungssitzes identisch war. An den Bahnhöfen wiesen die Fahrpläne hingegen die jeweilige mittlere Ortszeit aus. Das Chaos war damit so gut wie vorprogrammiert, denn bald schon gab es rund 75 verschiedene Einheitszeiten in Amerika. Stationen, an denen sich mehrere Bahnlinien kreuzten, benötigten meist drei Uhren: für die Stationszeit, für die in westlicher und für die in östlicher Richtung verkehrenden Züge.

1870, als das Durcheinander schier unerträglich wurde, präsentierte der kanadische Eisenbahn-Ingenieur Sandford Fleming den erlösenden Vorschlag, klar definierte und allgemein gültige Zeitzonen einzuführen. In ihnen solle jeweils die gleiche mittlere Zonenzeit gelten. Ausgehend vom (Greenwicher) Nullmeridian müsse nach jeweils 15 Längengraden eine Zeitgrenze markiert werden. Von Zone zu Zone habe sich die Zeit um jeweils eine volle Stunde zu verschieben. In der Summe ergäben sich also 24 Zeitzonen mit 24 unterschiedlichen Zonenzeiten. Beim Übergang von einer Zeitzone in die nächste seien die Uhren um je eine Stunde vor- oder zurückzustellen.

Diese Idee von großer Tragweite wurde 1883 in den USA und Kanada zur Realität. Bis alle Staaten ihren nationalen Stolz aufgegeben und das neue System akzeptiert hatten, mußten die Erde und die Zeiger der Uhren allerdings noch viele Runden drehen. Am 1. April 1893 führten auch Deutschland und die anderen zentraleuropäischen Länder die Mitteleuropäische Zeit (MEZ) ein, mit einer Differenz von +1 Stunde gegenüber der als Welt- oder Universalzeit definierten mittleren Sonnenzeit des Greenwicher Nullmeridians (Greenwich Mean Time = GMT).

Ein Blick in die derzeit gültige Weltzeitkarte macht aber auch deutlich, daß die Zeitzonengrenzen nicht exakt mit den jeweiligen Längengraden übereinstimmen (können), denn ein solches Vorgehen würde geographi-

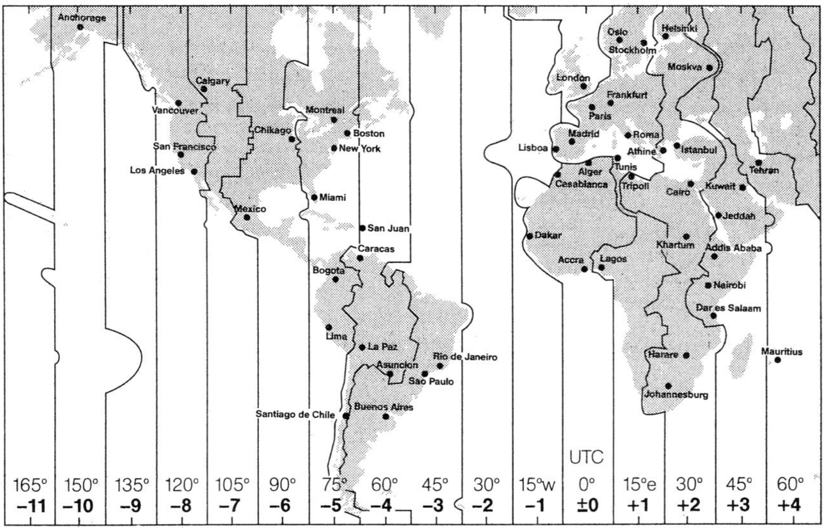

Weltzeitkarte

Datumsgrenze

schen Erfordernissen in höchstem Maße widersprechen. Deshalb orientieren sich die Zeitzonengrenzen dort, wo dies sinnvoll und notwendig ist, primär auch an Ländergrenzen.

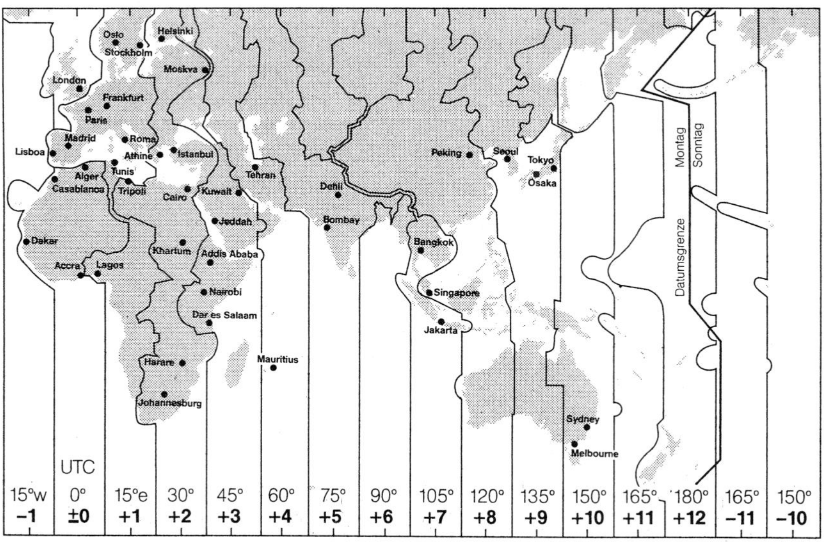

Eine Zeitzonengrenze zeichnet sich ferner durch eine Besonderheit aus: sie bildet zugleich auch die Datumsgrenze.

Bei dieser Gelegenheit kommt dem Liebhaber klassischer Science-fiction-Literatur möglicherweise der Streß des Engländers Phileas Fogg aus Jules Vernes Roman ›Die Reise um die Erde in achtzig Tagen‹ in den Sinn. Trotz exaktester strategischer Planung und Verwendung einer hochpräzisen Taschenuhr von Breguet nämlich glaubte Fogg am Ende seiner Reise die im Londoner Club eingegangene Wette verloren. Der Grund: Von London aus reiste er 80 Tage lang immer gegen Osten und erlebte dabei 81 Sonnenaufgänge. Das gesetzte Zeitlimit war für ihn scheinbar überschritten. Der in London verbliebene Freundeskreis zählte im gleichen Zeitraum dagegen nur 80 Sonnenaufgänge. Die Wette war also doch gewonnen.

Damit schließt sich der Kreis und führt uns zurück zur eingangs gestellten Frage, wie es möglich ist, einen Tag zu gewinnen. Deren Beantwortung ist ganz einfach: Beim Überqueren des als Datumsgrenze definierten 180. Meridians in östlicher Richtung, also z.B. von Rußland nach Amerika reisend, muß der Kosmopolit per definitionem seine Uhr um einen Tag zurückstellen. Für ihn gibt es einen Tag zweimal. Erbarmungslos verliert er hingegen bei Reisen in westlicher Richtung einen wertvollen Tag seines Lebens.

Die technischen Errungenschaften des 20. Jahrhunderts in Form von Flugzeugen und Telekommunikation ließen und lassen die Länder der Erde mehr und mehr zusammenrücken. Entfernungen spielen nur mehr eine untergeordnete Rolle. Doch erfordern gerade die Abwicklung von Ferngesprächen und die Handhabung der in den jeweiligen Ortszeiten ausgedruckten Flugpläne zeitliche

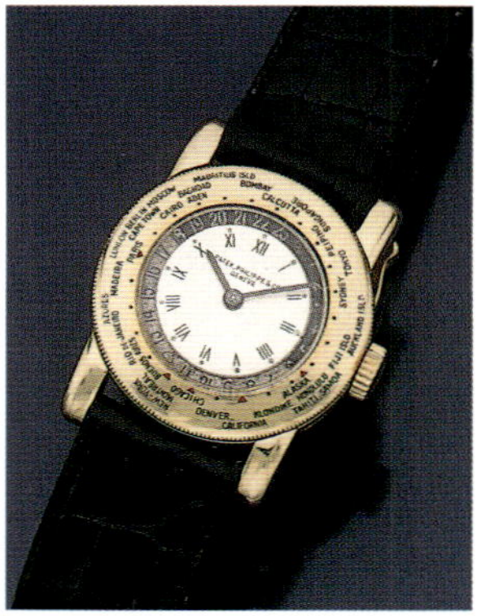

Links: Goldene Herrenarmbanduhr mit Weltzeitindikation von Patek Philippe; Modell 542, 1937; 18steiniges Ankerwerk Kaliber 10HHH HU, bimetallische Unruh, Flachspirale; die Weltzeitindikation basiert auf einer Entwicklung des Genfer Uhrmachers Louis Cottier

Darunter: Goldene Herrenarmbanduhr mit Weltzeitindikation von Louis Cottier, Genf; 1948 patentiertes System mit zwei Kronen; die linke Krone dient zur Verstellung des Ringes mit den Städtenamen; Ankerwerk, bimetallische Unruh, Breguet-Spirale

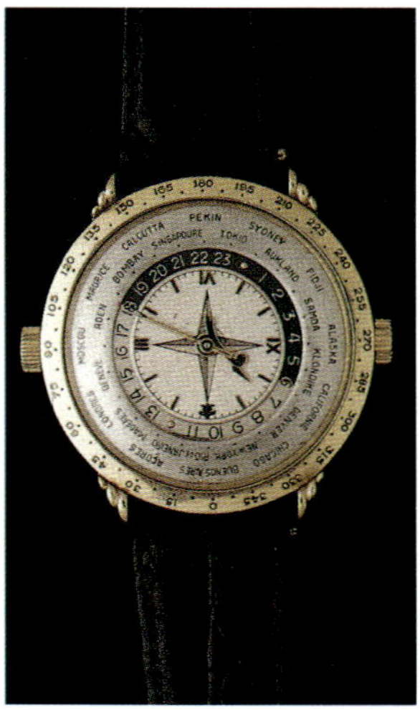

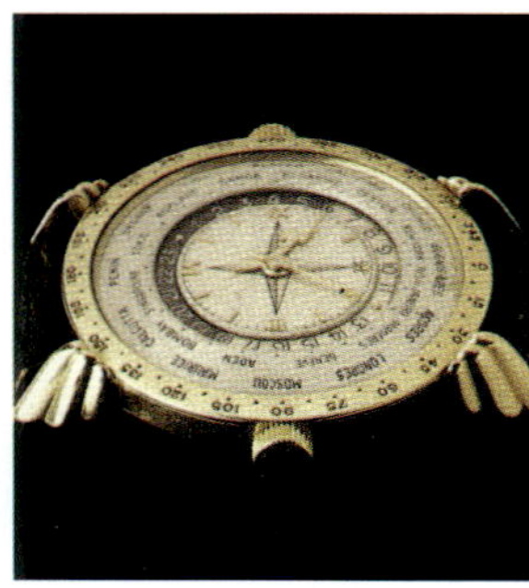

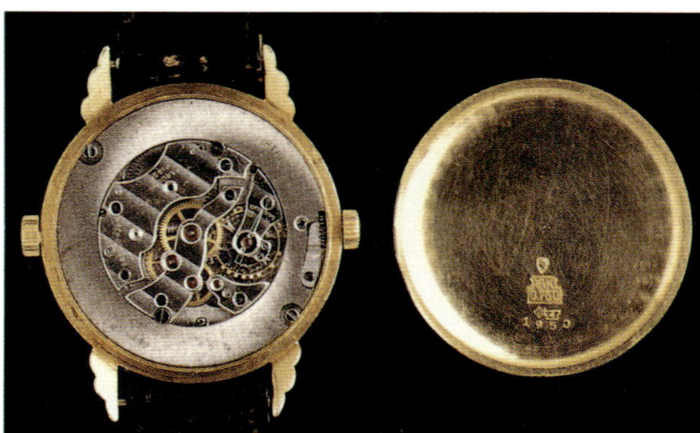

Orientierungshilfen, um beizeiten an Ort und Stelle zu sein. Es lag und liegt also nahe, dieses primär zeitliche Problem auf diejenigen Objekte zu verlagern, welche dafür prädestiniert sind: die Uhren.

Den Uhrenherstellern waren derartige Probleme jedoch schon seit langem bekannt. Und sie hatten sich auch sachgerecht damit auseinandergesetzt. Taschenuhren mit Weltzeitindikation findet man bereits seit dem 18. Jahrhundert, als es die wohldefinierten Zeitzonen noch gar nicht gab. Nun galt es, die Angelegenheit nach anderen, nämlich den geschilderten Gegebenheiten anzupacken und zu lösen.

Auf den 16. Oktober 1937 hat Patek Philippe den Entwurf seiner ersten Armbanduhr mit Weltzeitindikation

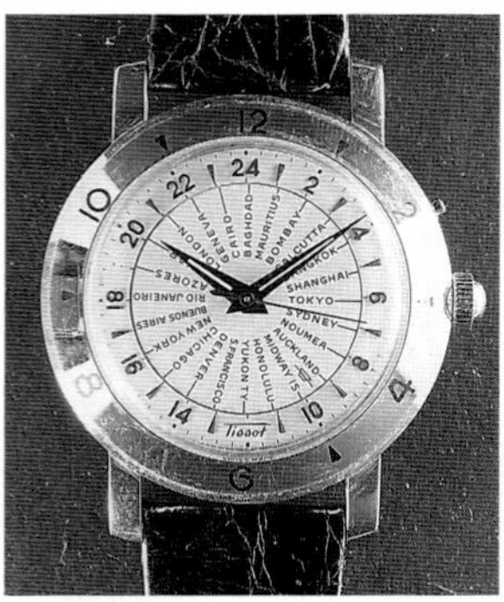

Links und unten: Herrenarmbanduhr mit automatischem Aufzug und Weltzeitindikation, Modell ›Navigator‹ von Tissot; 1957 vorgestellt; die innere Scheibe mit den 24 Städtenamen dreht sich einmal innerhalb von 24 Stunden um die eigene Achse; 12 1/2 liniges Ankerwerk Kaliber 28.5 N21, 17 Steine, Aufzug durch Pendelschwungmasse

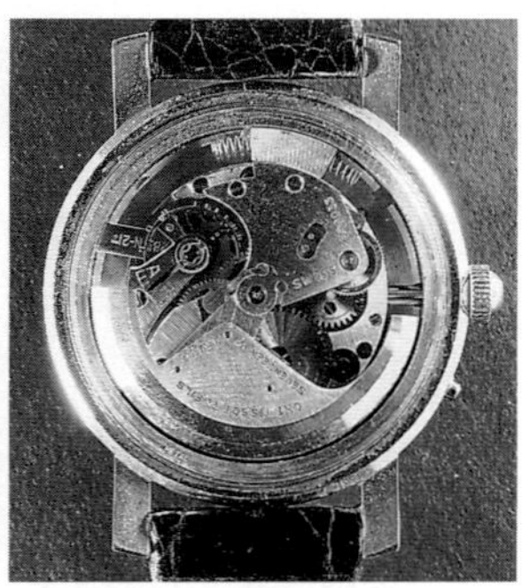

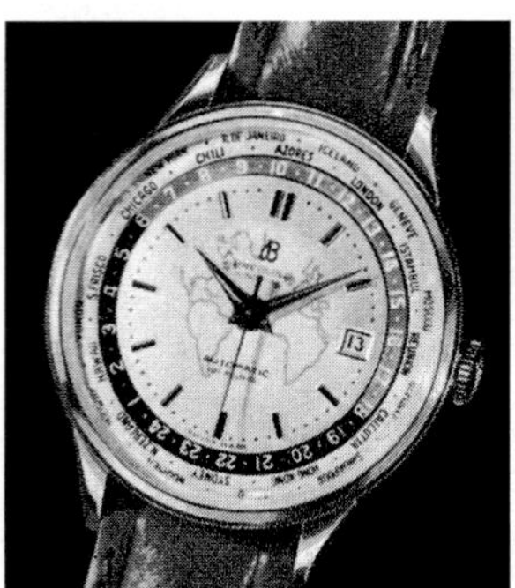

Links: Stahl-Herrenarmbanduhr mit Weltzeitindikation und Datumsanzeige, Modell ›Unitime‹ von Breitling; ab 1954 hergestellt; 21steiniges Ankerwerk mit automatischem Aufzug; der Ring mit den 24 Städtenamen läßt sich mit Hilfe des Glasrandes verstellen

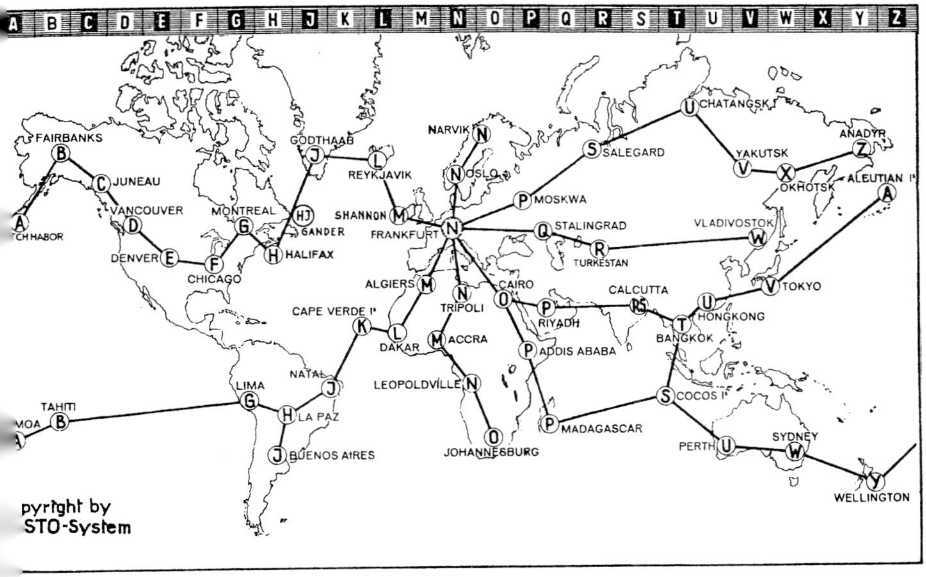

Weltzeitkarte zum sog. ›EXSTO‹-System

(Ref. 542) datiert. Bei diesem Modell, von dem laut Archivauskunft nur fünf Exemplare gefertigt wurden, finden sich die Namen wichtiger Weltstädte auf der Drehlunette. Sie gestattet die Verwendung in jeder beliebigen Zeitzone. Ein vom Uhrwerk angetriebener 24-Stunden-Ring indiziert die Zeit in allen angegebenen Städten und den durch sie repräsentierten Zeitzonen. Die Lokalzeit wird – ganz konventionell – durch Stunden- und Minutenzeiger dargestellt. Dieses Konstruktionsprinzip wurde auch bei den ab 1939 in größerer Stückzahl angefertigten Modellen des Typs ›heure universelle - HU‹ beibehalten.

1948 erhielt der Genfer Uhrmacher Louis Cottier ein Patent für eine Weltzeituhr mit innenliegendem Städtenamen-Drehring, der über eine zweite Krone bei der ›9‹ verstellt werden konnte.

Auch andere Hersteller stützten sich in den folgenden Jahren auf das bewährte Drehring-System. Dazu gehörten u.a. Movado mit dem Modell ›Polygraf‹ und Tis-

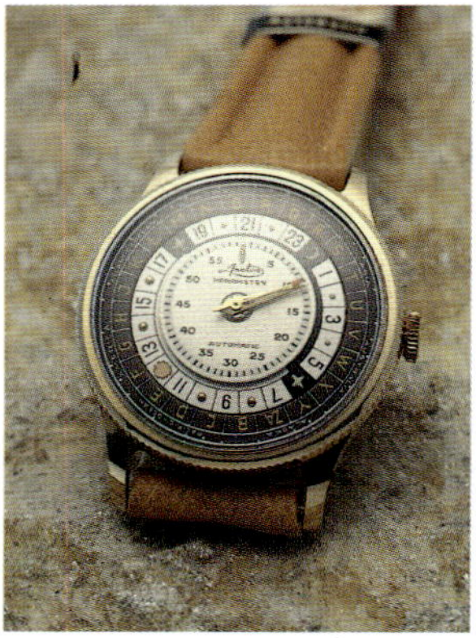

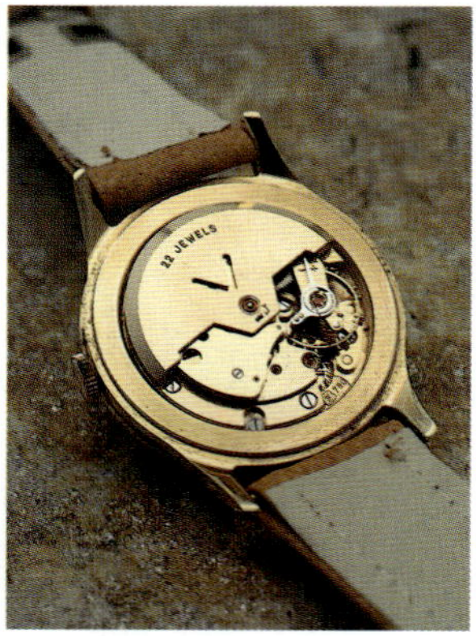

Doublé-Herrenarmbanduhr mit automatischem Aufzug und Weltzeitindikation nach dem sogenannten ›EXSTO‹-System, Modell ›Horometer‹ von Arctos; Mitte der 50er Jahre. 22steiniges Ankerwerk Kaliber Felsa 790, 11 ½''', Glucydur-Unruh, autokompensierende Flachspirale; der Rotor zieht die Feder in beiden Drehrichtungen auf

Rechts: Herrenarmbanduhr mit Anzeige der Uhrzeit in sieben verschiedenen Zeitzonen, Modell ›Sherpa‹ von Enicar; Ende der 60er Jahre; Ankerwerk mit Datumsanzeige

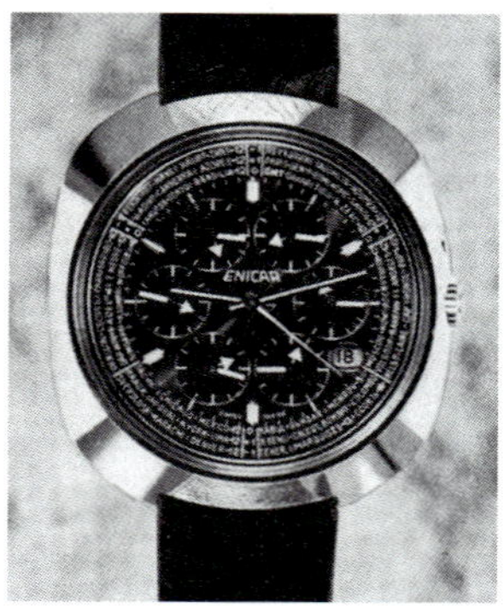

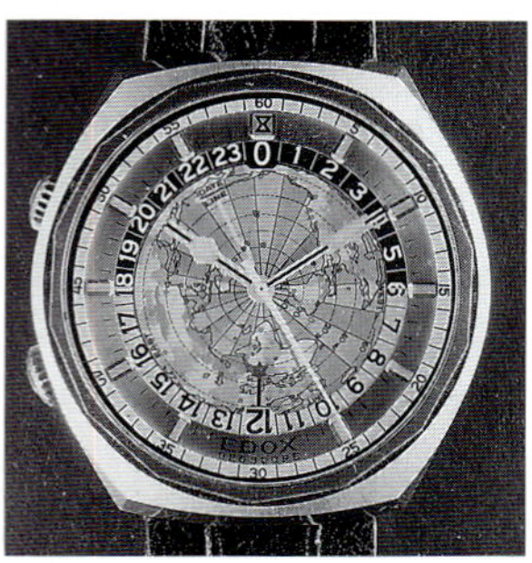

Links: Stahl-Herrenarmbanduhr mit automatischem Aufzug und Weltzeitindikation von Edox, Modell ›Geoscope‹, um 1970; die innere Weltkarte dreht sich bei dieser Uhr einmal innerhalb 24 Stunden um 360°

Goldene rechteckige Armbanduhr mit zwei mechanischen Werken; Cartier ›Tank Cintré‹, aktuelle Produktion

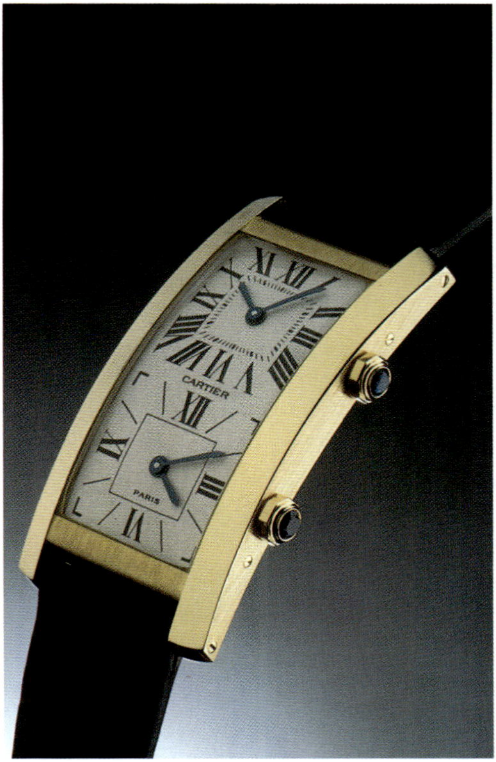

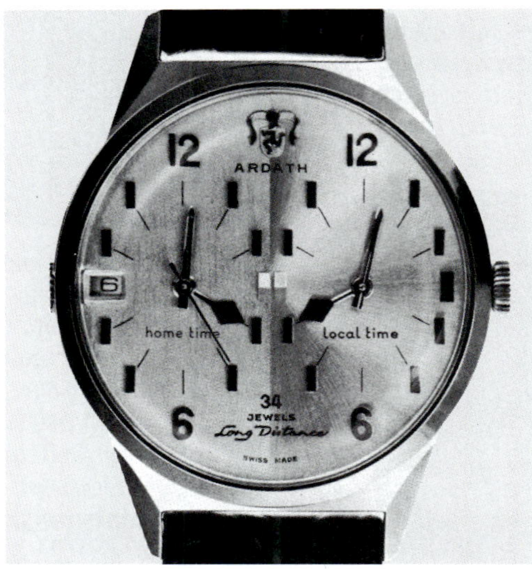

Stahl-Herrenarmbanduhr mit zwei Uhrwerken, Modell ›Long Distance‹ von Ardath; 1963

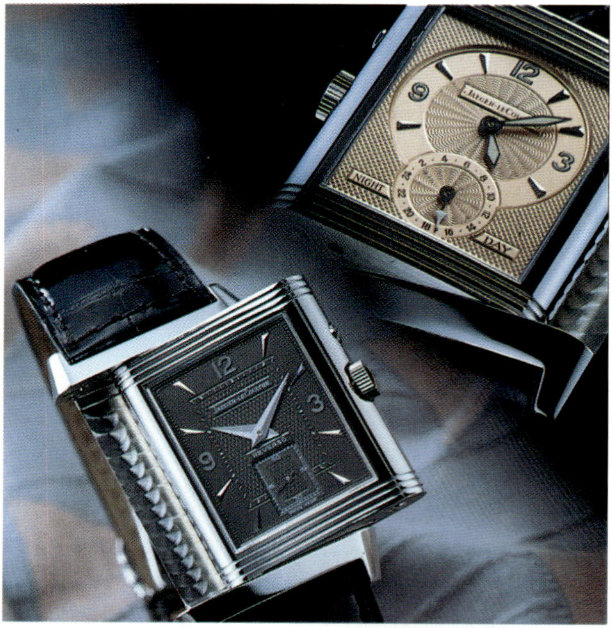

›Reverso Duo Face‹ von Jaeger-LeCoultre, gegenwärtige Produktion, Formkaliber 854; Vorderseite mit Stunden-, Minuten- und Sekundenindikation; Rückseite mit zweitem Zeigerpaar und zusätzlichem 24-Stunden-Zeiger. Die rückwärtigen Stundenzeiger können über einen Korrekturdrücker verstellt werden

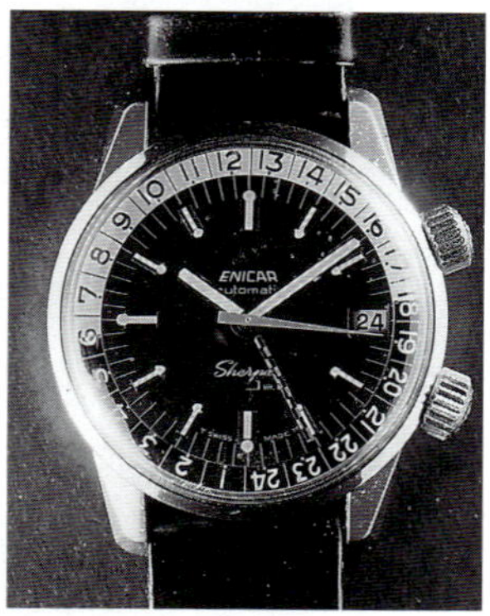

Stahl-Herrenarmbanduhr mit 12- und 24-Stunden-Zeiger sowie Datumsindikation, Modell ›Sherpa-Jet‹ von Enicar; um 1965; der innerhalb des Gehäuses befindliche 24-Stunden-Ring läßt sich mit Hilfe der oberen Krone auf eine zweite Zeitzone einstellen; Ankerwerk mit automatischem Aufzug

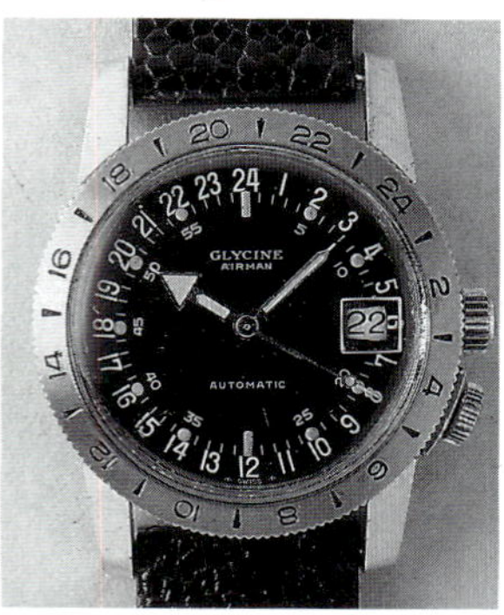

Herrenarmbanduhr mit automatischem Aufzug, 24-Stunden- und Datumsanzeige, Modell ›Airman‹ von Glycine; um 1960; über die Krone bei der ›4‹ läßt sich mit Hilfe einer Drehlunette die Zeitzone einstellen; 17steiniges Ankerwerk mit Zentralsekunde

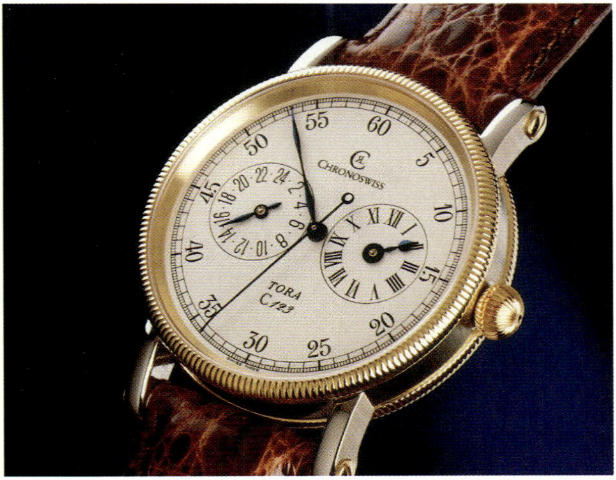

›Tora‹ von Chronoswiss. Armbanduhr mit zwei Stundenzifferblättern. Das rechte mit 12-Stunden-Indikation ist gedacht für die jeweilige Ortszeit, das linke mit 24-Stunden-Anzeige für eine weitere, beliebig wählbare Zonenzeit. Über die Krone läßt sich der linke Zeiger verstellen. Nach Ablauf einer vollen Stunde springt er jeweils um eine Position weiter. Chronoswiss-Kaliber C 123 mit automatischem Aufzug, 27 Steine

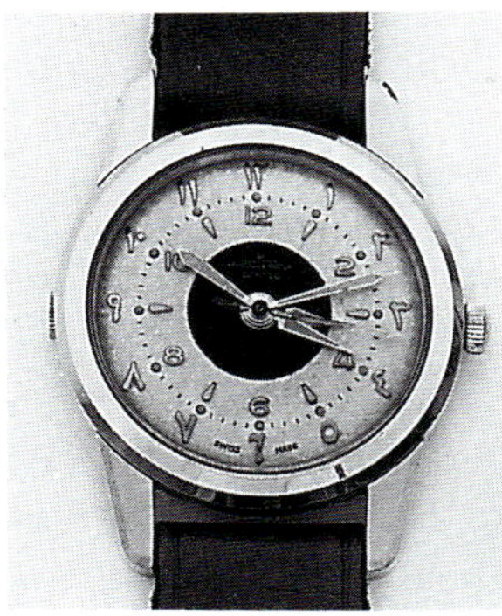

Herrenarmbanduhr mit zwei 12-Stunden-Zeigern für zwei verschiedene Zeitzonen, Modell ›Printania‹; um 1960; Ankerwerk Kaliber Eta 2391; die Krone bei der ›9‹ dient zur Verstellung des 2. Stundenzeigers

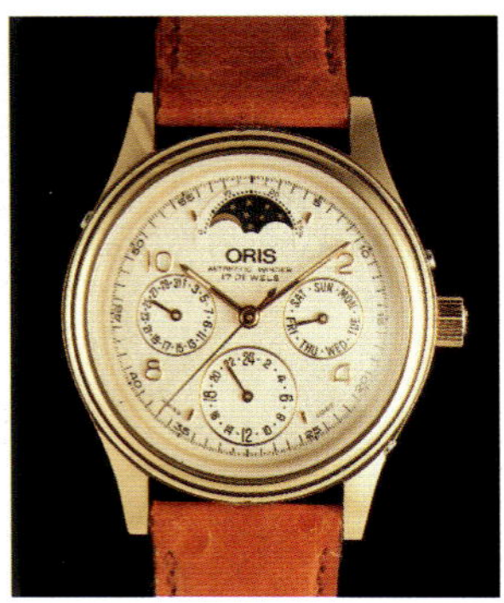

Oris ›Complication Classic‹ mit automatischem Aufzug, einfachem Kalendarium und unabhängig verstellbarem 24-Stunden-Zeiger bei der ›6‹; modifiziertes Kaliber Eta 2688, 10 1/2''', 17 Steine; aktuelles Modell

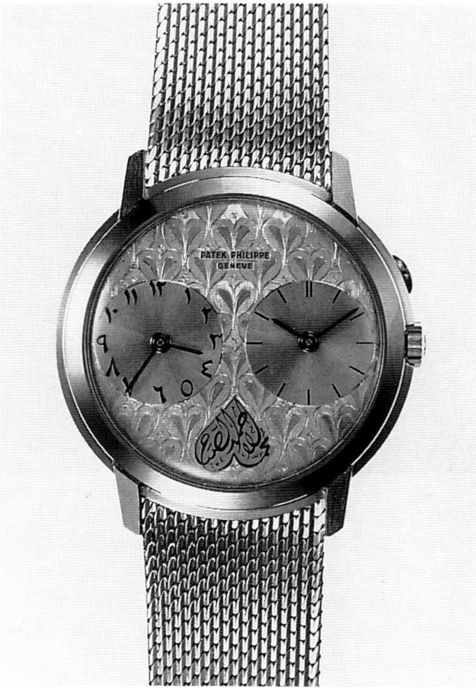

Goldene Herrenarmbanduhr mit automatischem Aufzug und Indikation der Zeit zweier Zeitzonen von Patek Philippe, Modell 3452/1, um 1962; gefertigt für Kaiser H'aile Sel'assie in vier unterschiedlichen Exemplaren; 1 Ankerwerk Kaliber 27-460 mit Goldrotor

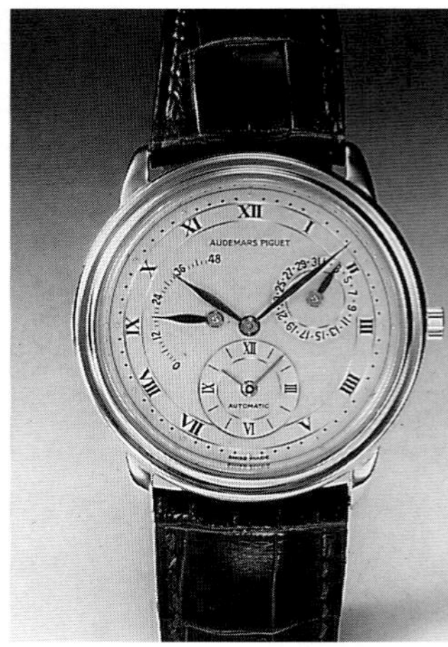

Rechts: Modell ›Dual Time‹ von Audemars Piguet mit automatischem Aufzug, Gangreserve- und Datumsanzeige, hergestellt seit 1990; über die Krone läßt sich der kleine Stundenzeiger (bei der ›6‹) unabhängig von den übrigen Zeigern in Stundenschritten beliebig verstellen

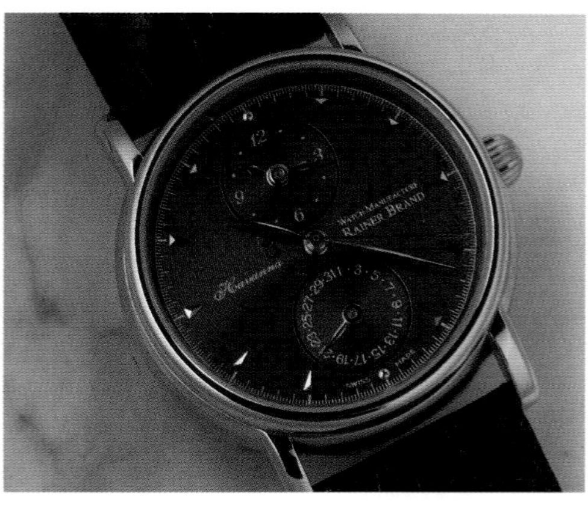

Links: Automatik-Modell ›Havanna‹ von Rainer Brand, verkauft bis April 1996. Danach durfte Brand den Namen infolge einer Intervention des kubanischen Exportmonopols für kubanische Tabake nicht mehr verwenden; modifiziertes Kaliber Eta 2892-2 mit zweitem Zeigerpaar bei der ›12‹ und Datumszeiger bei der ›6‹

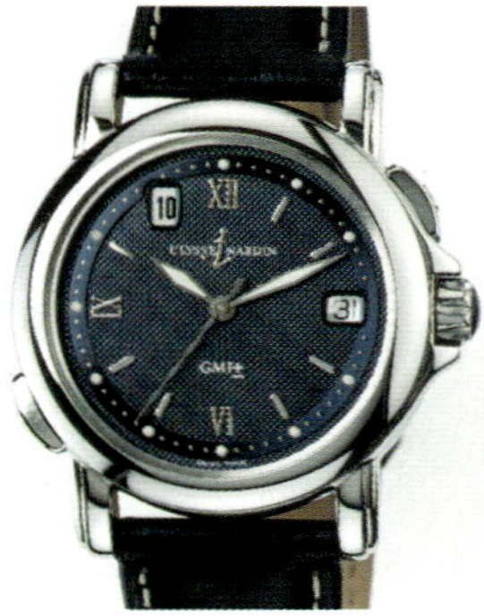

Bei der Konstruktion der GMT+ zielte Ulysse Nardin ganz besonders auf Benutzerfreundlichkeit ab. Beim Zeitzonen-Wechsel kann der Stundenzeiger über zwei Drücker im Gehäuserand in Stundenschritten auf die jeweilige Ortszeit beliebig vor- oder zurückgestellt werden. Der Minutenzeiger und die digitale 24-Stunden-Anzeige für die Heimatzeit (Fenster bei der ›11‹) bleiben davon unberührt. Datumsanzeige bei der ›3‹, Uhrwerk mit automatischem Aufzug, bis 100 m wasserdichtes Gehäuse, aktuelle Produktion

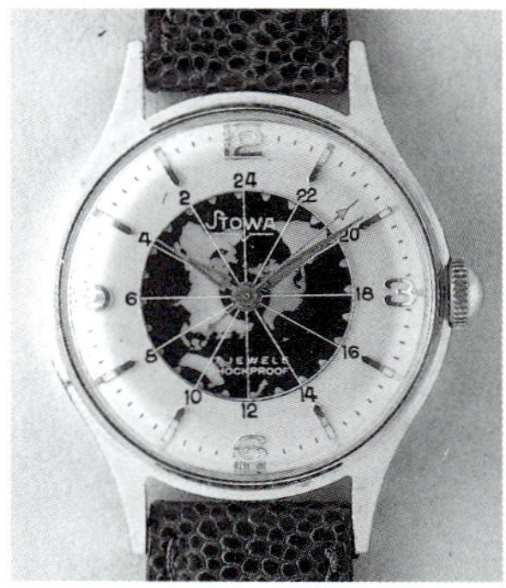

Vergoldete Herrenarmbanduhr mit innerem Weltzeitzifferblatt; Stowa um 1955; 17steiniges Ankerwerk

sot mit dem ›Navigator‹-Automatik. Beide kamen 1953 auf den Markt. Ein Jahr später folgte die ›Unitime‹ von Breitling.

1956 lancierte Arctos seinen ›Horometer‹, eine Weltzeituhr, die nach einem urheberrechtlich geschützten System der EXSTO-Union, Frankfurt, arbeitete. Von dem Zifferblatt des ›Horometers‹ läßt sich die Zeit jeder Großstadt der Welt unmittelbar ablesen. Natürlich kann man die Uhr auch auf jede beliebige Zeit einstellen. Das sogenannte EXSTO-System stützte sich auf eine Einteilung der Erdoberfläche in Isopartzeit(IPZ)-Zonen, also Zonen, in denen jeweils die gleiche Uhrzeit herrscht. Alle Städte, die in der gleichen Zeitzone liegen, bekamen den gleichen Buchstaben zugeteilt. Der ›Horometer‹ besitzt eine Drehlunette mit 25 Buchstaben (A und Z definieren eine

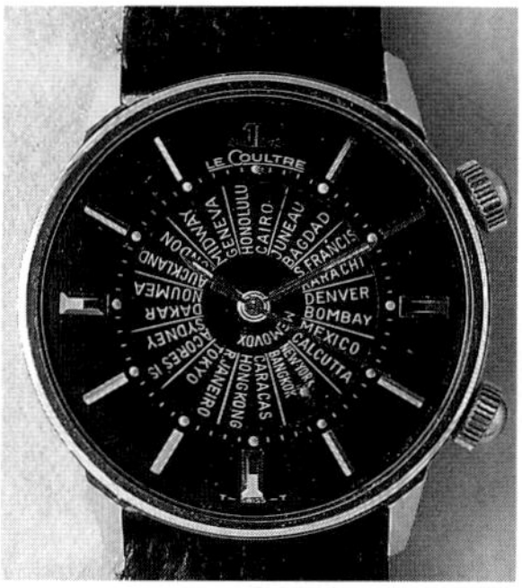

Links: Stahl-Herrenarmbanduhr mit Wecker und manuell verstellbarer Weltzeitskala auf der inneren Scheibe zur Einstellung der Weckzeit; Modell ›Memovox‹ von LeCoultre, um 1960; 17steiniges Ankerwerk Kaliber 910

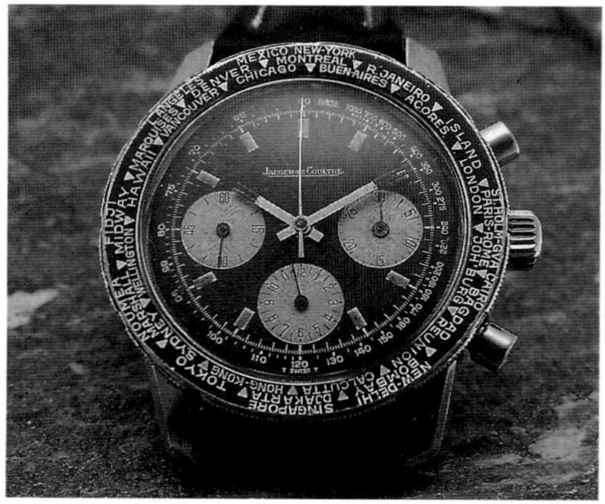

Rechts: Stahl-Herrenarmbanduhr mit Chronograph, 30-Minuten- und 12-Stunden-Zähler sowie Drehlunette mit verschiedenen Städtenamen; Jaeger-LeCoultre um 1965; Chronographenwerk Kaliber Valjoux 72

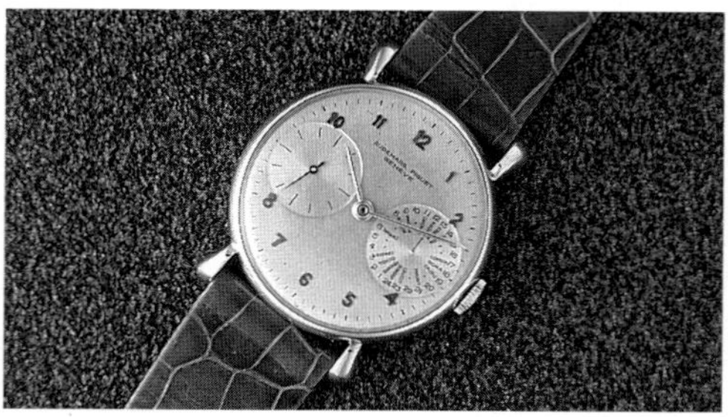

Links: Goldene Herrenarmbanduhr von Audemars Piguet aus den 50erJahren; auf das Zifferblatt bei der ›3‹ sind Städtenamen aufgedruckt, welche die unterschiedlichen Zeitzonen repräsentieren

IPZ). Ein 24-Stunden-Ring springt, vom Uhrwerk angetrieben, nach Ablauf einer vollen Stunde um eine Position weiter. Die Ortszeit wird jeweils gegenüber dem Pfeil bei der ›12‹ eingestellt. Die beiden zentralen Zeiger geben nur die überall gültigen Minuten und Sekunden an. Der Nachteil dieses an sich durchdachten Systems bestand darin, daß der Benützer stets ein alphabetisch geordnetes Städteverzeichnis mit sich führen mußte, um die Buchstaben jeweils zuordnen zu können. Oder er lernte das System auswendig. Der ›Horometer‹ fürs Handgelenk war ab 184,– Mark erhältlich.

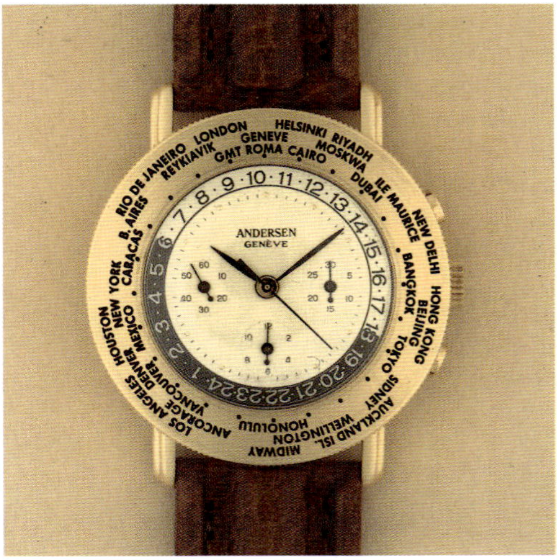

Goldene Herrenarmbanduhr mit Chronograph, 30-Minuten- und 12-Stundenzähler sowie Weltzeitindikation von Svend Andersen, Genf; gegenwärtige Produktion; äußere Drehlunette mit Städtenamen, innerer 24-Stunden-Kranz, der sich einmal innerhalb dieser Zeitspanne um 360° dreht; Ankerwerk von Lémania

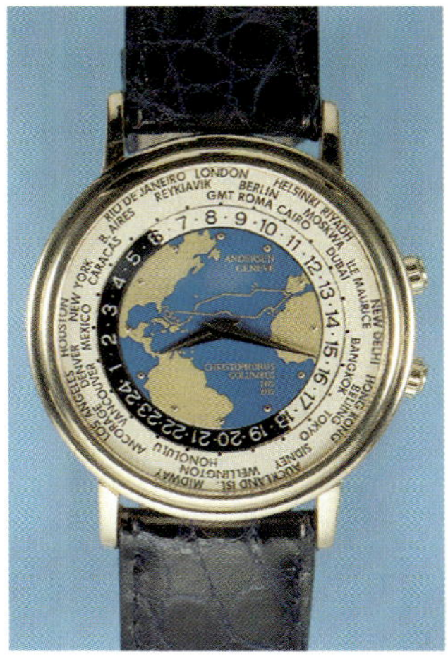

Weltrekord: ›Mundus‹ von Svend Andersen; 1994 als flachste Weltzeit-Armbanduhr ins Guinness-Buch der Rekorde aufgenommen; Piguet-Handaufzugswerk, Gesamthöhe einschließlich Gehäuse 4,2 mm; der innenliegende Drehring läßt sich über die zweite Krone verstellen

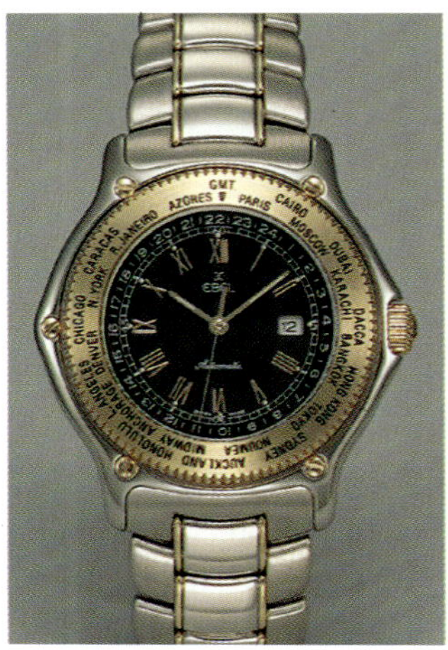

Ebel ›Voyager‹ mit Weltzeit-Indikation, aktuelles Modell, modifiziertes Automatikwerk Kaliber Eta 2892

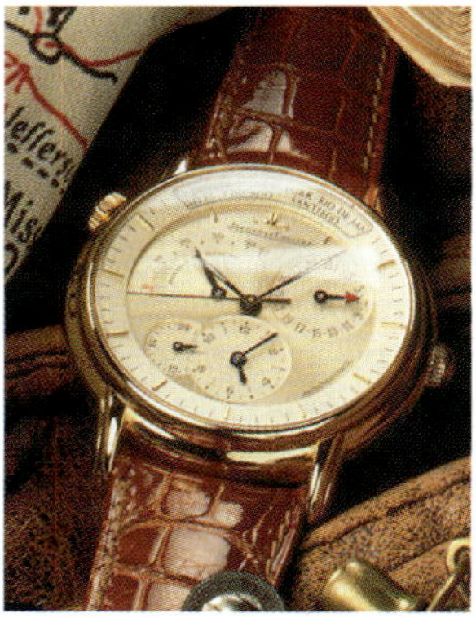

Links: ›Geographique‹ von Jaeger-LeCoultre; Automatik-Werk, Kaliber 929 mit 36 Steinen, Durchmesser 26,6 mm, Höhe 4,85 mm; innenliegender, über die Krone bei der ›10‹ verstellbarer Weltzeit-Ring; Indikation einer zweiten Zonenzeit (inkl. 24 Stunden) bei der ›6‹, außerdem Datums- und Gangreserveanzeige

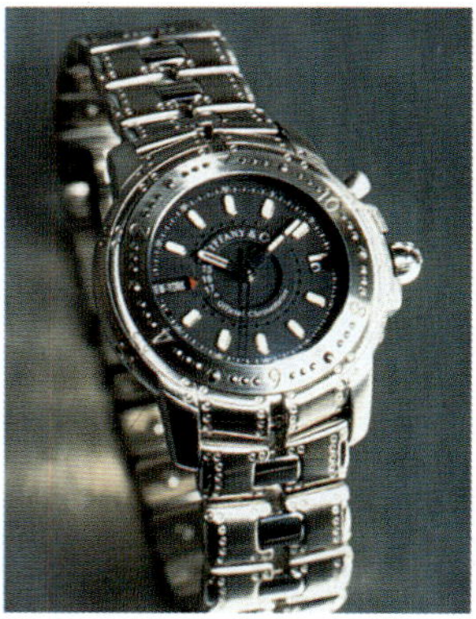

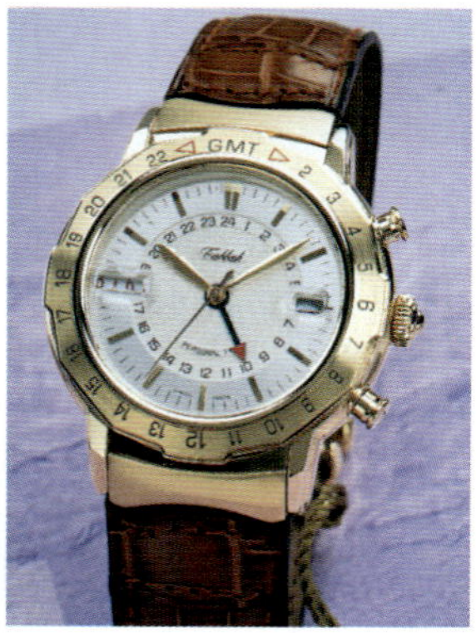

Oben: Arbeiten nach dem gleichen Prinzip: Tiffany ›Streamerica‹ und Tabbah ›TS World Time Selector‹: Auf Knopfdruck erscheinen im Fenster bei der ›9‹ nacheinander 24 jeweils eine Zeitzone repräsentierende Städte. Eine 24-Stunden-Scheibe bzw. ein 24-Stunden-Zeiger mit roter Spitze zeigt die entsprechende Stunde. Automatikwerk mit Datumsanzeige

Mehr Übersicht bot das 1970 vorgestellte ›Geoscope‹ von Edox, eine – ganz im Stil der Zeit – relativ schwere und unförmige Armbanduhr. Auf dem inneren Zifferblatt, welches sich einmal innerhalb von 24 Stunden um seine Achse dreht, befindet sich eine Projektion der Erdkugel. Mit Hilfe eines verstellbaren 24-Stunden-Rings läßt sich die Weltzeit ablesen.

Andere Modelle jener Epoche besaßen nur eine 12-

Stunden-Scheibe, welche sich analog zum normalen Stundenzeiger drehte. In einem Sektor wurden zumeist zwei Städte genannt, deren Zeitdifferenz zueinander 12 Stunden beträgt (Antipoden). Das Zifferblatt gab jedoch keine Auskunft darüber, ob in den jeweiligen Zeitzonen gerade Tag oder Nacht herrschte.

Nicht weniger als sieben Zonenzeiten stellte die gegen Ende der sechziger Jahre lancierte ›Sherpa‹ von Enicar simultan auf dem Zifferblatt dar. Die jeweilige Lokalzeit wurde mit Hilfe des zentralen Zeigerpaars indiziert.

Dem ›normalen‹ Globetrotter genügt es in aller Regel, wenn er zwei Zeiten unmittelbar vom Zifferblatt seiner Armbanduhr ablesen kann: Orts- und Heimatzeit. Deshalb bot und bietet der Markt zahlreiche dementsprechende Modelle. Deren Produktion basiert auf völlig unterschiedlichen Konstruktionsprinzipien, von denen nachfolgend einige wichtige vorgestellt werden sollen:

- In einem Gehäuse befinden sich zwei völlig unabhängige Uhrwerke. Der Nachteil besteht darin, daß die Zeit wegen unterschiedlicher Gangresultate gelegentlich synchronisiert werden muß (z.B. Modelle von Cartier, Chopard, Olma). Die 1963 vorgestellte ›Long Distance‹ von Ardath besaß ein Handaufzugs- und ein Automatikwerk.
- In einem Wendegehäuse, ausgestattet mit einem Uhrwerk, werden auf Vorder- und Rückseite zwei verschiedene Zonenzeiten dargestellt (Cartier, Jaeger-LeCoultre ›Reverso Duo Face‹).
- Neben dem normalen 12-Stunden-Zeiger gibt es einen zweiten 24-Stunden-Zeiger, der synchron läuft. Mit Hilfe einer 24-Stunden-Drehlunette läßt sich eine zweite Zonenzeit einstellen. (z.B. Rolex GMT-Master, Enicar ›Sherpa-Jet‹, Glycine ›Airman‹).
- Von zwei synchron laufenden Stundenzeigern läßt sich einer unabhängig in Stundenschritten verstel-

len (z.B. ›Printania‹, Patek Philippe, Longines, Oris und Chronoswiss).

- Auf Louis Cottier geht eine Konstruktion zurück, die in den sechziger Jahren bei Patek Philippe und Le Phare zur Anwendung kam. Ein Uhrwerk treibt über einen speziellen Mechanismus zwei Zeigerpaare an, die sich jeweils separat einstellen lassen. Dieses Prinzip findet man heute z.B. bei Audemars Piguet (›Dual Time‹), wobei sich der zweite, kleine Stundenzeiger in Stundenschritten bewegen läßt.
- Ein unabhängig in Stundenschritten verstellbarer Stundenzeiger ist mit einer digitalen 24-Stunden-Indikation gekoppelt. Für den Antrieb sorgt ein Uhrwerk (z.B. Ulysse Nardin).
  Der Minutenzeiger verändert sich beim Umstellen auf eine neue Zonenzeit nicht.

Pseudo-Weltzeituhren sind hingegen solche Modelle, bei denen sich Städtenamen auf einer Lunette oder unmittelbar auf dem Zifferblatt befinden, ein spezifisches Zeigerwerk jedoch fehlt. Hier dienen die Städtenamen allenfalls als Merkhilfe zur Weltzeit-Orientierung.

Die Renaissance sowie der Boom der mechanischen Armbanduhr haben speziell in den neunziger Jahren zu sehr kreativen Modellen mit Weltzeitindikation geführt, in denen die erläuterten Anzeigeformen mitunter kombiniert wurden. Girard-Perregaux stellte 1997 einen Automatik-Wecker mit Indikation einer 2. Zonenzeit vor. Patek Philippe präsentierte die ›Travel Time‹ mit unabhängig verstellbarem 2. Stundenzeiger. Und Fortis entwickelte in Kooperation mit Paul Gerber den ersten Automatik-Chronographen mit Wecker, basierend auf dem Kaliber Valjoux 7750. Bei der multifunktionalen ›Reverso Géographique‹ von Jaeger-LeCoultre (Handaufzugs-Kaliber 858, 206 Teile) dienen Zifferblätter und Zeiger auf Vorder- und Rückseite der Vermeidung von Weltzeit-Streß.

Armbanduhren sammeln: Wissen und Fingerspitzengefühl sind gefragt

»Im feinen Werk der Uhr – im elektrischen Betriebe, im Gang blitzblanker Schiffsmaschinen, im Eisenwerk – welch hohe ästhetische Schönheit! Der geistige Zweck mit einfachsten Mitteln, der gerade Weg zum Ziel, die schöne Linie als Symbol der reinsten Idee – ... – Den praktischen Bedürfnissen der Technik geht stets ein guter Engel zur Seite: ein Wächter der Schönheit! Im Häßlichen siegt die Materie über die Idee, im Schönen aber die Idee über die Materie.«

Ob es nun die Schönheit eines technisch vollkommenen Uhrwerks, seine Praktikabilität, seine Funktionalität, neu erwachtes Umweltbewußtsein, Traditionsverbundenheit, restaurative Bestrebungen, Liebhaberei, Spinnerei, höhere Einsicht oder alle Aspekte zusammen waren, die nach einem langen Jahrzehnt des Dämmerschlafs zu einer Wiederentdeckung der faszinierenden Ästhetik mechanischer Uhrwerke bei Armbanduhren führten, läßt sich mit ausschließlich rationalen Argumenten wohl kaum erklären, doch gewinnen die ein-

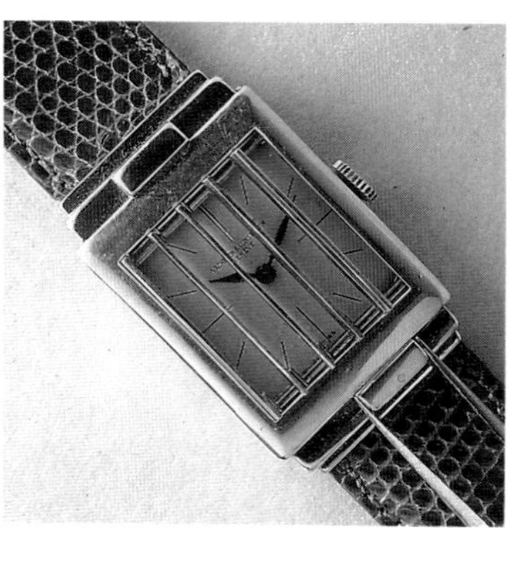

Rechteckige Herrenarmbanduhr von Vacheron & Constantin aus den 30er Jahren; durch Betätigung des Schiebers bei der ›6‹ können die Lamellen vor dem Zifferblatt geöffnet oder geschlossen werden

gangs zitierten Worte Carl Ludwig Schleichs aus dem Jahre 1919 angesichts gegenwärtiger Marktströmungen auf dem Armbanduhrensektor besondere Bedeutung.

Denn Quarz-Armbanduhren, gar solche mit digitaler Flüssigkristallanzeige, gelten inzwischen als ›out‹. ›In‹ dagegen sind wieder Armbanduhren mit ›Seele‹, sprich Unruh, die sich von einer Feder getrieben möglichst isochron einige tausend Male pro Stunde hin- und herbewegt, bei der es auf eine Gangabweichung von einer Minute mehr oder minder nicht ankommt. Als schick gilt es auch, moderates Zuspätkommen mit den Unzulänglichkeiten seines mechanischen Zeitmessers zu entschuldigen.

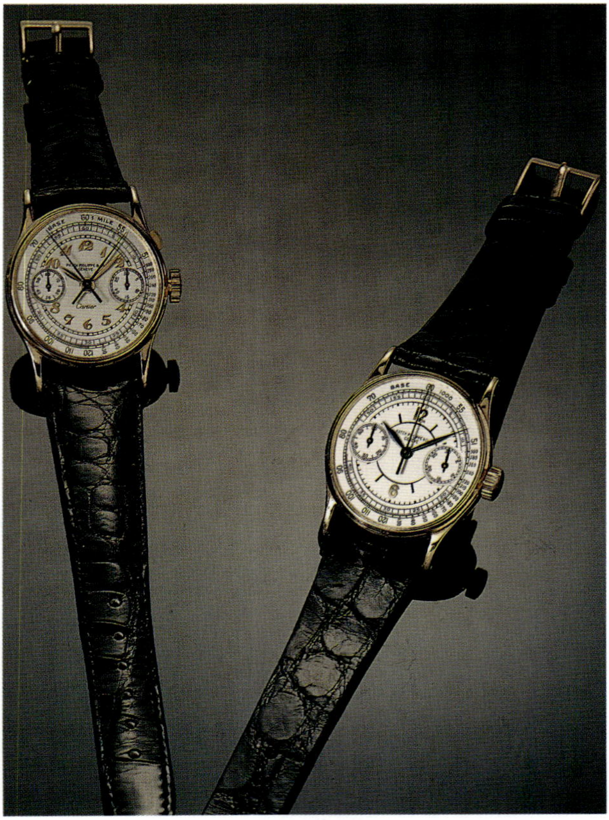

Links: Herrenarmbanduhr mit Chronograph-Rattrapante, Modell 1436 von Patek Philippe, hergestellt ab 1938
Rechts: Herrenarmbanduhr mit Chronograph und 30-Minuten-Zähler, Modell 130 von Patek Philippe, hergestellt ab 1934

Tempora mutantur, die Zeiten ändern sich, und mit ihnen die Menschen. Bei einem ständig wachsenden Kreis von Zeitgenossen steht die klassische mechanische Armbanduhr seit geraumer Zeit wieder hoch im Kurs.

Doch auf eine allzulange Geschichte kann dieser Sinneswandel gar nicht zurückblicken. Rund zehn Jahre erst ist es her, daß vorausschauende, dem Konservativen in der Zeitmessung verhaftete Enthusiasten damit begannen, bei Auktionen auf die – damals noch – wenigen angebotenen Armbanduhren zu setzen oder in guten Uhrengeschäften nach tickenden Ladenhütern zu suchen. Freude an der Sache war einerseits dabei, Sammelleidenschaft, vielleicht aber andererseits auch schon Spekulation auf Wertzuwachs von Objekten, die im Begriff waren, langsam aber sicher auszusterben, da ein Großteil der zentraleuropäischen Uhrenindustrie, von fernöstlichen Weisheiten und Machenschaften getrieben, ebenfalls mehr und mehr die ultragenaue, kostengünstig herzustellende und somit profitablere elektronische Armbanduhr favorisierte. Viele Verbraucher ließen sich erstaunlich rasch in den Bann der Zehntelsekundengenauigkeit piepsender digitaler Multifunktionsuhren ziehen. Und sie legten ihre langjährig bewährten Weggenossen ohne jegliches Wehgefühl in die Ecke. Endlich waren sie imstande, die Stechuhren in ihrem Betrieb sekundengenau auf ihre Pünktlichkeit hin zu überprüfen.

Doch das vermeintlich Bessere ist nicht zwangsläufig des anerkannt Guten Feind.

Als Prestigeobjekte waren viele der billigen und dadurch häufig auch billig aussehenden Quarzarmbanduhren in der Regel ungeeignet. Eher taugten sie als Modeschmuck, farblich auf die Kleidung abgestimmt und mit deren Ausmusterung ebenfalls abgelegt. Obwohl es, wie bereits geschildert, zu Beginn dieses Jahrhunderts eher die Damen waren, die der Armbanduhr zum entscheidenden Durchbruch gegenüber der Taschenuhr verhalfen, entwickelte sich die Renaissance der mechanischen Armbanduhr anfangs primär zu einer Sache der Männer.

Der Grund: Die Armbanduhr gilt heute als das Schmuckstück der Herren, das sich, wenn gewünscht, deutlich sichtbar tragen läßt, Kennertum und/oder Wohlstand signalisiert, Funktionalität besitzt und zudem in vielen Fällen noch ein gutes Investment darstellt. Da konnte es nicht ausbleiben, daß sich tickende Zeitmesser des gesamten zwanzigsten Jahrhunderts für Sammler und Geldanleger gleichermaßen zu Jagdobjekten erster Güte entwickelten und dabei die Preise gewaltig eskalieren ließen. Die mechanische Armbanduhr avancierte aus leicht nachvollziehbaren Gründen zum Statussymbol.

Sie zu tragen bereitet Lust, jeder Blick aufs Zifferblatt bringt Freude und Besitzerstolz gleichermaßen mit sich. ›Edel-Männer‹, und in steigendem Maße auch ›Edel-Frauen‹, nennen heute mindestens drei, wenn nicht gar mehr Armbanduhren ihr eigen. Das Handgelenk darf, einem Museum gleich, auf Verlangen freizügig besichtigt werden.

Doch konzentriert sich das Interesse bei Damen und Herren in erster Linie auf Armbanduhren im Herrenformat. Damenührchen, selbst diejenigen der an sich begehrten Nobelmarken, stehen dagegen im Schatten.

Bereits an dieser Stelle sei chronischen Skeptikern gesagt, daß die Liebe zu alten Armbanduhren weit mehr ist als eine reine Modeerscheinung. Die zurückliegende Dekade hat dies eindrucksvoll bewiesen. Daß es inzwischen wieder etwas ruhiger um Sammler-Armbanduhren wurde, ist kein Indiz für ein nur kurzes Strohfeuer. Die mechanische Armbanduhr stellt trotz ihrer nur einhundertjährigen Geschichte und trotz vielfacher

Einstufung als Verbrauchsartikel ein wichtiges Stück Kulturgut dar. Speziell mit den in größeren Stückzahlen hergestellten und damit billigeren Armbanduhren wurde relativ achtlos umgegangen. Deshalb sind in gutem Erhaltungszustand heute vergleichsweise wenig Exemplare von ihnen auf dem Markt.

Hinzu kommt, daß es – trotz aller Bemühungen der einschlägigen Industrie – die einstige Werke- und Formenvielfalt nie mehr geben wird. Beredte Beispiele sind die Chronographen. Kaliber z.B. von der Qualität eines Lémania CH 27, Valjoux 23 oder Universal 283 gehören vermutlich für immer der Vergangenheit an. Die wenigen verbliebenen Restexemplare wandern in limitierte Luxus-Armbanduhren. Wer feine Chronographen-Kultur schätzt, muß sich also fast zwangsläufig beim Antikuhrenhändler umsehen. Mit etwas Glück findet man dort schon ab 1000,– Mark einen klassischen Armband-Chronographen, in dem eines der oben genannten Werke tickt.

Mit Blick in die Geschichtsbücher der Armbanduhr ist aber auch festzustellen, daß dieser Uhrentyp als Konsumartikel stets den vielfältigen Modeströmungen unterlag. Ein erster gravierender Wandel im Armbanduhrendesign fällt in den zwanziger Jahren auf. Damals ging es darum, die Armbanduhr vom Image zu befreien, ein reiner Abkömmling der Taschenuhr zu sein, rund mit angelöteten – starren oder beweglichen – Bandanstößen, im Prinzip jederzeit zur Damentaschenuhr rückbildbar. Die Folge waren ovale, quadratische und vor allem rechteckige Schalen, wobei insbesondere die letztgenannte Gehäuseform mit den strengen Art-Déco-Designvorstellungen konform ging.

In den vierziger Jahren mußten die zuvor so beliebten rechteckigen Modelle wiederum den runden Zeitmessern weichen, weil nur diese Gehäuseform bei rationeller und damit kostengünstiger Herstellung die nun gefragte Wasser- und Staubdichtigkeit gewährleisten konnte.

Beide Beispiel dürfen indes nicht so verstanden werden, daß es eine Formenpluralität nicht gegeben habe. Im Gegenteil: Diese existierte zu jeder Zeit, weil gerade sie die unabdingbaren Kaufanreize schuf.

Ein anderes Beispiel sind die mechanischen Armbanduhren mit Kalendarium und Mondphasenanzeige. Sie erlebten ab 1984 einen beinahe kometenhaften Aufstieg. Der Mond am Arm gehörte zum Outfit des Kenners. Doch als dieses Statussymbol auch von der Uhrenindustrie in Fernost entdeckt und der Markt mit billigen, ja billigsten Quarzuhren dieses Genres überschüttet worden war, wandelte sich – aus verständlichen Gründen – das Interesse. Die Mondphasenindikation hielt sich nur bei feinen Modellen mit ewigem Kalendarium. An ihre Stelle traten der Chronograph, die Weltzeitindikation oder die Gangreserveanzeige.

Für Neulinge unter den Sammlern wird sich nun fast zwangsläufig die Frage stellen, was sie kaufen sollen, welche Armbanduhren auf Dauer die beste Investition darstellen.

Vor einer Erörterung dieser Frage sei eine kurze Rückschau u.a. auf das Auktionsgeschehen im Zusammenhang mit mechanischen Armbanduhren gestattet, ermöglicht sie doch eine verhältnismäßig objektive Zusammenschau von Angebot und Preisen:

Die Genfer ›Galerie d'Horlogerie Ancienne‹ (ab 1981 Auktionshaus ›Antiquorum‹ und ab 1987 Auktionshaus ›Habsburg, Feldman S.A.‹) unter Leitung des Uhrenspezialisten Osvaldo Patrizzi bot in ihrer dritten Auktion 1976 gerade eine einzige Armbanduhr, eine frühe Goldemail-Uhr aus der Zeit um 1830 an. Im Auktionskatalog des Jahres 1978 finden sich drei Schmuckarmbanduhren für Damen, im Frühjahrskatalog 1979 rund 20 Damenarmbanduhren, zumeist mit Steinen besetzt oder mit Goldarmbändern ausgestattet. Die Auktion am 30. März 1980 brachte erstmals einige Herrenarmbanduhren, darunter eine quadratische Vacheron & Constantin mit Jalousie vor dem Zifferblatt sowie eine Patek Philippe mit automatischem Aufzug und ›ewigem‹ Kalender, die für rund DM 12 000,– zugeschlagen werden konnte, heute hingegen kaum mehr unter DM 40 000,– zu haben ist (Modell 3448, von 1962 bis 1982 in einer Auflage von 586 Exemplaren hergestellt und seinerzeit noch für rund DM 17 000,– auf Bestellung beim Konzessionär erhältlich). Schon bei der Auktion am 12. Oktober 1980 waren 113 Lose Armbanduhren im Angebot. Wer damals bereit war, in eine Patek Philippe mit Chronograph-Rattrapante aus dem Jahre 1938 (inklusive Aufgeld) runde DM 16 000,– zu investieren, konnte sein Vermögen bis 1989 auf etwa DM 600 000,– vermehren, denn so viel war am 29. Mai dieses Jahres beim selben Auktionshaus für eine vergleichbare Armbanduhr zu bezahlen. Eine Patek Philippe mit Weltzeitindikation wurde bei jener Auktion 1980 für runde DM 12 000,– eingesteigert; am 9. April 1989 kostete das gleiche Modell etwa DM 300 000,–.

Auch die anderen großen Auktionshäuser begannen zu jener Zeit nach und nach damit, Armbanduhren in ihre Versteigerungen aufzunehmen.

Ab 1983 förderte das Erscheinen verschiedener Bücher über die Armbanduhr und ihre geschichtliche Entwicklung zudem die Akzeptanz des am Handgelenk zu tragenden Zeitmessers als ernstzunehmendes Stück Uhren- und Kulturgeschichte sowie als begehrtes Sammelobjekt. Gleichzeitig begannen die Preise für Armbanduhren langsam, aber kontinuierlich zu steigen, nachdem der Interessentenkreis beständig wuchs.

Antikuhrenhändler, die sich zunächst vielfach geweigert hatten, Armbanduhren in ihre Vitrinen zu legen,

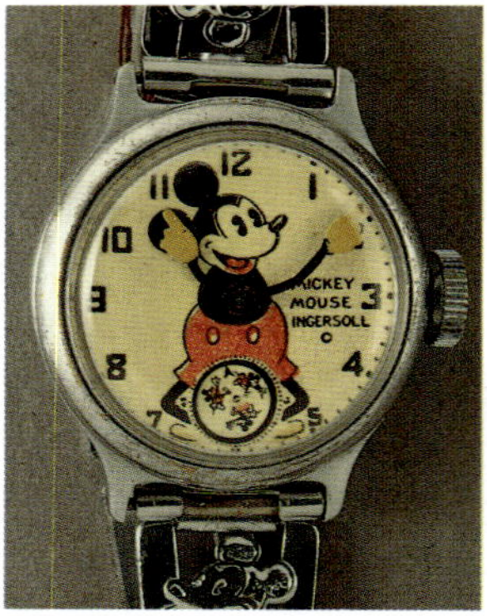

Mickey-Mouse-, Bugs-Bunny- und Woody-Woodpecker-Armbanduhren; USA

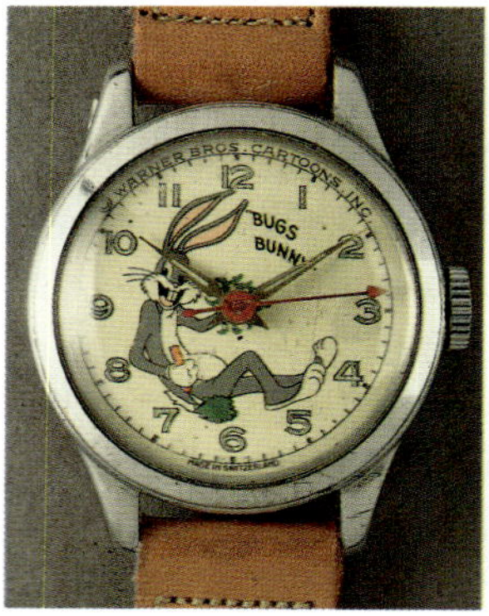

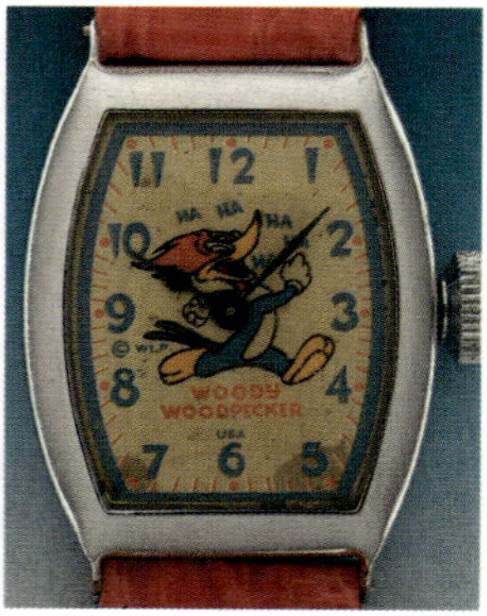

klinkten sich ebenfalls vermehrt in das Geschäft mit den alten Armbanduhren ein.

Dieser Trend führte dazu, daß zwar zunehmend alte Armbanduhren zum Verkauf kamen, dieses Angebot die steigende Nachfrage jedoch nicht restlos befriedigen konnte. Die Preise begannen zu steigen, je nach Modell und Marke allerdings unterschiedlich schnell und stark.

Insgesamt spiegeln die Ereignisse der vergangenen zehn Jahre die gesamte Geschichte der Armbanduhr in Kurzform recht gut wider: Die mechanische Armbanduhr hat einmal mehr die Taschenuhr im Marktgeschehen überrundet, dominiert sowohl bei Auktionen als auch in vielen Antikuhrengeschäften. Hinzu kommt aber leider auch, daß zahllose Kofferhändler auf den nun flott fahrenden Zug gesprungen sind und die Handelsware Armbanduhr mit keinem oder nur einem Mindestmaß an einschlägigem Fachwissen anpreisen. Scheinbare Fachkenntnis ausstrahlende Verkaufsargumente, die denn gelegentlich im Vorfeld von Uhrenauktionen, bei Antikmärkten oder Uhrenbörsen zu hören sind, lassen größte Vorsicht beim Kauf alter Armbanduhren angeraten erscheinen. Auch das Sammel- und/oder Liebhaberobjekt Armbanduhr erfordert eine ernsthafte und intensive Auseinandersetzung mit der Materie.

Folgende knappe Ratschläge sollten vor allem dann beherzigt werden, wenn man als Neuling in dieses Gebiet einsteigt und noch nicht Gelegenheit hatte, sich gründlich mit dem Thema auseinanderzusetzen:

1. Lesen Sie ein oder mehrere Bücher zum Thema Armbanduhren, und versuchen Sie herauszufinden, welche Uhren Sie überhaupt interessieren. Spricht Sie eher die Form oder die Technik an? Oder können Sie sich für beides begeistern?
2. Informieren Sie sich in einschlägigen Zeitschriften über das Marktgeschehen. Lesen Sie Auktionsberichte in Zeitungen, studieren Sie die Kataloge der bedeutenden Auktionshäuser und die dort angegebenen Schätzpreise. Letztere geben einen ersten Hinweis auf den möglichen Wert. Dabei ist allerdings zu bedenken, daß die Marktpreise für Armbanduhren von Land zu Land variieren können, weil unterschiedliche Marken und Modelle favorisiert werden. Manche Auktionshäuser publizieren im Anschluß an ihre Versteigerungen Listen der erzielten Zuschlagpreise, ermöglichen also einen Vergleich zwischen Taxe und tatsächlichem Verkaufsergebnis.

   Manchen am Markt erhältlichen Büchern über Armbanduhren sind Preislisten für die abgebildeten Modelle beigefügt. Diese sollte man allerdings mit größter Vorsicht genießen und nur als ganz grobe Richtschnur betrachten. Beachten Sie bitte dabei immer, daß die Preise für alte Armbanduhren sehr dynamisch, von der Konjunktur und auch von der jeweiligen Mode abhängig sind. Kurz gesagt kann Sie nur eine äußerst sensible Beobachtung des Marktgeschehens auf die richtige Fährte leiten.

3. Bedenken Sie bitte, daß wohlklingende Zifferblattmarken nicht zwangsläufig auf eigene oder zumindest höherwertige Uhrwerke schließen lassen. So verwendete, um ein Beispiel zu nennen, Rolex in seinem Chronographen mit einfachem Vollkalendarium das gleiche Valjoux-Rohwerk (Kaliber 72 C) wie andere Hersteller vergleichbarer Armbanduhren, z.B. Heuer oder Ulysse Nardin. Hinzu kommt, daß Rolex in etwa den gleichen Qualitätsstandard hinsichtlich der verwendeten Hemmung oder der Finissage des Uhrwerkes anlegte. Wem es also in erster Linie auf eine Armbanduhr mit bestimmten Funktionen oder Kalibern ankommt, der sollte dem Namen eine untergeordnete Rolle beimessen.
4. Sogenannte ›Schnäppchen‹ wurden im Laufe der Jahre immer seltener. Interessante Armbanduhren in gutem Zustand haben in aller Regel ihren Preis. Billige Objekte sind nicht zwangsläufig auch preiswert. Oftmals ist die Mehranlage von einigen hundert Mark die bessere Zukunftsinvestition. Erwerben Sie also Klasse und nicht Masse.
5. Auf dieser Grundlage ist es möglich, nach der (den) für Sie interessanten und erschwinglichen Armbanduhr(en) zu suchen. Wenden Sie sich, sofern Sie noch nicht über ein umfassendes Wissen und ein geschultes Auge verfügen, zum Uhrenkauf tunlichst an einen seriösen Händler oder ein renommiertes Auktionshaus.
6. Nehmen Sie vor dem Kauf die ins Auge gefaßte(n)

Uhr(en) genau unter Ihre mitgebrachte Lupe. Beachten Sie, daß ein schlechter äußerer Zustand auf heftigen Gebrauch schließen läßt. Lassen Sie sich die Uhr öffnen, und begutachten Sie die Erhaltung des Werkes. Näheres zu der Frage, was leicht und problemlos zu reparieren bzw. restaurieren ist, finden Sie im letzten Kapitel.

7. Fragen Sie nach Originalschachtel, -armband und -schließe. Diese können wertsteigernd sein. Vor allem Luxushersteller statteten ihre goldenen Lederband-Uhren häufig mit Goldschnallen aus.
8. Qualitätsbewußte Händler geben auf die bei ihnen gekauften Armbanduhren zumeist eine – zeitlich befristete – Garantie und bieten einen Reparaturservice nach deren Ablauf an. Berücksichtigen Sie derartige Leistungen bei Ihrer Kaufentscheidung.
9. Lassen Sie sich vom Händler ein Echtheitszertifikat aushändigen oder zumindest auf der Rechnung bestätigen, daß sich die Uhr im Original-Zustand befindet. Achten Sie beim Kauf im Auktionshaus auf die kleingedruckten Versteigerungsbedingungen. In der Regel stellen die Katalogbeschreibungen keine zugesicherten Eigenschaften dar.
10. Seriöse Händler sind im allgemeinen bereit, bei ihnen erworbene Armbanduhren beim Kauf höherwertiger Objekte angemessen in Zahlung zu nehmen.
11. Beim Auktionskauf sollten Sie bereits im Vorfeld die Supplemente zum Zuschlagpreis kalkulieren. (Aufgeld des Auktionators, Steuern, Versandkosten, Versicherungen). Diese Kosten werden in den Versteigerungsbedingungen exakt genannt. Unterschiedliche Steuersätze und -berechnungen wirken mitunter verwirrend. Setzen Sie sich selbst ein festumrissenes Limit. Häufig führt der Auktionsrausch zu überzogenen Geboten und Gesamtsummen.

12. Sinkende Preise sollten kein Anlaß sein, Sammlerstücke panikartig zu verkaufen. Dies drückt die Erlöse noch weiter.

Damit ist die Frage, welche Armbanduhren sammelnswert sind, immer noch unbeantwortet. Im Prinzip kann die Antwort sehr knapp ausfallen: Eigentlich alle, wenn sie gefallen und ihr Besitz Freude bereitet, falls beim Sammeln nicht spekulative Aspekte im Vordergrund stehen. Jedoch stehen in Sammlerkreisen die sogenannten ›Konfirmations- oder Firmungsuhren‹ mit einfachen Doublé- oder dünnen Goldgehäusen nicht gerade hoch im Kurs.

Andererseits werden Stiftankeruhren (z. B. Mickey-Mouse- oder sonstige Reklame-Uhren) ebenso gesammelt wie teure Luxusmodelle bedeutender Manufakturen. Selbst die ›Swatch‹, im März 1983 erstmals am Markt lanciert, konnte zwischenzeitlich eine leidenschaftliche Fangemeinde um sich scharen und teilweise beträchtliche Liebhaberpreise erzielen.

Am Anfang muß, wie bereits dargestellt, die intensive Auseinandersetzung mit den zu sammelnden Objekten stehen. Wissen ist Macht. Nur subtile Kenntnisse verhelfen zu günstigen Käufen. Ferner spielen die verfügbaren Finanzmittel in aller Regel (leider) eine dominierende Rolle beim Erwerb von Sammleruhren. Viele erstrebenswerte Armbanduhren waren, sind und bleiben für die meisten Liebhaber unerschwinglich, ähnlich wie Traum-Immobilien in guten Wohnlagen. Das häufig vorgebrachte Argument: »Hätte man damals diese oder jene Armbanduhr gekauft, wäre man heute um soundsoviele Mark reicher«, ist nicht stichhaltig. Meistens fehlte zu dem Zeitpunkt, als die Objekte noch billiger waren, auch schon das nötige Geld (oder der Mut).

So gesehen sollte der Aufbau einer Armbanduhrensammlung schrittweise und möglichst unter Ausschluß spekulativer Gesichtspunkte erfolgen. Die Freude an der Zusammenstellung einer Sammlung und das langfristige Vergnügen, verschiedene Armbanduhren tragen zu können, sollten im Vordergrund stehen. Das permanente Schielen auf spektakuläre, ja sensationell anmutende Wertsteigerungen lenkt gerne von der Tatsache ab, daß die Welt der Armbanduhren nicht nur aus einigen Luxusmarken und seltenen Spitzenprodukten besteht. Gerade deren Stern kann, wie die jüngste Vergangenheit zeigte, rasch und gnadenlos sinken.

Die Kulturgeschichte der Armbanduhr ist immens breit gefächert. Unzählige Modelle mit teilweise sehr interessanten technischen Besonderheiten, Zeitmesser in ganz unterschiedlichen Qualitätsstufen repräsentieren die diesbezügliche Kreativität und Schaffenskraft.

Armbanduhren gab es nicht nur zur reinen Zeitmessung. Sie entstanden für verschiedenste Ansprüche, mit sehr zweckgerichteten Zusatzfunktionen und zu vielfältigsten Anlässen.

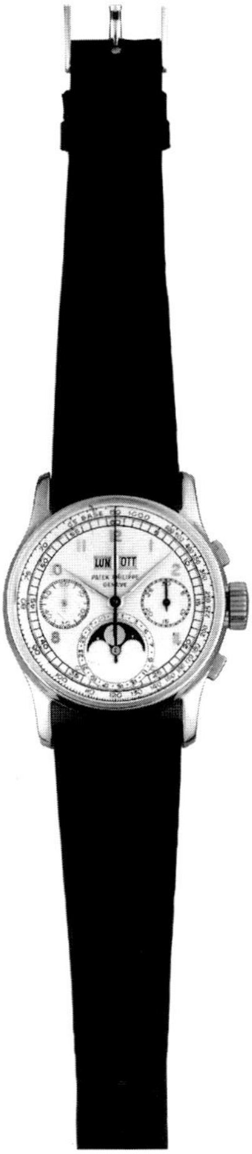

Patek Philippe Referenz 1518 mit Chronograph und ewigem Kalendarium, hergestellt von 1941 bis 1954 in einer Auflage von 281 Exemplaren

Neben den leidenschaftlichen Sammlern gab es zwei weitere Personengruppen, die sich heftig für (bestimmte) Armbanduhren interessierten und durch ihr Kaufverhalten die Preisexplosion gegen Ende der achtziger, Anfang der neunziger Jahre auslösten.

Einer ging es primär darum, (Status-)Armbanduhren zu besitzen, um sie tragen und sich an ihnen erfreuen zu können. Sie sind stolz, wenn sie auf ihren Zeitmesser am Handgelenk angesprochen und als Kenner betrachtet werden. Dieser Personenkreis war und ist weiterhin bereit, auch größere Summen in die Anschaffung weniger, dafür aber prestigeträchtiger Armbanduhren zu investieren. Die Hoffnung auf künftige Wertsteigerung schwingt dabei natürlich stets mit.

Die zweite Gruppe bestand aus reinen Spekulanten. Ihnen bedeutete die einzelne Armbanduhr kaum etwas. Sie wurde als Handelsobjekt betrachtet, das innerhalb möglichst kurzer Zeit ein Höchstmaß an Profit abwerfen sollte. Geschichtliche, technische oder handwerkliche Aspekte zählten nur dann, wenn sie sich gewinnmaximierend ausschlachten ließen.

So wechselte z.B. eine kissenförmige Armbanduhr mit Chronograph-Rattrapante aus den zwanziger Jahren, die Patek Philippe Nr. 198 098, am 14.10.1984 bei Antiquorum, Genf, für 31 470 SFr erstmals den Besitzer. Knapp drei Jahre später, am 13. Mai 1987, erlöste dieselbe Uhr, diesmal bei Christie's in Genf, einschließlich Aufgeld 132 000 SFr, und abermals zwei Jahre später, am 9. April 1989, brachte die erneut ›auf den Markt geworfene‹ Armbanduhr bei Habsburg, Feldmans Patek-Philippe-Spezialauktion, nunmehr 348 600 SFr, konnte also innerhalb von fünf Jahren den stattlichen Gewinn von 1100 % ›einfahren‹.

Bis etwa 1992 schien es so, als ob nichts den gewaltigen Boom des Investitionsvermögens ›Sammlerarmbanduhr‹ bremsen könnte. Von Auktion zu Auktion überschlugen sich die Preise für bestimmte Zeitmesser edler Provenienz. Und speziell sie waren es, die andere Marken und Modelle stimulierten. Der Run auf alte Armbanduhren zog immer weitere Kreise.

Die erforderlichen Finanzmittel lieferten den Spekulanten, weil scheinbar risikolos, vielfach die Banken. Mittlerweile haben sich die Verhältnisse beträchtlich verändert. Die Zeiten ungehemmten ›Zuschlagens‹ sind angesichts Hochzinspolitik, Rezession und drohender Arbeitslosigkeit vorerst vorbei. Vielen einstmals potentiellen Käufern, darunter auch etliche Japaner, bläst der Wind immer schärfer ins Gesicht. Und in Italien machen Liraverfall, Mafia- und Schwarzgeldjäger ehedem investitionswilligen Zeitgenossen das Leben schwer. Das zeigte sich bereits bei der Herbstauktion 1990 von Habsburg Antiquorum, als einige spektakuläre Zuschläge wegen Zahlungsunfähigkeit des Höchstbieters nicht eingelöst wurden. Durch diese unerfreuliche Entwicklung ist bei vielen Spekulanten inzwischen ein spürbarer Lustverlust eingetreten. Zudem führen gehäufte Not- und Panikverkäufe zu erheblichem Preisverfall.

Die nachfolgende Betrachtung der Preisentwicklung von Patek-Philippe-Armbanduhren geschieht vor dem Hintergrund einer guten, allgemein nachvollziehbaren Auswertbarkeit internationaler Auktionsresultate.

* Chronograph mit ewigem Kalender, Ref. 1518, Nr. 867914, um 1950:
  13.05.1986 bei Christie's, Genf, 88 000 SFr
  09.04.1989 bei Habsburg, Feldman, Genf, 290 500 SFr
  25.02.1990 bei Habsburg, Feldman, St. Moritz, 231 000 SFr

* Chronograph mit ewigem Kalender, Ref. 1518, Nr. 868549, um 1953:
  14.11.1989 bei Sotheby's, Genf, 203 500 SFr
  21.04.1990 bei Habsburg, Feldman, Basel, ohne Zuschlag zurück
  11.06.1993 bei Antiquorum, Hongkong, umgerechnet 103 750 SFr

* Chronograph mit ewigem Kalender, Ref. 2499, Nr. 868627, rechteckige Drücker:
  30.10.1989 bei Sotheby's, New York, umgerechnet 213 840 SFr
  25.04.1993 bei Antiquorum, Genf, 99 000 SFr

* Ewiger Kalender, Handaufzug, Ref. 2497, Nr. 888059:
  09.04.1989 bei Habsburg, Feldman, Genf, 151 060 SFr
  21.04.1990 bei Habsburg, Feldman, Basel, 143 000 SFr
  (zugeschlagen, nicht eingelöst)
  14.10.1990 bei Habsburg Antiquorum, Genf, Taxe 130-150 000 SFr, zurück
  25.04.1993 bei Antiquorum, Genf, 72 500 SFr
  21.10.1995 bei Antiquorum, Genf, 93 500 SFr

Als spezifische Gradmesser für die Preisentwicklung komplizierter Armbanduhren eignen sich die Patek-Philippe-Modelle 1518 oder 2499 (Chronograph mit ewigem Kalender, rechteckige Drücker). In den folgenden Tabellen sind die Auktionsergebnisse von Sotheby's New York und Antiquorum/Habsburg, Feldman seit 1983 bzw. 1982 zusammengestellt:

Sotheby's New York (US-$ inkl. Aufgeld):

Werknummer	Auktionstermin	Preis	
868 351	27.06.83	18 700	
867 524	17.06.85	23 100	
867 898	15.02.86	41 800	
867 737	07.02.87	66 000	
868 227	27.10.87	82 500	
863 688	05.02.88	82 500	
863 466	17.06.89	143 000	
868 627	30.10.89	132 000	
863 174	30.10.89	121 000	
867 516GF	06.06.90	99 000	Goldband fest
868 355GF	06.06.90	96 800	
862 928GL	29.10.91	88 000	Goldband lose
867 906GL	25.06.92	93 500	
868 549	24.06.97	71 250	(s.a. nächste Seite)

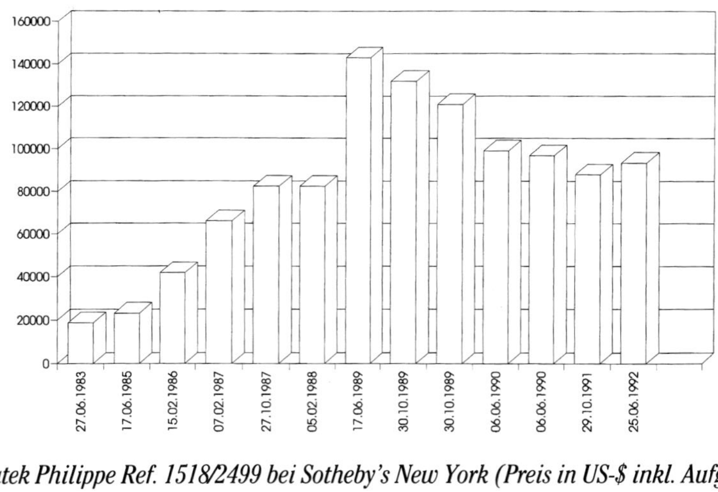

Patek Philippe Ref. 1518/2499 bei Sotheby's New York (Preis in US-$ inkl. Aufgeld)

Auch bei anderen Modellen ist die Preistendenz nach einem stürmischen Aufwärtstrend bis 1989 insgesamt fallend. Allerdings verläuft die Entwicklung bei den Armbanduhren ohne Komplikation im allgemeinen etwas moderater. Einige Beispiele mit gerundeten Preisen:

Antiquorum/Habsburg, Feldman (Preise in SFr inkl. Aufgeld):

Werknummer	Auktionstermin	Zuschlag	
863 742	04.04.82	33 040	
868 248	09.04.83	35 970	
867 357	09.10.83	35 970	
867 795	25.03.84	42 700	
868 003	14.10.84	48 330	
868 086	27.05.85	63 000	
o.A.	12.04.87	102 000	
o.A.	12.04.87	106 000	
o.A.	11.10.87	115 000	
863 683	10.04.88	115 500	
867 914	09.04.89	290 500	
867 524	09.04.89	348 600	
867 914	25.02.90	231 000	
863 678	21.04.90	zurück	
868 549	21.04.90	zurück	
867 364	14.10.90	209 000	
868 355	14.10.90	126 500	
863 678	11.04.92	121 000	
868 096	25.04.93	104 500	
868 627	25.04.93	99 000	
863 473	22.10.95	104 500	Farouk-Sammlung
867 517	13.10.96	115 500	

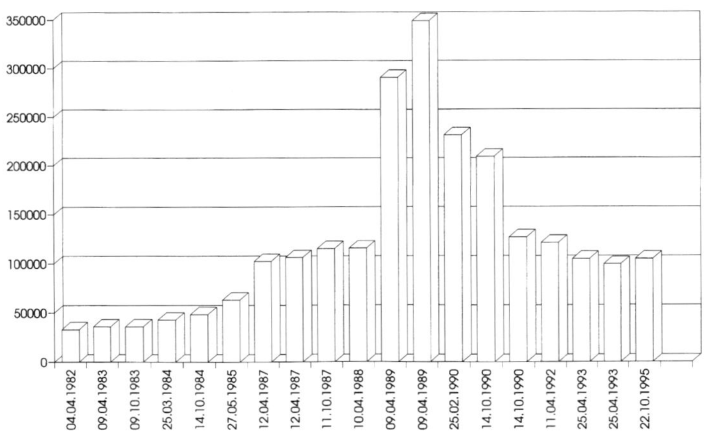

Patek Philippe Ref. 1518/2499 bei Habsburg/Antiquorum Genf (Preise in SFr inkl. Aufgeld):

Ref. 96, Gelbgold, Kaliber 12‴ 120 (SFr):

1980	1981	1985	1987	1989	1990	1991	1992	1993	1994	
1300	1500	2500	3600	10000	7500	6000	5500	5100	4600	SFr

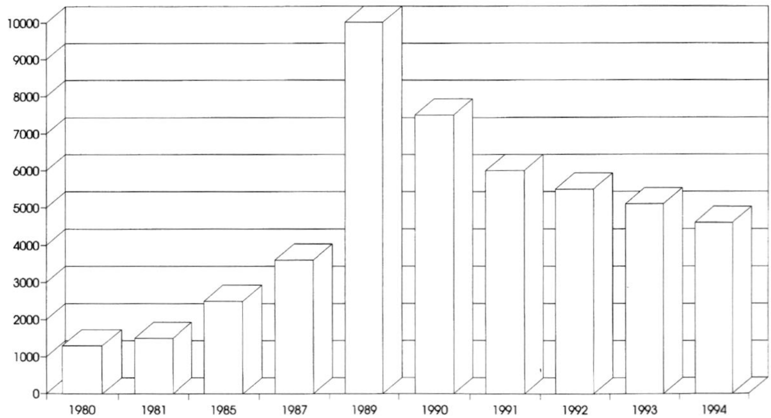

Preisentwicklung Patek Philippe Ref. 96. Gelbgold, in SFr.

Ref. 2441 ›Eiffelturm‹, Gelbgold, Kal. 9‴ 90 (DM):

1984	1986	1988	1989	1990	1993	1994	5/1995	10/1995
8500	13000	25000	47000	42000	35000	41000	40800	27500

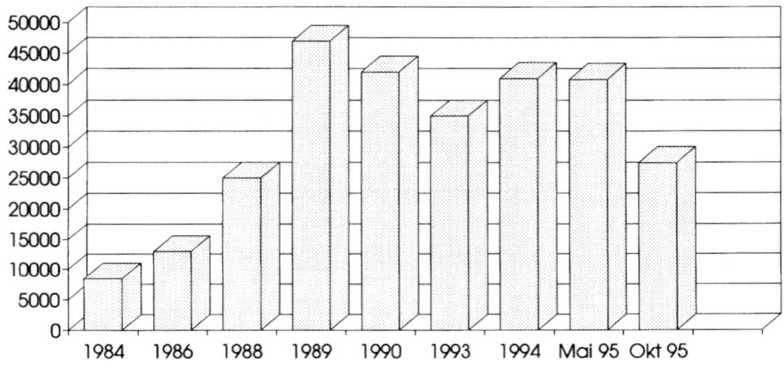

Patek Philippe Referenz 2441 ›Eiffelturm‹ in SFr

Ref. 2526, Gelbgold, Kaliber 12‴ 600, Emailblatt (SFr):

1980	1981	1985	1987	1989	1990	1991	1992	1993	1994	1995
2500	2600	5000	7200	17000	15000	12100	10550	14950	13400	13400

Ref. 130, Gelbgold, 13''' Chronograph (SFr):

1981	1982	1984	1986	1988	1989	1990	1992	1993	1994	1995
7500	9000	9000	14 000	25 000	70 000	40 000	26 000	26 000	26 800	29 000

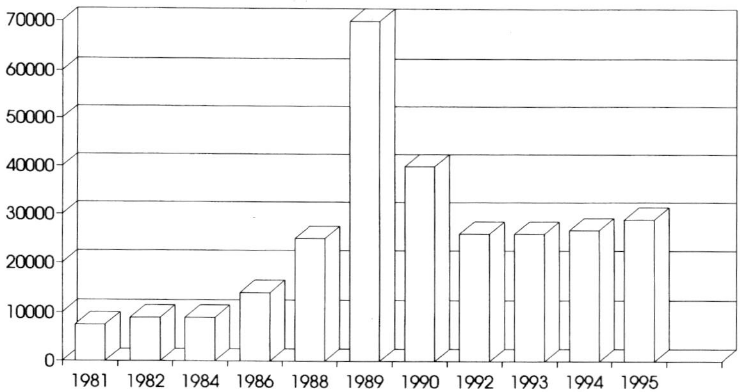

Preisentwicklung Patek Philippe-Chronograph Ref. 130, Gelbgold, in SFr.

Ref. 1436, Gelbgold, Chronograph-Rattrapante (SFr):

1980	1983	1984	1985	1987	1989	1990	1990	1991	1993	1994
13 000	25 000	25 000	42 000	103 000	350 000	374 000	295 000	200 000	140 000	150 000

Ref. 1526, Gelbgold, ewiger Kalender, Kal. 12''' 120 (SFr):

1982	1984	1987	1988	1989	1989	1990	1991	1993	1994	1995
22 800	30 000	45 000	53 000	170 000	278 000	121 000	96 000	65 000	71 500	57 000

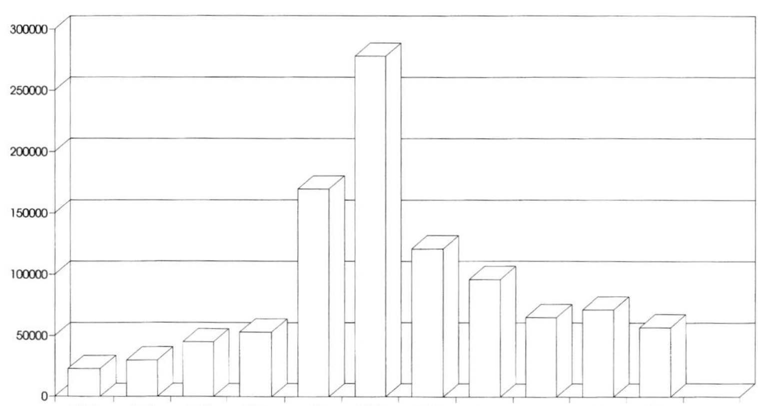

Preisentwicklung Patek Philippe Ref. 1526, Gelbgold, in SFr.

Ref. 3424, Gelbgold, asymmetrisch, Kal. 23-300 (DM):

1982	1987	1988	1989	1990	1992	1993	1994
6000	21 000	45 000	70 000	52 000	36 500	35 000	31 800 DM

Ref. 1415 HU, Gelbgold, Weltzeit, weißes Blatt (SFr):

1980	1985	1987	1989	1990	1992	1993	1994
10 000	22 000	63 000	244 000	187 000	110 000	80 000	280 000

Ref. 2524, Gelbgold, mit Minutenrepetition (SFr):

1986	1989	1990	1990	1991	1993
99 000	470 000	561 000	390 000	360 000	242 000 SFr.

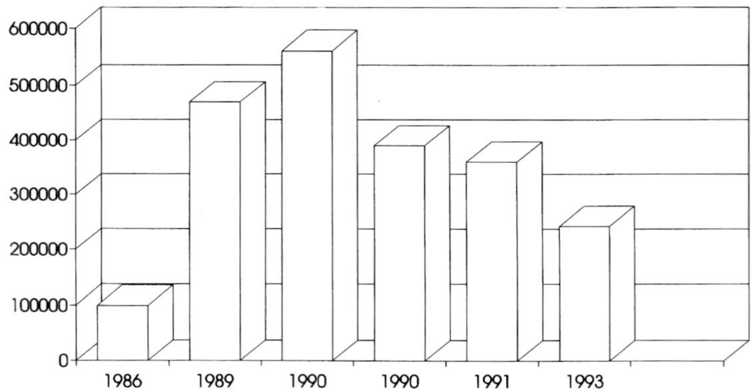

Preisentwicklung Patek Philippe Ref. 2524 mit Minutenrepetition, Gelbgold, in SFr.

Diese Preisangaben stützen sich auf die Resultate namhafter Auktionshäuser (Habsburg-Antiquorum, Christie's, Dr. Crott, Ineichen und Sotheby's). Selbstverständlich hängen die Preise bei allen Modellen sehr stark vom jeweiligen Zustand ab. Die Farbe und Ausführung des Zifferblattes wirken in der Regel ebenso preisbildend wie das Gehäusematerial. Gerade bei Patek Philippe stellen bei manchen Referenzen die besonders seltenen Stahlgehäuse ausgesprochene Preisrenner dar, wie einige der jüngsten Auktionsergebnisse beweisen: Referenz 1518 mit Chronograph und ewigem Kalender, verkauft am 21.10.1995 bei Antiquorum, Genf, für 671 000 SFr. In der gleichen Auktion erlöste eine stählerne Referenz 1415 HU (Weltzeit, Cloisonné-Zifferblatt) stattliche 902 000 Franken. Bereits am 15./16. Oktober 1994 waren bei Antiquorum für einen Chronographen, Ref. 1463, 65 000 Franken und für einen ewigen Kalender mit Handaufzugswerk, Ref. 1526, stattliche 420 000 Franken bezahlt worden, weil beide Uhren ein Stahlgehäuse besitzen.

Die Gegenüberstellung einiger Patek Philippe Katalog-Publikumspreise von 1961 mit den Auktionspreisen der entsprechenden Modelle in den Jahren 1989 und 1993-1995 verifiziert ebenfalls die interessante Preiskurve für alte Luxusarmbanduhren (Angaben in DM):

Ref./Kurzbeschreibung:		**1961:**	**1989:**	**1993–95:**
2523	Weltzeit, 2 Kronen, Cloisonné-Zifferblatt	2585	459 360	k.A.
2597HS	zwei Zeitzonen, 1 Std.zeiger	2310	82 940	58 900 [3])
130	Chronograph, 30-Min. Zähler	1710	63 800	36 000 [3])
1579	Chronograph, 30-Min. Zähler	1855	70 180	28 850 [1])
1463	Chronograph, 30-Min. Zähler Geh. wasserdicht	1915	114 840	50 230
143	Chronograph-Rattrapante	2660	433 840	180 000 [3])
2438/1	›ewiger‹ Kalender, Zentralsek. wasserdichtes Geh.	3555	165 880	114 000
2497	›ewiger‹ Kalender, Zentralsek.	3555	153 120	87 500
2499	›ewiger‹ Kalender, Chronogr.	3960	153 120	108 000
3424	asymmetrisch, Handaufzug	1910	63 800	31 800 [1])
1593	rechteckig/tailliert	1360	22 970	12 600 [3])
2554	rechteckig, Kal. 9''' 90	1285	28 070	14 000 [1])
2488	quadratisch	1285	7660	4900 [2])
3406	quadratisch	1540	7660	4900 [2])
96	rund ›Calatrava‹	1160	10 850	6000 [3])
2508	rund, Zentralsekunde, wasserd.	1335	10 200	13 200
2509	rund, kleine Sekunde	1245	10 200	9100

[1]) April 94 [2]) Oktober 94 [3]) Oktober 95

Als Resümee bedarf es der klaren Feststellung, und die gilt nicht nur für Patek-Philippe-Modelle, daß der Kauf von hochpreisigen Luxus-Armbanduhren viel Fingerspitzengefühl erfordert. Der Einsatz hoher Finanzmittel allein garantiert noch keine profitablen Geschäfte. Das Marktgeschehen orientiert sich an der Konjunktur sowie an Modetrends. Außerdem birgt es eine gewisse Irrationalität in sich. Häufig entscheiden rational nicht nachvollziehbare Kleinigkeiten über Interesse und Preis.

Beispiel: Die Oktober-Auktion von Sotheby's New York (30.10.89) hatte zwei Patek-Philippe-Modelle 1526 (Handaufzug, ›ewiger‹ Kalender, kleine Sekunde) im Angebot, die Nr. 928 690 mit silbernem Zifferblatt, hergestellt um 1946, sowie die Nr. 967 945, um 1951, ausgestattet mit schwarzem Zifferblatt und deshalb sehr selten. Während die erstgenannte Uhr inklusive Aufgeld 77 000 US-$ kostete, waren für die Exklusivität des schwarzen Zifferblattes 44 000 US-$ mehr, also insgesamt 121 000 US-$ oder rund 222 000 DM zu bezahlen. Ähnliches gilt für die 1989 zum 150jährigen Patek-Phi-

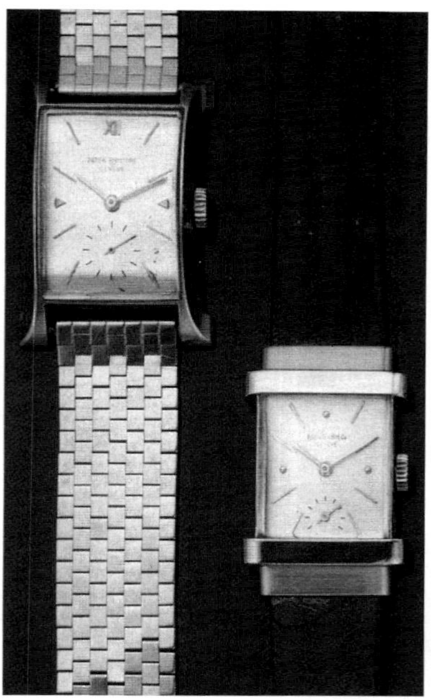

Links: Rechteckige Herrenarmbanduhr von Patek Philippe, Modell 2441, hergestellt ab 1948

Rechts: Rechteckige Herrenarmbanduhr von Patek Philippe, Modell 1450, hergestellt ab 1940

lippe-Jubiläum in limitierter Edition von 500 Exemplaren aufgelegte tonnenförmige goldene Armbanduhr mit Handaufzugswerk und springender digitaler Stundenanzeige. Mit etwas Fortune konnte man diese Uhr beim Konzessionär für DM 21 000 kaufen. Bei Habsburg, Feldmans Versteigerung in St. Moritz am 14. Februar 1990 kostete sie SFr. 65 000 und damit mehr als eine goldene Herrenarmbanduhr mit automatischem Aufzug und ›ewigem‹ Kalender, Modell 3450, von der in den Jahren 1981 bis 1985 lediglich 244 Stück hergestellt und zum Ladenpreis von runden DM 35 000 (1985) verkauft wurden. Übrigens erlöste in der genannten Versteigerung eine Stahl-Patek-Philippe mit Chronograph und 30-Minuten-Zähler runde DM 125 000!

Bei Sotheby's New York war am 25. Januar 1990 für eine goldene, rechteckige Vacheron & Constantin aus der Zeit um 1930 mit US-$ 9 900 ebensoviel zu bezahlen, wie für eine kleine runde, sicherlich transformierte Armbanduhr mit Minutenrepetition, signiert ›Asprey‹, Hallmark 1911.

Damit sollte deutlich geworden sein, daß alte Armbanduhren nicht nur mit dem Kopf, sondern oftmals auch mit dem Bauch gekauft wurden und vermutlich weiterhin werden.

Neben dem derzeitigen Marktfavoriten Patek Philippe erfreuen sich aber auch die Armbanduhren bzw. einzelne Armbanduhr-Modelle von Audemars Piguet, Cartier, IWC, Movado, Rolex und Vacheron & Constantin, um nur einige Hersteller zu nennen, beträchtlicher Beliebtheit.

Zum Beispiel kostete eine zierliche kissenförmige Platin-Armbanduhr mit Minutenrepetition von Audemars Piguet, die Nr. 12 824, am 5. Mai 1980 beim Auktionshaus Peter Ineichen in Zürich SFr 38 400 (Taxe SFr. 29/35 000). Anläßlich einer Auktion von Sotheby's New York am 7. Februar 1987 (Taxe 55/65 000 US-$)

wurde sie einschließlich Aufgeld zum Preis von 69 300 $ (umgerechnet rund 120 000 DM) erneut verkauft.

Eine von Audemars Piguet für Cartier gefertigte flache quadratische Goldarmbanduhr mit vollständigem einfachem Kalendarium und Mondphasenanzeige kostete am 30. Oktober 1982 bei Dr. Crott & Schmelzer in Aachen DM 18 500,– (einschließlich Aufgeld) und blieb dabei noch unter dem Schätzpreis von DM 19 500,–. Zwar nicht für die gleiche Uhr, aber für ein sehr ähnliches Modell von Audemars Piguet, die Nr. 56 657 aus dem Jahr 1949, mußte ein telefonischer Bieter nach einem spannenden Gefecht insbesondere mit italienischen Interessenten aus dem Saal am 10. April 1988 bei Habsburg, Feldman in Genf runde DM 140 000,– bezahlen.

Eine stählerne Armbanduhr mit lediglich aufgedrucktem Weltzeit-Zifferblatt kostete am 25.02.1990 bei

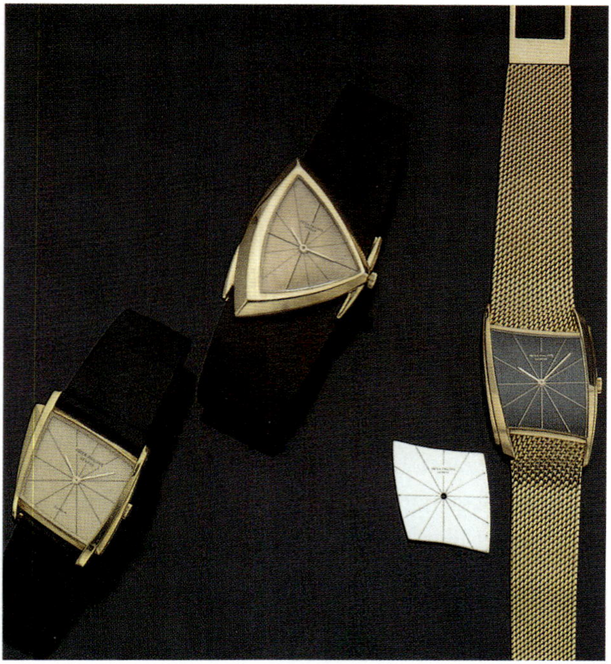

Goldene Herrenarmbanduhren von Patek Philippe in asymmetrischen Gehäusen (v.l.n.r.): Modell 3422, ab 1960 hergestellt; Modell 3412, ab 1959 produziert; Modell 3424, ab 1959 gefertigt

Habsburg, Feldman in St. Moritz etwa DM 45 000, und in der gleichen Auktion brachte ein Chronograph mit einfachem Kalendarium und Mondphasenanzeige, Stahl-/Gold-Gehäuse, ebenfalls von Audemars Piguet, 1947, umgerechnet etwa DM 220 000.

Cartiers tonnenförmige Armbanduhr mit Chronograph, Modell ›Tortue‹, erforderte am 17.12.1986 bei Christie's in New York noch eine Investition von 26 400 US-$, ein gutes Jahr später, am 5.2.1988 ebenfalls in New York, diesmal aber bei Sotheby's, für eine fast gleiche Uhr hingegen bereits 60 500 US-$. Für das Cartier-Modell ›Cabriolet Reversible‹ aus dem Jahre 1942 waren bei Habsburg, Feldman am 25. Februar 1990 in St. Moritz ca. DM 170 000 anzulegen.

Die derzeitige ›Kult-Uhr‹ aus dem Hause IWC heißt ›Mark XI‹, kam 1948 auf den Markt und wurde für exakt drei Jahrzehnte zum fast unverzichtbaren Begleiter vie-

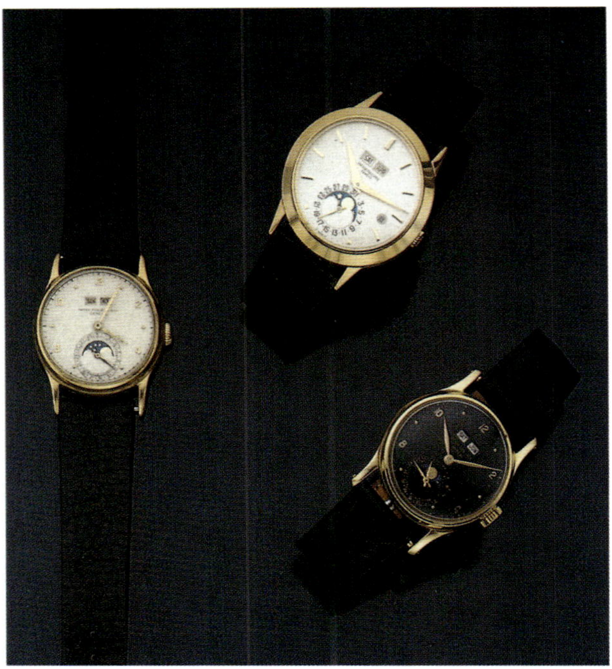

Herrenarmbanduhren mit ›ewigem‹ Kalender von Patek Philippe; links und rechts die Modelle 1526 mit Handaufzugswerk, zwischen 1942 und 1952 210 Stück hergestellt; in der Mitte Modell 3450 mit automatischem Aufzug, Schaltjahresanzeige, 1981-1985, 244 Stück produziert

ler Luftwaffenpiloten der englischen und kanadischen Air Force. Nach ihrer schrittweisen Ausmusterung zu Beginn der achtziger Jahre kostete die schlichte Stahl-Armbanduhr mit antimagnetischem Innengehäuse und hochfeinem Uhrwerk kurzfristig weniger als ein Zehntel des heutigen Preises von runden DM 3000, bei noch steigender Tendenz.

Das Duo-Dial-Modell ›Prince‹ von Rolex hat seinen Preis innerhalb von nur fünf Jahren weit mehr als verdoppelt, allerdings mit dem eher faden Beigeschmack, daß die Menge der gefälschten Stücke unüberschaubar und nahezu unkontrollierbar wurde.

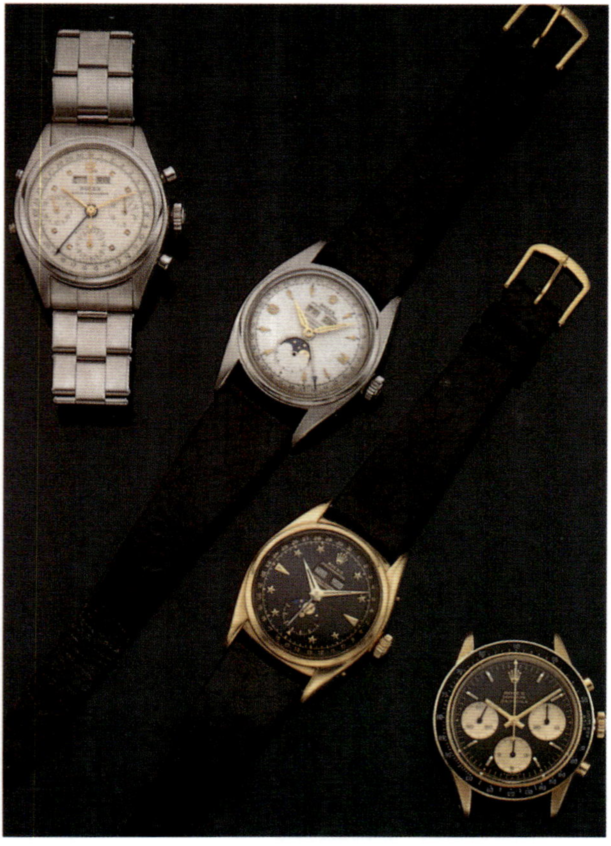

Herrenarmbanduhren von Rolex (v. l. n. r.): Stahl-Chronograph, um 1950, Modell 6036, Oyster-Gehäuse; Modell 6062 ›Cosmograph‹ mit automatischem Vollaufzug, Vollkalendarium, Mondphasenanzeige, Oyster-Gehäuse, um 1952; Modell 6062 im Goldgehäuse, goldener Chronograph, Modell ›Daytona-Cosmograph‹

Eine silberne ›Prince‹ (Neupreis 1931: £ 8,80) kostete 1984 rund DM 2500, am 9. Mai 1989 wurden bei Sotheby's in Genf dafür umgerechnet circa DM 11 700 (inklusive Aufgeld) bezahlt. Beinahe die gleiche Preiskategorie gilt inzwischen für die ›Prince-Brancard‹ in Stahl, während für authentische Modelle in 18 Karat Gold (gestreift 1931: £ 21) mehr als DM 20 000, in Platin (1931: £ 65) DM 30 000 auf den Tisch zu legen sind.

In gleicher Weise hat die – wenn auch verglichen mit Patek Philippe nicht so eklatante – preisliche Genese des Rolex-Modells ›Cosmograph‹ mit einfachem Vollkalendarium und Mondphasenindikation von umgerechnet rund DM 17 000 bei Antiquorum, Genf, am 4.4.1982 bis hin zu DM 63 000 (jeweils inklusive Aufgeld) bei Habsburg, Feldman am 23. Mai 1988 in Hongkong den einschlägigen Fälschern und Pfuschern Tür und Tor geöffnet, mit der Konsequenz, daß man solche Uhren nur aus zuverlässigen Quellen erwerben und von Stücken unklarer Herkunft eher die Finger lassen sollte.

Sehr begehrt sind auch die verschiedenen Chronographen-Modelle von Rolex, in denen zumeist hochwertige Valjoux-Rohwerke ticken.

Für die Referenz 6234 (50er Jahre) in Gelbgold bezahlte man bei Habsburg, Feldman am 16.10.1988 umgerechnet rund DM 26 500, für die Referenz 4500 (40er Jahre) in 9 Kt. Gelbgold rund DM 17 000 und für die Referenz 6034 (40er Jahre) in Stahl rund DM 7300. Die vor nicht allzu langer Zeit in Ermangelung von Rohwerken (Valjoux 23) eingestellten Daytona-Modelle erreichen in Stahlgehäusen ebenfalls bereits mehr als DM 7000.

Selbst in Stahlgehäusen geht bei frühen Rolex ›Oyster-Perpetual‹-Modellen (›Bubble-Backs‹, wegen des stark gewölbten Bodens) unter DM 2000 heute fast nichts mehr.

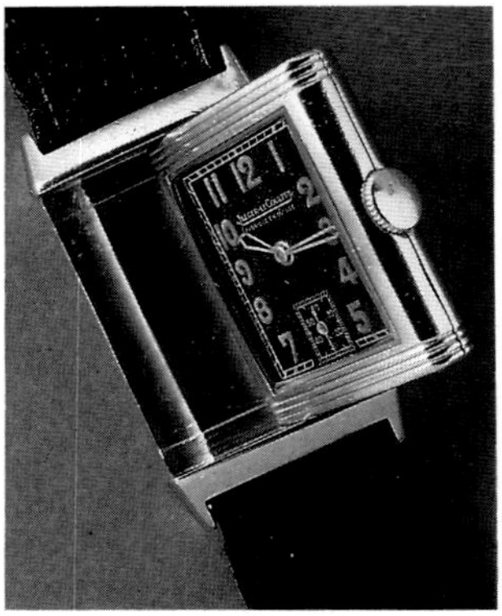

Stahl-Armbanduhr Modell ›Reverso‹ von Jaeger-Le-Coultre; hergestellt ab 1931; Ankerwerk mit Handaufzug

Hierzulande noch weniger bekannt und preislich deshalb nicht so extrem bewertet sind die Armbanduhren von Vacheron & Constantin, die sich qualitativ jedoch ohne weiteres mit denen von Patek Philippe und Audemars Piguet messen können. In den typischen Sammlerländern für Uhren dieser Marke, Italien und Vereinigte Staaten von Amerika, werden hingegen schon jetzt zum Teil extreme Summen geboten, z.B. für Stahlarmbanduhren mit Chronograph: aus der Zeit um 1950 rund DM 32 000 und aus den Jahren um 1945 rund DM 30 500 (Sotheby's New York, Oktober 1989).

Doch es müssen nicht unbedingt die vorgenannten Luxusmarken sein.

Auch die Flieger-Armbanduhr Modell ›Lindbergh‹ von Longines (Stahlgehäuse) hat ihren Preis von 1984 (rund DM 4800 inkl. Aufgeld, Antiquorum) bis 1988 mehr als verdoppelt (Habsburg, Feldman, Mai 1988: rund DM 13 000; Sotheby's New York Oktober 1989: rund DM 16 000). In Gold wurden für diese interessante Uhr bei Christie's Genf am 13. Mai 1986 beträchtliche DM 60 000 auf den Tisch des Hauses geblättert.

Für das kleine ›Lindbergh‹-Modell (Durchmesser 33 mm) in einem gold-filled Gehäuse zahlte man bei Sotheby's Genf im November 1989 rund DM 8000 (Taxe SFr

3500/4500), das gleiche Modell im Goldgehäuse kostete in derselben Auktion runde DM 25 000.

Dieses – unerwartete – Interesse bewog Longines, die ›Lindbergh‹ 1987 zunächst mit dem Automatik-Kaliber L 990 in limitierter Edition neu aufzulegen. Vom riesigen Erfolg war die Marke so angetan, daß sie eine unlimitierte Version mit Eta-Werk nachschob.

Gesucht beim derzeitigen Markttrend sind ferner die verschiedenen Armband-Chronographen dieses Herstellers sowie dessen Armbanduhren mit automatischem Aufzug und Gangreserveanzeige.

Stark im Kommen sind gegenwärtig auch interessante Armbanduhren von Movado, wie folgende Beispiele zeigen:

- Armbanduhr mit Vollkalendarium und Mondphase, Stahlgehäuse, Sotheby's Genf, Mai 1989, rund DM 4300;
- goldener Chronograph mit Breguet-Ziffern, Christie's Genf, Mai 1989, rund DM 30 600 – Taxe: SFr 2500/3500;
- Stahl-Chronograph mit 60-Minuten- und 12-Stunden-Zähler, Sotheby's Genf, November 1989, rund DM 5000;
- rechteckige goldene Armbanduhr mit digitaler Stunden- und Minutenanzeige, um 1935, Sotheby's Genf, November 1989, rund DM 25 000;
- Armbanduhr mit Chronograph, goldenes ›Reverso‹-Gehäuse, um 1935, Sotheby's Genf, November 1989, rund DM 200 000 – Taxe: SFr 18/20 000.

Ähnliche Beispiele ließen sich für Armbanduhren von Jaeger-LeCoultre (›Reverso‹-, Mondphasen- und rechteckige Modelle) und Omega anführen, oder, um von den großen Namen wegzukommen, beispielsweise für die Armbanduhren des Pariser Uhrmachers und Juweliers Léon Hatot, für die am 10. Mai 1989 bei Christie's Genf beinahe sensationelle Preise bezahlt wurden.

Kehren wir also wieder zum Ausgangspunkt unserer Betrachtungen über das Sammeln von Armbanduhren zurück. Wenn man den Markt exakt studiert und nicht nur auf Prestigeobjekte Wert legt, kann man heute wieder sehr interessante Armbanduhren zu vergleichsweise günstigen Preisen erwerben. Insbesondere technische Armbanduhren in Stahl- oder Doublégehäusen gibt es immer noch zu Preisen, die unter den gegenwärtigen – selbstverständlich fiktiven – Herstellungskosten liegen.

So gesehen empfiehlt sich die Suche nach Armband-Chronographen, Armband-Chronometern, Armbanduhren mit interessanten Automatik-Werken und evtl. Gangreserveanzeige, Kalenderuhren, Armbanduhren mit ungewöhnlicher Form der Zeitanzeige oder außergewöhnlichem Erscheinungsbild, Armbandweckern und schließlich sehr frühen Armbanduhren. Auch formschöne, rechteckige Art-Déco-Armbanduhren mit Handaufzugswerken kuranter Qualität sind – bei gutem Erhaltungszustand – von ›normalen‹ Marken in der Größenordnung um DM 500 erhältlich. Sie bewegen sich damit auf einem Preisniveau, das die immer beliebter werdenden ›Retro‹-Modelle längst überschritten haben.

Überhaupt hat die wachsende Leidenschaft für mechanische Armbanduhren in den vergangenen Jahren dazu geführt, daß aus alten, seinerzeit nicht verkauften Lagerbeständen komplette Uhren zusammengestellt oder die Werke in neu angefertigte Gehäuse eingeschalt wurden. Auf diese Weise gelangten viele interessante Armbanduhren auf den Markt, die damals mangels Nachfrage kaum zu verkaufen waren.

Für den technisch interessierten Sammler und Liebhaber mechanischer Armbanduhren wird es erst in zweiter Linie darauf ankommen, ob er ein absolut originales Stück kauft oder ob er zu vernünftigem Preis eine

Rechte Seite: Art-Déco-Armbanduhren aus dem Atelier von Léon Hatot, Paris; 20er Jahre

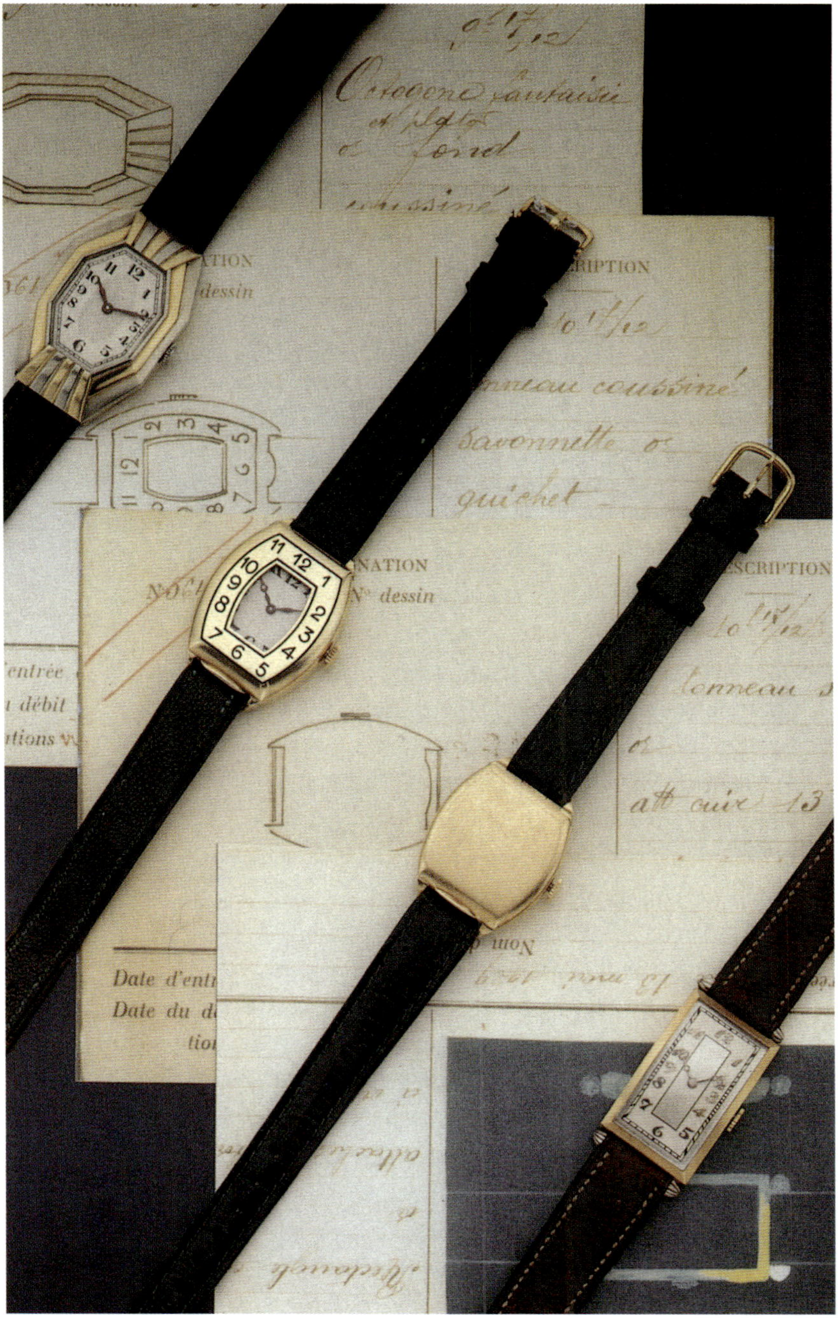
Nº dessin

später zusammengestellte Uhr in perfektem Zustand erhält. Maßgeblich ist auch hier das Sachwissen über Marke, Art und eventuelle Besonderheiten der angebotenen Ware. Mit einer gewissen Vorsicht sind in diesem Zusammenhang die manchmal sehr vollmundigen Werbeprospekte und Offerten zu genießen, die z.B. einige Kreditkartengesellschaften zur Vermarktung solcher Armbanduhren an ihre Kunden verschickten. Insbesondere sollte man die angegebenen ›limitierten‹ Stückzahlen nicht in jedem Fall und uneingeschränkt für bare Münze nehmen. Sie dienen mitunter mehr zur Steigerung der Kaufmotivation als zur Darstellung wahrhaftiger Sachverhalte, die ohnehin mangels vorhandener Archivmaterialien zumeist nicht nachprüfbar sind.

Die vorangegangenen Überlegungen sollten verdeutlichen, daß

- es bei einem schier unüberschaubaren Armbanduhrenmarkt kaum möglich ist, ganz konkrete Hinweise zu vermitteln, welche Modelle sammelnswert sind und welche nicht. Hier können und müssen ganz alleine der persönliche Geschmack, das spezifische Interesse und die vorhandenen finanziellen Möglichkeiten zur Entscheidung beitragen.
- die Armbanduhr stärker als andere Sammelobjekte dem Zeitgeist und modischen Tendenzen unterworfen ist. Ein sich änderndes allgemeines Marktinteresse sollte möglichst nicht zu überstürzten Verkäufen führen, weil ein solches Verhalten bekanntlich rasch sinkende Preise nach sich zieht. Wenn man, aus welchem Grund auch immer, sofort verkaufen will oder muß, erhält man in den seltensten Fällen den gewünschten Preis. Sofern man Armbanduhren aus echtem Sammlerinteresse erworben hat, wiegen Trendwenden weniger schwer, als wenn diese aus

rein spekulativen Gesichtspunkten heraus gekauft wurden.

- durch den Marktboom auch Armbanduhren angeboten werden, die beim Käufer Zweifel aufkommen lassen sollten, d.h. gestohlene, gefälschte oder zumindest nicht uneingeschränkt originale Objekte. Vor allem sollte ein erheblich unter dem tatsächlichen Marktwert angesiedelter Preis Skepsis hervorrufen.
- eine gründliche Auseinandersetzung mit der Armbanduhr und ihrem Markt unumgänglich ist, will man Fehler und finanzielle Einbußen vermeiden.

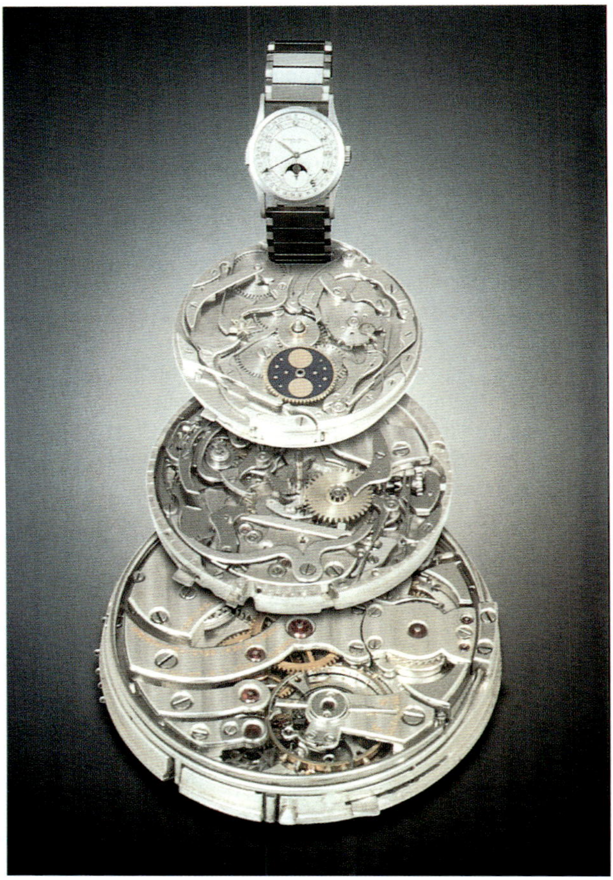

Auktions-Weltrekord für eine Armbanduhr: Patek Philippe Nr. 198340 aus dem Jahr 1939, Platingehäuse, ewiger Kalender und Minutenrepetition, versteigert am 20. April 1996 vom Genfer Auktionshaus Antiquorum für 2.090.000 Schweizerfranken

Uhrenfabrikanten in der Schweiz und in Deutschland – ein Stück Uhrengeschichte

Aufs engste verknüpft mit der Geschichte der Armbanduhr sind die Fabrikanten der Rohwerke oder fertiger Uhren. Sie haben u. a. durch Erfindergeist, Kreativität, Mut zu finanziellem Risiko und durchaus berechtigtem Gewinnstreben nicht unerheblich dazu beigetragen, daß in nur 100 Jahren die Armbanduhr die in den vorangegangenen Kapiteln beschriebene Entwicklung nehmen konnte. Zum besseren Verständnis geschichtlicher Zusammenhänge werden im folgenden einige dieser Hersteller in kurzen Portraits näher vorgestellt. Gleichzeitig macht es die Fülle der verschiedenen Uhrenhersteller aber unmöglich, alle in gleicher Weise zu berücksichtigen. Deshalb war eine Auswahl vonnöten, bei der den besonders renommierten oder im allgemeinen Gespräch befindlichen Namen der Vorzug gegeben wurde.

Die Daten über Gründungsort, -zeit und -persönlichkeit einer Fülle weiterer Uhrenproduzenten sind abschließend tabellarisch zusammengestellt.

Es mag sich von selbst verstehen, daß im Rahmen von Kurzportraits die Leistungen der beschriebenen Uhrenfirmen nur im Überblick wiedergegeben werden können. Doch bieten die Portraits, neben firmenspezifischen Informationen, auch einen Einblick in die allgemeine Geschichte der Uhrmacherei, der wiederum zur Einordnung des Objekts Armbanduhr in das weite Feld der Groß- und Kleinuhren dienlich ist. Schließlich wurde versucht, wirtschaftliche Verflechtungen der Uhrenfirmen, soweit bekannt, darzustellen. Sie machen klar, daß eine Markenkonzentration schon seit geraumer Zeit auch im Uhrengewerbe ihren Einzug gehalten hat.

Audemars Piguet

Es gibt Begegnungen zwischen Menschen, die erweisen sich als so anregend und tiefgründig, daß sie später Geschichte schreiben.

So geschehen im Fall der beiden jungen Männer Jules-Louis Audemars und Edward-Auguste Piguet. Ersterer war

Mitglied einer hugenottischen Familie aus Grenoble, die zu Beginn des 16. Jahrhunderts ins Vallée de Joux übersiedelt und seitdem dort ansässig war. Die Piguets zählen zu den ältesten Familien des Jouxtals. Konkret läßt sich ihre Geschichte bis ins frühe 15. Jahrhundert zurückverfolgen. Vermutlich gehörte sie jedoch bereits zu den frühen Einwanderern, welche sich gegen 1264 im Vallée niederließen.

Beide verband jedoch nicht nur ihre geographische Herkunft, sondern einiges mehr: Beider Vorfahren waren seit langem Uhrmacher, deshalb hatten auch sie sich diesem anspruchsvollen Handwerk zugewandt. Beide besaßen großes Talent und hohe Ambitionen im Hinblick auf die berufliche Zukunft. Beide wollten irgendwann in eigener Verantwortung Werke und komplette Uhren in feinster Qualität herstellen. Schließlich hatten beide in der Region eine überaus gründliche Ausbildung zum Repasseur durchlaufen, einem Berufszweig, der als ›Aristokrat‹ unter den Uhrmachern gilt.

Im Jahr 1875, unmittelbar nach seiner Rückkehr nach Le Brassus, begann Jules Audemars im Bauernhaus seiner Eltern mit der Anfertigung komplizierter Uhrwerke. Edward Piguet, den er von der Schule, vom Sportverein und vom Chor her kannte, half ihm gelegentlich dabei. Bei ihren regelmäßigen Zusammenkünften diskutierten sie über Möglich-

Werbepostkarte von Audemars Piguet, um 1950

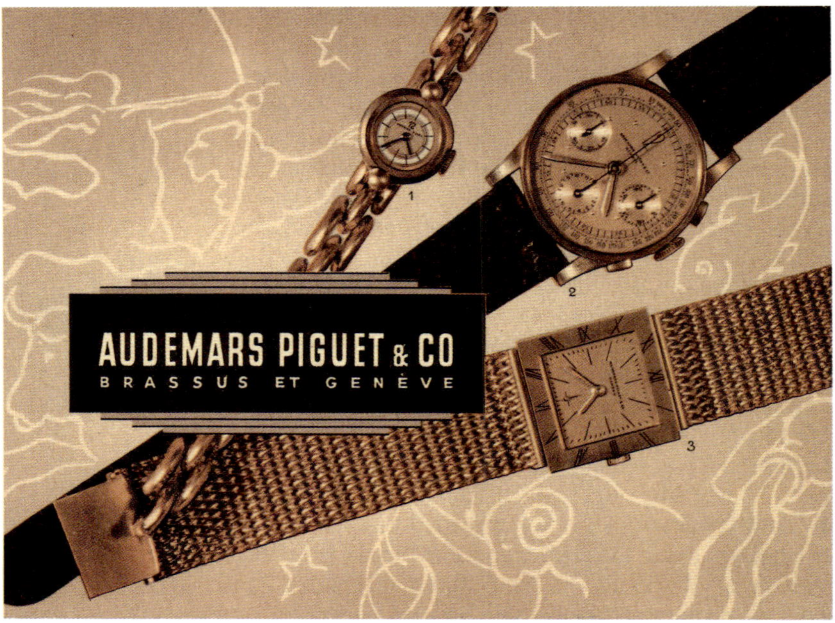

keiten, Gutes noch besser zu machen und noch aufwendigere Zusatzfunktionen zu entwickeln. Dabei reifte in ihnen der Entschluß, den beruflichen Lebensweg gemeinsam zu beschreiten. Am 17. Dezember 1881 gründeten sie in Le Brassus ihre eigene Firma, der sie den Namen Audemars, Piguet & Cie. gaben. Schon zu Beginn des Jahres 1882 präsentierten sie die ersten komplizierten Taschenuhren. Es waren u.a. Modelle mit ewigem Kalender, mit Minutenrepetition oder mit Chronograph.

1889 wurden Jules Audemars und Edward Piguet bei der Weltausstellung in Paris für ihre ›Grande Complication‹, eine hochkomplizierte Taschenuhr mit Chronograph-Rattrapante, ewigem Kalender und Minutenrepetition, mit einer Medaille geehrt. 1891 machte Audemars Piguet mit dem weltweit kleinsten Uhrwerk mit Minutenrepetition (Durchmesser knapp 18 mm) von sich reden, und ein Jahr darauf mit der wohl überhaupt ersten Armbanduhr mit Minutenrepetition.

Diese Spitzenleistungen verschafften Audemars, Piguet & Cie. weltweite Anerkennung und Bekanntheit. Neben den bereits vorhandenen Repräsentanzen in London und Paris konnten deshalb weitere in Berlin, New York und Buenos Aires gegründet werden.

Nach dem Tode der Firmengründer im Jahre 1918 (Jules Audemars) und 1919 (Edward Piguet) wendeten sich die Erben nun auch mehr und mehr der Entwicklung und Herstellung hochwertiger Armbanduhren zu. Im Verkaufskatalog des Jahres 1928 finden sich dann bereits rechteckige, quadratische, kissen- und tonnenförmige Modelle mit einfachem Kalendarium und Mondphasenindikation, mit springender digitaler Stundenanzeige sowie mit Chronograph – heute sehr gesuchte und teuer bezahlte Armbanduhren.

1934, auf der Höhe der schweren Weltwirtschaftskrise, erfuhr die hohe Kunst der Skelettuhren bei Audemars Piguet eine wunderbare Wiederbelebung. Der hereinbrechende Zweite Weltkrieg und die damit verbundene Nachfrage nach Armband-Chronographen in den Vereinigten Staaten von Amerika führte zu einer nachhaltigen wirtschaftlichen Aufwärtsentwicklung des Unternehmens. 1946 gelangte das mit nur 1,64 mm Höhe weltweit flachste Handaufzugs-Kaliber für Armbanduhren auf den Markt. Die größte Blütezeit setzte indes erst in den fünfziger Jahren ein. Damals präsentierte Audemars Piguet u.a. die ersten Armbanduhren mit Handaufzug und ewigem Kalendarium.

Führendes Modell der Audemars-Piguet-Kollektion ist seit 1972 die ›Royal Oak‹. Auch die ab 1978 mit großem Erfolg produzierte automatische Armbanduhr mit ›ewigem‹ Kalender gilt inzwischen bereits als ein Klassiker auf dem Armbanduhrenmarkt. 1986 präsentierte Audemars Piguet das weltweit erste und bislang auch flachste Armband-Tourbillon mit automatischem Aufzug. 1993 lancierte die Manufaktur die erste Armbanduhr mit Grande und Petite Sonnerie sowie Viertelrepetition. 1997 folgte ein Pendant mit Minutenrepetition. Sie schlägt die Zeit, wenn entsprechend eingestellt, ohne manuelles Zutun auf die Viertelstunde genau: erst die vollen Stunden und dann die Viertelstunden (Grande Sonnerie) oder nur die vollen Stunden (Petite Sonnerie). Und auf Wunsch gibt sie die aktuelle Zeit minutengenau akustisch kund.

Gegenwärtig ist Audemars Piguet eine der letzten ganz großen Uhrenmanufakturen, die sich immer noch mehrheitlich im Besitz der Gründerfamilien befinden.

Baume & Mercier

Im Gegensatz zu vielen anderen Schweizer Uhrenfirmen begann die unmittelbare Geschichte des Hauses Baume & Mercier nicht in der französisch sprechenden Westschweiz, sondern in der Nähe der Hauptstadt Bern, in einer kleinen Ortschaft des Berner Jura, wo die Familie Baume seit 1830 eine kleine Uhrenfertigung betrieb. Die Produkte wurden in der gesamten Schweiz verkauft. Anläßlich einer Geschäftsreise lernte ein Mitglied der Familie Baume 1918 in der Uhrenmetropole Genf den Uhrmacher und Juwelier Paul Mercier kennen, der sich infolge seiner großen handwerklichen Fähigkeiten bereits einen guten Namen erworben hatte. Spontane Sympathie und Entdeckung gemeinsamer Geschäftsinteressen führten noch im gleichen Jahr zur Gründung der Firma Baume & Mercier. Als Geschäftssitz wurde Genf gewählt, weil man sich von dort aus die beste Expansion erwarten durfte.

Im Jahre 1921 wurde Baume & Mercier für eine Reihe freiwillig eingereichter Uhrwerke von der Genfer Industrie- und Handelskammer der begehrte ›Poinçon de Genève‹ für eine außergewöhnliche Ganggenauigkeit verliehen. Nachdem das Ende des Ersten Weltkrieges eine verstärkte Öffnung ausländischer Märkte und damit die Erfordernis einer erheblichen Produktionsausweitung nach sich zog, wurde der Platz in Genf sehr eng. Eine Verlegung der Produktionsstätten mußte ins Auge gefaßt werden, allerdings unter Bei-

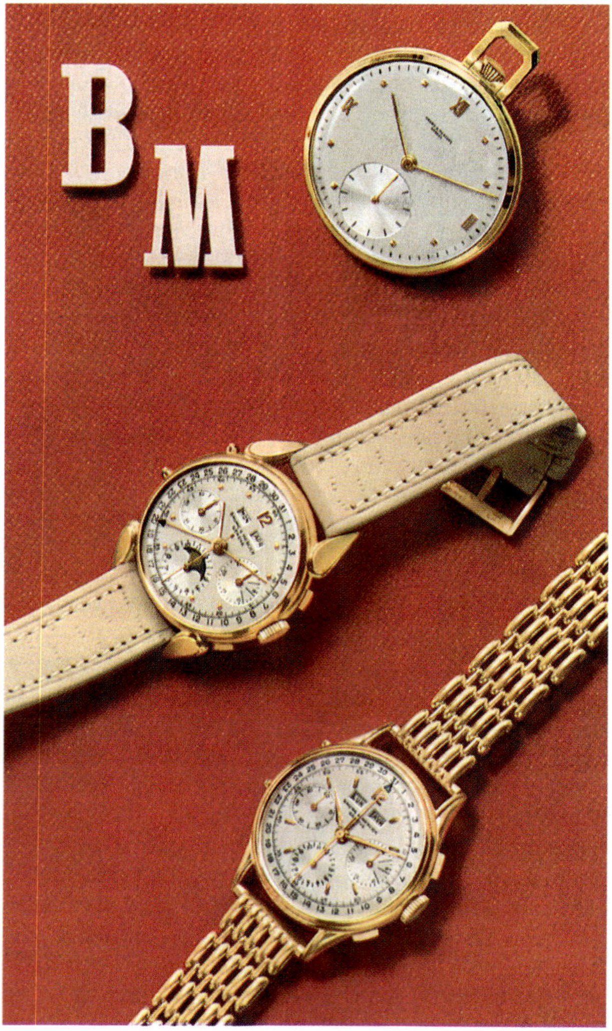

Uhren von Baume & Mercier, um 1950

behaltung des Stammsitzes in Genf. Die Wahl fiel auf das rund 700 Einwohner zählende Dörfchen La Côteaux-Fées im Kanton Neuchâtel. Dort war seinerzeit bereits die Uhrenfabrik Piaget & Cie. beheimatet, die in der späteren Geschichte von Baume & Mercier noch eine größere Rolle spielen sollte, nämlich 1965, als die Familie Piaget fast zwei Drittel der Baume & Mercier-Aktien übernahm und so den Weg für weitere Expansion frei machte, u.a. die Errichtung von Produktionsanlagen in den USA.

Im Jahre 1970 begann Baume & Mercier, auf die Elektronik zu setzen und rund fünf Prozent der Armbanduhren mit Quarzwerken auszustatten. 1983 wurde das – vorläufig – letzte mechanische Uhrwerk in eine Baume & Mercier-Armbanduhr eingebaut. Doch im Zuge der Mechanik-Renaissance wandelte sich auch hier das Bewußtsein, und in der zweiten Hälfte der achtziger Jahre feierten tickende Uhrwerke ihre Rückkehr in Armbanduhren Baume & Merciers, darunter z.B. ein nach klassischen Gesichtspunkten gestalteter Armband-Chronograph mit Datums- und Mondphasenanzeige oder die Sportuhr ›Riviera‹ mit Automatikwerk. Aktueller Bestseller ist das klassisch-rechteckige Modell ›Hampden‹, das es natürlich auch mit automatischem Aufzug gibt. Die meisten Kunden zählt Baume & Mercier heute in den USA, was nicht zuletzt auch auf die dortigen Fertigungsstätten zurückzuführen sein mag.

Blancpain

In der kleinen Ortschaft Villeret, im Tal Erguel, wurde 1560 Imérion Beynon, genannt Blanpan, geboren. Auf ihn geht die direkt nachzuvollziehende Linie der Uhrmacher-Dynastie Blancpain zurück.

Der Chronik nach gelangte die Uhrmacherei durch Jehan-Jacques Blancpain, getauft am 11. März 1693, in die Familie. Er, der zuvor seinen Lebensunterhalt als Landwirt verdient hatte, richtete 1735 in seinem aus dem Jahre 1636 stammenden und am Ufer des Flüßchens Suze gelegenen Bauernhaus eine Uhrmacherwerkstatt ein. Zunächst wurden bei Blancpain Teile für Taschenuhren, später komplette Rohwerke und schließlich in der zweiten Hälfte des 18. Jahrhunderts vollständige Uhren gefertigt, die bereits in ganz Europa ihre Käufer fanden.

Bedingt durch das stete Wachstum wurde das öfter umgebaute und erweiterte Bauernhaus 1863 endgültig zu klein und erforderte den Neubau eines Fabrikgebäudes, ebenfalls in Villeret, durch den damaligen Firmeninhaber Jules-Emile Blancpain. Von der Firmengründung bis zum Jahre 1932, als Frédéric-Emile Blancpain d.J. im Alter von 69 Jahren starb, war die Firma beständig und ohne Unterbrechung von Vätern auf Söhne übergegangen, was sogar in der traditionsverbundenen Schweiz durch die einschlägige Presse als Besonderheit vermerkt wurde. Damit ging jedoch auch die Ära der Blancpains in der Chronik dieses Uhrenherstellers zu Ende.

Die Geschichte der Armbanduhr hatte Blancpain bereits in den zwanziger und dreißiger Jahren unseres Jahrhunderts entscheidend mitgeschrieben, nachdem 1926 in Villeret ein Prototyp der berühmten ›Harwood‹ hergestellt worden war. Ab 1929 terminierte Blancpain die erste Serien-Armbanduhr mit automatischem Aufzug für den französischen Markt. Dabei fanden AS-Rohwerke Verwendung. Gleichfalls noch unter der Ägide des letzten Blancpain kam 1930 ein Kontrakt mit der Léon Hatot S.A., Paris, zustande, der Blancpain die Lizenz zur Produktion der ›Rolls‹ erteilte, einer rechteckigen Armbanduhr mit automatischem Aufzug durch Hin- und Her-›rollen‹ des Werkes im Gehäuse. Dieser Lizenzvertrag garantierte Hatot über mehrere Jahre hinweg eine jährliche Mindestsumme von 1 Million französischer Francs.

Nach dem Tod Frédéric-Emile Blancpains lebte die Firma für beinahe 40 Jahre als Rayville S.A. fort, ein Name, der als

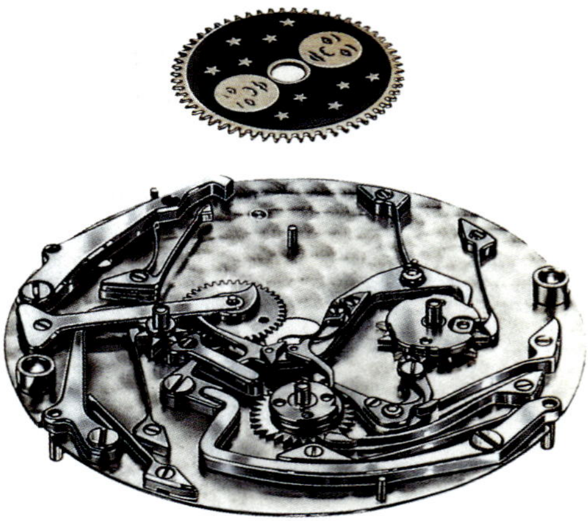

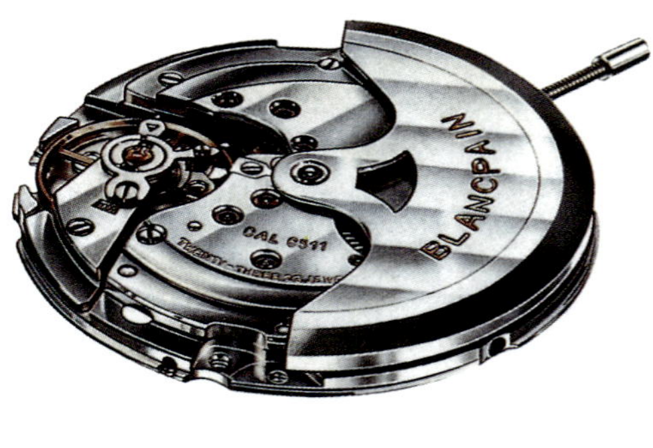

Oben: Kadratur eines ›ewigen‹ Kalendariums mit Mondphasenindikation von Blancpain
Unten: Uhrwerk mit automatischem Aufzug, Kaliber 6511, Rohwerk der Frédéric Piguet S. A., Durchmesser 27,4 mm, 23 Steine, auf das die oben abgebildete Kadratur aufgesetzt wird

phonetisches Anagramm des Firmensitzes Villeret zustande kam. Die hergestellten Uhren und Werke trugen aber weiterhin den wohlklingenden und bekannten Namen der Gründerfamilie.

Im Jahre 1970, als die Schweizer Uhrenindustrie immer tiefer in eine umfassende Strukturkrise geriet, wurde Rayville von dem Uhrenkonzern SSIH (u.a. Omega und Tissot) übernommen. Allerdings nicht in der Absicht, eine traditionsreiche Uhrenmarke weiterleben zu lassen, sondern eher, um die Produktionsstätte und vorhandenes Know-how zu erwerben.

Knapp 250 Jahre nach der Gründung, am 9. Januar 1983, erlebte der Name Blancpain eine Wiedergeburt, als Jean-Claude Biver, ein Omega-Manager, und Jacques Piguet, Sohn des Rohwerke-Fabrikanten Frédéric Piguet, den Namen erwarben und die Produktion von Blancpain-Armbanduhren in Le Brassus, Vallée de Joux, wieder aufleben ließen. Der langen Firmentradition verbunden werden nur mechanische Uhrwerke verwendet, eingeschalt in runde Gehäuse.

Erster großer Erfolg waren 1983 Armbanduhren mit einfachem Kalendarium und Mondphasenanzeige. Es folgten Armbanduhren mit ›ewigem‹ Kalender, Minutenrepetition, neu entwickeltem Chronograph sowie Chronograph-Rattrapante oder Tourbillon. Die Krönung der Blancpain-Kollektion stellt das Modell ›1735‹ dar. Diese hochkomplizierte Armbanduhr, deren Preis bei ca. einer Million DM liegt, besitzt einen Chronograph-Rattrapante, einen ewigen Kalender, ein Minuten-Repetitionsschlagwerk sowie ein Tourbillon. Der Aufzug erfolgt automatisch.

1992 verkauften Jean-Claude Biver und Jacques Piguet ihre Blancpain-Aktien an den SMH-Konzern. Damit gelangte die Marke faktisch wieder unter das gleiche Dach, unter dem sie sich bis zum Beginn der achtziger Jahre befunden hatte. Auch der Ebauche-Fabrikant Frédéric Piguet, der für die Entwicklung und Herstellung der Blancpain-Rohwerke verantwortlich zeichnet, ging 1992 ins Eigentum der SMH über.

Breguet

Auf den wohl bedeutendsten Uhrmacher aller Zeiten geht die heute im malerisch gelegenen Le Brassus beheimatete Uhrenmanufaktur Breguet zurück. Große Persönlichkeiten der Weltgeschichte ließen bei Abraham-Louis Breguet (1747-1823) arbeiten: Napoleon Bonaparte, Wellington, Ludwig XVI., Marie-Antoinette sowie zahllose weitere Könige, Herzöge und Lords.

Der Uhrmacher, dem nachgesagt wird, er habe die Entwicklung von zwei Jahrhunderten Uhrmacherkunst in nur fünfzig Jahren vollzogen, wurde 1747 in Neuchâtel als Sohn französischer Eltern geboren. Als er gerade zehn Jahre alt war, starb sein Vater. Die Mutter heiratete daraufhin einen Neuchâteler Uhrmacher, der in Abraham-Louis Breguet das Interesse für dieses Handwerk wachrief und die außergewöhnlichen Begabungen seines Stiefsohnes rasch erkannte. In Versailles absolvierte Breguet daraufhin seine Ausbildung zum Uhrmacher. Nachdem Mutter und Stiefvater früh gestorben waren, brachte er sich zunächst als ›einfacher‹ Uhrmacher durch und studierte nebenbei Mathematik.

Die Heirat mit einer gutsituierten Bürgerstochter 1775 machte es Breguet möglich, eine eigene Werkstatt in Paris, Quai de l'Horloge, zu eröffnen. Allerdings zwang ihn 1789 der Ausbruch der Französischen Revolution, Paris bis zum Jahre 1795 zu verlassen und vorübergehend in die Schweiz zurückzukehren. Wieder in Paris, folgte seine kreativste Schaffensphase, und es gelang ihm, heute beinahe sensationell anmutende (Weiter-)Entwicklungen durchzuführen, die von aller Welt bewundert und begehrt wurden.

Zu den wesentlichsten gehörten

- die Verbesserung der ›montre perpetuelle‹, einer Taschenuhr mit automatischem Aufzug;
- die Vereinfachung und Verbesserung der Schlagwerkskonstruktion für tragbare Uhren;
- die Uhr mit Tastzeiger, um auch in der Dunkelheit die

Links: Taschenuhr mit automatischem Aufzug, Gangreserve-, Datums- und Mondphasenanzeige von A. L. Breguet

Rechts: Armbanduhr von Breguet, gegenwärtige Produktion, bei der Design und Funktionen der links abgebildeten Taschenuhr wieder aufgegriffen wurden

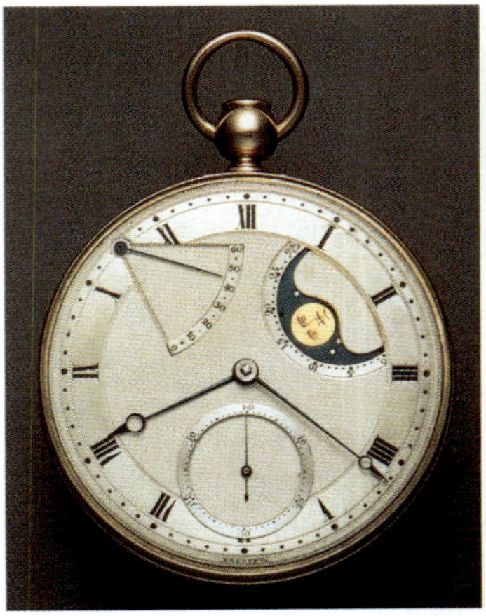

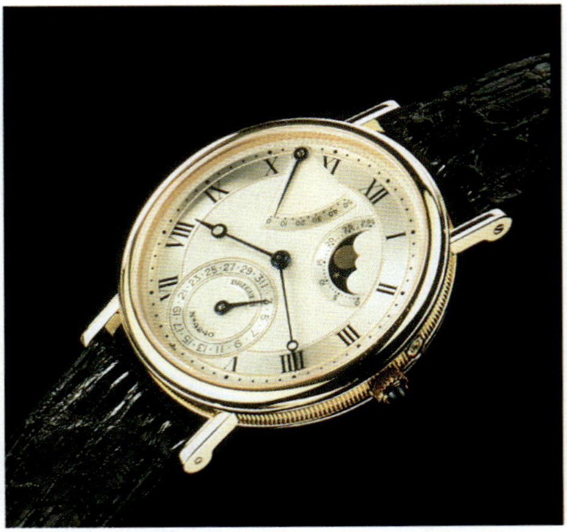

Uhrzeit abtasten zu können oder Blinden das Ablesen der Uhrzeit zu ermöglichen;

- die ›montre à souscription‹, also die vorbestellte Serienuhr, die auch weniger zahlungskräftigen Zeitgenossen den Erwerb einer ›Breguet‹ gestattete und die dazu beitrug, Breguets Werkstätten gleichmäßig auszulasten. Der halbe Verkaufspreis war im voraus zu entrichten. Die Rohwerke für seine Taschenuhren bezog Breguet übrigens aus der Schweiz, mit Vorliebe aus seiner Geburtsstadt Neuchâtel;
- die Erfindung des ›Tourbillons‹, bei dem sich das gesamte Hemmungssystem beständig um die Unruhachse dreht und so zu einer Reduzierung der Schwerkrafteinflüsse beiträgt (1801 zum Patent angemeldet);
- die Unruhspirale mit Endkurve, zumeist auch Breguet-Spirale genannt;
- die Stoßsicherung für die Lagerung der Unruh als wichtigste Erfindung für die alltagstaugliche Armbanduhr.

Bereits 1807 hatte Abraham-Louis Breguet seinen Sohn Antoine-Louis in das Geschäft aufgenommen und die Firma in ›Breguet et Fils‹ umbenannt. 1833 ging die Geschäftsführung auf den damals 29jährigen Enkelsohn Louis Breguet über. In der Folge wurde es recht still um das ›Maison Breguet‹. Zwar wurden weiterhin auch anspruchsvolle Uhren fertiggestellt, doch ›Revolutionäres‹ war kaum mehr zu vernehmen. Erst 1970, als die beiden Pariser Brüder und Juweliere Jacques und Pierre Chaumet die damals relativ bedeutungslose Marke Breguet erwarben, konnte wieder an die große Tradition angeknüpft werden. Doch währte die Freude am Besitz der traditionsreichen Marke nur siebzehn Jahre. Nach einem spektakulären Konkurs gelangte Breguet 1987 in den Besitz der Investcorp, einer Schweizer Privatbank, hinter der vermögende Ölscheichs aus Bahrein stehen.

Für Aufsehen sorgte 1989 die Vorstellung einer Armbanduhr mit Tourbillon, konstruiert, hergestellt und feinbearbeitet ganz im Sinne des Erfinders. Am 14. April 1991 fand bei Habsburg-Antiquorum in Genf eine spektakuläre Auktion unter dem Titel ›The Art of Breguet‹ statt. Insgesamt 204 Lose aus allen Epochen der Breguet-Geschichte kamen zum Aufruf, darunter die massiv goldene Sympathique Nr. 1, eine Neuauflage der legendären ›Montre Sympathique‹, die Abraham-Louis Breguet 1810 erstmals präsentierte. Die Pendule vermag die eingelegte Armbanduhr mit Tourbillon sowie

Gangreserve- und Mondphasenanzeige aufzuziehen sowie deren Zeiger im Bereich von +/– fünf Minuten zu synchronisieren. Als absolute Exklusivität bietet Breguet seit 1993 eine Armbanduhr mit ewigem Kalender und Äquationsanzeige an. Ein derartiges Modell hat es noch nie gegeben.

Breitling

Die Geschichte der Marke Breitling ist eng verbunden mit den Fortschritten der Menschheit auf dem Gebiet des Sports, des Automobils und der Fliegerei. Schon kurz nach seiner Ausbildung zum Uhrmacher fertigte Léon Breitling einen ersten Chronographen von Hand an. Sein bemerkenswertes Erfindertalent zeigte sich durch verschiedene Entwicklungen auf dem Gebiet der Chronographen und der zugehörigen Zifferblätter für spezifische Anwendungszwecke. Diese Arbeiten brachten Breitling breite Anerkennung, vor allen Dingen im Rahmen verschiedener Ausstellungen, die er mit seinen Erzeugnissen beschickte.

Durch diese Erfolge ermuntert, begann Léon Breitling 1884 damit, in seinem Atelier in Saint Imier die ersten Zähler-Chronographen herzustellen, die auch seinen Namen trugen.

Acht Jahre später, 1892, baute er in La Chaux-de-Fonds die Uhrenfabrik G. Léon Breitling und widmete sich fortan ausschließlich der Herstellung komplizierter Uhren, in der Hauptsache solcher mit Chronograph. Wiederum bestätigte der Erfolg sein Handeln, mit der Konsequenz, daß bald eine Filiale im französischen Besançon eingerichtet werden mußte.

Nach dem Tode Léon Breitlings im Jahre 1914 setzte der damals 29jährige Sohn Gaston die Arbeit des Vaters fort. Er stürzte sich mit Verve auf die Entwicklung und Fabrikation der Armbanduhren mit Chronograph, die später den Löwenanteil an der Produktpalette der Firma ausmachen sollten. Unter Verwendung gängiger Rohwerke geeigneter Größe wurden zunächst Armband-Chronographen produziert, deren Aussehen, wie damals üblich, noch an Damentaschenuhren mit angelöteten Bandanstößen erinnerte.

Trotz oder gerade wegen des Ersten Weltkrieges konnte sich die Firma weiterhin gut entwickeln und bald weltweit zu hohem Ansehen gelangen. 1927, nach dem Tode Gaston Breitlings, übernahm dessen Sohn Willy das Erbe und wandelte die Firma im gleichen Jahr in eine Aktiengesellschaft um. Der Verkaufskatalog umfaßte in jenem Jahr nicht weniger als vierzig verschiedene Artikel. Willy Breitling war es auch, der 1936 den berühmten Bord-Chronographen für Flugzeuge einführte und damit so bedeutende Firmen wie Boeing, Douglas oder Lockheed als Kunden gewinnen konnte.

Mit der Entwicklung des ›Chronomat‹, einer Armbanduhr mit Chronograph und Rechenscheibe, schuf Breitling in den vierziger Jahren den idealen Wegbegleiter für Piloten und

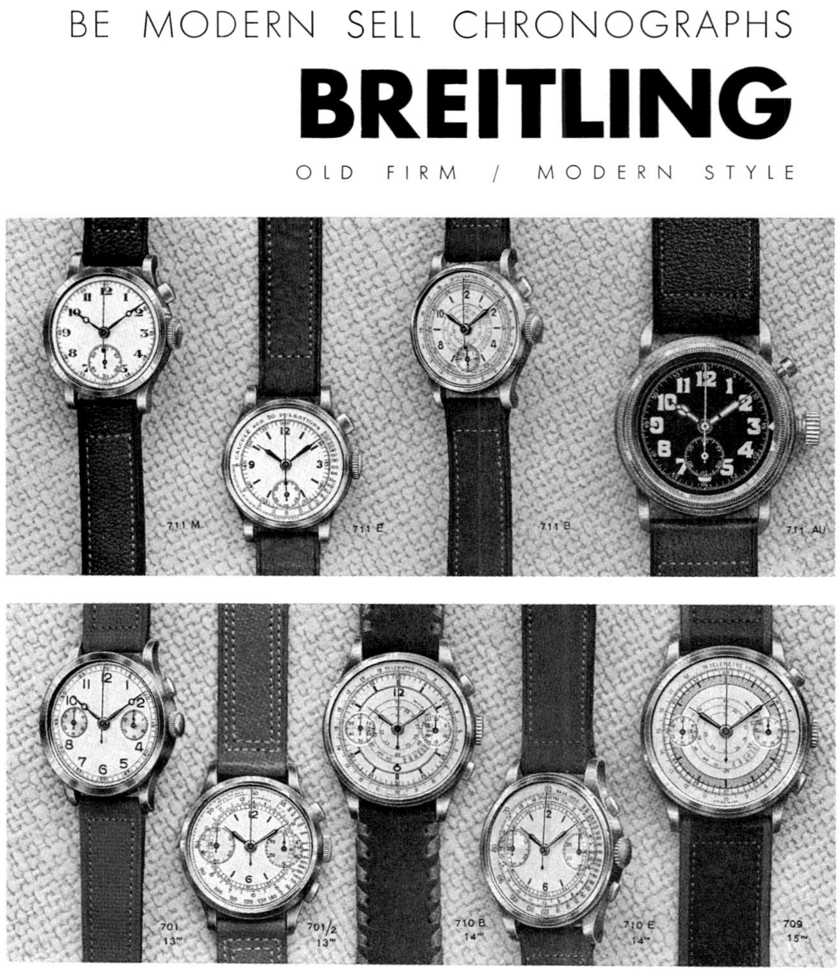

Anzeige der Firma Breitling aus dem Jahre 1938

Autofahrer. Es folgte 1952 der heute schon legendäre ›Navitimer‹, bei dem die Rechenmöglichkeiten weiter vervollkommnet wurden, sich z.B. Geschwindigkeiten oder Kraftstoffverbrauch mühelos vom Zifferblatt ablesen ließen. In den Weltraum gelangte eine Breitling ›Cosmonaute‹ 1962 am Arm des Astronauten Scott Carpenter.

Danach war Breitling bis 1969 entscheidend an der Entwicklung eines Chronographenwerkes mit automatischem Aufzug beteiligt. Das in zwei Etagen aufgebaute Modulwerk mit Mikrorotor konnte im genannten Jahr der Öffentlichkeit präsentiert werden.

In seinen letzten Lebensjahren suchte Willy Breitling nach Möglichkeiten, dem Namen und der Firma in schwierigen Zeiten das Überleben zu sichern. Im April 1979 wurde Breitling von der Firma Sicura übernommen, die den Armband-Chronographen auch weiterhin das typische, weltbekannte Breitling-Gesicht beließ.

Cartier

Für viele Zeitgenossen gilt sie als die Luxusuhr schlechthin. Neben Rolex wird kaum eine Marke so häufig gefälscht oder nachgeahmt wie eben Cartier. Ganze Heerscharen von Rechtsanwälten und Detektiven sind damit beschäftigt, diese Fälschungen zu entlarven, deren Lager aufzuspüren und die entdeckten Armbanduhren im Rahmen spektakulärer Dampfwalzen-Aktionen vernichten zu lassen. Den Produzenten im fernöstlichen Hongkong oder Singapur kommt man hingegen kaum auf die Spur.

All das hätte sich der Juwelier Louis-François Cartier, Sohn eines Pariser Pulverhornmachers, bei der Firmengründung im Jahre 1847 nicht einmal im Traum vorstellen können. Die erste Begegnung mit Uhren hatte Louis-François Cartier 1859, als er eine Reihe historischer Taschenuhren aufkaufte und anschließend an seine betuchte Kundschaft weiterverkaufte. 1874 stieg Sohn Alfred Cartier in das Geschäft ein und begann damit, die Uhrensparte systematisch bis hin zur Herstellung eigener Cartier-Uhren auszubauen. Nur beste Hersteller waren gut genug, Cartier-Uhren liefern zu dürfen, z.B. ab 1893 Vacheron & Constantin oder nach der Jahrhundertwende auch Audemars Piguet.

1899 erfolgte die Geschäftsverlegung in die erste Luxus-Einkaufsstraße der Welt, die Pariser Rue de la Paix, wo sich damals die bedeutendsten Juweliere und Modehäuser vereint hatten. Um die Jahrhundertwende betrug der Jahresge-

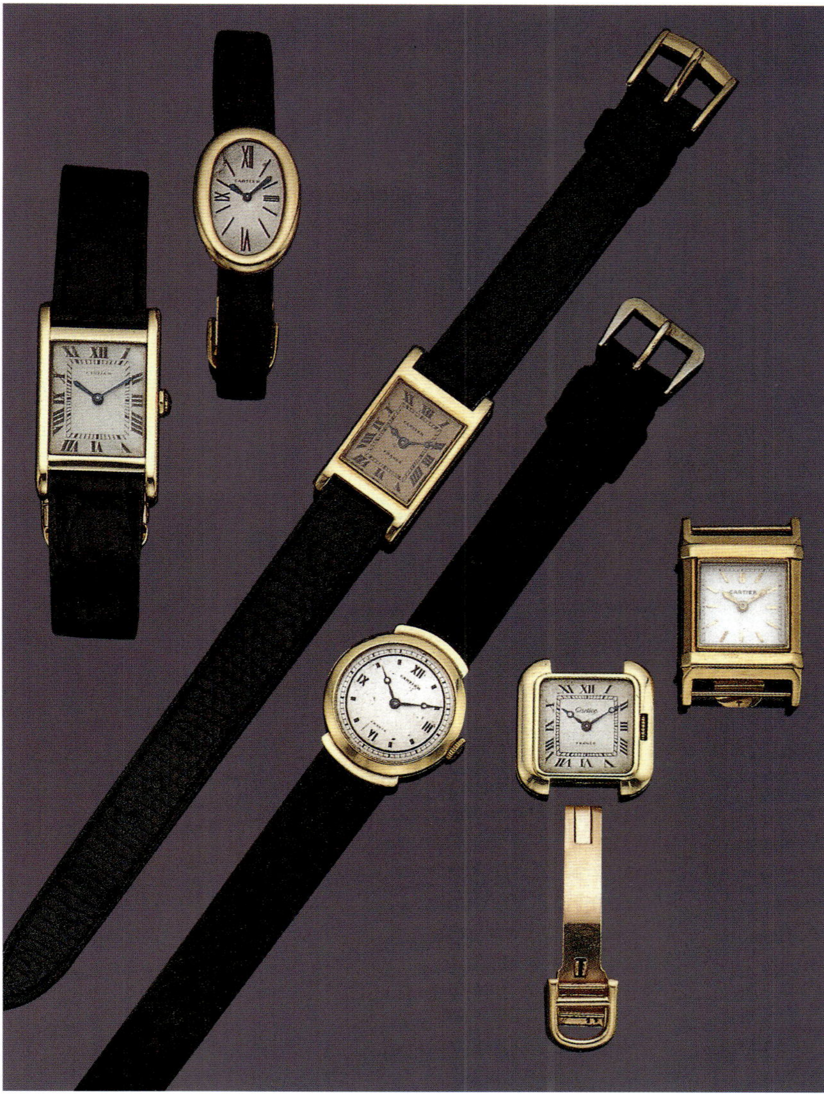

Goldene Cartier-Armbanduhren aus den Jahren (v.l.n.r.) um 1950, 1960, 1950, 1940, 1940, 1945

winn erstmals mehr als eine Million Francs. Sohn Louis Cartier, ein genialer Designer und Liebhaber alter Uhren des 18. Jahrhunderts, trat in die Firma ein und beschloß, eine eigenständige Uhrenfertigung aufzubauen. Die Heirat mit Andrée-Caroline Worth, der Tochter des damals wohl berühmtesten Modeschöpfers, bescherte ihm als Mitgift die künftige Klientel in Form der exklusiven Kundenkartei.

Die Begegnung und Freundschaft Louis Cartiers mit dem brasilianischen Flugpionier Alberto Santos-Dumont kann als eine Sternstunde in der Geschichte des Armbanduhrendesigns bezeichnet werden. Die Klage des Brasilianers über die nur mangelhafte Tauglichkeit von Taschenuhren im Flugzeug-Cockpit beflügelte Cartier, eine Armbanduhr zu entwerfen, die Santos-Dumont während seines 220-Meter-Rekordfluges im Jahre 1907 begleitete.

Das damals herausragende, fortschrittliche Design der ›Santos‹ hat bis in die Gegenwart Bestand. Der Erfolg führte 1908 zur Eröffnung von Filialen in Petersburg und New York. Den fünfstöckigen Morton-Plant-Palast an der New Yorker Fifth Avenue zahlte Cartier übrigens mit einem Collier, das 128 Orientperlen zierten.

Auch weitere Armbanduhren-Designs haben sich bis in die heutige Zeit mit großem, ja ständig steigendem Erfolg gehalten:

- die 1912 erschienenen Baignoire- und Tortue-Modelle,
- die 1917 entworfene ›Tank‹, die ab 1919 im Handel erhältlich war,
- die 1932 für den Pascha von Marrakesch entwickelte erste wasserdichte Luxusuhr, heute Modell ›Pasha‹,
- 1933 die ›Vendôme‹ mit patentierten zentralen Bandanstößen.

Der Tod Louis Cartiers im Jahre 1942 brachte erhebliche Probleme, Orientierungslosigkeit und beinahe das Aus für Cartier mit sich. 1972, dreißig Jahre später, begann für Cartier unter einem neuen Management, das als erstes eine Zusammenführung der drei zerstrittenen Stämme in London, Paris und New York bewerkstelligte, ein neuer Aufstieg, begründet auf den legendären Skizzenbüchern eines Louis Cartier. Damit zeigte sich einmal mehr, daß gutes, funktionales Design zeitlos ist und die hohen Preise, die für frühe Cartier-Modelle bezahlt werden, nicht ganz ungerechtfertigt sind.

1988 übernahm die zur südafrikanischen Vendôme-Holding gehörende Cartier Monde S.A. 60 Prozent der Piaget S.A, zu der auch Baume & Mercier gehörte. 1993 ging auch der verbliebene Rest an Cartier. Ab 1.1.1991 betrieb Cartier zusammen mit Ebel in La Chaux-de-Fonds die CEC (Compagnie Ebel Cartier) zur Produktion von Werken, Gehäusen, Bändern und fertigen Uhren. Diese Liaison wurde 1998 beendet. 1992 eröffnete Cartier im Jurastädtchen Villeret ein modernes Fabrikgebäude zur Produktion eines Teils seiner Uhren.

Chopard

»Der Intellekt als bloßes Werkzeug des Willens ist von ihm so verschieden wie der Hammer vom Schmied.« 1860, als Arthur Schopenhauer, der Verfasser jener Zeilen, starb, setzte im Juradörfchen Sonvillier (bei St. Imier) Louis Ulysse Chopard seinen lange gehegten Wunsch in die Praxis um. In einem alten Fachwerkhaus richtete der Sproß einer traditionsreichen Uhrmacherfamilie sein eigenes Uhrenatelier ein. An die Fassade ließ er seinen Firmennamen ›L.U.C.‹ schreiben. Damit war eine neue Uhrenmarke entstanden, denn die Vorfahren hatten – wie vielfach üblich – nur im Lohnauftrag gearbeitet. Der ehrgeizige Louis Ulysse wollte sich damit nicht mehr zufrieden geben. Ihm schwebten feine Präzisionsuhren vor, die seinen Namen auf dem Zifferblatt tragen sollten. Bester Beweis für die erfolgreiche Realisierung dieser Wunschvorstellung ist die Tatsache, daß die Schweizer Bundesbahn um die Jahrhundertwende bereits zu den wichtigsten L.U.C.-Kunden zählte. Sie ließ Dienstuhren für ihr Personal bei Chopard fertigen.

Doch der eidgenössische Markt und die angrenzenden Staaten wurden dem begabten Unternehmer allmählich zu klein. Im Osten sah er ein großes Kundenpotential für seine genaugehenden Zeitmesser. Also packte er 1912 seinen Kollektionskoffer und reiste ins zaristische Rußland. Dort stießen seine Taschenuhren auf unerwartet hohe Resonanz. Auch am Hofe des Zaren Nikolaus II. Alexandrowitsch tickten fortan Uhren mit der Signatur L.U.C. Diese Verkaufserfolge ermutigten Louis Ulysse Chopard, seine Werkbänke und Werkzeuge in Kisten zu packen und den Firmensitz in die Luxusuhren-Metropole Genf zu verlegen. Das geschah im Jahr 1920. Rußland war zu diesem Zeitpunkt zwar kein Markt mehr, aber von Genf aus ließen sich vorzüglich Kontakte in alle Welt knüpfen. In einem Appartement an der Rue de Miléant wurde die erste Genfer Werkstatt installiert, der jedoch im Zuge des kontinuierlichen Aufwärtstrends weitere folgen sollten. Natürlich setzte auch Chopard schon damals auf die immer aktueller werdenden Armbanduhren. Weil speziell die Damenwelt immer mehr danach verlangte, fertigte Chopard aufwendige Schmuckuhren, die von hoher Kreativität zeugten. Bei den Modellen für Herren standen in den folgenden Jahrzehnten Präzision und hoher technischer Standard weiterhin im Vordergrund.

Bis 1963 wurde das Unternehmen von den Chopards ganz nach den Maximen des Firmengründers weitergeführt.

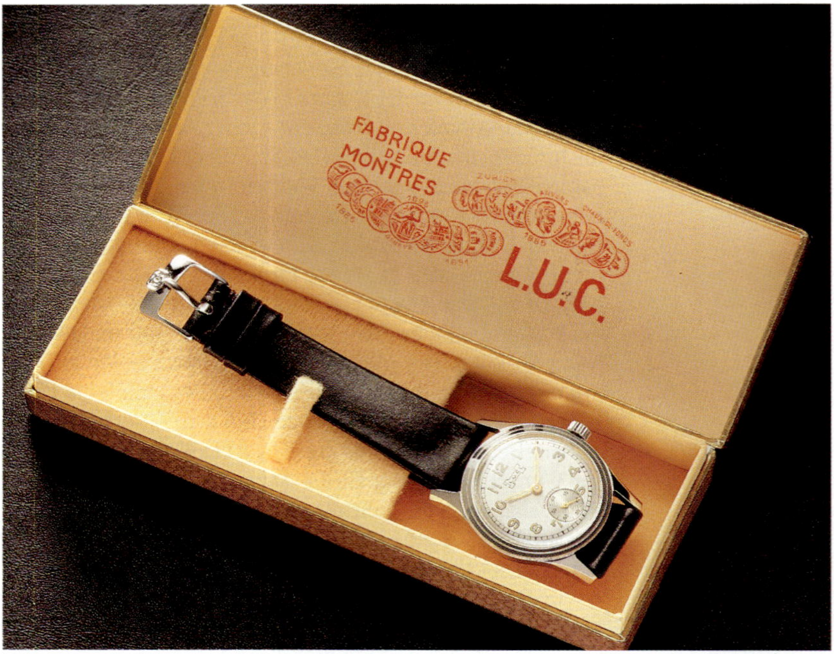

Herrenarmbanduhr von Chopard aus den vierziger Jahren

Dann stand Enkel Paul André Chopard vor einer schwerwiegenden Entscheidung. Weil sich keiner seiner Nachkommen im Uhrengeschäft engagieren wollte, mußte er einen geeigneten Käufer für die Marke suchen. Er fand ihn in der deutschen Familie Scheufele, die sich in der Nähe von Pforzheim bereits seit dem Beginn dieses Jahrhunderts mit der Herstellung von Uhren beschäftigte. Diese Zeitmesser, u.a. Etui-, Tisch-, Taschen- und Armbanduhren, gelangten unter dem Markennamen ESZEHA auf den Markt, was für die ersten drei Buchstaben des Namens Scheufele steht. Das Geschäft kam zustande. Seitdem konnte Chopard eine stürmische Aufwärtsentwicklung verzeichnen. Gegenwärtig beschäftigt Chopard mehr als 400 Mitarbeiter. Sie fertigen alle Gehäuse, Bänder und Schließen selbst. Auch das Gold schmilzt und legiert Chopard im eigenen Hause. Durch einen eigenen Werkzeugbau kann rasch auf ausgefallene Kundenwünsche reagiert werden.

Der Schwerpunkt der Produktion liegt weiterhin bei Schmuckuhren, der Bereich klassischer mechanischer Armbanduhren – teilweise auch mit Komplikationen – wird jedoch sukzessive ausgebaut. Beispielsweise verfügt Chopard über einen eigenen ewigen Kalender mit retrograder Datumsanzeige, der in den Genfer Ateliers gefertigt wird. Beim Modul-Chronograph mit ewigem Kalendarium hat Chopard einen Mechanismus entwickelt, der Aufzugskrone und Drücker auf einer Ebene liegen läßt. Seit 1996 gibt es bei Chopard auch ein selbst konstruiertes und in den eigenen Werkstätten gefertigtes Automatikwerk mit Mikrorotor. Dadurch tritt die Marke (wohl erstmals) in den erlesenen Zirkel der Manufakturen für mechanische Uhrwerke.

Corum

Im Orchester der etablierten Luxusuhren-Marken gehört das Haus Corum zu den eher jungen Mitgliedern. Irgendwann im Jahre 1955 muß es gewesen sein, als der Uhrmacher Gaston Ries seinen Neffen René Bannwart zu einem Gespräch bat. Er begehrte zu wissen, ob dieser bereit sei, zusammen mit Tochter Simone Ries in die Leitung seiner kleinen, 1924 gegründeten Uhrenfabrik einzutreten. Die in La Chaux-de-Fonds angesiedelte Firma beschäftigte sich bis dahin vorwiegend mit der Herstellung von Private-Label- Modellen. René Bannwart, der 1933 bei Patek Philippe seine berufliche Karriere begonnen und ab 1940 bei Omega eine Design-Abteilung aufgebaut und geleitet hatte, stimmte zu. An der Fortführung der angestammten Produktion zeigte er jedoch kein Interesse. René Bannwart wollte eine eigene und eigenständige Marke, bei der das Design dominieren sollte. Dazu bedurfte es freilich eines Namens.

Nach einigem Suchen fiel die Wahl zunächst auf den lateinischen Begriff ›Quorum‹, der für die erforderliche Anzahl von Mitgliedern einer Versammlung steht, die deren Beschluß- fähigkeit herbeiführen können. Damit sollte zum Ausdruck gebracht werden, daß bei der jungen Marke nur ein Gremium wichtige Entscheidungen treffen konnte. Doch das ›Qu‹ störte die Aussprache und die Lesbarkeit des Namens erheblich. Deshalb wurde es kurzerhand gegen ein ›C‹ ausgetauscht. Damit war ›Corum‹ geboren. Im Zeichen dieses Namens wollte das Trio ›frische‹ Armbanduhren herstellen. Bereits die erste Kollektion aus dem Jahre 1956 bestätigte diesen Anspruch. Sie beinhaltete u.a. den Armbandwecker ›Chargé d'Affaires‹ mit dem AS-Kaliber 1475 und das Automatik-Modell ›Transarctic‹, in dem das Kaliber Eta 2375 tickte. Das Jahr 1957 stand im Zeichen der ›Longchamp‹ mit verdeckten Bandanstößen. 1958 gesellte sich die ›Grand Précis‹, ein klassisches Modell mit dem 13linigen AS-Handaufzugskaliber 1130, hinzu.

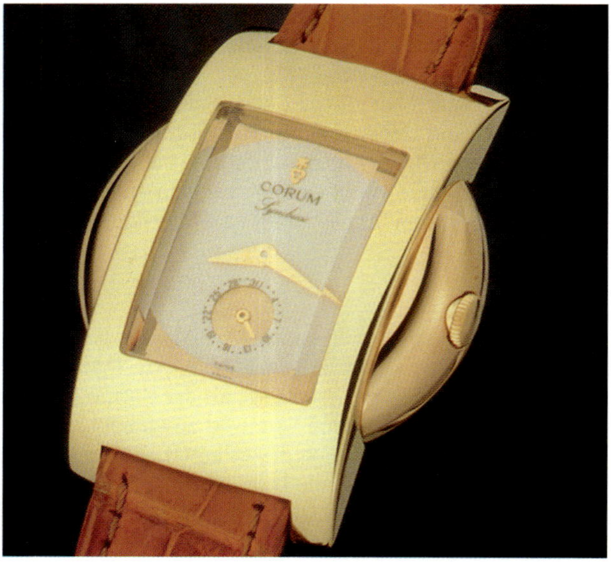

›Symbiose‹ von Corum, eine Symbiose aus Rechteck und Kreis, 1991

Ein wichtiges Design-Element, welches den Corum-Uhren ein völlig neues Gesicht verlieh, war eher auf einen Zufall zurückzuführen. Weil der Fabrikant die Zifferblätter für eine neue Uhrenlinie nicht rechtzeitig zur Eröffnung der Basler Uhrenmesse liefern konnte, sah sich Corum zur Improvisation gezwungen. Über Nacht entstanden Substitute ohne Ziffern, die nur mit dem Namenszug ›Corum‹ und dem Markenzeichen, dem stehenden Schlüssel, versehen waren. Speziell diese sogenannten ›sans heures‹-Zifferblätter stießen bei Kunden und Fachpresse auf positive Resonanz. Die konsequente Fortentwicklung dieser Uhrenlinie führte 1966 zu Modellen mit graviertem und emailliertem Glasrand und 1976 zu einem der Leader-Modelle, Romulus genannt. Der Name resultierte aus den römischen Stundenziffern, die von Hand in die Lunette graviert werden. Bereits 1965 hatte Corum die ersten zwölf Exemplare der Münz-Armbanduhr vorgestellt, bei denen hochwertige Münzen aufgeschnitten und mit einem Uhrwerk bestückt wurden. Dieses Modell wird heute noch gefertigt. Die ›Rolls Royce‹ von 1976 empfindet den Kühlergrill des berühmten Automobils nach. Für die Herstellung der Barrenuhren werden seit 1977 echte Gold- oder Platinbarren verwendet. Vielfalt in die Zifferblatt-Designs brachte die Verwendung von Edelsteinen, Leder oder Vogelfedern. Seit 1986 gibt es bei Corum auch Zifferblätter, die aus Blöcken von Meteoriten geschnitten werden.

Schon 1960 präsentierte Corum die erste, allerdings noch quadratische ›Admiral's Cup‹. 1978 nahm das Modell ›Lion Heart‹ bereits die Form der 1982 lancierten ›Admiral's Cup‹ mit den bekannten Marineflaggen als Stundenziffern vorweg. 1977 erwarb Corum die Idee, Echappement, Rädersatz und Antrieb eines Handaufzugswerks in einer Linie anzuordnen. Im Laufe von zwei Jahren wurde anschließend das 30 mm lange Stabwerk mit drei übereinanderliegenden goldenen Brücken zur Serienreife entwickelt. Aus der spezifischen Konstruktion und Fertigung resultierte der Name ›Golden Bridge‹. Weil dieses Werk komplett im eigenen Haus gefertigt wird, darf sich Corum mit dem anspruchsvollen Titel Manufaktur schmücken. Heute ist Corum immer noch vollständig im Familienbesitz. Die aktuelle Kollektion krönen eine Armbanduhr mit Minutenrepetition und Tourbillon sowie ein Admiral's-Cup-Modell mit Stundenschlag und Figurenautomat.

Ebauches S.A.
Kurzportraits der Mitgliedsfirmen

Arogno

1872 verlegt die Firma Chalet, Frottez & Cie. ihre bis dahin in Pruntrut (Kanton Bern) beheimatete Fabrik für Rohwerke mit Schlüsselaufzug nach Arogno (Tessin) und nimmt die Brüder Alessandro und Romeo Manzoni in die Unternehmung auf.

1887 wird die Produktion auf Ebauches mit Kronenaufzug umgestellt. Chalet und Frottez scheiden aus und kehren in die Heimat zurück. Alessandro Manzoni führt den Betrieb zusammen mit seinen beiden Söhnen als ›Alessandro Manzoni & Cie.‹ weiter.

1888 machen sich einige Arbeiter dieser Firma in Arogno selbständig und stellen als ›Società operaia cooperativa di orologeria Bettelini, Navoni, Cometta Ruggero & Cie‹ eigene Rohwerke her.

1912 wechselt der Name dieser Gesellschaft in ›Società d'orologeria De-Vecchi & Cie.‹.

1920 sind bei Manzoni und De-Vecchi zusammen 280 Menschen angestellt. Manzoni produziert in diesem Jahr insgesamt 250 000 Rohwerke mit Anker- und Zylinderhemmung, De-Vecchi dagegen knapp 80 000 Uhrwerke einfacherer Qualität mit Zylinderhemmung.

1921 gerät die De-Vecchi & Cie. in eine starke Krise und

muß in eine Aktiengesellschaft ›Fabrique d'horlogerie S.A.‹ umgewandelt werden. Danach geht es langsam wieder aufwärts mit dem Unternehmen.

1932 kommt zunächst die ›Fabrique d'horlogerie‹, später auch die ›Manzoni Fils S.A.‹ in den Einflußbereich der Ebauches S.A. Gemeinsam produzieren sie unter dem Namen ›Fabrique d'ebauches réunies d'Arogno S.A.‹ Uhrwerke kuranter Qualität weiter.

AS

1896 Adolf Schild-Hugi startet in Grenchen mit 19 Arbeitern eine Rohwerkefabrikation. Sein erstes 12 ½liniges Kaliber ist mit Zylinderhemmung ausgestattet.

1905 wird mit dem Bau einer zweiten Fabrik begonnen. Im gleichen Jahr kommt das erste AS-Rohwerk mit Ankerhemmung auf den Markt.

1906 beschäftigt AS bereits 390 Mitarbeiter.

1914 erhält AS anläßlich der Landesausstellung in Bern eine Goldmedaille wegen der problemlosen Auswechselbarkeit der Ersatzteile bei den AS-Rohwerken.

1915 stirbt Adolf Schild-Hugi; AS wird in eine Aktiengesellschaft, die A. Schild S.A., umgewandelt.

1920 wird eine fünfte Fabrik errichtet. Das Unternehmen beschäftigt 1400 Mitarbeiter.

1925 beginnt AS mit der Herstellung von billigen Roskopf-Ebauches.

1926 beteiligt sich die A. Schild S.A. an der Gründung des Rohwerke-Trusts Ebauches S.A. AS beschäftigt über 2000 Mitarbeiter und beginnt mit der Produktion des Harwood-Rohwerks, welches an Fortis und Blancpain geliefert wird.

1931 wird das Rohwerk für die ›Autorist‹ auf Band gelegt.

1938 kommt ein rundes Automatikwerk auf den Markt, das Kaliber 1049 mit einer Höhe von 5,20 mm.

Chézard

1929 startet David Mader in Chézard (Kanton Neuchâtel) eine Werkstatt zum Fassen von Lagersteinen.

1931 beginnt er unter dem Namen ›David Mader & Cie.‹ mit der Fabrikation von Rohwerken.

1937 begibt sich Mader unter das Dach der Ebauches S.A., die Firma wird als ›Fabrique d'ebauches de Chézard‹ weitergeführt.

Die Produktpalette der Firma umfaßt insgesamt nur wenige Kaliber, darunter mechanische Uhrwerke mit in Sekundenschritten springenden Sekundenzeigern (z.B. Kaliber 115–118 und 7400–7402).

Derby

1858 gründet Félicien Wuilleumier zusammen mit zwei Söhnen in der Ortschaft Renan (Kanton Bern) eine kleine Fabrikation von Pedometern.

1890 machen sich die Söhne Armand und Alfred Wuilleumier selbständig mit dem Ziel, Meßinstrumente herzustellen. Daneben haben sie sich jedoch unter der Nr. 5488 eine perpetuelle Taschenuhr (mit automatischem Aufzug und Gangreserveanzeige) patentieren lassen. Diese große Neuigkeit wird mit Erfolg produziert.

1893 erhält die ›Perpetuelle‹ in Chicago eine Medaille. Jährlich werden 12 000 Ebauches für diese Uhrenspezialität produziert.

1929 wird die Fabrik von Louis Schorer aus La Chaux-de-Fonds übernommen. Als Pedos S.A. werden fortan Meßinstrumente, aber auch Ebauches mit Zylinder- und Stiftankerhemmung entwickelt, hergestellt und vertrieben.

1940 verlegt Schorer den Firmensitz ganz nach La Chaux-de-Fonds; er beschäftigt 35 Mitarbeiter, die monatlich 12 000 Rohwerke und 400 Meßinstrumente fertigen. Die Unternehmung firmiert um in ›Derby S.A.‹. Ab

1941 gerät die Firma zunehmend unter Kontrolle der Ebauches S.A.; Firmenaufgabe ist die Herstellung von Rohwerken einfacherer Qualität sowie von Meßinstrumenten.

FEF

1882 schließen sich in Fleurier, Kanton Neuchâtel, der gerade 21jährige Jules Jéquier und der bekannte Mechaniker David-Louis Petitpierre zusammen, um Rohwerke und komplette Uhren herzustellen. Die Produkte finden hauptsächlich Absatz in England und China. Doch bereits

1888 trennen sich die beiden wieder. Petitpierre widmet sich erneut der Herstellung von Maschinen für die Ebauches-Fabrikation, während Jules Jéquier die Herstellung mechanischer Uhren fortsetzt.

1892 treten die beiden Söhne Jules und Charles Jéquier in die Firma, nun die ›Jéquier frères & Cie.‹, ein.

1899 beschließen die Söhne, inzwischen alleinige Inhaber der Firma ›Jéquier frères‹, jeder für sich Uhren zu fabrizieren, diese jedoch gemeinsam zu verkaufen.

1900 ruft der dritte Bruder, Paul Jéquier, zusammen mit seinem Schwager ebenfalls in Fleurier eine Uhrenfabrik ins Leben.

1915 bringen sich Charles, Jules und Paul Jéquier in die gemeinsame Unternehmung ›Fleurier Watch Co.‹ ein. Diese Firma erwirbt

1920 die in Buttes ansässige Uhrenmanufaktur von H. Jeannin-Rosselet. Gleichzeitig wird die Ebauches-Produktion als ›Fabrique d'ebauches de Fleurier – FEF‹ verselbständigt.

1932 begibt sich die FEF als Aktiengesellschaft mit ihrem Direktor Philippe Jéquier unter das Dach der Ebauches S.A. Hergestellt werden Handaufzugskaliber für Damen- und Herrenarmbanduhren.

Felsa

1918 schließen sich Arnold Tschudin, Hermann Mägli und Otto Rüfenacht zusammen, um unter dem Namen Felsa S.A. in Lengnau (Kanton Bern) eine Ebauches-Fabrik zu betreiben.

1924 zieht die Firma in ein eigenes Fabrikgebäude nach Grenchen um. Die Jahresproduktion kann rasch gesteigert werden und erreicht

1928 bereits die stattliche Zahl von rund 800 000 Ebauches. Im selben Jahr noch wird die Felsa S.A. dem Ebauches-Trust angegliedert.

1942 erregt die Firma großes Aufsehen durch das weltweit erste Automatik-Kaliber (692) mit Aufzug in beiden Drehrichtungen. Damit war ein wichtiger Schritt hin zu einer höheren Effizienz des automatischen Aufzugs für Armbanduhren getan.

FHF

1793 gründen Isaac & David Benguerel sowie Julien & François Humbert-Droz in Fontainemelon (Kanton Neuchâtel) eine Manufaktur zur Produktion von Rohwerken.

1812 übernehmen die Humbert frères die Gesellschaft.

1825 geht die Gesellschaft auf die Firma Robert & Cie. über. Es werden 160 Mitarbeiter beschäftigt, die Jahresproduktion beträgt rund 60 000 Rohwerke.

1843 werden jährlich bereits 200 000 Ebauches hergestellt.

1862 erfolgt die Installation der ersten Dampfmaschine.

1876 geht die Firma in der Aktiengesellschaft ›Fabrique d'horlogerie de Fontainemelon S.A.‹ auf. Rund 400 Mitarbeiter fertigen jährlich etwa 240 000 Rohwerke.
1904 wird die Firma elektrifiziert.
1913 beträgt die Jahresproduktion rund 1 Million Ebauches bei einem Mitarbeiterstand von 1010 Arbeitern und Angestellten.
1926 beteiligt sich FHF an der Gründung der Ebauches S.A.

Landeron

1873 gründen die Brüder Aimé-Auguste und Charles-Alfred Hahn in Le Landeron (Kanton Neuchâtel) unter dem Namen ›Hahn frères‹ eine Rohwerkefabrikation.
1876 stirbt Charles-Alfred Hahn. Dessen Sohn Charles Hahn übernimmt die Nachfolge und wandelt die Firma
1895 in die ›Charles Hahn & Cie.‹ um. Aimé-Auguste Hahn ist nur noch stiller Gesellschafter. Eine Dampfmaschine unterstützt die Ebauches-Produktion.
1902 muß die Fabrik wegen der rapide gestiegenen Nachfrage vergrößert werden. Die Dampfmaschine wird durch Elektrizität ersetzt.
1912 wird mit der Serienfertigung der seinerzeit kleinsten Uhrenrohwerke, der Kaliber 5''', 7''' oval, 6 1/2''' oval und 7''' rund begonnen. Die Ebauches werden 1914 bei der Landesausstellung in Bern vorgestellt.
1915 zwingt die Nachfrage zu einer weiteren Vergrößerung der Fabrik.
1918 werden rund 130 Mitarbeiter beschäftigt.
1927 erfolgt die Eingliederung in die Ebauches S.A. Mit großem Erfolg werden Rohwerke für Armband-Chronographen hergestellt.

In späteren Jahren macht sich ›Landeron‹ einen großen Namen durch die Herstellung relativ billiger ›Economy‹-Rohwerke ohne Schaltrad für Chronographen, die eine weite Verbreitung finden.

A. Michel

1898 beginnen Adolf Michel und Jean Schwarzentrub zunächst in Lengnau (Kanton Bern) mit der Herstellung von Rohwerken. Doch bereits im selben Jahr verlegen sie den Firmensitz nach Grenchen (Kanton Solothurn).
1911 produzieren rund 200 Mitarbeiter Rohwerke der Größen 12''' bis 18'''. Alle sind mit Zylinder- oder Stiftankerhemmung ausgestattet.

1914 wird mit der Herstellung von Kalibern mit Ankerhemmung (Durchmesser 13''') begonnen.

1916 stehen mehr als 300 Arbeiter und Angestellte in den Diensten der Fabrik.

1918 erfolgt wegen erheblicher wirtschaftlicher Schwierigkeiten die Umwandlung der Firma in eine Aktiengesellschaft, die A. Michel S.A.

1926 beteiligt sich die A. Michel S.A. an der Gründung der Ebauches S.A.

Fortan werden fast ausschließlich Handaufzugswerke für Armbanduhren produziert.

Peseux

1923 wird in der Ortschaft Peseux (Kanton Neuchâtel) durch Charles Berner eine kleine Ebauches-Fabrikation ins Leben gerufen, die sich die Herstellung von Rohwerken mit Ankerhemmung für Armbanduhren zum Ziel gesetzt hat.

1924 beschäftigt Berner 20 Mitarbeiter, die insgesamt 6240 Rohwerke fertigen.

1933 kann bereits auf eine Jahresproduktion von 215 980 Ebauches verwiesen werden, bei einer Zahl von 76 Beschäftigten. In diesem Jahr begibt sich Charles Berner mit seiner ›Fabrique d'ebauches de Peseux S.A.‹ unter das Dach der Ebauches S.A., behält aber weiterhin die Leitung des Unternehmens.

Bei Peseux, heute zur ETA S.A. gehörend, wurden künftig fast ausschließlich Handaufzugswerke für Armbanduhren, z.T. sehr flache Kaliber, produziert.

Unitas

1898 etabliert in Tramelan (Kanton Bern) Auguste Reymond eine kleine Werkstatt zur Fertigstellung von Uhren. Die in einer Wohnung beheimatete ›Fabrikation‹ firmiert unter dem Namen ›Fabrique d'horlogerie Auguste Reymond‹.

1903 macht die gestiegene Nachfrage die Errichtung eines eigenen Fabrikgebäudes erforderlich.

1906 vollzieht sich der Wandel zur Uhrenmanufaktur A. Reymond S.A. (ARSA). Die eigenen Ebauches werden in einer neu errichteten Fabrik in Le Bioux (Vallée de Joux) produziert.

1909 wird die Ebauches-Fabrikation aus Gründen der Wirtschaftlichkeit ebenfalls nach Tramelan verlegt.

1926 kauft die A. Reymond S.A. die Uhrenfabrik Unitas

Watch Co. in Tramelan. Deren Fabrikgebäude wird speziell zur Herstellung von Rohwerken umgebaut.
1932 gelangt die Ebauches-Abteilung ›Unitas‹ unter das Dach der Ebauches S.A., während die ›Arsa‹-Uhrenfabrikation weiterhin selbständig bleibt.

Valjoux

1901 beschließen John und Charles Reymond in Les Bioux (Vallée de Joux), mit der Herstellung von Chronographenmechanismen zu beginnen. Ihre Firma heißt J. & C. Reymond frères.
1910 zieht die Firma in das 1900 von der Gemeinde errichtete Gebäude der ›Fabrique des Bioux‹ um. Die Aktiengesellschaft ›Reymond frères‹ beginnt mit der Produktion von Rohwerken und beschäftigt rund 30 Mitarbeiter.
1929 firmiert das Unternehmen, das sich zwischenzeitlich ständig vergrößert hat, in ›Valjoux S.A.‹ um.
1942 erreicht die Jahresproduktion eine Größe von 60 000 Ebauches, darunter die begehrten Chronographen, die in den Uhren feinster Marken Verwendung finden.
1944 zieht sich John Reymond aus dem Tagesgeschäft zurück. Valjoux gerät mit den beiden Söhnen Marius und Arnold Reymond als Direktoren unter das Dach der Ebauches S.A.
1973 kommt das Kaliber 7750 auf den Markt, ein Chronographenwerk mit automatischem Aufzug, das bis heute hergestellt wird und sich zunehmender Beliebtheit erfreut. Klassiker bleibt indes die längst nicht mehr produzierte Handaufzugs-Kaliberfamilie 23, die sich in unzähligen Armbanduhren mit Chronograph bewährt hat.

Venus

1924 wird in der Ortschaft Münster (Kanton Bern) von den Herren P. Berret, J.-B. Berret und O. Schmitz die Ebauches-Fabrik Venus S.A. aus der Taufe gehoben.
1925 übernimmt die Firma Gasser & Co. aus Biel die Nachfolge von J.-B. Berret, der sich aus der Firma zurückzieht. In diesem Jahr stellen 25 Mitarbeiter insgesamt 38 000 Rohwerke her.
1927 kann die Produktion bei einem Personalbestand von 44 Arbeitern und Angestellten bereits auf 146 000 Ebauches gesteigert werden.

1928 erfolgt die Angliederung der Venus S.A. an den Ebauches-Trust.

Danach werden mit steigendem Erfolg hauptsächlich Rohwerke für Chronographen, Chronographen-Rattrapante und Uhrwerke mit Kalendarien produziert. Auch ein 12 ½liniges Wecker-Kaliber (Venus 230 mit Zentralsekunde) wurde 1954 zum Patent angemeldet.

Der Rohwerkehersteller Venus S.A. darf nicht mit der 1918 von Schwarz-Etienne in La Chaux-de-Fonds gegründeten Uhrenfabrik Venus verwechselt werden. Es bestehen keinerlei Zusammenhänge.

Ebel

Eine achtzigjährige Tradition in der Herstellung von Armbanduhren ist noch lange keine Garantie dafür, daß ein Produkt einen großen Namen hat, geschweige denn in aller Munde ist. Den besten Beweis für diese These liefert die in La Chaux-de-Fonds ansässige Uhrenfabrik ›Eugène Blum et Lévy‹, kurz Ebel genannt.

Im Jahre 1911 von Eugène Blum und Alice Lévy ins Leben gerufen, beschäftigte man sich in der Fabrique Ebel, wie viele andere Uhrenhersteller auch, als Etablisseur, d.h. man kaufte Rohwerke, remontierte sie, versah sie mit Zifferblättern und Zeigern und schalte die so komplettierten Werke in – ebenfalls zugekaufte – Gehäuse ein. So entstanden ›Ebel‹-Armband- und -Taschenuhren oder solche, deren Zifferblatt die Signatur verschiedenster Auftraggeber zierte. Bei Schweizer Uhrenfabrikanten war es durchaus nicht unüblich, Uhren im Lohnauftrag für Grossisten oder auch Detaillisten nach deren Wünschen zu fertigen. Mit diesen Private-Label-Produkten erzielten die Fabrik und deren Beschäftigte eine zusätzliche Auslastung.

Bis zum Ausbruch des Ersten Weltkriegs waren Österreich-Ungarn, Rumänien, Spanien und das zaristische Rußland die besten Ebel-Kunden.

Auch Charles Blum, der 1929 eingetretene Sohn des Firmengründers, wollte infolge der bewährten Strukturen an dieser Familien- und Firmentradition nichts ändern. Selbst die Wirren der dreißiger und vierziger Jahre überlebte Ebel, Blum & Cie. auf diese Weise. In dieser Zeit fertigte Ebel z.B. Uhren der Marke ›Astral‹ für Vacheron & Constantin oder ›Paul Breguette‹ für den amerikanischen Markt. Erst der Enkel des Firmengründers, Pierre-Alain Blum, beschloß auf heftiges Drängen seines Vaters hin, seinen wohldotierten Job in den Vereinigten Staaten von Amerika aufzugeben und 1970 in den Familienbetrieb einzusteigen. Diesen krempelte er nach dem Ausscheiden des Vaters gründlich um, indem er auf modernes Management, zeitgemäße Produkte und effektive Verkaufsstrategien setzte. 1973 kaufte Pierre-Alain Blum seinem Vater siebzig Prozent des Unternehmens ab, 1975 gehörte ihm Ebel alleine. Zwischen 1975 und 1988 wuchs die Belegschaft von 40 auf rund 700 Mitarbeiter an, der Umsatz stieg innerhalb von 15 Jahren um den Faktor 61. Maßgeblich für den spektakulären Erfolg waren jedoch nicht nur die unter eigenem Namen hergestellten Armbanduhren. Weit wichtiger war ein 1975 mit Cartier geschlossener Kooperationsvertrag zur Produktion von Cartier-Armbanduhren in La Chaux-de-Fonds. Ab 1991 unterhielt Ebel in der Jurametropole gemeinsam mit Cartier die CEC (Compagnie Ebel Cartier). Hier entstanden Gehäuse, Metallbänder und Uhrwerke für beide Marken. Nach der einvernehmlichen Trennung im Frühjahr 1998 wird die Fabrikationsstätte ausschließlich von Ebel genützt.

Seit 1994 befindet sich Ebel unter dem Dach der saudiarabisch-amerikanischen Investors Corporation (Investcorp), zu der auch schon Breguet und Lémania gehören. Im Herbst 1996 verließ Pierre-Alain Blum das Unternehmen. Schon 1995 hatte Ebel ›Le Modulor‹, einen neuen Automatik-Chronograph mit 30-Minuten- und 12-Stunden-Zähler lanciert. Er löste das seit 1982 verwendete ›El Primero‹-Werk von Zenith ab. Das Modulor-Rohwerk wurde ab 1989 in

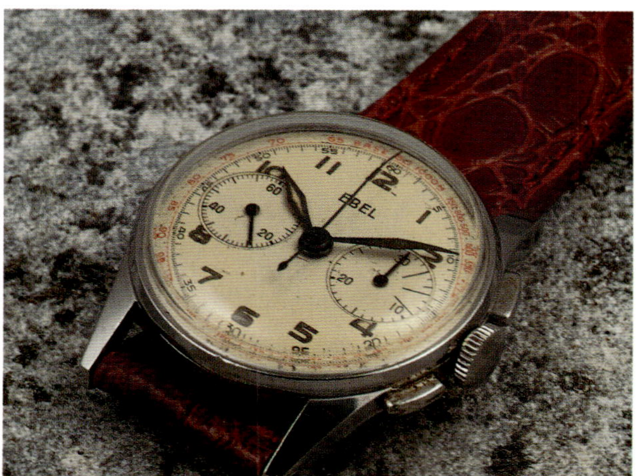

Ebel-Chronograph aus den vierziger Jahren; Handaufzugs-Kaliber Lémania CH 27

enger Kooperation mit der heutigen Schwester Lémania entwickelt. Die Fertigung erfolgt in den Werkstätten der CEC, womit Ebel den Titel Mechanik-Manufaktur für sich in Anspruch nehmen kann. Die Maße: Durchmesser 31 mm, Höhe 6,4 mm. Sonstige Merkmale: 27 Steine, Aufzug durch kugelgelagerten Zentralrotor mit Schwermetall-Segment in beiden Drehrichtungen, sowie – als Ebel-Exklusivität bei diesem Kaliber – eine digitale Datumsanzeige zwischen der ›4‹ und der ›5‹. Die Chronographenfunktionen werden über Drücker und über einen Schaltnocken gesteuert. Die Unruhfrequenz liegt bei 28 800 Halbschwingungen/Stunde.

Eberhard & Co.

Wie die Gründer anderer bedeutender Uhrenfirmen jener Zeit machte sich Georges-Emile Eberhard (1865-1926) bereits in relativ jungen Jahren selbständig. 1887, gerade 22jährig, richtete der Sohn eines Uhrmachers aus St. Imier, der, wie damals vielfach üblich, das Handwerk seines Vaters erlernt hatte, in La Chaux-de-Fonds eine kleine Werkstatt zur Anfertigung und Reparatur von Uhren ein. Daneben mußten die hergestellten Taschenuhren, darunter auch ein Chronograph, der auf einer eigenen Entwicklung beruhte, von Georges-Emile Eberhard selber vertrieben werden. Infolge der Qualität und Genauigkeit der Eberhardschen Produkte wuchs der Kundenkreis rasch, weswegen die alten Werkstatträume nach zwei Jahrzehnten zu klein geworden waren und 1907 den Umzug in ein neues Fabrikgebäude erforderlich machten. Vor allem waren es die bei Militärs, Wissenschaftlern und Sportlern sehr beliebten Chronographen, welche den guten Ruf des Namens Eberhard begründen halfen.
Zwölf Jahre später, 1919, nahm Georges-Emile Eberhard seine beiden Söhne Georges und Maurice in die Firma auf, die fortan Eberhard & Co. hieß. In diesem Jahr stellte Eberhard & Co. auch seine erste Armbanduhr mit Chronograph der Öffentlichkeit vor. Dieser Uhrentyp war es, dem in den folgenden Jahrzehnten die besondere Aufmerksamkeit geschenkt wurde. Daneben hatten aber auch Taschen-Stoppuhren und -Chronographen in der Produktionspalette weiterhin ihren Platz. Bereits 1930 verließ eine erste Armbanduhr mit automatischem Aufzug das Fabrikgebäude in der Nähe des Hauptbahnhofs von La Chaux-de-Fonds. Fünf Jahre darauf, 1935, war Eberhard & Co. mit seinem ersten 2-Drücker-Armbandchronographen am Markt vertreten, und 1938 folgten Chronographen-Modelle mit zusätzlichem

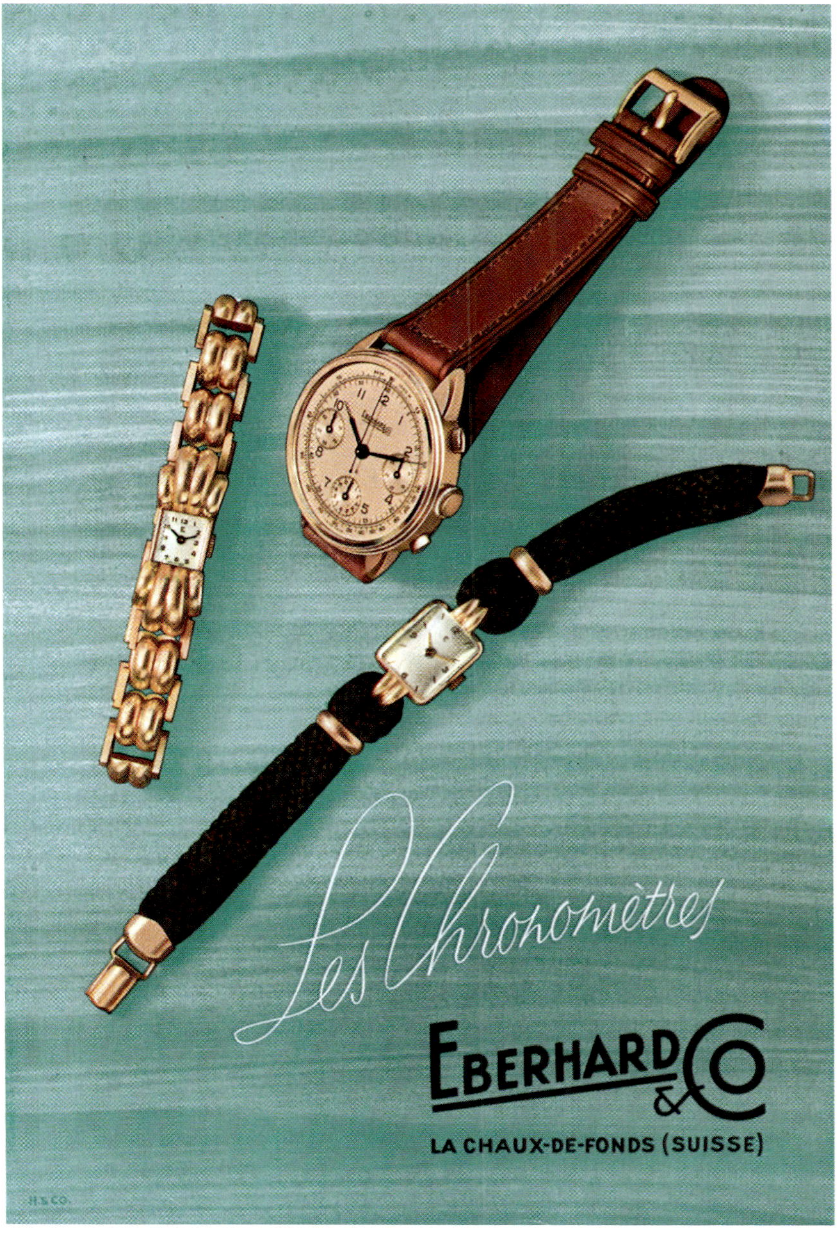

Eberhard-Anzeige aus der Zeit um 1950

12-Stunden-Zähler. Schließlich erzielte die Manufaktur 1939 besondere Aufmerksamkeit, als erstmals in der Geschichte der Armbanduhr ein Chronograph-Rattrapante mit 30-Minuten- und (als Novum) 12-Stunden-Zähler präsentiert werden konnte. 1968 waren bei Eberhard & Co. als weitere Neuentwicklungen verschiedene mechanische Uhrwerke mit einer Unruhfrequenz von 36 000 Halbschwingungen/Stunde sowie die ersten elektronischen Uhrwerke zur Serienreife gediehen.

Das hundertjährige Bestehen der Firma wurde 1987 mit einem besonderen Armbandchronographen gefeiert, dem Modell ›Chronomaster‹, entwickelt für die italienische Luftakrobatengruppe ›Frecce Tricolori‹. Inzwischen hat Eberhard & Co. seine Chronographen-Kollektion beträchtlich ausgebaut. Das Modell ›Tazio Nuvolari‹ erinnert an den bekannten italienischen Rennfahrer. Seit 1995 verfügt die Marke auch über ein Schleppzeiger-Modell, basierend auf dem bewährten Kaliber Valjoux 7750.

Eterna

Eine ganze Portion Wagemut brauchte es wohl, dazu viel Energie, Motivationskraft und Standfestigkeit, um sich 1851, kurz nach Einführung der Handels- und Gewerbefreiheit, in einem damals bedeutungslosen, weltfernen Dorf wie Grenchen dem Uhrengewerbe zuzuwenden. Die Menschen dort lebten vornehmlich von einer äußerst kargen Landwirtschaft, die wegen des ausgezehrten Bodens immer schlechtere Erträge brachte. Im Sommer wurden sie von den Stechmücken aus den sumpfigen Aarewiesen geplagt, bei Regenwetter versanken sie im sprichwörtlichen Grenchener Dreck, und im Winter legten Eis und Schnee das Leben in der Ortschaft lahm.

Am 7. Januar 1851, mitten in einem bitterkalten Winter, wandte sich der Arzt Dr. Josef Girard an den Gemeinderat mit der Bitte, anstelle der darniederliegenden Landwirtschaft in Grenchen neue Erwerbszweige anzusiedeln. Schon zehn Tage nach dem Antrag erhielten Dr. Girard sowie der Landwirt, Zimmermann und Garnbleicher Anton Schild den Auftrag, Uhrmacher in Grenchen auszubilden. Und im September jenes Jahres begannen im Schulhaus der Gemeinde 40 junge Grenchener mit ihrer Lehre.

Am 7. November 1856 riefen Dr. Girard und der Sohn von Anton Schild, der Schullehrer Urs Schild, die neue Ebauches-Fabrik ›Dr. Girard & Schild‹, Wiege der Uhrenmanufak-

tur Eterna, ins Leben. Bis 1862 arbeitete die neue Fabrik nicht besonders erfolgreich, weil die französische Ebauche-Fabrik der Japy Frères mit allen Mitteln danach trachtete, den neuen Konkurrenten auszuschalten. Erst ab 1863 ging es aufwärts. 1866 zog sich Dr. Girard aus der Unternehmensleitung zurück. 1870 hielten die ersten Fertigungsautomaten, angetrieben durch Wasserkraft sowie eine riesige Dampfmaschine, ihren Einzug. 300 Arbeiter fertigten damals Rohwerke mit Zylinder- und Ankerhemmung, Triebe und Rücker-Rohlinge.
1876 verließ die erste Eterna-Uhr die Ateliers.
1900 erfolgte die Umrüstung des Betriebes auf elektrischen Antrieb der Maschinen. Außerdem wurden modernere, auf höhere Präzision abgestellte Fertigungsmethoden eingeführt, um eine bessere Austauschbarkeit der Uhrenteile zu gewährleisten. 1906 wurde mit Gründung der Kommanditgesellschaft ›Eterna-Werke, Gebrüder Schild & Co.‹ der bereits

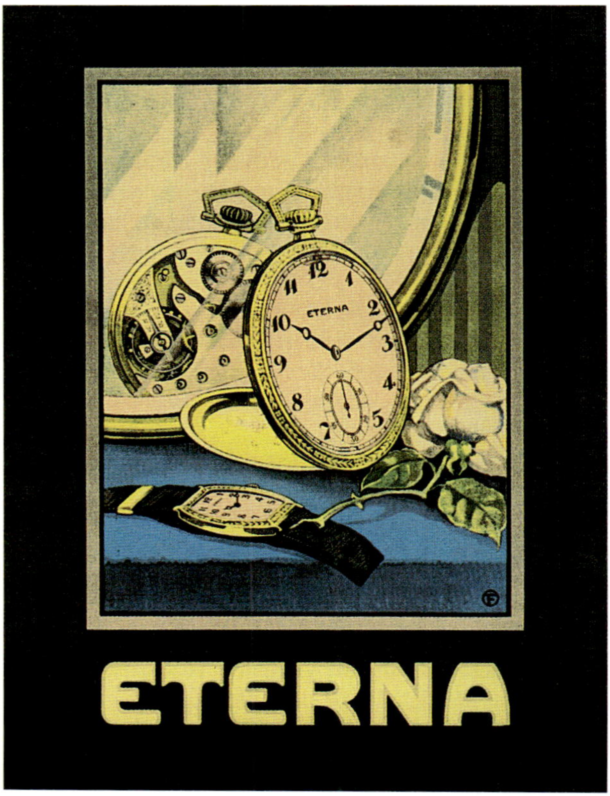

Eterna-Anzeige aus den 20er Jahren

bestens eingeführte Zifferblattname auch auf die Firma selbst übertragen.

Zahlreiche herausragende Erfindungen und Entwicklungen haben in den folgenden Jahrzehnten unter Theodor Schild und seinen Nachfolgern den Namen Eterna berühmt gemacht:

- 1914 die erste Armbanduhr mit Wecker, vorgestellt anläßlich der Schweizerischen Landesausstellung, eine technische Revolution;
- 1930 die kleinste serienmäßig hergestellte Armbanduhr mit Baguettewerk, welche sich bei den Damen größter Beliebtheit erfreute;
- die Fabrikation des ersten Weckers mit 8-Tage-Werk zu Beginn der dreißiger Jahre;
- ab 1942 die Serienproduktion eines für die damalige Zeit besonders kleinen (Durchmesser knapp 22 mm) und flachen (Höhe 4,5 mm) Uhrwerks mit automatischem Aufzug, Kaliber 1033;
- ab 1948 die Verwendung eines kugelgelagerten Rotors und eines Klinkenrad-Wechselgetriebes im Automatik-Kaliber 1199 – Geburtsstunde der sensationellen und später weltberühmten Eterna-Matic;
- ab 1952 eine echte Damen-Automatik, die zudem über einen zentral angeordneten Sekundenzeiger verfügte;
- 1958 das Modell ›Golden-Heart‹ für Damen, mit dem damals kleinsten Automatik-Werk der Welt und einem Rotor aus massivem Gold;
- 1962 die flachste Armbanduhr mit automatischem Aufzug und Datumsanzeige, die Eterna-Matic 3000, Werkshöhe nur noch 3,6 mm, sowie die mit 4 mm Werkshöhe seinerzeit flachste Damenuhr mit automatischem Aufzug, Modell Eterna-Matic Sahida;
- 1974 die erste Eterna mit Quarz-Uhrwerk und analoger Zeitanzeige.

Schon im Jahre 1932 hatte Theodor Schild, den Zwängen der Zeit folgend und zum Schutze der Schweizerischen Uhrenindustrie gegenüber ausländischen Einflüssen nach langen Überlegungen der Aufteilung seiner ›gemischten Uhren- und Ebauchesfabrik‹ in zwei getrennte Aktiengesellschaften zugestimmt, nämlich die ETA AG zur Herstellung von Rohwerken, als Tochtergesellschaft der 1926 gegründeten Ebauches S.A., und die Eterna AG zur traditionellen Fertigstellung von Präzisionsuhren.

Für ihre Verdienste um das Ansehen Europas in der ganzen Welt wurde Eterna von einer internationalen Jury am 8. Mai 1980 der vom Friedensnobelpreisträger René Cassin gestiftete ›Grand Prix Triomphe de l'Excellence Européenne‹ zuerkannt.

Als Mitglied der ASUAG gelangte Eterna 1982 unter das Dach des SMH-Konzerns. Rund zwei Jahre später, am 31. August 1984, erwarb der Schweizer Industrielle Franz Wassmer die Firma. Seit Oktober 1995 befindet sich Eterna über die F.A.P. Beteiligungs GmbH im Besitz des Designers Ferdinand Alexander Porsche (u.a. Porsche 911) und seiner Familie.

Girard-Perregaux

Als Gründungsjahr dieser Firma wird in offiziellen Chroniken zur Schweizer Uhrmacherei zwar 1791 genannt, doch mußte noch geraume Zeit ins Land gehen, bis in die Annalen der Uhrenmanufaktur auch der Name Girard-Perregaux (GP) gelangte.

Da ließen sich auf der einen Seite im Genf jenes Jahres 1791 der damals erst 19jährige Uhrmacher und Juwelier Jean-François Bautte und der Uhrmacher Mouliné gemeinsam nieder, um unter dem Namen Mouliné & Bautte besonders flache Uhren sowie Schmuckuhren herzustellen. Später kam noch der Uhrmacher Moynier hinzu, mit dem Bautte nach dem Ausscheiden Moulinés als Bautte & Moynier firmierte. Nach dem Tode Jean-François Bauttes 1837 ging das Geschäft bis 1906 durch die Hände verschiedener Eigner.

Auf der anderen Seite arbeitete etwa ab 1850 in der Ortschaft La Chaux-de-Fonds der junge Uhrmacher Constantin Othenin Girard zunächst mit C. Robert zusammen. Im Jahre 1856, nach seiner Eheschließung mit Marie Perregaux, der Schwester des vorzüglichen Chronometermachers Henri Perregaux aus Le Locle, kam es zur Gründung der Firma Girard-Perregaux.

Die Symbiose vollzog sich 1906, als Girard-Perregaux die frühere Firma des Jean-François Bautte dazugekaufte, und damit die Verbindung zum Jahr 1791 hergestellt wurde.

Präzision bestimmte von Anfang an die Maximen der Manufaktur. So gewann Girard-Perregaux zwischen 1866 und 1876 mehrere Male die vom Observatorium in Neuchâtel eingerichteten Chronometerwettbewerbe. Ferner erhielt die Manufaktur zwischen 1867 und 1910 viele Preise und Auszeichnungen für ihre vorzüglichen Chronometer.

Insbesondere sorgten die Taschen-Chronometer mit 3-Brücken-Werk und Tourbillon immer wieder für Aufsehen.

Die Geschichte der Armbanduhr hat Girard-Perregaux zweifellos in besonderer Weise mitbestimmt, denn um 1880 produzierte man in La Chaux-de-Fonds auf Bestellung der deutschen Kriegsmarine die vermutlich ersten Serien-Armbanduhren überhaupt.

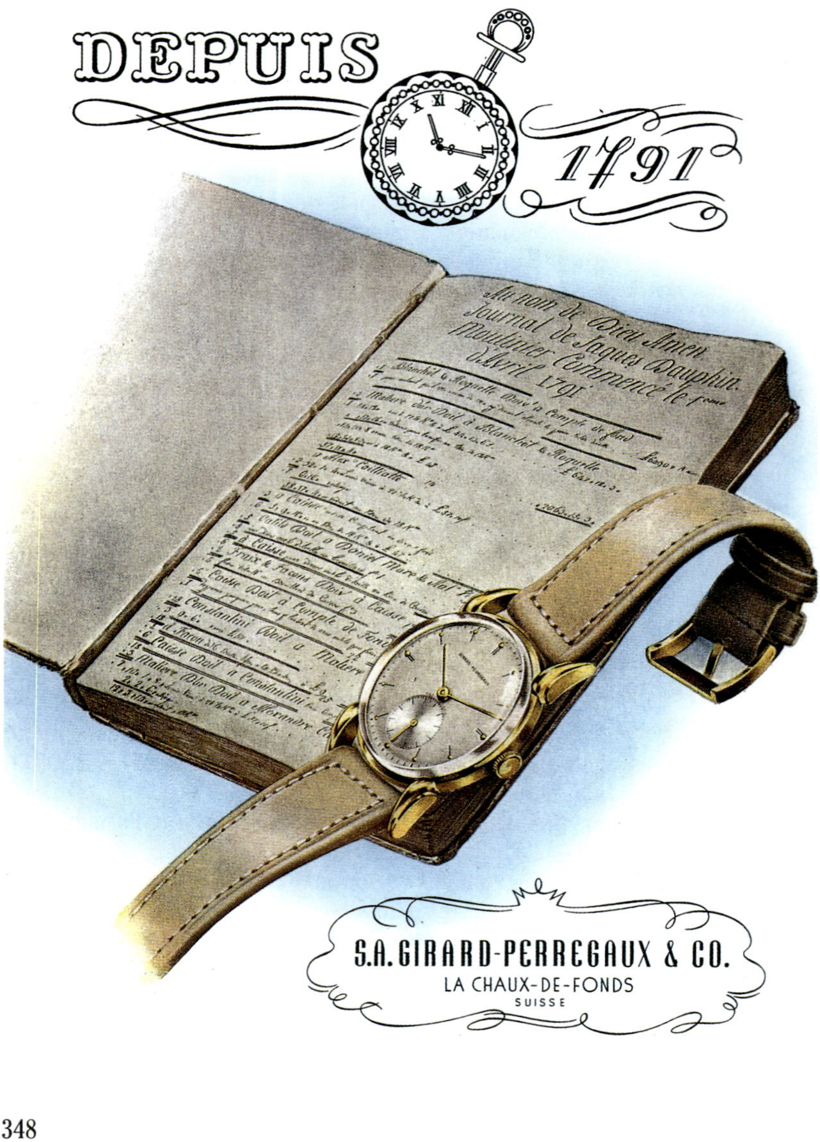

Anzeige der Uhrenfirma Girard-Perregaux aus dem Jahre 1946

In der Zeit nach dem Ersten Weltkrieg wurde es eher ruhig um Girard-Perregaux. Erst in den fünfziger Jahren (1957) fand eine besondere Armbanduhr mit automatischem Aufzug, dem System ›Gyromatic‹ große Beachtung, und 1965 brachte die Manufaktur das erste mechanische Hochfrequenz-Werk auf den Markt, dessen Unruh mit 36 000 Halbschwingungen pro Stunde arbeitete. Armbanduhren mit diesem Werk erzielten besonders gute Gangergebnisse und wurden als ›Chronometer HF‹ auch mit einem offiziellen Gangzeugnis verkauft.

Im Jahre 1966 richtete Girard-Perregaux ein Forschungslabor für Quarzwerke ein, dessen Arbeit 1970 durch die erste industriell gefertigte Quarzuhr der Schweiz gekrönt wurde. Damit stahl Girard-Perregaux der parallel arbeitenden BETA-Gruppe des 1962 in Neuchâtel gegründeten Centre Électronique Horloger S.A. (CEH) die Schau. In zäher Kleinarbeit war es den Ingenieuren gelungen, eine Großuhr mit Quarzwerk zu miniaturisieren und daraus das Kaliber ›Elcron‹ zu entwickeln. Der wesentliche Unterschied zum Kaliber Beta 21 bestand in der Frequenz des Schwingquarzes. Die CEH-Techniker beschränkten sich auf 8192 Hz. Mit einer Oszillatorfrequenz von 32 768 Hz hatten die Konstrukteure von Girard-Perregaux auf das zukunftsträchtigere Pferd gesetzt. Diese Schwingungszahl wurde später zum Weltstandard erhoben. Damit verabschiedete sich GP vorübergehend aus dem Kreis der Hersteller mechanischer Uhrwerke. Die Quarzuhr dominierte für mehr als ein Jahrzehnt.

Im Zuge der Mechanik-Renaissance nahm GP wieder mechanische Modelle in die Kollektion auf. Und 1994 ist Girard-Perregaux unter Leitung des neuen Präsidenten Dr. Gino Macaluso, zugleich auch Eigentümer der Marke, in die Reihen der Manufakturen zurückgekehrt. Nach rund zweijähriger Entwicklungsarbeit war bei der GP Manufacture SA, an der damals Girard-Perregaux zu 55% und Bulgari zu 45 % beteiligt waren, die neue Kaliber-Familie 3xxx mit automatischem Aufzug zur Serienreife gediehen. Das Basis-Kaliber 3000 besitzt einen Durchmesser von 10 ½ Linien (23,9 mm). Mit einer Höhe von nur 2,98 mm gehört es zu den flachsten seiner Art. Immerhin ist darin auch eine springende Datumsanzeige mit Schnellschaltung enthalten. Die Konstruktion ermöglicht eine Sekundenindikation aus dem Zentrum oder bei der ›9‹. Der Aufzug erfolgt durch einen Kugellagerrotor in einer Drehrichtung. Das Kaliber 3100 besitzt als wesentliches Unterscheidungsmerkmal einen größeren Durchmesser. Bei gleicher Bauhöhe beträgt dieser 26,2 mm (11 1/2 '''). Auf diese Weise konnten die funktionalen Teile üppiger dimensioniert werden. Daraus resultiert u.a. eine Gangreserve von mindestens 50 Stunden. Dritter im Bunde ist das Kaliber 3180, ein Kaliber 3100 mit aufgesetztem Chronographen-Modul. 1998 übernahm die Dr. Macalusos Lorane-Holding den 45prozentigen Bulgari-Anteil an der GP Manufacture SA.

Glashütte in Sachsen

A. Lange & Söhne

Mit Luxusuhrmacherei hatte der 1815 in Dresden geborene Ferdinand Adolph Lange überhaupt nichts im Sinn, als er seine Heimatstadt verließ, um nach einer qualifizierten Lehre beim Hofuhrmacher Gutkäs und uhrmacherischen Wanderjahren in Frankreich, England und der Schweiz der strukturschwachen Erzgebirgsgemeinde Glashütte sein Handwerk näherzubringen.

Dort war Schmalhans regelmäßig Küchenmeister. Um die große Not und Arbeitslosigkeit ein wenig lindern zu können, wandte sich der tief religiöse und sozial denkende Lange in mehreren Briefen und Eingaben an seine Regierung. Darin äußerte er die Bitte, ihn doch gnädigst bei der Errichtung einer Uhrenproduktion zu unterstützen. Bekanntlich mahlen Behördenmühlen langsam. Aber Lange war zäh und hartnäckig. Am 31. Mai 1845 kam es zwischen ihm und dem Kgl. Sächsischen Ministerium des Inneren zum Abschluß eines Vertrags. Dieser legte fest, daß Lange 15 Glashütter Jugendliche innerhalb von drei Jahren zu Uhrmachern ausbilden würde. Im Gegenzug stellte der Staat einen rück- zahlbaren Vorschuß in Höhe von 6700 Talern sowie weitere 1120 Taler zur Anschaffung von Werkzeugen bereit. Nach Abschluß der Ausbildung sollten die Jugendlichen weitere fünf Jahre in Langes Betrieb arbeiten. In Wochenraten zu je 24 Neugroschen hatten sie währenddessen die Kosten ihrer Ausbildung abzustottern. Die erste Liste der Auszubildenden läßt mehr auf einen Landwirtschaftsbetrieb schließen als auf eine Uhrmacherei. Sie umfaßte einen Malgehilfen, zwölf Strohflechter, vier Dienstburschen, einen Landwirtschaftsgehilfen, einen Steinbruch- und einen Winzerarbeiter. Einigen der ›Naturburschen‹ mußte Lange zu seinem Leidwesen bereits nach

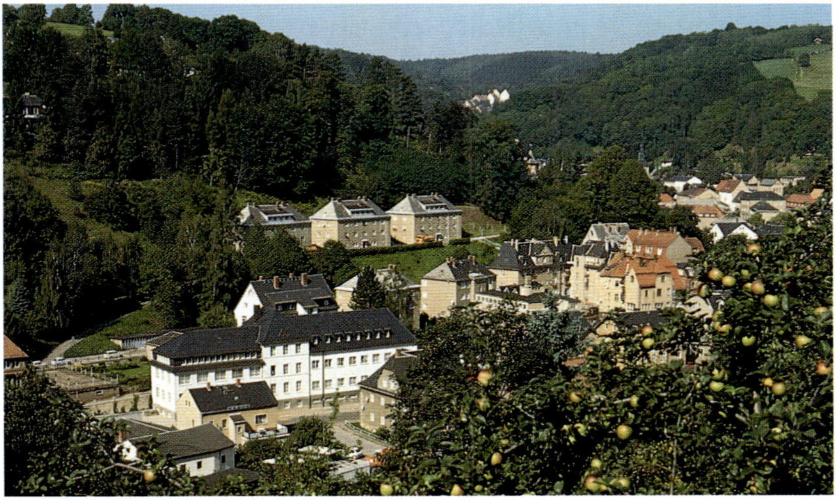

Die neue Lange'sche Werkstätte in Glashütte/Sachsen

kurzer Zeit die berufliche Nichteignung bescheinigen. Andere gingen von alleine, weil ihnen die Arbeit nicht behagte. Der Rest hielt durch und bildete den Stamm der ersten Lange-Mannschaft, die schon bald auf 30 Berufsanfänger wuchs.

Trotz des großen Engagements Adolph Langes drohte das Unternehmen anfangs mehrfach zu scheitern. Zum einen stand kaum qualifiziertes Personal zur Verfügung. Und zum anderen fehlte es immer wieder an Geld. Im Laufe der Zeit investierte Lange sein ganzes Vermögen, das seiner Frau und sonstige verfügbare Mittel in die sehr holprig anlaufende Firma.

Als Adolph Lange 1875 starb, hinterließ er seinen Söhnen und Enkeln jedoch nicht nur einen florierenden Betrieb mit rund 100 Mitarbeitern, sondern auch eine Vielzahl höchster internationaler Auszeichnungen. Glashütte verdankt Lange, der 18 Jahre lang das Amt des Bürgermeisters innehatte, die Entwicklung zum Mekka der deutschen Feinuhrmacherei. Unzählige Kleinbetriebe und Spezialwerkstätten für Uhren und Uhrenbestandteile entstanden unter der Ägide Langes. Hinzu gesellten sich weitere Manufakturen für Klein- und Großuhren.

Das umfassende internationale Renommée des Hauses A. Lange & Söhne erreichte allerdings keine davon. Immerhin füllt die Palette komplizierter Lange-Zeitmesser Bände. Diese – und damit schließt sich der Kreis fürs erste – konnten sich freilich nur ausgesprochen betuchte Zeitgenossen leisten. Doch auch die ›normalen‹ Modelle mit dem 1864 konstruierten und bis 1948 verwendeten Dreiviertelplatinenwerk waren rein preislich nicht jedermanns Kragenweite.

Neben den feinen Präzisions-Taschenuhren und Marinechronometern dürfen die großen Flieger-Armbanduhren mit Taschenuhrwerk nicht vergessen werden. Sie wurden während des Zweiten Weltkrieges an die Deutsche Luftwaffe geliefert. Daneben gab es bei Lange bis 1945 auch eine ganze Reihe ›ziviler‹ Armbanduhren, in denen jedoch neben Glashütter Rohwerken häufig auch Schweizer Fabrikate – z.B. Altus – tickten.

1989 rückte mit dem Fall der Mauer für Walter Lange, Ur-Enkel des Ferdinand Adolph, die Reaktivierung des familiären Erbes in Glashütte in greifbare Nähe. Auf umfassende Hilfe aus dem Uhr-Land Schweiz konnte er jedoch nicht verzichten. Dank großzügiger finanzieller (bislang 20 Millionen DM), technologischer (konstruktive Basisarbeit) und industrieller Unterstützung der Schaffhausener International Watch Co. (IWC), einer Tochter der deutschen VDO/Mannesmann-Gruppe, die sich schon 1991 an Lange beteiligte, konnte in Glashütte eine nach heutigem Stand hochmoderne Produktionsstätte für Präzisionsuhrwerke eingerichtet werden. Mittlerweile fertigen 45 in der Schweiz sorgfältig präparierte Spezialisten exklusiv die Uhrwerke der neuen ›A. Lange & Söhne‹. Sie bringen es auf eine Glashütter Wertschöpfung von über 60 Prozent, was die Verwendung des imageträchtigen ›Made in Germany‹ gestattet. Den Neubeginn markierte vier Modelle:

Die ›Lange 1‹, eine Herrenarmbanduhr mit dezentraler Stundenanzeige, kleiner Sekunde, großflächiger Gangreserveindikation und Groß-Datumsanzeige. Letztere zeigt die Einer des Datums durch einen Ring und die Zehner durch ein Kreuz an. Für den Antrieb sorgen zwei in Serie geschaltete Federhäuser, und zwar pro Aufzugsvorgang drei Tage lang. Die ›Arkade‹, ein mechanisches Damen-Modell mit Groß-Datumsanzeige. ›Saxonia‹, eine schlichte Gold-Armbanduhr mittlerer Größe. Und schließlich das ›Lange Tourbillon – pour le mérite‹. Seine konstruktiven Merkmale fielen aus dem Rahmen des Üblichen: Dreiviertelplatine, Antrieb über Kette und Schnecke für ein möglichst konstantes Drehmoment, Stufen-Planetengetriebe für gleichmäßigen Antrieb während des Handaufzugs, Drehgestell beidseitig in geschraubten Goldchatons mit Diamantdecksteinen gelagert.

Im Spätherbst 1996 wurde die Lange Uhren GmbH von der Holding ›La Manufacture Horlogère‹ aufgekauft, der schweizer Uhrentochter des deutschen Mannesmann-Konzerns. Als eigenständiges Profitcenter agiert sie jedoch völlig unabhängig von den beiden anderen Holding-Marken IWC und Jaeger-LeCoultre.

Neuester Lange-Bestseller ist der 1997 lancierte ›Sax-O-Mat‹, ein Automatikwerk mit goldenem Dreiviertel-Rotor und intelligenter Nullstell-Vorrichtung für den kleinen Sekundenzeiger bei der ›6‹.

UFAG und UROFA

Der Befreiung aus der zunehmenden Abhängigkeit von eidgenössischen Lieferungen galt die Gründung der ›UFAG – Uhrenfabrik Glashütte AG‹ und der ›UROFA – Uhren-Rohwerke-Fabrikation Glashütte AG‹ am 7. Dezember 1926. Durch den Erwerb einer kleinen Schweizer Uhrenfabrik und den Transfer der Maschinen und Werkzeuge nach Glashütte konnte der Start sichergestellt werden. Allerdings fehlten anfänglich einschlägige Erfahrungen mit Armbanduhren und der großseriellen Rohwerkefabrikation. Deshalb begann man zunächst mit der Remontage einfacher Taschenuhren. Auch nachdem die Rohwerke- und Armbanduhrenfertigung in den dreißiger Jahren langsam in Gang gekommen war, konnte man sich in Glashütte nur Schritt für Schritt von der Zulieferung Schweizer Hemmungen, Unruhn und Aufzugsteile lösen. Nach und nach entstanden recht brauchbare Werke, wie z.B. das gefragte Kaliber 54 für Damenuhren oder das berühmte rechteckige ›Raumnutzwerk‹ mit vergleichsweise üppig dimensionierten Bauteilen.

Die militärischen Erfordernisse des Zweiten Weltkrieges bedingten erhebliche Anstrengungen zur Konstruktion eines eigenen Kalibers für Armbandchronographen. Vor allem waren Zuverlässigkeit und Ganggenauigkeit unter widrigsten Umständen gefragt. 1941 war das Urofa Kaliber 59 mit Chronograph und 30-Minuten-Zähler zur Serienreife gediehen. Es bewährte sich glänzend und gilt heute als gesuchtes Sammelobjekt.

Die Produkte der UFAG gelangten, ausschließlich unter Verwendung von UROFA-Rohwerken, unter der Signatur ›Tutima Glashütte‹ in den Handel. Der weitaus größte Teil der UROFA-Rohwerke ging indes an Uhrenfabrikanten in Pforzheim.

Am 8. Mai 1945 wütete die zerstörerische Kraft russischer Jagdflieger in Glashütte. Die Metropole der deutschen Präzisionsuhrmacherei erlitt schwerste Schäden. Was an brauchbaren Maschinen und Werkzeugen blieb, holten sich anschließend die Russen per gründlicher Demontage. Trotzdem konnten bereits 1946 die ersten Nachkriegskaliber vorgestellt werden. Am 1. Juli 1951 kam es zur Gründung der VEB ›Glashütter Uhrenbetriebe – GUB‹, in denen alle Aktivitäten der ehemaligen A. Lange & Söhne, UROFA und UFAG aufgingen. Und das Glashütter Allerlei produzierte fortan gezwungenermaßen einen sozialistischen Massen-Einheitsbrei, der traditionellen Standards nur in einem äußerst geringen Ausmaß entsprach. Der Name Glashütte lebte im Westen allein von der Vergangenheit. Für feine Uhren war hingegen primär die Schweiz zuständig.

Die Wende brachte für die Glashütter Uhrenindustrie noch lange nicht die erhoffte Wende. Die Rückkehr zur Tradition mechanischer Präzisionsuhren vollzog sich allenfalls in den Träumen der wenigen verbliebenen Glashütter vom echten Schlag. Nur sie wußten noch, daß sich eine feine Uhr u.a. durch gebrochene und handpolierte Kanten auszeichnet. Für den Rest führte die bittere Realität schlichtweg zum Verlust des Arbeitsplatzes. Das blühende sozialistische Kombinat mit mehr als 2000 Mitarbeitern und einer Jahresproduktion von über 1 000 000 Uhren schrumpfte binnen kürzester Zeit zu einem uhrmacherischen Zwergenreich mit weniger als einem Zehntel der ursprünglichen Belegschaft. Uhr-Glashütte wurde zum Sanierungsfall.

Mit dem Einstieg des Rohwerkefabrikanten France Ebauches schien sich das Blatt bei GUB 1993 zum Positiven zu wenden. Freilich nur scheinbar, denn den ebenfalls dringend sanierungsbedürftigen Franzosen fehlte ein schlüssiges Überlebenskonzept ebenso wie die zur Realisierung erforderlichen Finanzmittel. Die Hoffnung, Besançon auf Kosten von Glashütte retten zu können, zerschlug sich in Windeseile. Bereits im Juni 1993 beendete die France Ebauches ihr kurzes Glashütter Gastspiel wieder. Im Herbst mußte sich der Nürnberger Treuhänder Rudolf Blum, ein Vorstandsmitglied der AEG, nach neuen Eigentümern umsehen. Inzwischen beschäftigte der GUB gerade noch 70 Mitarbeiter, und ein innovatives, mechanikorientiertes Markenimage schien allmählich zu greifen. Bis zum Oktober 1994 blieb alles im Ungewissen. 38 Bewerber, darunter auch Junghans sowie Interessenten aus Japan, Hongkong und der Schweiz, wollten beim GUB einsteigen. Nach zähen

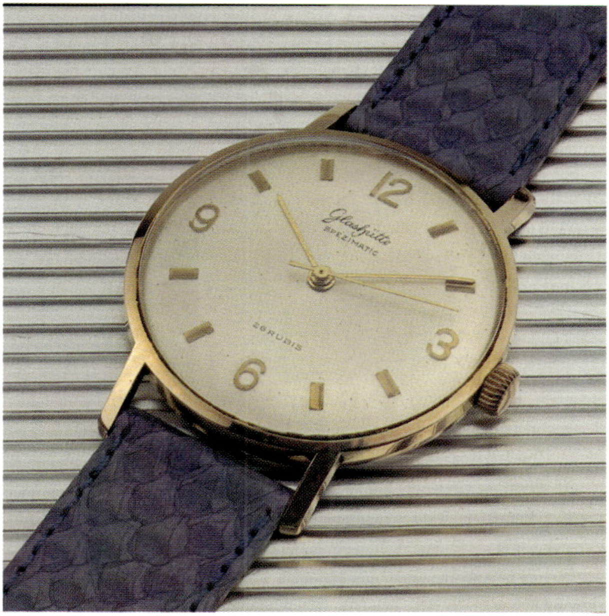

›Spezimatic‹ des Glashütter Uhrenbetriebs, um 1970, Kaliber 06-25 (alt 74), Durchmesser 29mm, Höhe 4,4mm, 26 Steine, monometallische Ringunruh, autokompensierende Flachspirale, 18 000 Halbschwingungen/Stunde, Rotoraufzug in beiden Drehrichtungen, Gangreserve > 36 Stunden

Verhandlungen schloß die Treuhand den Übernahmevertrag mit zwei Nürnbergern: dem Unternehmer Heinz Pfeifer, heute geschäftsführender Gesellschafter, der sein Geld bis dahin mit Röntgenapparaten und anderer Medizintechnik verdient hatte, und dem Uhren-Fachhändler Alfred Wallner. Ihr Ziel war und ist es, ihre Marktposition als einziger europäischer, nichtschweizerischer Anbieter mechanischer Kleinuhren mit eigenen Kalibern und ›normalen‹ Preisen auszubauen.

Bei der aktuellen Kollektion setzt ›Glashütte Original‹ u.a. auf automatische Armbanduhren, in denen das hauseigene Kaliber GUB 39 (Durchmesser 26 mm, Höhe 4,3 mm) tickt. Der Aufzug erfolgt dabei durch einen kugelgelagerten Rotor. Mit dem feinen Handaufzugskaliber 49 (Durchmesser 26,2 mm, Höhe 5,9 mm, Schraubenunruh, vier verschraubte Chatons) feiert die Glashütter Uhrmacher-Tradition ihr Comeback. Die Kunst der Formwerke-Fertigung repräsentieren seit Frühjahr 1998 die Handaufzugs-Kaliber 21 und 42. Ersteres mißt 17,5 x 13,8 mm. Seine Bauhöhe liegt bei 3,7 mm, die Unruhfrequenz bei 21.600 Halbschwingungen/ Stunde. Das maskuline Pendant 42 tritt mit 26 x 20,5 mm in Erscheinung, und zwar bei einer Höhe von 4,3 mm. Die Unruh (Frequenz 28.800 Halbschwingungen/Stunde) sticht durch ihre

18 Gewichtsschrauben ins Auge. Schwanenhals-Feinregulierung, Dreiviertel-Platine, fünf verschraubte Goldchatons sowie ein hoher Feinbearbeitungs-Standard runden das Bild von einem klassischen Glashütter Kaliber ab, welches u.a. mit ewigem Kalendarium erhältlich ist.

Schon im November 1995 wurde der altehrwürdige Name Julius Assmann wiederbelebt. Und 1996 reaktivierte der GUB die Traditionsmarke Union. Diese wird künftig völlig selbständig operieren und die Glashütter Einstiegspreislage abdecken.

Nomos

Speziell ums Design geht es der, wie Geschäftsführer Roland Schwertner ohne Umschweife bemerkt, ›Piratenmarke‹ Nomos Glashütte/Sa. Die Armbanduhren orientieren sich optisch an den strengen Formen des Werkbundes. Alles Überflüssige fehlt. Die Tagesproduktion von rund 40 Uhren bewältigen drei Mitarbeiter. Trotzdem hatte Schwertner zeitweise erhebliche Probleme, die ihn beinahe an den Rand des wirtschaftlichen Ruins trieben. Wie schon die kurz nach der Jahrhundertwende tätige Namenspatin, die Nomos-Uhr-Gesellschaft von Guido Müller, verwendet Schwertner Schweizer Komponenten, z.B. das Eta/Peseux-Handaufzugskaliber 7001 mit kleiner Sekunde. Und das brachte ihm wegen des Zifferblattzusatzes ›Glashütte/Sa.‹ ein zeitweiliges Verkaufsverbot ein. Erst der Nachweis, daß die Glashütter Wertschöpfung oberhalb der magischen 50%-Grenze liegt, führte zur Aufhebung der Restriktionen.

Heuer und TAG-Heuer

Deutlicher konnte man die Angelegenheit eigentlich nicht formulieren: »Eure Arbeit ist intelligent und künstlerisch und verdummt nicht wie die Maschinenarbeit.« Derjenige, von dem diese Erkenntnis stammt, mußte es wissen. Es war kein geringerer als Michail Alexandrowitsch Bakunin, der nach dem Dresdner Maiaufstand von 1849 im ›Tal des Sankt Immer‹ (Vallon de Saint Imier) Unterschlupf vor seinen Verfolgern fand. Die Uhrmacher des Tals erwiesen sich als interessierte Zuhörer, aufgeschlossene Diskussionspartner und treue Freunde. Ob auch der gebürtige Bieler Eduard Heuer dazugehörte, läßt sich heute aus verständlichen Gründen nicht mehr feststellen. Gewiß ist freilich, daß jener 1860, gerade einmal 20jährig, im Jurastädtchen Saint Imier ein kleines Atelier zur Fertigung von Uhren einrichtete. An einschlägigen Voraussetzungen fehlte es ihm nicht. Kreativität und handwerkliche Geschicklichkeit gehörten zu seinen hervorstechendsten Merkmalen. Natürlich hatte er auch das Uhrmacherhandwerk erlernt.

Um sich beruflich etablieren zu können, suchte Eduard Heuer nach einer Marktnische. In verschiedenen Lokalzeitungen las er von den in Mode kommenden Leibesübungen unter starker Betonung des Leistungs- und Wettbewerbscharakters. Und dort wurden spezielle Uhren gebraucht, Modelle, die kurze Zeitintervalle möglichst präzise erfassen und festhalten konnten.

Eduard Heuer hatte ein lohnendes Betätigungsfeld gefunden, das ihn und seine Nachfolger nie mehr loslassen sollte. Mit Verve stürzte sich Eduard Heuer auf die Perfektionierung von sportlichen Stoppuhren und Chronographen. Mit diesen Modellen, die selbst Sekundenbruchteile exakt messen konnten, trat Heuer ans Licht der Öffentlichkeit. Die Stätten sportlicher Auseinandersetzung, die Stadien, Arenen und Parcours wurden zur zweiten Heimat des Eduard Heuer. Aber auch Fertigungsbetriebe, in denen Maschinen immer stärker den Produktionsrhythmus bestimmten, wußten den Wert der zuverlässigen Kurzzeitmesser zu schätzen.

Und die Eisenbahngesellschaften verlangten ebenfalls nach spezifischen Uhren. Gegen 1880 nahm Eduard Heuer die Serienfertigung von Chronographen auf. 1887 erlangte er ein Patent für den sogenannten Schwingtrieb zur Ankoppelung des Chronographen. 1902 übernahmen die Söhne Jules und Charles die Firma. Zu diesem Zeitpunkt war das Unternehmen bereits seit 35 Jahren in Biel ansässig. 1908 erfand Charles Heuer einen Spezial-Chronographen zur Messung der Herzfrequenz, und 1910 konnte die Firma das erste Ärzte-Modell mit spezieller Pulsmeß-Skala anbieten. 1911 produzierte Heuer erstmals einen Zeitmesser, bei dem sich der Sekundenzeiger pro Minute zweimal um seine Achse drehte. Die Ablesegenauigkeit wurde durch diese geniale Entwicklung auf vergleichsweise einfachem Wege verdoppelt.

1916 brachte die Erteilung des Patents auf das Modell ›Micrograph‹, eine revolutionäre Stoppuhr, die Zeiten bis auf den bis dahin unerreichten Wert von 1/100 Sekunde genau messen konnte, Heuer den Olympischen Spielen ein gutes Stück näher. Der ›Semicrograph‹ hielt Zeitabläufe bis

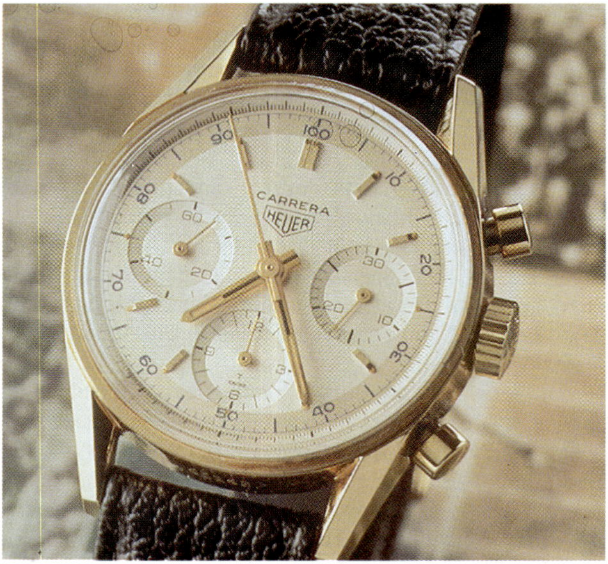

Armband-Chronograph ›Carrera‹ von Heuer, 1963, Handaufzugswerk Kaliber Valjoux 72

auf die Fünfzigstelsekunde genau fest. ›Microsplit‹ und ›Semicrosplit‹ hießen die jeweiligen Pendants mit zusätzlichem Schleppzeiger (Rattrapante). Diese exklusiven Modelle überzeugten die offiziellen Zeitnehmer bei den Olympischen Spielen, so daß bei den Spielen in Antwerpen (1920), Paris (1924) und Amsterdam (1928) Uhren von Heuer verwendet wurden. Ab etwa 1927 betätigte sich Heuer ferner als offizieller Zeitnehmer bei der legendären Atlantik-Überquerung des Zeppelin sowie bei zahllosen Ski-, Bob- und Autorennen.

Schon 1913 hatte Heuer die Armbanduhr entdeckt. Zunächst lancierte die Marke kreative Damenuhren, kleine Modelle mit Gold- oder Lederband, in denen winzige Werke tickten. Später gesellten sich eher maskuline Stoppuhren und Chronographen fürs Handgelenk hinzu. 1919 übernahm Heuer für 90 000 Franken die Marke Jules Jürgensen samt Museum und Lager. Unter diesem Namen wurden bis 1936 hochwertige Taschen- und Armbanduhren gefertigt. Dann verkaufte Heuer die Rechte an die New Yorker Aisenstein-Woronock & Sons Inc.

Als beredtes Beispiel für den Erfindungsreichtum des Hauses Heuer kann die ›Solunar‹ gelten. Sie kam 1949 auf den Markt und zeigte erstmals exakt die Gezeiten an. Ein Jahr später folgte der ›Mareographe‹. Bei ihm hatte Heuer den Gezeiten-Mechanismus kurzerhand mit einem Chronographen kombiniert und so einen sehr universellen Zeitmesser geschaffen. Speziell bei Seglern und Fischern erfreuten sich diese hilfreichen Neuentwicklungen einer überaus positiven Resonanz. Ab 1963 sorgte die Chronographen-Linie ›Carrera‹ wegen ihres klaren Zifferblattdesigns für beträchtliches Aufsehen. Im gleichen Jahr fusionierte Heuer mit Leonidas, dem größten Mitbewerber auf dem Chronographensektor, zur Heuer-Leonidas S.A. (H-L). 1965 lancierte H-L den ersten Chronographen mit digitaler Datumsanzeige durch nur einen bedruckten Ring, und ab 1967 war die Marke an der Entwicklung des ersten Automatik-Chronographen mit Mikrorotor beteiligt. Drei unterschiedliche Selbstaufzugs-Modelle stellte H-L 1969 vor: ›Autavia‹, ›Carrera‹ und ›Monaco‹.

Bis 1982 ging die Leitung des Unternehmens von einer Heuer-Generation auf die nächste über. Dann mußten Jack W. Heuer und die übrigen Inhaber von Namensaktien der Abschreibung ihres Aktienkapitals auf Null zustimmen. Neue Aktien durften nur die Nouvelle Lémania SA sowie ›ihr nahestehende Aktionäre‹, darunter das Haus Piaget zeichnen. 1985 übernahm die TAG (Techniques d'Avant-Garde)-Gruppe die Aktienmehrheit. Aus Heuer wurde TAG-Heuer. 1995 verkaufte TAG einen Teil der Aktien an Management und englische Investoren. Seit 1996 werden die Aktien der TAG Heuer S.A. an der Börse gehandelt.

IWC

Ungewöhnlich an der Geschichte der International Watch Company, kurz IWC genannt, ist vieles: Angefangen bei mehreren (Beinahe-)Konkursen, die in der Firmengeschichte zu finden sind, bis hin zum Firmensitz im deutschsprachigen Rheinstädtchen Schaffhausen.

Den Grundstein zur Firmengründung legte der Amerikaner F.A. Jones in der Absicht, für den amerikanischen Markt bestimmte Taschenuhren kostengünstiger in der Schweiz produzieren zu lassen. In Schaffhausen traf er auf den gebürtigen Schaffhausener Johann Heinrich Moser. Von Beruf Uhrmacher, hatte jener nach Gründung einer Uhrenfabrik in Le Locle immer wieder versucht, in seiner Heimatstadt die Industrialisierung durch neuartige Ausnützung der Wasserkraft zu forcieren, allerdings mit wenig Erfolg. Die kleinen Firmen betrieben ihre Maschinen über große Wasserräder, und dabei sollte es bleiben. Erst als eine Wasserknappheit des Rheines die Räder stillstehen ließ, besann man sich auf J.H. Moser und seine Ideen.

Nach der Errichtung eines Staudammes floß das Wasser durch Turbinen. Die Bewegungsenergie gelangte über Seilzüge zu den Betrieben. Die nun im Überfluß vorhandene Energie erforderte wiederum dringend eine Industrieansiedlung, u.a. in Form einer Uhrenfabrikation, die F.A. Jones und J.H. Moser 1868 in die Tat umsetzten. Den Namen hatte Jones schon vorher in den U.S.A. festgelegt: International Watch Company. Das Firmenkonzept zielte auf die Produktion von mindestens zehntausend Uhren jährlich, die in Amerika ihre Käufer finden sollten.

Anzeige der Firma International Watch Co. (IWC)

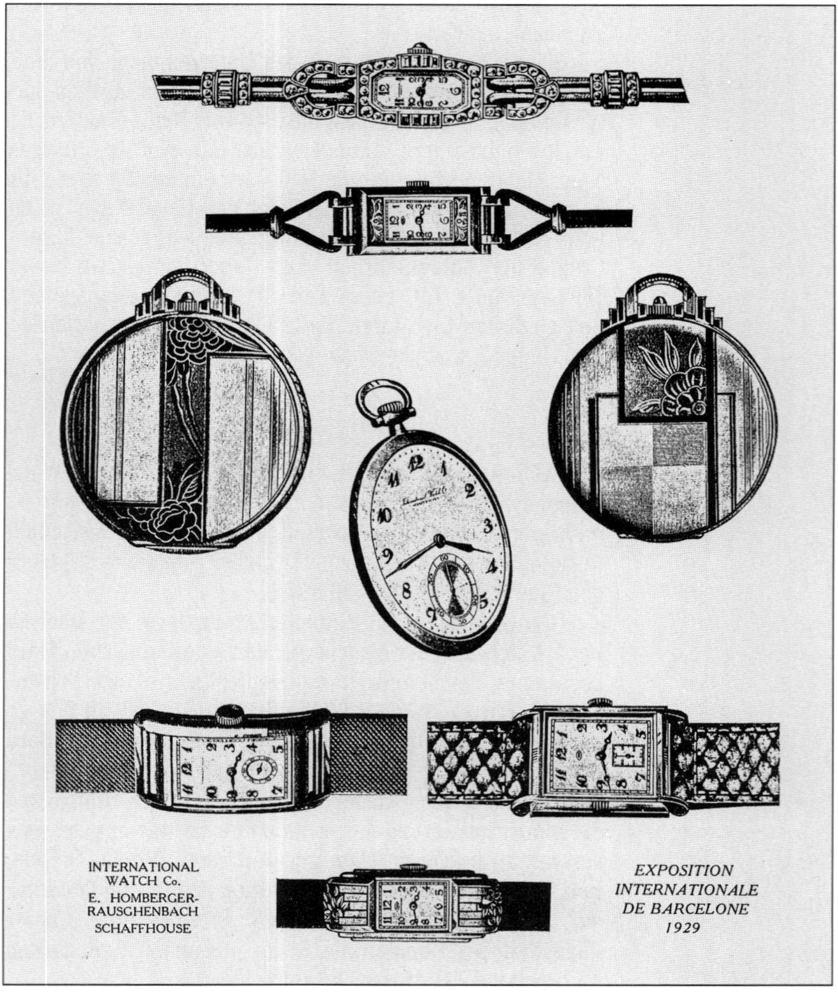

Doch alles gestaltete sich schwieriger als ursprünglich geplant. Das Geld ging aus, und Jones mußte mit Hilfe der Handelsbank eine Aktiengesellschaft gründen, die Anteile an IWC übernahm, um den Betrieb fortzuführen. Eine Betriebsprüfung zur Jahreswende 1874/75 ergab, daß innerhalb eines Jahres lediglich rund 4000 und nicht die versprochenen 10 000 Uhren die Fabrik verlassen hatten. Darüber hinaus hatte Jones einen Neubau für 220 000 Franken in Auftrag gegeben. Der erste Konkurs stand vor der Tür, dessen Folgen sich Jones elegant durch Flucht entzog.

Die Handelsbank erwarb alle Anteile, setzte den Amerikaner Ferdinand F. Seeland als Direktor ein und sorgte so dafür, daß es weiterging.

Seeland, der weder Deutsch noch Französisch sprach, eroberte neue Märkte, führte neue Werkskaliber ein und sorgte dadurch kurzfristig für Erfolge. Der Geschäftsbericht 1878/79 mußte jedoch mit der traurigen Feststellung eröffnet werden, daß sich F. F. Seeland ohne Anzeige nach Amerika abgesetzt hatte. Zudem ergab eine Buchprüfung durch den Aktionär Johannes Rauschenbach die erneute Zahlungsunfähigkeit.

Daraufhin kaufte dieser das Unternehmen für 280 000 Franken, was knapp die Hälfte seines eigentlichen Wertes ausmachte, und brachte IWC trotz mehrerer erheblicher Krisen bis 1978 weitestgehend in Familienbesitz. Allerdings wurde IWC 1971 in eine Familien-Aktiengesellschaft umgewandelt. Im Jahre 1978 erfolgte die Übernahme durch die Instek A.G., eine Tochter des deutschen Tachometer-Herstellers VDO.

Die vielen Krisen in der Geschichte der International Watch Company dürfen dennoch nicht darüber hinwegtäuschen, daß in Schaffhausen über Jahrzehnte hinweg Vorzügliches auf dem Gebiet der Uhrmacherei geleistet wurde. Viele herausragende Werkskaliber wurden in der Manufaktur entwickelt und über lange Zeiten hinweg hergestellt.

Bereits während des Ersten Weltkrieges entstanden Armbanduhren für Offiziere. Zu Zeiten des Zweiten Weltkrieges und danach machte sich IWC durch seine bewährten Flieger-Armbanduhren mit antimagnetischem Innengehäuse einen Namen. 1953 war ein eigenständiges Automatik-Werk für Armbanduhren, das Kaliber 89, zur Serienreife gediehen, welches mit leichten Modifikationen über mehrere Jahrzehnte hinweg verwendet wurde.

Auch heute werden bei IWC weiterhin mechanische Armbanduhren produziert, allerdings zumeist unter Verwendung z.B. von der Schwester LeCoultre zugekaufter Kaliber. Spitzenstück der heutigen IWC-Kollektion ist ›Il Destriero Scafusia‹, eine Armbanduhr mit Chronograph-Rattrapante, ewigem Kalender, Tourbillon und Minutenrepetition.

Jaeger-LeCoultre

Wie weit die feinmechanische Tradition in der im abgeschiedenen Jouxtal beheimateten Familie LeCoultre zurückgeht, läßt sich mangels differenzierter Aufzeichnungen nicht feststellen. Doch beschäftigte sich bereits Jacques LeCoultre in der zweiten Hälfte des 18. Jahrhunderts mit der Uhrmacherei und der Verfeinerung von Stahllegierungen. Sein 1803 geborener Sohn Antoine LeCoultre, ein begnadeter Uhrmacher und technisches Genie, gründete 1833 in Le Sentier, am westlichen Ende des Jouxsees, die Firma LeCoultre. In aller Munde war Antoine LeCoultre ab 1844 durch die Erfindung des Millionometers, eines Gerätes, mit dem erstmals auf den Tausendstelmillimeter genau gemessen und dadurch die Präzision in der Uhrmacherei gewaltig gesteigert werden konnte. Eine Voraussetzung für die später so wichtige Austauschbarkeit der Teile bei Serienuhren war damit geschaffen. Es folgten weitere bedeutende Maschinen für die Uhrmacherei, die überall Anerkennung fanden.

Entsprechend der langen uhrmacherischen Tradition im Vallée wurden bei LeCoultre zunächst jedoch keine fertigen Uhren, sondern Teile und Rohwerke für renommierteste Etablisseure, darunter schon bald nach dessen Gründung Patek Philippe, gefertigt.

Um den anspruchsvollen Kunden immer wieder interessante Neuigkeiten anbieten zu können, unternahm LeCoultre stets erhebliche Anstrengungen zur Entwicklung exklusiver Rohwerke. Spezialität waren besonders flache und kleine Kaliber. Das um die Jahrhundertwende flachste Uhrwerk der Welt kam von LeCoultre und maß nur 1,38 mm in der Höhe. Ein Chronographen-Werk war mit 2,8 mm und ein Repetitionswerk mit 3,2 mm Höhe erhältlich.

Zwischen 1860 und 1925 verließen einer werksinternen Statistik zufolge allein 60 000 Uhrwerke mit verschiedensten Komplikationen die Fabrik. Die Statistik der Uhrenindustrie im Kanton Vaud weist LeCoultre & Co. im Jahre 1889 mit 100 Beschäftigten als größten Arbeitgeber aus, der zudem eine Dampfmaschine besaß, um die vielfältigen Maschinen antreiben zu können.

Gegenüberliegende Seite: Anzeige der Uhrenfirma Jaeger-LeCoultre, um 1940

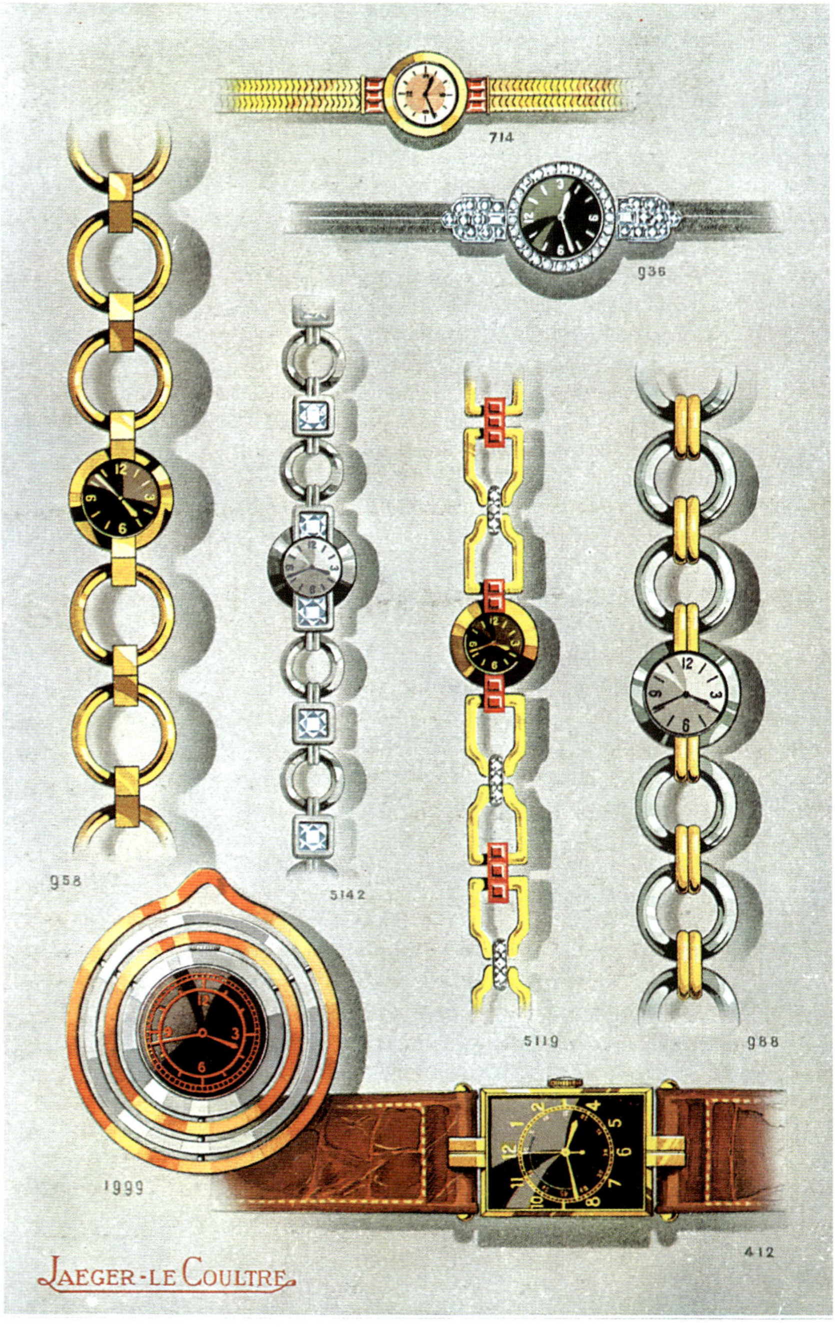
714
936
958
5142
5119
988
1999
412
JAEGER-LE COULTRE

Im Jahre 1925 fusionierte der Enkel des Firmengründers, Jacques-David LeCoultre, das Unternehmen mit dem des Elsässer Uhrenfabrikanten Edmond Jaeger, der u.a. Cartier und die französische Marine beliefert hatte. Nach dem Zusammenschluß folgten weitere außergewöhnliche Entwicklungen, wie z.B. 1926 das ›zweistöckige‹ Uhrwerk namens ›Duoplan‹. 1929 kam LeCoultre mit einer eigenen Armbanduhr mit kratzfestem Glas auf den Markt. Im gleichen Jahr wurde das bis heute kleinste mechanische Uhrwerk in den Maßen 4,85 x 14 mm zur Serienreife entwickelt. Einschließlich Zifferblatt wog es weniger als ein Gramm. Zwei Jahre später konnte eine Armbanduhr vorgestellt werden, die in Sammlerkreisen auch heute noch zu den absoluten Klassikern zählt: das Modell ›Reverso‹, bei dem das Glas durch Drehung des Gehäuse-Mittelteils um 180 Grad zu schützen war. Die ersten kompletten Uhren mit der Signatur Jaeger-LeCoultre brachte das Jahr 1937.

Nach dem Zweiten Weltkrieg überraschte Jaeger-LeCoultre 1953 zunächst mit der ›Futurematic‹, einer Armbanduhr mit Gangreserveanzeige und hocheffizientem automatischem Aufzug, bei der auf ein Handaufzugssystem gänzlich verzichtet und die Krone am Boden ›versteckt‹ werden konnte. Später folgte das Modell ›Memovox‹ mit Wecker.

Heute gehört Jaeger-LeCoultre über die Holding ›La Manufacture Horlogère‹ (LMH) mehrheitlich zum Mannesmann-Konzern. Mit rund vierzig Prozent hat sich Audemars Piguet engagiert, um auch weiterhin uneingeschränkten Zugriff zu den begehrten Rohwerken aus der Fabrik in Le Sentier zu haben.

Absolutes Leader-Modell in der aktuellen Jaeger-LeCoultre-Kollektion ist die klassische Reverso. Im Rahmen limitierter Editionen gab es die Reverso mit Gangreserveanzeige, Tourbillon oder Minutenrepetition. Die nicht limitierte Reverso ›Duo Face‹ zeigt auf Vorder- und Rückseite zwei verschiedene Zonenzeiten an. 1996 kam der limitierte Reverso-Chronograph auf den Markt. Im Frühjahr 1998 machte die Reverso ›Géographique‹ mit Weltzeit-Indikation von sich reden. Und im September desselben Jahres folgte die Reverso ›Sport‹ mit Chronograph oder automatischem Aufzug. Ein Thema mit vielen Variationen, wie man sieht.

Junghans

Mit Armbanduhren hatten die 1861 im Württembergischen Schramberg gegründeten ›Uhrenfabriken Gebrüder Junghans A.G.‹ anfänglich nichts im Sinn, wenig auch mit Präzisionstaschenuhren. Zweck des Unternehmens war vielmehr die Herstellung von Holzgestellen, Zeigern, Pendellinsen, Drahthaken, Scharnieren, Holzkästen und sonstigen Bestandteilen für die traditionellen Schwarzwälder Großuhren. Ob sich die Brüder Junghans schon damals mit dem Gedanken trugen, auch komplette Uhren zu produzieren, läßt sich heute nicht mehr mit Sicherheit nachvollziehen. Jedenfalls machte Erhard Junghans im Jahr der Firmengründung seinem 1845 nach Amerika ausgewanderten Bruder Franz Xaver das Angebot, dort Maschinen und Werkzeuge zur Produktion von Uhrenbestandteilen zu besorgen und als Teilhaber in die neue Firma einzusteigen.

1862 trafen zuerst die Maschinen und später der Bruder aus Amerika ein, und es begann die Herstellung von Uhrenteilen auf ›amerikanische‹, also arbeitsteilige Art. Die rationell, aber dennoch paßgenau gefertigten Uhrenteile erfreuten sich bald großer Beliebtheit bei den Heimuhrmachern des hohen Schwarzwaldes. Vier Jahre später zeigte Junghans der königlichen Zentralstelle für Gewerbe und Handel in Stuttgart drei komplette Uhren als Muster einer Uhrenproduktion amerikanischer Art mit rationell gefertigten Ganzmetallwerken. Am 8. September 1870 verstarb Erhard Junghans. Die Tagesproduktion betrug zu dieser Zeit 100 Uhren bei einer Belegschaft von 100 Arbeitern und Angestellten.

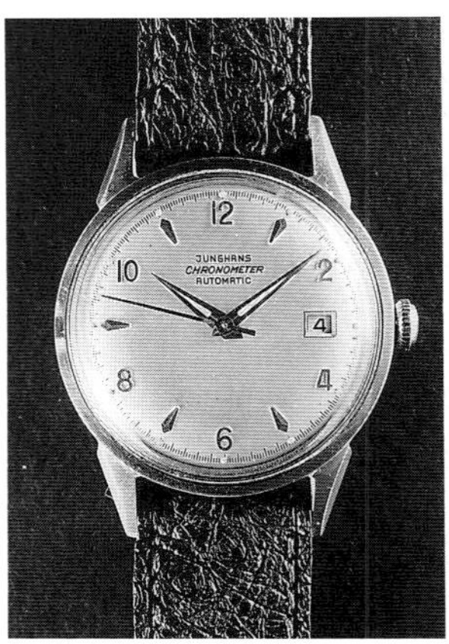

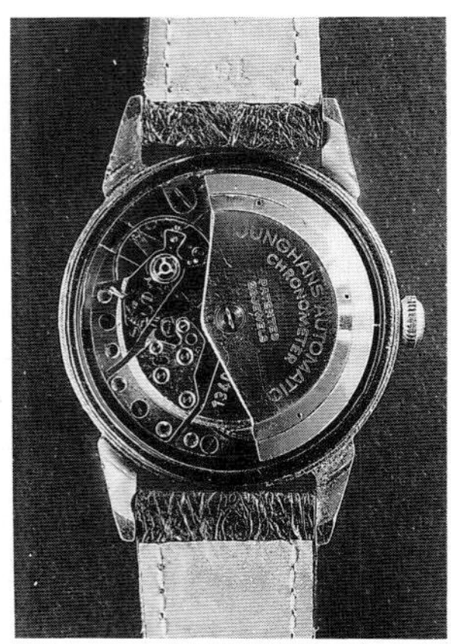

Armband-Chronometer mit automatischem Aufzug und Datumsanzeige von Junghans, um 1960; 29steiniges Ankerwerk Kaliber J83/1

Die Leitung des Unternehmens übernahm alsbald der Sohn, Kommerzienrat Dr. Ing. h.c. Arthur Junghans, der das anfänglich bescheidene Unternehmen zu einer Firma mit Weltgeltung, zur größten deutschen Uhrenfabrik machte. Nachdem die Junghans-Prioritäten traditionell auf dem Sektor der Großuhren lagen, verwundert es nicht, daß bald drei Jahrzehnte des 20. Jahrhunderts ins Land gehen mußten, bis bei Junghans die ersten Armbanduhren auf Band gelegt wurden. Bei anderen deutschen Uhrenfabrikanten war die Situation kaum anders. 1934 wurden in Schramberg lediglich vier verschiedene Armbanduhrenkaliber gefertigt, je ein $8^3/_4$- und ein $10^1/_2$liniges Kaliber mit Anker- oder Zylinderhemmung. Komplizierte Armbanduhrenkaliber gab es zu jener Zeit bei keinem deutschen Uhrenhersteller.

Die Zeit nach dem Zweiten Weltkrieg brachte um 1951 das erste Kaliber mit automatischem Aufzug und den Armbandwecker ›Minivox‹. Ab 1952 wurde mit der Herstellung besonders präziser Armbanduhren, den ›Junghans-Chronometern‹ begonnen, die alle mit einem Prüfzertifikat der Uhrenprüfstelle des Landesgewerbeamtes Baden-Württemberg ausgeliefert wurden.

Im Jahre 1954 wurden bei Junghans neben 60 000 normalen Armbanduhren stattliche 7000 Armbandchronometer der Kaliberserie J 82 produziert. Glanzstück der Junghansschen Armbandchronometer-Produktion war das Ende 1957 vorgestellte Automatik-Kaliber J 83 bzw. J 83/1 mit zusätzlicher Datumsanzeige. Besonders stolz war man in Schramberg ferner auf das ebenfalls gegen Mitte der fünfziger Jahre zur Serienreife entwickelte Chronographen-Kaliber J 88, das u.a. in Dienstuhren der deutschen Bundeswehr Verwendung fand.

Mechanische Armbanduhren werden bei Junghans, inzwischen zur Diehl-Gruppe gehörend, seit vielen Jahren nicht mehr hergestellt. Dafür hat die bereits erwähnte Quarztechnologie in Schramberg mit Vehemenz Einzug gehalten. Und sie hat dem Unternehmen, das im Laufe seiner Geschichte mehr als 3000 Patente erlangte, auch in wirtschaftlich schwierigen Zeiten Umsatzzuwächse beschert, von denen andere nur träumen können. Die Standard-Quarzuhr, ein typisches ›Me-too-Produkt‹, hat hierzu freilich nur wenig beigetragen. Junghans setzte voll auf eine andere Technologie, bei der sich – seit 1967 – eine Sekunde als jene Zeitspanne definiert, in der die elektromagnetische Schwingung in der Elektronenhülle des Cäsiumatoms 9 192 631 770mal abläuft. Sie vertrauten einer der genauesten Uhren der Erde, dem Cäsium-Normal in der Braunschweiger Physikalisch-Technischen Bundesanstalt (PTB). Und das geht mehr als 100 000mal genauer als der Lauf unseres Heimatplaneten um die Sonne. Seit 1978 ist die Verbreitung der ›Gesetzlichen Zeit in der Bundesrepublik Deutschland‹ eine der wesentlichen Aufgaben der PTB. Nach den Braunschweigern richten sich z.B. ›Heute‹ und die Tagesschau, die Bundesbahn und die Post. Und damit kein Bürger dieses Landes auf die ›Gesetzliche Zeit‹ verzichten muß, strahlt ein Langwellensender im zentral gelegenen Mainflingen bei Frankfurt/Main Zeitsignale im Umkreis von mindestens 1500 km aus.

Bereits 1985 setzten die ersten Funk-Tischuhren von Junghans diese unsichtbaren Signale auch in Privathaushalten deutlich erkennbar in Stunden, Minuten und Sekunden um. Einen Hit landeten die Württemberger 1990 mit der Lancierung der Mega-Funkarmbanduhr. Bei dieser war es den Ingenieuren gelungen, die erforderliche Hochleistungs-Technologie so weit zu miniaturisieren, daß sie in einen Empfänger fürs Handgelenk paßte. Das Armband bot der unabdingbaren Antenne Platz. Die Informationen erschienen digital auf einem Flüssigkristall-Display. Ab 1992 konnten sich auch die Damen mit eigenen Modellen der ultrapräzisen Zeitsignale bemächtigen. Und ein Jahr später hielt die zukunftsweisende Solar-Technologie Einzug in die Funkarmbanduhren.

Lémania

Das abgeschiedene Vallée de Joux im westschweizerischen Jura ist im Laufe der Jahrzehnte beinahe zu einem Synonym für feine und komplizierte Uhren geworden. Immerhin kommen auch heute noch mehr als 90 Prozent aller Komplikationen für mechanische Werke aus dieser Region. Dieser Ruf resultiert nicht nur aus fertigen Uhren, sondern auch aus vorzüglichen Rohwerken, die viele der bekannten Uhrenmarken verwendet haben und immer noch verwenden. Neben Aubert, LeCoultre und Piguet gehört auch Lugrin zu den Namen, die mit der Ebauches-Fabrikation in enger Verbindung stehen.

Im Jahre 1884 war es, als Alfred Lugrin in Le Sentier, am westlichen Ende des Jouxsees gelegen, eine Werkstatt zur Fertigstellung von Chronographen eröffnete. Der Sohn eines Landwirts hatte sich die erforderlichen uhrmacherischen Kenntnisse selbst beigebracht. Schon bald wurde es Lugrin zu eng in den kleinen Räumen. Deshalb übersiedelte er 1886

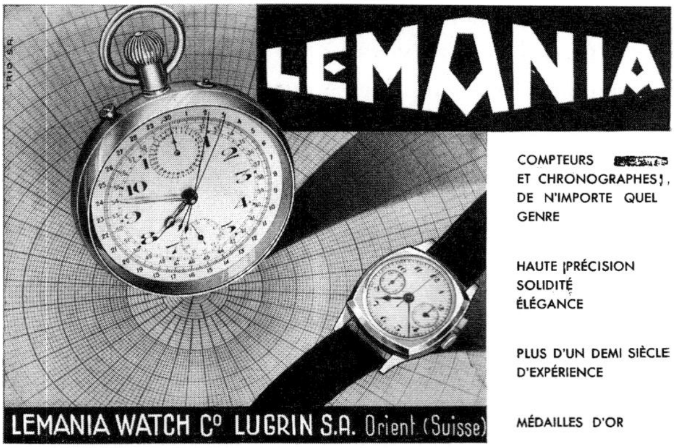

Lémania-Anzeige von 1938

ins nahegelegene L'Orient, wo größere Ateliers zur Verfügung standen. Zu seinen Mitarbeitern pflegte er in guten wie in schlechten Zeiten einen engen, freundschaftlichen Kontakt, was dem Arbeitsklima und der Kreativität überaus zuträglich war. Von Anbeginn fertigte Lugrin Stoppuhren und Chronographen aller Art. Hinzu kamen Rohwerke mit Repetitions-Mechanismus, die, wie die Chroniken zum Ausdruck bringen, erstmals auf maschinellem Weg hergestellt wurden. Für die hohe Qualität seiner Erzeugnisse erhielt Lugrin bei Ausstellungen 1906 in Mailand und 1914 in Bern jeweils Goldmedaillen. 1916 bot Lugrin, inzwischen mit zweitem Firmensitz in La Chaux-de-Fonds, auf dem Wege von Zeitungsanzeigen seine ersten Armband-Chronographen für Offiziere an. Diese Modelle mit Leuchtzifferblättern besaßen eine Krone bei der ›9‹.

Bereits 1912 war es Alfred Lugrin gelungen, den jungen Uhrmacher Marius Meylan als Mitarbeiter zu gewinnen. Der Absolvent der Uhrmacherschule des Vallée de Joux war indessen mehr als nur ein geschickter Handwerker. Er besaß zudem große organisatorische Fähigkeiten. Meylan gelang es rasch, frischen Wind und moderne Strukturen in das etablierte Unternehmen zu bringen.

1917 heiratete Meylan die Tochter Alfred Lugrins. Und als der Firmengründer 1920 starb, übernahm Meylan selbstverständlich die Leitung. Er weitete die Produktion beträchtlich aus. Für Etui- und kleine Tischuhren produzierte er z.B. Acht-Tage-Werke in den Größen von 14 bis 24 Linien. Sie waren mit und ohne Wecker erhältlich. Auf diese Weise konnten die Folgen des Ersten Weltkriegs überwunden werden.

1930 etablierte Meylan den Markennamen Lémania, der an das berühmte Léman-Kaliber erinnern sollte. Seiner visionären Persönlichkeit, seiner Kreativität und seiner unstillbaren Liebe zu Präzisions-Meßinstrumenten, Stoppuhren und Chronographen war es primär zu verdanken, daß Lémania die Jahre 1930 bis 1936, jene der großen wirtschaftlichen Depression, einigermaßen unbeschadet überstand. Meylan forcierte die Spezialisierung auf die genannten Produkte. Nichtsdestotrotz gelangte Lémania 1932 unter das Dach der SSIH-Gruppe (Omega, Tissot).

Innerhalb weniger Jahre entwickelte Lémania ein breites Spektrum höchst unterschiedlicher Chronographen-Kaliber. Bereits 1947 war auch ein Chronograph mit automatischem Aufzug fertiggestellt. Allerdings erlangte dieses fortschrittliche Uhrwerk keine Serienreife. Als der Astronaut Neil Armstrong am 21. Juli 1969 seine ersten Schritte auf dem Mond tat, trug er einen Armband-Chronographen, in dem ein Lémania-Kaliber tickte. In den siebziger Jahren beschäftigte Lémania rund 450 Mitarbeiter. Die Quarzuhren-Revolution und die dadurch ausgelöste Krise der mechanischen Uhrmacherei wirkte sich auch auf Lémania nachteilig aus. 1981 mußte sich die von Finanznöten geplagte SSIH-Gruppe von den Lémania-Aktien trennen. Das Management sowie einige außenstehende Finanziers erwarben die Aktien und führten das Unternehmen als Nouvelle (Neue) Lémania fort. Seit 1992 gehört die Nouvelle Lémania zur Investcorp, Groupe Horloger Breguet.

Über die Jahre hinweg wurde in L'Orient die Entwicklung und Herstellung mechanischer Kaliber (Handaufzugswerke, Automatics, Chronographen, Kalendarien, Wecker, Tourbillon, Repetitions-Kaliber) konsequent fortgesetzt. Heute findet man in der breitgefächerten Lémania-Kollektion u.a. die berühmten ultraflachen Lassale-Kaliber (Handaufzug 1,2 mm hoch, Automatik 2,08 mm hoch) sowie die ehemalige Longines-Kaliberfamilie ›E‹ mit zwei Federhäusern. Lémania-Rohwerke findet man übrigens nicht nur bei Breguet, sondern auch in Modellen vieler namhafter Uhrenmarken.

Longines

Am 14. August 1832 ließ sich Auguste Agassiz, ein 23jähriger Kaufmann, als aktiver Teilhaber des Uhrengeschäfts ›Comptoir Raiguel Jeune‹ im Juradorf Saint Imier nieder. Diese ›Comptoir‹ genannten Unternehmungen zur Uhrenproduktion handwerklicher Art kauften Rohwerke ein und übergaben sie zur Feinbearbeitung und Teilmontage in

Heimarbeit an Uhrmacher, die nebenbei meist noch kleine Bauernhöfe bewirtschafteten. Die Comptoirs kümmerten sich anschließend um die endgültige Fertigstellung und Vermarktung der Uhren.

Das Geschäft ging so gut, daß es bald zum Comptoir Agassiz & Cie. wurde und 1847 der Mitinhaber ausbezahlt werden konnte.

Seine stark nachlassende Gesundheit veranlaßte Auguste Agassiz, sich um einen Nachfolger zu kümmern, den er 1852 in seinem Neffen Ernest Francillon fand. 1854, gerade 20jährig, war dieser bereits verantwortlicher Direktor des Comptoirs; der Onkel stand nur mehr beratend zur Seite. Ernest Francillon stellte trotz blühender Geschäfte bald fest, daß die ›Comptoir-Uhrmacherei‹ alles andere als zeitgemäß war. Es fehlten eine kontinuierliche Qualitätskontrolle, ein zügiger Kundendienst sowie ein praktikables Ersatzteillager. Solange jede fertiggestellte Uhr als handgearbeitetes Einzelstück verkauft wurde, war daran jedoch nicht zu denken.

Also handelte Ernest Francillon, der schon lange von einer eigenen Uhrenfabrikation geträumt hatte. Am Ufer des Flüßchens Suze erwarb er das Gelände ›Les Longines‹ (›die länglichen Wiesen‹) und errichtete dort 1866 sein erstes Fabrikgebäude. Die meisten seiner mit Wasserkraft zu betreibenden Maschinen mußte er allerdings selber entwickeln. Ein Jahr später nahm der Jungunternehmer mit den ersten ›E. Francillon, Longines, Suisse‹ signierten Uhren bereits an der Weltausstellung in Paris teil. Für den einsetzenden Erfolg spricht die Tatsache, daß sich Francillon schon 1874 gegen Nachahmungen zu Wehr setzen mußte. Zur Kennzeichnung seiner Produkte verwendete er die geflügelte Sanduhr. Am 27. Mai 1889 erfolgte beim Bundesamt für geistiges Eigentum in Bern unter der Nummer 2684 der

Longines-Armbanduhren von 1929

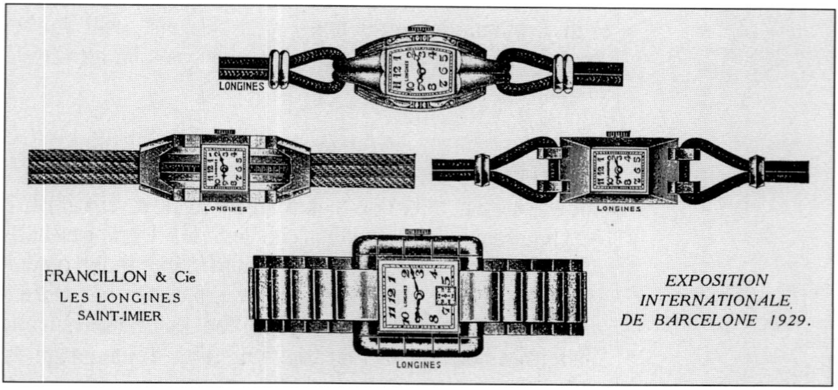

offizielle Schutz des Schriftzugs ›Longines‹ in Verbindung mit dem bereits verwendeten Markenzeichen.

Bereits 1879 hatte Longines mit der Herstellung von Chronographen begonnen, eine Uhrmacherkunst, die bis zur Gegenwart gepflegt wird. Mit dem 1912 anläßlich des Eidgenössischen Turnfests in Basel eingeführten ›Fadenriß-System‹ mit automatischer Zeiterfassung durch die bewährten Longines-Chronographen und -Stoppuhren revolutionierte die Marke den Sektor der Sportzeitmessung. Vierzig Jahre später trat Longines in Helsinki erstmals als offizieller Zeitnehmer bei Olympischen Spielen auf. Diese ehrenvolle Aufgabe setzte natürlich ultrapräzise Uhren voraus. Daß Longines zweifelsfrei über solche verfügte, beweist ein Brief, welchen Captain J.E. Bernier 1904 nach seiner Expedition von den USA zum Nordpol an Longines adressierte. »Ich bin begeistert von der Qualität und Zuverlässigkeit Ihrer Express Monarch«, schrieb der Polarforscher, und er hatte allen Grund. Nach 429 Tagen wich einer der beiden Taschenchronometer 13, der andere nur 4 Sekunden von der Normalzeit ab.

1905 brachte Longines die ersten Armbanduhren auf den Markt. Diese Uhrenart sollte sich schon bald zu einer tragenden Säule im Longines-Geschäft entwickeln. 1920 fertigte die Marke kissenförmige silberne Armbanduhren für das Schützenfest in Luzern. Nur wenig später kam Longines in der Fliegerei zu Ehren. 1926 trug der Schweizer Pilot Walter Mittelholzer eine Longines am Handgelenk. Die Kooperation mit Charles A. Lindbergh, der am 21. Mai 1927 im Alleinflug den Atlantik überquert hatte, führte zur berühmten Stundenwinkel-Armbanduhr, welche ab 1932 vielen Piloten die schwierige Navigation auf Überseestrecken erleichterte. Acht Jahre später war der sogenannte Siderograph erhältlich, ein auf Sternzeit bezogener Chronometer, dessen Zifferblatt in 360 Bogengrade unterteilt war und deshalb eine rasche Bestimmung des Längengrads ermöglichte. 1944 präsentierte die Manufaktur einen Armband-Chronographen mit 12-Stunden- und – ein Novum – zentral angeordnetem 60-Minuten-Zähler. Ein Jahr darauf erzielte Longines zum einen den Präzisionsrekord in der Kategorie ›Armbandchronometer‹; zum andern gab es das erste Automatikwerk von Longines, das Kaliber 22 A. Auch in den folgenden Jahrzehnten widmete sich die Manufaktur konsequent der Weiterentwicklung der Uhrmacherei. Z.B. wurde 1960 das damals flachste Armbanduhr-Kaliber mit elektromagnetischem Antrieb vorgestellt. 1964 gab es einen Armband-Chronographen mit Nonius zum präzisen Ablesen der Zehntelsekunde. 1967 konnte der Verkauf von 15 000 000 Longines-Uhren gefeiert werden. Und 1977 krönte die Manufaktur ihre Palette an Automatik-Uhrwerken mit dem ultraflachen Kaliber L 990 mit zwei in Serie geschalteten Federhäusern. Dieses Uhrwerk wird inzwischen von Lémania produziert.

Heute gehört Longines zum Schweizer SMH-Konzern (Société Suisse de Micro-Électronique et d'Horlogerie S.A.).

Movado

›Movado‹ heißt zu deutsch ›Immer in Bewegung‹. Die Sprache, aus der dieser Name entstammt, ist eine künstliche, nämlich die 1887 vom Warschauer Augenarzt Ludwig Zamenhof erfundene Welthilfssprache Esperanto.

Doch kann die Gründung der Uhrenfirma, die 1906 diesen Namen erhielt, auf eine Vergangenheit zurückblicken, die bis zum Jahre 1881 reicht. Damals startete der 19jährige Achille Ditesheim zusammen mit sechs Uhrmachern in La Chaux-de-Fonds eine kleine Produktionsstätte für Taschenuhren. Angelockt durch den Erfolg der bescheidenen Unternehmung, stießen bald auch die Brüder Leopold und Isidor Ditesheim hinzu. Aus den Anfangsbuchstaben der Vornamen der drei Brüder ergab sich dann auch der erste Firmenname: ›L.A.I. Ditesheim‹. Im Jahre 1890 wurden bereits 30 Mitarbeiter beschäftigt, die schwerpunktmäßig Anhänge-, Taschen- und Damenarmbanduhren produzierten. Da eigene Werke zunächst nicht zur Verfügung standen, kaufte die Fabrik fremde Zylinderwerke zu. Doch bereits um die Jahrhundertwende wurden eigene Rohwerke mit Ankerhemmung entwickelt, die aufgrund ihrer Zuverlässigkeit und Präzision immer wieder Auszeichnungen erhielten. In jenen Jahren kam noch Isaac Ditesheim, der Zwillingsbruder Leopolds, zur Firma, die sich ab 11. Oktober 1906 ›Fabrique Movado, L.-A.-J. Ditesheim & frère‹ nannte. Ein Name, der bis heute Bestand hat, war geboren.

Massenproduktion war niemals das Ziel der Uhrenmanufaktur, die im Laufe ihres Bestehens immer wieder für uhrentechnische Sensationen gut war. So wurde 1912 das Uhrwerk ›Polyplan‹ vorgestellt, dessen Besonderheit eine doppelt abgewinkelte Hauptplatine war, um die in Mode kommenden, stark gewölbten Rechteckgehäuse für Armbanduhren mit möglichst großen Uhrwerken ausstatten zu können. Auffallend an Armbanduhren mit diesem Werk ist die Aufzugs- und Zeigerstellkrone bei der ›12‹. Ebenfalls

1912 wurden die ersten Armbandchronographen vorgestellt, und 1914 wartete die kreative Manufaktur mit einer sogenannten Schützengrabenuhr auf, bei der ein Metallgitter das empfindliche Glas schützte.

Im Jahre 1924 eröffnete Movado eine eigene Agentur in New York und demonstrierte damit, welcher Markt besonders favorisiert wurde. Auch die folgenden Jahre brachten immer wieder Besonderheiten, wie 1925 das Modell ›Valentino‹, 1926 das Modell ›Ermeto‹, eine Etuiuhr, deren Aufzug durch das Öffnen und Schließen des Gehäuses erfolgte oder 1931 das rechteckige Uhrwerk ›Curviplan‹, dessen Vorder-

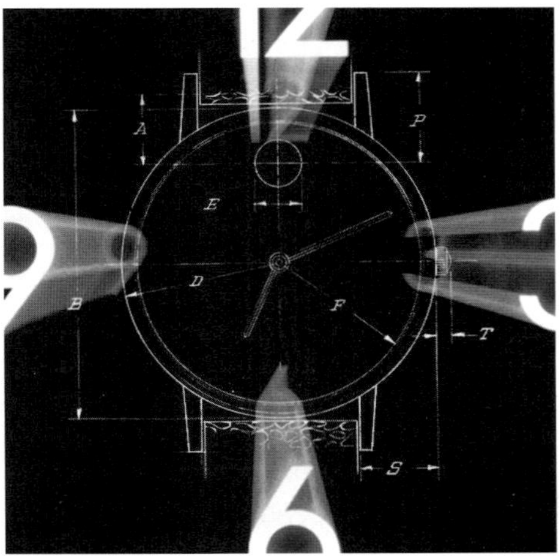

Links: Design-Studie Nathan George Horwitts zur ›Museum Watch‹

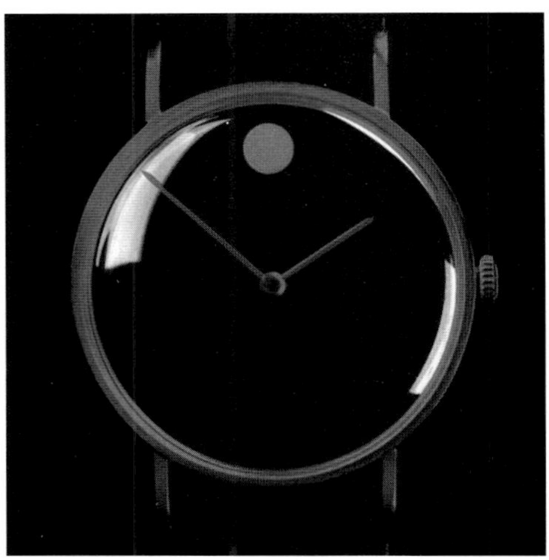

Rechts: »Die Heimführung des Zifferblatts auf zwei schnörkellose Zeiger und einen stillen Punkt beeindruckt mich, in der Tat. Die maximale Anpassung der Form an die Funktion.« (Aus einem Brief Gerald Piels, Herausgeber des Scientific American, an Nathan George Horwitt, 1958)

seite aus den bei der ›Polyplan‹ bereits genannten Gründen gewölbt war. Im Jahre 1937 war die ›Cronoplan‹ zur Serienreife gediehen, eine Armbanduhr mit zwei Drehlunetten zum unmittelbaren Ablesen der Zeitdauer einer Begebenheit. Im gleichen Jahr kam auch ein eigenes Chronographen-Rohwerk auf den Markt, welches die Movado-Uhrmacher modular aufgebaut hatten. Besondere Erwähnung verdient schließlich eine Leistung des Jahres 1939, als eine Armbanduhr mit Chronograph in einem sogenannten ›Reverso‹-Gehäuse präsentiert wurde.

Aus dem Jahre 1947 stammt der Entwurf des Designers Nathan George Horwitt für eine Armbanduhr ohne Ziffern, jedoch einem goldenen Punkt bei der ›12‹, die 1959 in die ständige Sammlung des New Yorker Museums of Modern Art aufgenommen wurde. Zwischen 1956 und 1960 versuchte Horwitt, 15 verschiedene Uhrenfirmen für sein spektakuläres Uhrendesign zu gewinnen – vergebens. Dann, 1961, erwarb Movado die Rechte und feierte daraufhin mit dem Modell ›Museum Watch‹ wahre Triumphe.

Gegen Ende der sechziger Jahre erfolgte ein Zusammenschluß mit der 1865 in Le Locle gegründeten Uhrenfirma Zenith. Diese hatte 1969 durch das Kaliber ›El Primero‹, das erste Chronographenwerk mit automatischem Aufzug durch einen zentral angeordneten Rotor, auf sich aufmerksam gemacht. Im Jahre 1984 wurde Movado von der North American Watch Corporation aus dem Firmenverbund herausgekauft, der Jahresumsatz lag bei 4 Millionen Dollar. Bereits 1987 konnte ein Umsatzsprung auf 60 Millionen Dollar verzeichnet werden.

1988 sorgte Movado mit seiner ›Andy Warhol Times/5‹ wieder einmal, wie so oft in der Firmengeschichte, für beträchtliches Aufsehen. Danach folgte eine ganze Reihe weiterer Künstler-Uhren. Unangefochtenes Leader-Modell der Movado-Kollektion ist jedoch weiterhin die ›Museum Watch‹.

Omega

Wurzeln der Vergangenheit, die bald 150 Jahre zurückreichen, sind ein Fundament, auf dem das Gebäude der Gegenwart und Zukunft unerschütterlich ruhen kann. An dem stattlichen Haus, um das es hier geht, prangt ein großes Ω oder ausgeschrieben ›Omega‹. Natürlich gehört zu Omega, dem letzten Buchstaben des griechischen Alphabets, stets auch ein Alpha, und das heißt Louis Brandt.

1848, als der Goldrausch abenteuerlustige Rauhbeine scharenweise nach Kalifornien trieb, entdeckte der damals 23jährige Louis Brandt in der jurassischen Uhrenmetropole La Chaux-de-Fonds den goldenen Boden des Uhrmacherhandwerks. Beseelt vom Streben nach beruflicher Selbständigkeit eröffnete er ein ›Comptoir d'établissage‹, also eine Verkaufsstelle für im Lohnauftrag fertiggestellte Uhren. Anfangs waren dies hauptsächlich Silbertaschenuhren, mit denen Louis Brandt den aufstrebenden englischen Markt belieferte.

Auszug aus einem Omega-Katalog des Jahres 1941; abgebildet sind extraflache Armbanduhren mit Handaufzugswerk

1880, ein Jahr nach dem Tod ihres Vaters Louis Brandt, mieteten die Brüder Louis-Paul und César Brandt in Biel eine Etage an, um dort einen modernen Fabrikationsbetrieb für Uhren aufzuziehen. Bereits nach vier Monaten waren die Räumlichkeiten zu klein geworden, und die Brandtsche Unternehmung mußte sich auf das gesamte Gebäude aus-

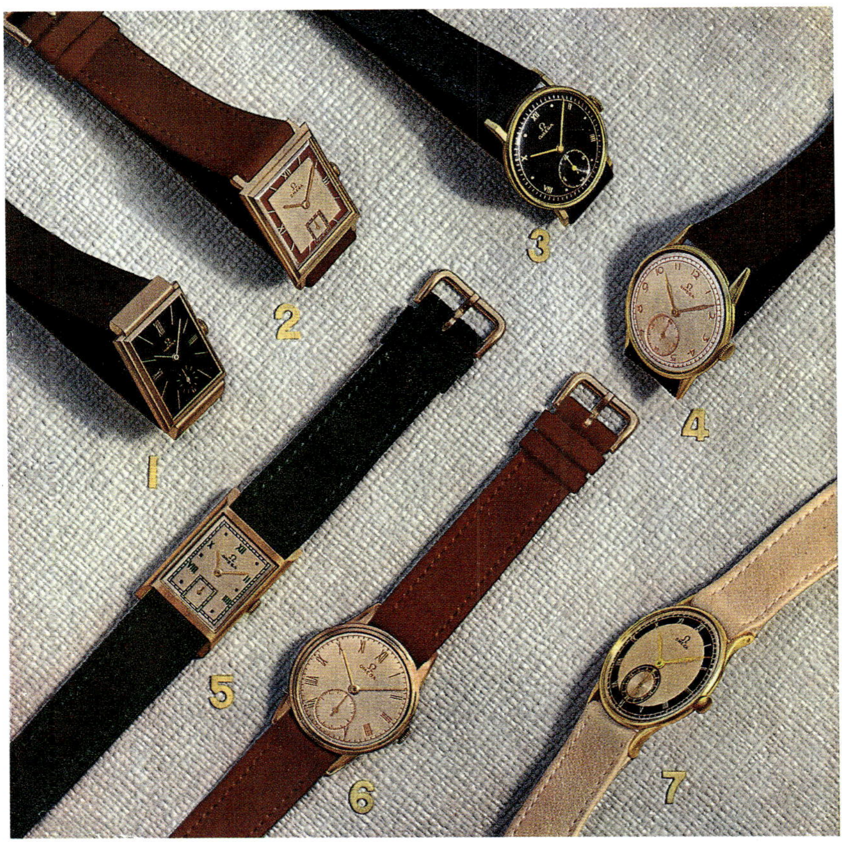

dehnen. Ende 1880 ging es samt der im Nebenhaus untergebrachten Dampfmaschine in den Besitz der Firma über. Trotz der folgenschweren ›Amerikanischen Krise‹ in der eidgenössischen Uhrmacherei erfreuten sich die damals angemeldeten und verwendeten Marken ›Jura‹, ›Patria‹, ›Helvetia‹, ›Celtic‹ und ›Gurzelen‹ durchweg positiver Resonanz bei der Kundschaft. Das 1885 eingeführte Anker-Kaliber ›Labrador‹ erreichte die erstaunliche Ganggenauigkeit von 30 Sekunden/Tag und öffnete mit Argentinien, Brasilien, Kanada sowie den USA neue Märkte. Mit einer Jahresproduktion von 100 000 Stück war Louis Brandt & Fils 1889 bereits die größte Unternehmung der schweizerischen Uhrenindustrie. 1892 orderten die Erben Louis Brandts bei Audemars Piguet die wohl erste Armbanduhr mit Minutenrepetition.

1894 gesellte sich zum Alpha das Omega, und das kam so: In der Manufaktur hatte ein neues Taschenuhrkaliber Serienreife erlangt. Es bestach durch seine einfache Konstruktion und die damals beileibe noch nicht selbstverständliche Austauschbarkeit aller Teile. Insofern handelte es sich um den ›letzten Schrei‹ auf dem Uhrenmarkt, der natürlich nach einem zugkräftigen Namen verlangte. Guter Rat war gefragt. Und er kam vom Hausbankier Henri Rieckel, dem das finanzielle Wohlergehen seiner Kunden Brandt natürlich sehr angelegen war. Sein Vorschlag lautete ›Omega‹, womit er den Nagel auf den Kopf traf. Der letzte Buchstabe des griechischen Alphabets für den letzten Schrei auf dem Uhrensektor. Die Brandts zeigten sich begeistert, und ihre Kundschaft auch. Der überwältigende Erfolg dieser spontan akzeptierten Idee führte bereits 1903 zur Eliminierung aller anderen Markennamen. Fortan firmierte das Unternehmen ›Louis Brandt & Frère – Omega Watch Co.‹. Ab 1947 trat der Name Omega sogar in den Vordergrund und Brandt dahinter zurück.

1902, nach dem Ende des Burenkriegs, berichtete ein britischer Artillerieoffizier, daß Omega-Armbanduhren unerläßlicher Teil der Feldausrüstung gewesen seien und die extremen Strapazen von Hitze und Kälte, von Regen und Sandstürmen gut überstanden hätten. 1909 betätigte sich Omega erstmals auf dem bedeutsamen Gebiet der Sportzeitmessung, und zwar im Rahmen der internationalen Ballon-Wettfahrten um den Gorden-Bennett-Pokal in Zürich. 1917 wählte die britische Luftwaffe, 1918 die amerikanische Armee Omega-Uhren als offizielle Zeitmesser für ihre Kampfeinheiten. 1919 konnten Omega-Chronometer den Genauigkeitswettbewerb des Observatoriums Neuenburg erstmals für sich entscheiden. Rund zwanzig weitere Siege folgten in den Jahren bis 1971. Auch bei den Wettbewerben des Observatoriums Genf schlugen sich Omega-Uhren ähnlich erfolgreich. 1932 trat Omega erstmals als offizieller Zeitnehmer bei Olympischen Spielen auf, und zwar in Los Angeles. Bis 1992 betraute das Internationale Olympische Komitee Omega insgesamt 21mal mit dieser verantwortungsvollen Aufgabe. Gleichfalls 1932 entschieden sich General Italo Balbo und seine 23 Piloten für Omega-Armband-Chronographen, die sie ein Jahr später anläßlich ihres Fluges Rom–Chicago–Rom zur Feier des 10. Jahrestages der Machtergreifung Mussolinis trugen.

Ein wichtiger Schritt in der Firmengeschichte war bereits 1925 erfolgt, als Paul Tissot mit Omega zunächst ein technisch-kaufmännisches Übereinkommen abschloß. Dieses führte 1930 zur Gründung der SSIH (Société suisse pour l'industrie horlogère S.A.) mit Sitz in Genf. Paul Tissot, der infolge der Oktoberrevolution den russischen Markt für seine Luxusuhren eingebüßt hatte, brachte neben seiner Firma vorübergehend auch sich selbst als kaufmännischer Direktor Omegas ein. Unter dem Dach der SSIH gelangten im Laufe der späteren Jahre und Jahrzehnte folgende weitere Firmen zusammen: Lémania, Rayville (Blancpain), Lanco, Cortébert, Marc Favre, Hamilton sowie verschiedene Roskopfuhren-Hersteller (u.a. Buler, Continental).

Von Omega stammen indes nicht nur viele der genauesten Uhren der Welt (Weltrekorde 1933, 1936, 1946) und Millionen offiziell geprüfter Chronometer. In den Werkstätten der Manufaktur wurden z.B. auch die erste moderne Zielkamera oder die sogenannten Anschlagmatten für Schwimmwettbewerbe entwickelt. Im Jahre 1952 wurde das Modell ›Constellation‹ als Armband-Chronometer serienmäßig eingeführt, und bereits 1960 hatten 20 000 in ununterbrochener Serie gefertigte Uhren das begehrte offizielle Gangzeugnis erhalten.

1965 erkor die NASA den ›Speedmaster Professional‹-Chronographen nach extrem harten Tests zum offiziellen Zeitmesser. Damit öffnete sich für Omega der Weltraum. Als Neil Armstrong am 21. Juli 1969 um 02 Uhr 56 GMT seinen Fuß auf den Mond setzte und den bedeutungsvollen Satz: »Es ist nur ein kleiner Schritt für einen Menschen, jedoch ein großer Schritt für die Menschheit«, sprach, trug er eine solche Uhr am Handgelenk. Mehr als fünfzig Unternehmungen der Raumfahrt, davon sechs Mondlandungen, wurden von mechanischen ›Speedmaster‹-Chronographen begleitet.

Schließlich hat Omega auch der modernen Quarz-Zeitmessung einen deutlichen Stempel aufgeprägt. Unzählige Entwicklungen stehen in Verbindung mit diesem Namen. Der legendäre Quarz-Marinechronometer, vorgestellt 1974, wies nach 63 Tagen härtester Prüfung eine durchschnittliche Gangabweichung von 2/1000 Sekunden/ Tag auf.

Seit 1984 befindet sich Omega zusammen mit vielen anderen bedeutenden Namen unter dem Dach des SMH-Konzerns.

Top-Modell der aktuellen Omega-Kollektion ist eine Armbanduhr mit automatischem Aufzug und zentral angeordnetem Tourbillon.

Patek Philippe

Kein anderer Name hat in der Uhrenszene der vergangenen Jahre so viel Aufsehen erregt wie Patek Philippe. Entweder waren es sensationelle Preise, welche für alte Uhren dieser Manufaktur bezahlt wurden, oder es konnten spektakuläre Neuentwicklungen präsentiert werden, die bereits ausverkauft waren, bevor sie überhaupt zu den Konzessionären gelangten, oder es erregten die langen Lieferzeiten die Gemüter der Kunden.

Solche Entwicklungen hatten Graf Antoine Norbert de Patek, ein polnischer Emigrant, und sein Landsmann François Czapek sicherlich nicht vorausgeahnt, als sie am 1. Mai 1839 in Genf die Firma Patek, Czapek & Co. ins Leben riefen. Infolge von Unstimmigkeiten zwischen den beiden wurde der Vertrag 1845 nicht mehr verlängert. Bereits ein Jahr zuvor hatte Patek den talentierten französischen Uhrmacher Jean Adrien Philippe, Erfinder des modernen Kronenaufzuges, kennengelernt und ihm die Funktion eines technischen Direktors in seiner Firma angeboten. Jean Adrien Philippe stimmte zu, und so kam es am 1. Mai 1845 zur Gründung der Firma Patek & Co. mit Jean Adrien Philippe und Vincent Gostkowski als weiteren Teilhabern. Zum 1. Januar 1851 wurde die Gesellschaft unter Beibehaltung der Teilhaber in Patek Philippe & Co. umbenannt.

Patek unternahm in jener Zeit weite und beschwerliche Reisen, um die Produkte der Genfer Manufaktur in aller Welt zu verkaufen. Schon bald hatten Kreativität und uhrmacherische Höchstleistungen der Firma international größte Anerkennung verschafft. Viele Persönlichkeiten der Weltgeschichte konnten als Kunden in die berühmten grünen Geschäftsbücher eingetragen werden.

Gegenüberliegende Seite: Goldene Herrenarmbanduhren von Patek Philippe, v.l.n.r.:
Modell 1509, ab 1942 hergestellt, Handaufzugswerk Kaliber 12'''-120;
Modell 96, ›Calatrava‹, 1934-1951 6497 Stück hergestellt; das Modell gibt es auch heute noch; Handaufzugswerk Kaliber 12'''-400;
Modell 2506, hergestellt ab 1951; Handaufzugswerk Kaliber 10'''-200;
Modell 2551, ab 1954; Automatik-Kaliber 12'''-600 mit guillochiertem Goldrotor;
Modell 1582, ab 1944 hergestellt, Handaufzugswerk Kaliber 12'''-120

Am 1. Februar 1901 wurde die Firma Patek Philippe, die zu jener Zeit die meisten der verwendeten Rohwerke von LeCoultre in Le Sentier bezog, in eine Aktiengesellschaft (Kapital: 1,6 Millionen Schweizer Franken) umgewandelt und in ›Ancienne Manufacture d'Horlogerie Patek Philippe & Cie. S.A.‹ umbenannt.

Durch den Ausbruch der Weltwirtschaftskrise 1929 büßte Patek Philippe viele Kunden ein, weswegen man sich 1932 nach einem zahlungskräftigen Mehrheitsaktionär umsehen mußte. Jaques-David LeCoultre, der Rohwerke-Lieferant, bot sich an, doch seine Offerte wurde aus heute nicht mehr bekannten Gründen ausgeschlagen. Dafür kam man

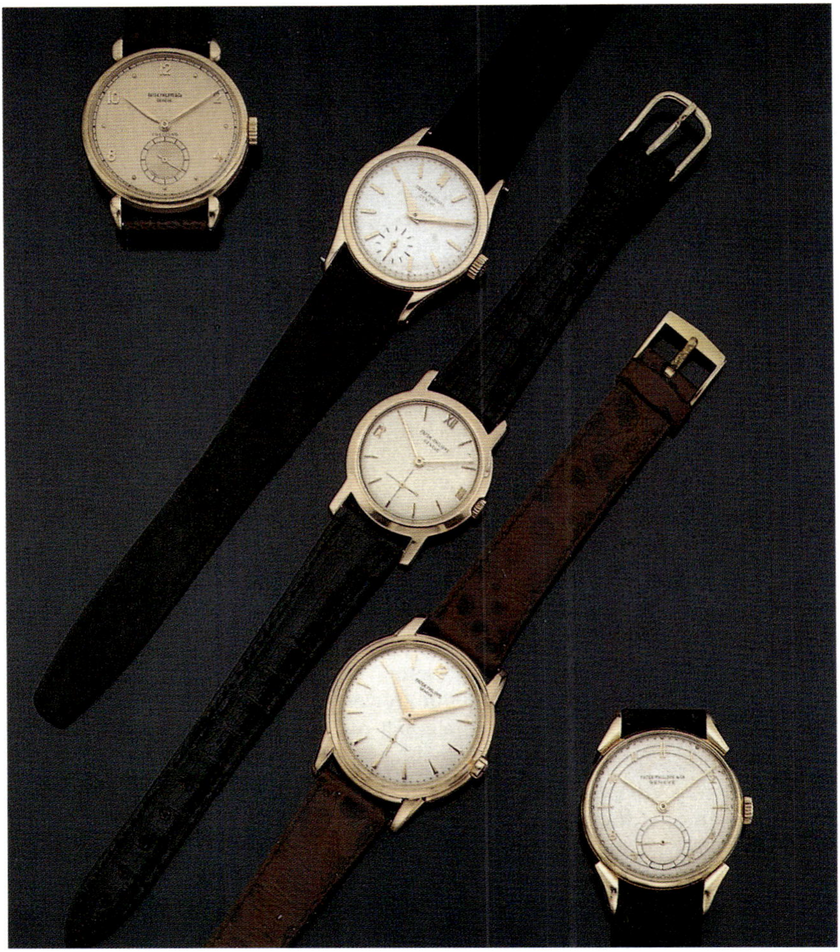

mit einem anderen langjährigen Lieferanten ins Geschäft, den Brüdern Charles und Jean Stern von der Zifferblattfabrik Stern Frères.

1932 endete die Teilhaberschaft und Mitarbeit Adrien Philippes, Neffe Jean Adrien Philippes und letztes Mitglied der Gründerfamilien. Der neue Vorstandsvorsitzende Jean Pfister traf schon bald nach seiner Amtsübernahme die weitreichende und richtige Entscheidung, daß ab 1933 wieder eigene Rohwerke hergestellt werden sollten.

1934 ging der Amerika-Vertrieb der Patek-Philippe-Uhren und 1958 der Vorstandsvorsitz im Genfer Stammhaus an Henri Stern. Seit 1966 ist dessen Sohn Philippe Stern als Generaldirektor in der Leitung des Hauses tätig.

Worin der Erfolg und das Prestige der Marke Patek Philippe im einzelnen begründet sind, vermag niemand so recht zu sagen. Sicherlich gehören in erster Linie die feinen und komplizierten Taschen- und Armbanduhren dazu, auf der anderen Seite aber auch eine gewisse Mystik, die sich um die Produkte und deren Käufer rankt. Jederzeit war man in den Ateliers an der vornehmen Genfer Rue du Rhône bereit, auch die ausgefallensten Kundenwünsche zu befriedigen, Uhren zu konstruieren und anzufertigen, die in ihrer Art einmalig auf der Welt sind. In der Geschichte der Taschen- und später der Armbanduhr gibt es kaum eine Komplikation, die nicht in einer Patek Philippe zu finden wäre. So gesehen erübrigt sich hier eine – ohnehin unvollständige – Aufzählung. Über jede einzelne Patek-Philippe-Uhr wurde und wird in Genf genauestens Buch geführt, so daß sich auch Jahrzehnte später alle Einzelheiten über Herstellung und Verkauf nachvollziehen lassen.

Die aktuelle Welle der komplizierten Uhren erfaßte natürlich auch Patek Philippe. Zum 150jährigen Firmenjubiläum 1989 überraschte die Manufaktur mit dem Kaliber 89, der weltweit kompliziertesten Taschenuhr. Auf dem Sektor der komplizierten Armbanduhren belebte der Genfer Hersteller den erfolgreichen Chronographen mit ewigem Kalender auf der Basis eines Lémania-Rohwerks wieder. Die Patek-Philippe-Kollektion krönen derzeit u.a. die Referenzen 3939, 5013 und 5016. Hinter der Referenz 3939 verbirgt sich eine Armbanduhr mit Minutenrepetition und Tourbillon. Die Referenzen 5013 und 5016 stehen für Modelle mit automatischem Aufzug, Minutenrepetition und ewigem Kalendarium mit retrogradem Datumszeiger. Unterschiede bestehen lediglich in der Gehäuseausführung (tonneauförmig bzw. rund). Am 21./22. April 1996 erreichte bei Antiquorum, Genf, die Nummer 198340 (1939) von Patek Philippe das sensationelle Weltrekord-Resultat von 2 090 000 Franken. Die extrem seltene Platin-Armbanduhr mit ewigem Kalender und Minutenrepetition war im Oktober 1981 vom gleichen Auktionshaus bereits für rund 185 000 Franken versteigert worden.

Piaget

Sie kann sich rühmen, daß aus ihren Ateliers die teuerste jemals produzierte Herrenarmbanduhr stammt, die 1982 für rund 4,5 Millionen DM vermutlich in die Vereinigten Arabischen Emirate verkauft wurde. Sie kann sich ferner rühmen, für die 32 Damen aus dem Harem eines orientalischen Scheichs 32 goldene und brillantbesetzte Armbanduhren geliefert zu haben, die sich lediglich durch ihre Zifferblätter unterschieden. Diese waren, um den Uhren eine individuelle Note zu verleihen, entsprechend den jeweiligen Tapetenmustern in den Gemächern der Damen gestaltet worden.

Gemeint ist die 1874 in La Côte-aux-Fées, zu deutsch Feenhügel, gegründete Uhrenmanufaktur Piaget & Co. Dort, im alten Bauernhaus der Piagets, hatte Georges Piaget im genannten Jahr mit der Herstellung von Uhrwerken und fertigen Uhren begonnen, und Co., d.h. seine Familie, half ihm dabei. Ihre ersten 75 Jahre brachte die kleine Firma, jeweils unter der Leitung eines oder mehrerer Piagets, recht bescheiden hinter sich. Es wurde eine geringe Anzahl ausgeklügelter Werke entworfen und zumeist im Lohnauftrag anderer Unternehmen gefertigt. Auf eine Signatur verzichtete Piaget & Co. oftmals, aus Gründen der Diskretion gegenüber seinen zum Teil namhaften Kunden.

So bestimmte eigentlich der Kampf ums Überleben das Tagesgeschäft. Erst nach dem Zweiten Weltkrieg, als die Enkel des Firmengründers, Gérald und Valentin Piaget, ins Unternehmen einstiegen, ging es wirklich aufwärts. Eine Armbanduhren-Kollektion, die den Namen auch verdiente, wurde geschaffen, allerdings zunächst noch unter Verwendung von Rohwerken aus dem Ebauches-Trust, z.B. von ETA.

Der Weg zur Manufaktur wurde ab 1956 eingeschlagen, als das erste ultraflache Piaget-eigene Kaliber 9 P (Durchmesser 9‴) fertig war. Im Jahre 1959 folgte das damals flachste Automatik-Kaliber der Welt, das 12linige ›12 P‹ mit einem Mikrorotor aus 24karätigem Gold. Die Gesamthöhe betrug nur mehr 2,30 mm. Mit diesem Werk hielt Piaget die Spitzenposition bis zum Jahre 1978.

Fünf Jahre später wurde die Mehrheit an der Uhrenmarke Baume & Mercier übernommen, und wiederum fünf Jahre später beteiligte man sich am C.E.H. (Centre Electronique Horloger). Von dort kam alsbald in Form des Kalibers Beta 21 eines der ersten Quarzwerke aus Schweizer Produktion, welches sich jedoch eher durch Unförmigkeit als durch Eleganz auszeichnete und damit für die Piagetschen Uhren nur begrenzt geeignet war.

Piaget-Anzeige aus dem Jahre 1945

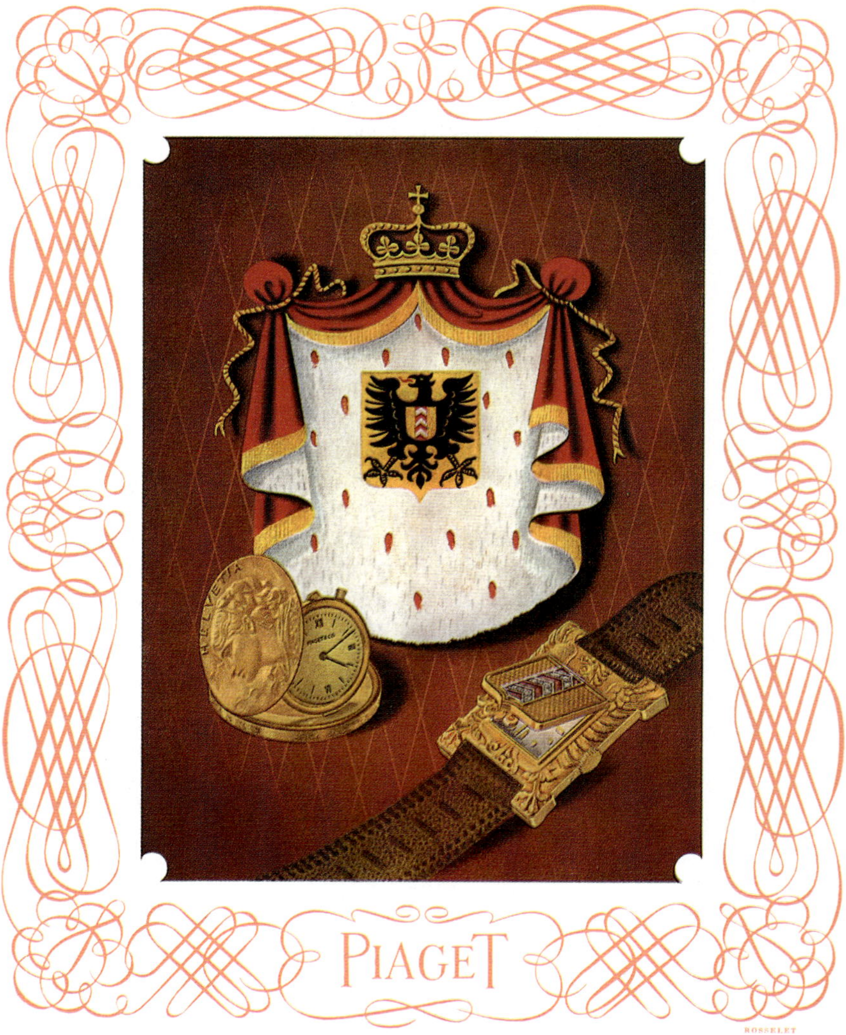

Nach dem Konkurs der Bouchet-Lassale S.A., die 1978 mit 1,2 mm Höhe das flachste Handaufzugswerk und mit 2,00 mm Höhe auch das flachste Automatik-Kaliber aller Zeiten entwickelt und produziert hatte, bzw. deren Übernahme durch Seiko, wurden die Rechte an beiden Kalibern von Piaget erworben und diese, nach verschiedenen technischen Verbesserungen, fortan unter der Bezeichnung ›20 P‹ bzw. ›25 P‹ u.a. zur Verwendung in Piaget-Armbanduhren hergestellt. Mittlerweile fertigt Lémania S.A. diese ultraflachen Kaliber.

1987 erzielte Piaget mit einer Jahresproduktion von rund 15 000 Uhren immerhin einen Umsatz von 162 Millionen Schweizer Franken. Dennoch verkauften Christian und Yves Piaget 1988 60 Prozent ihrer Anteile an der Piaget Holding S.A. und der Baume & Mercier S.A. an die Cartier Monde S.A., Paris. 1993 gingen Piaget und Baume & Mercier ganz in den Besitz der Cartier-Gruppe über.

Neben der Quarz-Technologie werden bei Piaget weiterhin auch die traditionelle mechanische Uhrmacherei gepflegt und Uhrmacher im klassischen Sinn ausgebildet. Eine lange handwerkliche Vergangenheit gibt man im abgeschiedenen Jura nicht ohne ernsthaften Grund auf.

Rolex

Am 22. März 1881, exakt 100 Jahre nach der Erfindung der Chronometerhemmung mit Feder durch Thomas Earnshaw, wurde in Deutschland, im nordbayerischen Städtchen Kulmbach, weltbekannt durch sein vorzügliches Bier, ein Junge geboren, der in seinem späteren Leben die Geschichte der exakten Zeitmessung in gleicher Weise mitbestimmen sollte wie einst Earnshaw. Sein Name: Hans Wilsdorf.

Mit 12 Jahren wurde Wilsdorf bereits Vollwaise, und mit 19 kehrte er im Anschluß an eine kaufmännische Lehre seiner deutschen Heimat den Rücken. Eine erste Bleibe fand er in der industriellen Metropole des Jura, in La Chaux-de-Fonds, bei der Firma Cuno Korten, die sich höchst erfolgreich mit dem Export von Uhren aller Art befaßte, wobei die vertriebenen Uhren zum größten Teil bei Schweizer, deutschen und französischen Fabrikanten zugekauft wurden. In Hans Wilsdorf wuchs der Unternehmergeist, und 1902 packte er erneut die Koffer, um zunächst in Deutschland seinen Wehrdienst hinter sich zu bringen und ab 1903 in London, damals einem der wirtschaftlichen und sportlichen Zentren der Welt, zunächst als Angestellter eines Uhrenimporteurs tätig zu werden. Doch ärgerte ihn, daß die Importeure ob ihrer glänzenden Geschäfte die Qualität der verkauften Uhren völlig zu vernachlässigen begannen. Deshalb gründete Wilsdorf im Jahre 1905 in London den Uhrengroßhandel Wilsdorf & Davis, die Basis seines späteren Imperiums. Wegen der starken Konkurrenz mußte sich Wilsdorf etwas einfallen lassen, um dauerhaft überleben zu können. Dabei fiel sein Blick auf einen gänzlich neuen Uhrentyp, der zwar noch nicht ernst genommen wurde, in dem Wilsdorf aber seine Zukunft sah: die Armbanduhr. Doch mußte sie nach seiner Auffassung über zwei entscheidende Merkmale verfügen, nämlich

1. über ein möglichst genaugehendes, unempfindliches Werk, das durch seine Qualität und seine Gangeigenschaften den massiven Vorbehalten Paroli bieten konnte, sowie
2. ein Gehäuse, das einerseits modischen Anforderungen entsprach, andererseits dem Werk aber hinreichenden Schutz vor Staub und Feuchtigkeit bot.

Bei seinen Überlegungen fiel Hans Wilsdorf ein Name ein, dem er in der Schweiz öfter begegnet war: Aegler in Biel, eine 1878 von Jean Aegler gegründete Uhrenfirma. Dort war 1900 ein 11liniges Ankerwerk zur Serienreife gediehen, das vorzügliche Gangeigenschaften und Servicefreundlichkeit aufwies. Wilsdorf nahm deshalb Kontakt mit Aegler auf und erhielt schließlich 1913 das Exklusivrecht, Aegler-Uhren auf dem englischen Markt zu vertreiben. Bereits 1908 hatte er sich einen Uhrennamen schützen lassen, der zur Legende werden sollte: ›Rolex‹, einer gesicherten Überlieferung zufolge das Kürzel aus ›horlogerie exquise‹. Doch es sollte noch Jahre dauern, bis sich der Name auf den Zifferblättern seiner Uhren durchgesetzt hatte. Zunächst wünschten die Händler weiterhin ihren Namen auf dem Zifferblatt zu sehen. Mit Beharrlichkeit setzte Wilsdorf durch, daß in den ausgelieferten Sechserkartons immer mehr Uhren mit ›Rolex‹ signiert waren. Bei Nichtakzeptanz wurde schlicht die Lieferung verweigert.

Bei Ausbruch des Ersten Weltkriegs – Wilsdorf hatte gerade für eine Armbanduhr mit dem 11linigen Aegler-Kaliber das begehrte Chronometerzeugnis ›A‹ der Londoner Sternwarte Kew erhalten – wurde die Londoner Firma in ›Wilsdorf & Davis, Rolex Watch Company‹, die Bieler Firma in ›Rolex Watch Co., Aegler S.A., Manufacture d'horlogerie‹ umbenannt.

Gegenüberliegende Seite: Rolex-Anzeige aus dem Jahre 1934

Die Wirren des Krieges, damit verbunden extrem hohe

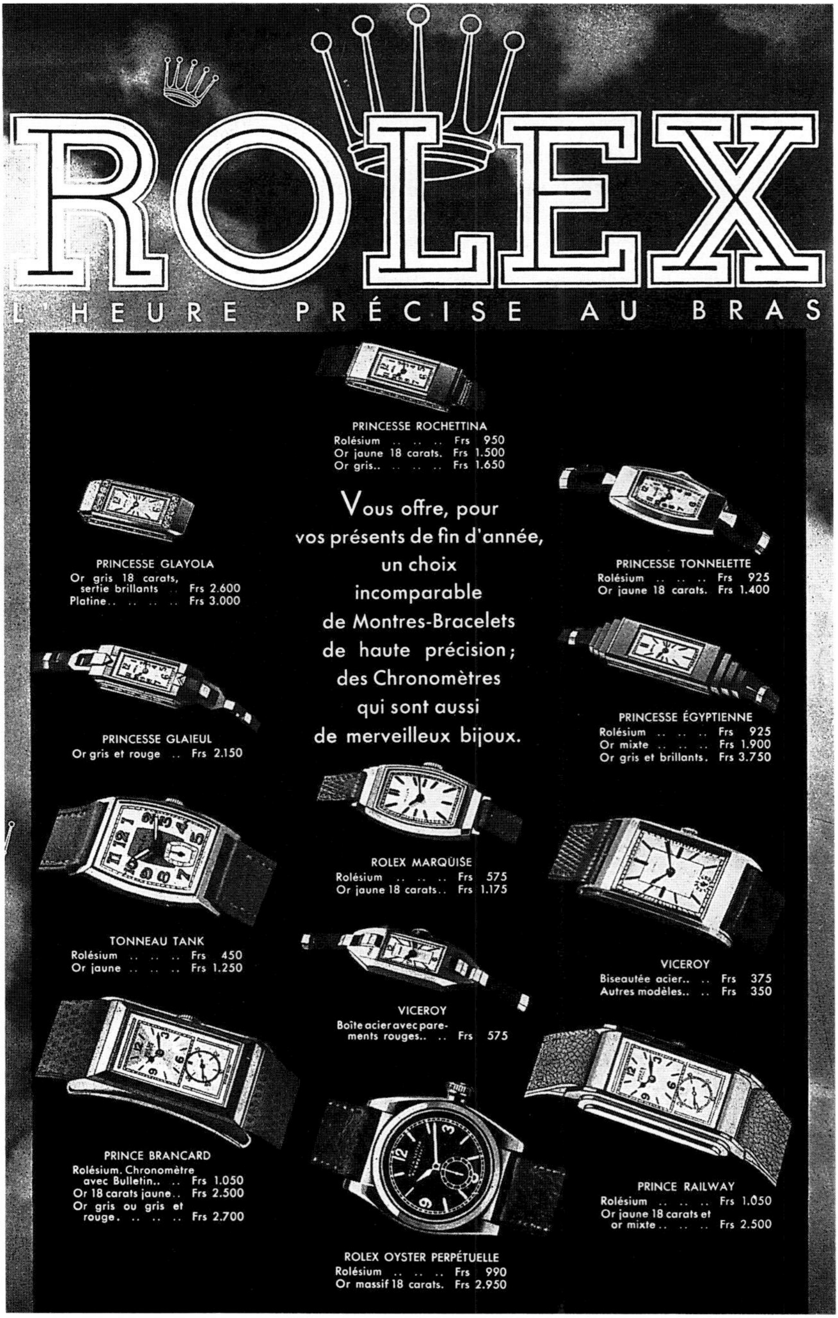
ROLEX
L'HEURE PRÉCISE AU BRAS
PRINCESSE ROCHETTINA
Rolésium .. .. .. Frs 950
Or jaune 18 carats. Frs 1.500
Or gris.. .. .. .. Frs 1.650
Vous offre, pour vos présents de fin d'année, un choix incomparable de Montres-Bracelets de haute précision; des Chronomètres qui sont aussi de merveilleux bijoux.
PRINCESSE GLAYOLA
Or gris 18 carats, sertie brillants .. Frs 2.600
Platine.. .. .. .. Frs 3.000
PRINCESSE TONNELETTE
Rolésium .. .. .. Frs 925
Or jaune 18 carats. Frs 1.400
PRINCESSE GLAIEUL
Or gris et rouge .. Frs 2.150
PRINCESSE ÉGYPTIENNE
Rolésium .. .. .. Frs 925
Or mixte .. .. .. Frs 1.900
Or gris et brillants. Frs 3.750
ROLEX MARQUISE
Rolésium .. .. .. Frs 575
Or jaune 18 carats.. Frs 1.175
TONNEAU TANK
Rolésium .. .. .. Frs 450
Or jaune .. .. .. Frs 1.250
VICEROY
Biseautée acier.. .. Frs 375
Autres modèles.. .. Frs 350
VICEROY
Boîte acier avec parements rouges.. .. Frs 575
PRINCE BRANCARD
Rolésium. Chronomètre avec Bulletin.. .. Frs 1.050
Or 18 carats jaune.. Frs 2.500
Or gris ou gris et rouge. .. .. .. Frs 2.700
PRINCE RAILWAY
Rolésium .. .. .. Frs 1.050
Or jaune 18 carats et or mixte.. .. .. Frs 2.500
ROLEX OYSTER PERPÉTUELLE
Rolésium .. .. .. Frs 990
Or massif 18 carats. Frs 2.950

Einfuhrzölle auf Uhren, veranlaßten Wilsdorf, seinen Firmensitz zunächst nach Biel, dann ab 1920 nach Genf zu verlegen. Am 17. Januar 1920 gründete Wilsdorf die ins Handelsregister eingetragene ›Montres Rolex S.A.‹, deren alleiniger Inhaber und Direktor er war.

Damit gab (und gibt es bis heute) auf Schweizer Boden zwei selbständige, rechtlich und finanziell voneinander absolut unabhängige Firmen, die jedoch durch den Namen ›Rolex‹ aufs engste miteinander verknüpft waren und noch sind, ähnlich einer Ehe mit Gütertrennung, wie Wilsdorf es später einmal nannte:

- die ›Aegler S.A., Fabrique des Montres Rolex & Gruen Gild A.‹, Biel, zuständig für Entwicklung und Produktion der Uhrwerke, sowie
- die ›Montres Rolex S.A.‹, zunächst hauptsächlich mit Verkauf und Werbung, später zudem mit der Kontrolle und Einschalung der aus Biel gelieferten Werke befaßt.

Drei Bereiche der modernen Armbanduhr haben Hans Wilsdorf und Rolex entscheidend mitbestimmt:

1. die Geschichte des offiziell geprüften Armbandchronometers,
2. die Geschichte der vollkommen wasserdichten Armbanduhr,
3. die Geschichte der Armbanduhr mit automatischem Aufzug.

Alle drei Entwicklungslinien führten in Synthese schließlich zu der ›Rolex Oyster‹, die den Konzern zum Umsatzmilliardär und zugleich zum größten industriellen Goldverbraucher der Schweiz beförderte.

Im Zuge der Chronographenwelle der späten achtziger Jahre belebte Rolex das Modell ›Daytona‹ neu. Es besitzt ein Zenith-Automatik-Kaliber, welches Rolex allerdings stark modifiziert hat (z.B. keine Datumsanzeige, Unruhfrequenz 28 800 Halbschwingungen/Stunde).

Ulysse Nardin

In die Famile der Nardins kam die Uhrmacherei zwar schon durch den 1792 geborenen Léonard Frédéric, doch erst dessen Sohn Ulysse blieb es vorbehalten, gerade 23jährig, die Schweizer Präzisionsuhrmacherei 1846 um (s)einen Namen zu bereichern.

Ulysse Nardin machte bald von sich reden, denn seine Produkte zeichneten sich durch handwerkliches Können und Präzision aus. Doch auch von seinen Lieferanten verlangte Ulysse Nardin stets höchste Qualität.

Schon 1862 erhielt die junge Firma für eine ihrer Uhren anläßlich der Weltausstellung in London die höchstmögliche Auszeichnung in Form der ›Price Medal‹. Weitere Medaillen und Preise folgten auf dem Fuß. 1893 lieferte Ulysse Nardin den Schweizer Beitrag für die Weltausstellung in Chicago in Form einer Uhr, deren Gehäusefertigung heute alleine 700 Arbeitsstunden in Anspruch nehmen würde.

Einen besonderen Namen erwarb sich die in Le Locle angesiedelte Manufaktur durch die geschätzten Marinechronometer und Beobachtungsuhren, für die alleine rund 4300

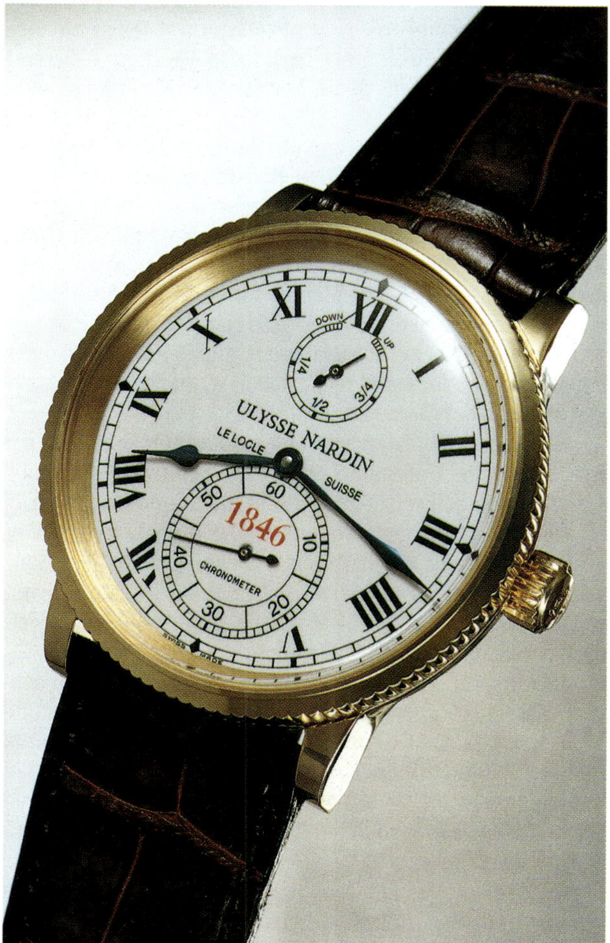

Zum 150jährigen Jubiläum: ›Marinechronometer‹ von Ulysse Nardin, Gangreserveanzeige, Emailzifferblatt, offizielles Chronometerzertifikat (COSC)

Auszeichnungen verschiedener Observatorien vergeben wurden.

Auf die Armbanduhr als den kommenden Uhrentyp setzte Ulysse Nardin schon bald nach der Jahrhundertwende. Von jeher auch auf sportliche Kundschaft eingestellt, brachte die Manufaktur bereits 1912 eine erste Armbanduhr mit Chronograph auf den Markt. Damit reihte sie sich in den Kreis der Schweizer Uhrenfabrikanten ein, die in der komplizierten Armbanduhr ein wichtiges Element zur allgemeinen Durchsetzung des am Handgelenk zu tragenden Zeitmessers sahen. In den dreißiger Jahren umfaßte die Kollektion neben den bewährten Beobachtungs(taschen)uhren und Marinechronometern auch ein breites Spektrum verschiedenster Armbanduhren. Dies setzte sich auch noch in den Jahren nach dem Zweiten Weltkrieg fort, vor allem auch durch die Eroberung fernöstlicher Märkte.

Als jedoch die Einführung der Zeitsender und später der elektronischen Großuhren den Bedarf an Beobachtungsuhren und Marinechronometern sukzessive gegen null gehen ließ, als die Nachfahren des Ulysse Nardin, von Beruf Rechtsanwälte, die Zeichen der siebziger Jahre nicht richtig erkannten und auch die Märkte für Armbanduhren falsch einschätzten, stand das Ende Ulysse Nardins als Familienunternehmen vor der Tür. Die Lager quollen über mit Armbanduhren, die niemand mehr haben wollte, die Händler zogen sich von der Marke zurück.

Glücklichen Umständen ist es zu verdanken, daß der weltmännische Unternehmer Rolf W. Schnyder 1982 rund 1,5 Millionen Schweizer Franken in die marode Firma investierte und so aus dem Namen wieder das machte, was er einstmals war. Als namhafte, uhrenbegeisterte Kompagnons schlossen sich der Popmusiker Dieter Meier von der Schweizerischen Gruppe Yello sowie dessen Bruder Balthasar Meier, Besitzer der bekannten Strumpfmarke Fogal, an.

Das Revival gelang zunächst nur zögernd. Doch mit dem vom Wissenschaftler Ludwig Oechslin konstruierten und 1984 erstmals der Öffentlichkeit vorgestellten ›Astrolabium Galileo Galilei‹, einer hochkomplizierten astronomischen Armbanduhr, die 1988 auf der Umschlagseite des Guinness-Buches der Rekorde zu finden war, feierte Ulysse Nardin ein bedeutendes Comeback.

Inzwischen gesellen sich zum ›Astrolabium‹ noch das ›Planetarium Kopernikus‹ mit Indikation des Kopernikanischen Sonnensystems sowie das ›Tellurium Johannes Kepler‹ (ewiger Kalender, Mondphasen, Tierkreiszeichen, Sonnen- und Mondfinsternisse). Von geistreicher Konstruktion ist außerdem die ›San Marco GMT +/–‹, bei der sich der Zeitzonenwechsel zu einem Kinderspiel gestaltet. Schließlich hat Ulysse Nardin die hohe Kunst des Emailzifferblatts wiederbelebt und 1996 zum 150jährigen Firmenjubiläum ein völlig neues ewiges Kalendarium von Ludwig Oechslin sowie einen mechanischen ›Marinechronometer‹ fürs Handgelenk vorgestellt. Ein traditionsreicher Name kann heute endgültig als gerettet betrachtet werden.

Universal Genève

Als Georges Perret im Jahre 1894 in der Uhrenmetropole Genf die Firma Universal gründete, dachte er wahrscheinlich noch nicht daran, daß daraus wenige Jahrzehnte später eine renommierte Uhrenmanufaktur werden würde. Auch als sich drei Jahre später, 1897, sein Partner Louis Berthoud hinzugesellte, war das Ziel des jungen Unternehmens ganz klar als Großhandel und Vertriebspartner für mehrere Uhrenfabriken umrissen. Die Entwicklung und Herstellung eigener Modelle stand in jener Zeit überhaupt noch nicht zur Debatte.

Die große wirtschaftliche Depression in den dreißiger Jahren machte auch vor den Toren der Genfer Perret & Berthoud S.A., Inhaberin der Markenrechte an Universal Genève, nicht halt. Obwohl die Firma immer gute Umsätze erzielt hatte, war es mit der finanziellen Situation nicht gerade zum besten bestellt. Doch eine Gruppe von Geldgebern vertraute damals auf die internationale Reputation sowie die uhrmacherische Leistungsfähigkeit des Unternehmens. Die Firma wurde umstrukturiert und 1934 in ›Manufacture des Montres Universal, Perret & Berthoud S.A.‹ umbenannt. Dank des Talents von Louis Berthoud und Raoul Perret, Sohn des 1933 ausgeschiedenen Firmengründers Georges Perret, überlebte Universal, während viele, z.T. sehr bedeutende Mitbewerber für immer von der Uhren-Bühne abtreten mußten. Sanierungsmaßnahmen waren allerdings eine unabdingbare Notwendigkeit.

1934 wurde unter der Ägide von Raoul Perret die erste eigene Uhrenkollektion vorgestellt. Sie bestand im wesentlichen aus normalen Handaufzugs-Modellen. 1936 bewarb die Firma dann in großen Anzeigen den Chronographen ›Universal, Typ Colonial‹. Besonders hervorgehoben wurde darin die Tatsache, daß es sich dabei um den ersten Chronographen handle, der wirkungsvoll gegen Regen, Schnee, Staub und sonstige klimatische Einflüsse geschützt sei. Nur ein Jahr darauf wurde unter der Nummer 108 91 91 das Modell 1894 beim Eidgenössischen Amt für geistiges Eigentum zum Patent angemeldet. Die Novität bestand in einem zusätzlichen 12-Stunden-Zähler, der erheblich längere Stopp-Intervalle ermöglichte. Bis zu diesem Zeitpunkt waren bei Chronographen nur 30-Minuten-Zähler üblich gewesen.

Ende der dreißiger Jahren verfügte Universal über fünf verschiedene Form-Kaliber. Hinzu kamen sieben runde

Universal-Anzeige aus dem Jahr 1943

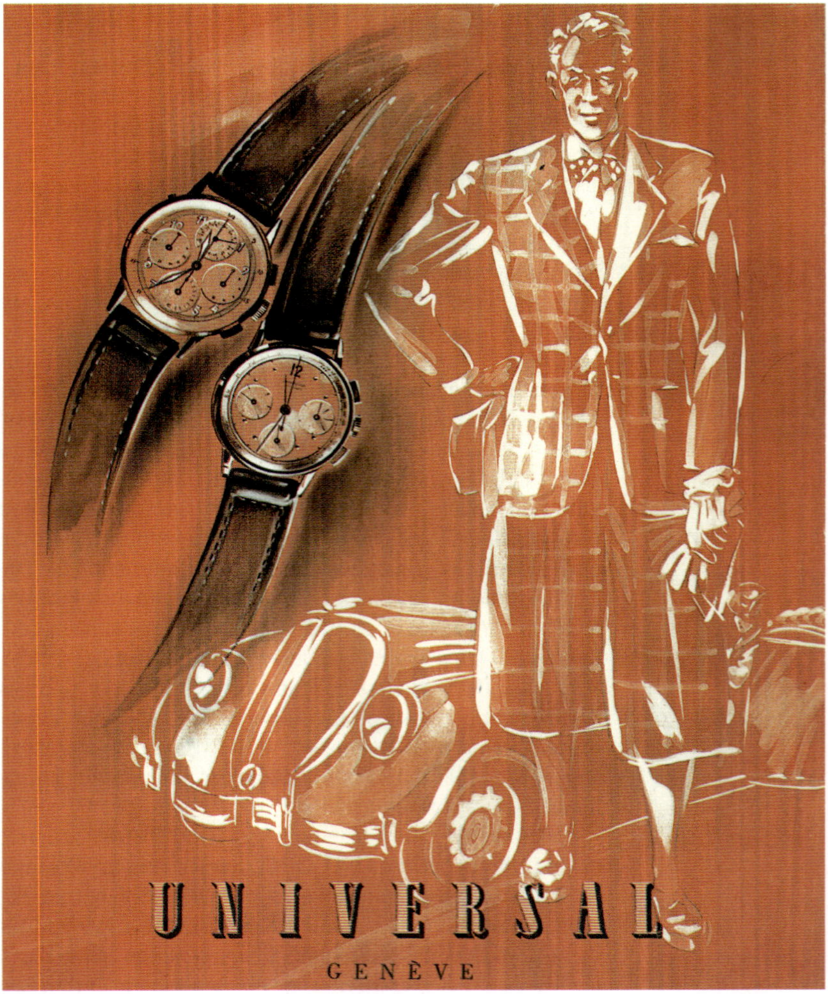

Handaufzugswerke im Bereich zwischen 7 3/4 und 17 3/4 Linien. Die Krönung stellte die Chronographen-Palette zwischen 10 1/2 und 19 Linien dar. Weil Universal durch das hohe Präzisionsniveau einerseits auf ein bestimmtes Preisspektrum festgelegt war, der Name andererseits nicht für kurante Erzeugnisse verwendet werden sollte, meldeten die Inhaber das Markenzeichen ›Uweco‹ an. Dahinter verbarg sich nichts anderes als die lautsprachliche Form von U(niversal) W(atch) Co. Die Zusatzbezeichnung ›Universal‹ machte aus der Herkunft der Uhren auch keinen Hehl. Unter dieser Signatur gelangten anschließend hauptsächlich einfache Handaufzugs-Armbanduhren auf den Markt. Die verwendeten Kaliber wiesen einen geringeren Grad an Feinbearbeitung auf, verfügten im allgemeinen über weniger Steine und ein einfacheres Schwing- und Hemmungssystem. Gespart wurde außerdem beim Gehäuse.

Gleichzeitig ließ sich das Unternehmen den Begriff ›Compax‹ schützen, der in der Folge die Chronographen-Kollektion kategorisierte. 1940 wurde die Kollektion durch den ›Aero-Compax‹ mit Merkzifferblatt erweitert. Gegen 1941 überraschte Universal die Fachwelt mit dem 10 1/2linigen Kaliber 289, das auch die Herstellung von Damen-Chronographen ermöglichte. Diese wurden u.a. unter der Bezeichnung ›Uni-Compax‹ verkauft. Der legendäre ›Tri-Compax‹ mit 30-Minuten- und 12-Stunden-Zähler, einfachem Vollkalendarium sowie Mondphasenindikation, Kaliber 287 TX, sorgte 1942 für Furore. Wohl im darauffolgenden Jahr präsentierte Universal dann den ›Dato-Compax‹, ein abgespecktes Modell, das nur über eine einfache Datumsindikation mittels Zeiger bei der ›12‹ verfügte.
Im weiteren Verlauf der Firmengeschichte ist vor allem noch die Entwicklung des ›Microtor‹ erwähnenswert. Bei diesem Kaliber sorgte ein in die Werksebene integrierter Planeten-Rotor für den automatischen Aufzug.

1989 erfolgte die vollständige Übernahme der Montres Universal S.A. durch die international agierende Stelux-Firmengruppe.

Vacheron & Constantin

Sie gehört sicher zu den traditionsreichsten, wenn auch nicht unbedingt bekanntesten Uhrenmanufakturen der Schweiz, die 1755 in Genf durch den gerade 24jährigen Uhrmacher Jean-Marc Vacheron gegründete Firma Vacheron & Constantin, deren endgültiger Name jedoch erst 1819 durch den Eintritt des begüterten Sohns eines Stoff- und Getreidehändlers, François Constantin, zustande kam. Der Grund dafür ist kurz erläutert:

1789 brachte der Ausbruch der Französischen Revolution einen massiven Rückgang der Geschäfte für Abraham Vacheron, den Sohn des Firmengründers, weil die vorwiegend aus französischem Adel bestehende Kundschaft plötzlich andere Interessen hatte als den Kauf teurer Luxusuhren aus Genf. Mühsam gelangte die Firma ab 1810 in die Hände der dritten Vacheron-Generation unter Jacques-Barthélémy Vacheron. Die Folgen der Revolution in Frankreich hatten allen Genfer Cabinotiers (Uhrmacher, die in ihren Dachzimmern – ›cabinets‹, meist im Stadtviertel St.Gervais am linken Rhôneufer gelegen – Uhren fertigten) schwer zu schaffen gemacht, wie Jacques-Barthélémy Vacheron in jenen Tagen an seinen Vater schrieb: »Du fragst mich, wie die Dinge in Genf stehen... Die Arbeiter waren noch nie in einer solch schlechten Situation... Die meisten Geschäfte sind geschlossen.« Deshalb erschien ihm der Zusammenschluß mit einem finanzkräftigen Partner geboten, eben jenem François Constantin. Er, der als Verkäufer bei der angesehenen Uhrenfirma J.F. Bautte (siehe Girard-Perre- gaux) einschlägige Erfahrungen gesammelt hatte, sollte sich fortan um den Vertrieb der Genfer Erzeugnisse kümmern.

Durch extravagante und teilweise recht unorthodoxe Methoden gelang es Constantin, ›den Karren aus dem Dreck zu ziehen‹. 1839 stellten die beiden den genialen Uhrmacher und Erfinder Georges-Auguste Leschot ein. Dieser hatte in aller Stille verschiedene Maschinen entwickelt, durch die eine höhere Präzision in der Werkefertigung und damit verbunden eine bessere Austauschbarkeit der Uhrenteile erreicht werden sollte. Bereits zwei Jahre später waren diese Werkzeugmaschinen vollendet, und die Produktion von Präzisions-Kalibern zum Preis minderer Qualitäten konnte anlaufen. Ab 1860 konnte die Firma als wirkliche Manufaktur gelten, d.h. alle Uhrenteile wurden in den Werkstätten auf der zentral gelegenen Rhône-Insel hergestellt, Rohwerke wurden auch an Konkurrenten verkauft. Letzteres wurde jedoch 1864 nach dem Tode von Jacques-Barthélémy Vacheron wieder eingestellt, um den technischen Vorsprung im eigenen Hause zu belassen.

Aus nicht geklärten Gründen schied Jean-François Constantin, der Neffe François Constantins, 1867 als Mitinhaber aus, um fortan als angestellter Uhrenverkäufer weiterzuarbeiten. Der Firmenname wechselte in ›César Vacheron &

Co.‹, nach dessen Tod 1869 in ›Charles Vacheron & Cie.‹. Als letztgenannter Firmeninhaber 1870 überraschend 25jährig starb, übernahmen zwei Frauen, eine Sensation in der Genfer Uhrmacherszene, die Firmenleitung. Die Manufaktur wurde unter dem Namen ›Vve. César Vacheron & Cie.‹ weitergeführt. Um den weithin bekannten Namen ›Vacheron & Constantin‹ erneut aufleben zu lassen, trat 1875, nach längeren Verhandlungen, Jean-François Constantin wieder in die Firma ein. 1880 wurde das berühmte Malteserkreuz als Firmenzeichen rechtlich geschützt. Dreißig Jahre später, 1910, finden sich erste Armbanduhren in der umfangreichen Kollektion, im Design zum Teil ausgesprochen avantgardistisch.

Der Ausbruch des Zweiten Weltkrieges stürzte das Unternehmen in eine schwere Finanzkrise, was Charles Constantin dazu veranlaßte, 1940 die Aktienmehrheit an Georges Ketterer zu verkaufen. Bereits zwei Jahre zuvor war eine Arbeitsgemeinschaft mit Jaeger-LeCoultre beschlossen worden, was sich durch die steigende Verwendung von LeCoultre-Rohwerken in den Uhren Vacheron & Constantins bemerkbar machte.

Im Jahr des 200jährigen Firmenjubiläums, am 18. Juli 1955, trafen sich im Genfer ›Palais des Nations‹ die Herren Bulganin, Eden, Eisenhower und Faure, um zahlreiche die Erhaltung des Weltfriedens betreffende Fragen zu erörtern. Zum Abschluß der Konferenz überreichten zwanzig Genfer Bürger diesen vier bedeutenden Staatsmännern jeweils eine Vacheron & Constantin mit der Botschaft: »Möge diese Uhr

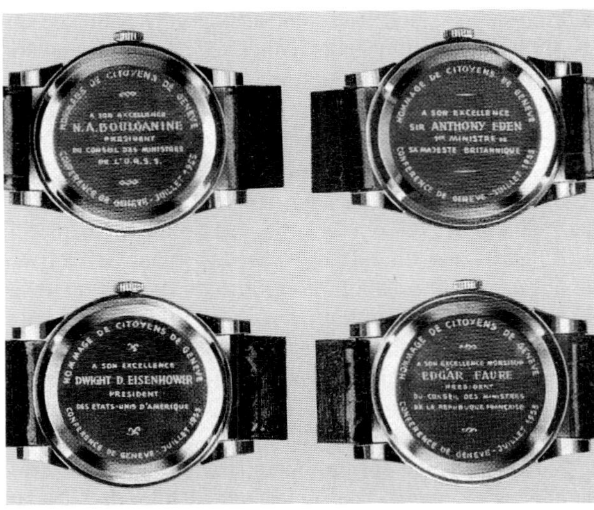

Rückseite der Armbanduhren für die Herren Bulganin, Eden, Eisenhower, Faure; Vacheron & Constantin, 1955

stets glückliche Stunden anzeigen – für Sie selbst, für Ihr Volk und für den Frieden der Welt.«

Gegen Ende der siebziger Jahre wurde die teuerste Armbanduhr der Welt in den Genfer Werkstätten fertiggestellt, die ›Kallista‹, was aus dem Griechischen übersetzt die ›Wunderbarste‹ heißt. Für fünf Millionen Dollar wurde diese Luxusarmbanduhr (140 Gramm Gold, 130 Karat Edelsteinbesatz, 6000 Arbeitsstunden) sofort verkauft und gleichzeitig ins Guinness-Buch der Rekorde aufgenommen.

In den Genfer Büchern der Manufaktur werden bereits seit 1840 genaue Aufzeichnungen über jede hergestellte Uhr geführt, die auf schriftliche Anfrage unter Angabe von Werks- und Gehäusenummer erhältlich sind.

Die Krise der Schweizer Uhrenindustrie zu Beginn der achtziger Jahre erforderte ein weiteres Mal die Ausschau nach einem finanzkräftigen Partner. Dieser kam aus einem Land, in dem Vacheron & Constantin damals seine höchsten Umsätze tätigte, aus Arabien. Sein Name: Ölscheich Yamani.

Im Spätherbst 1996 erwarb die Vendôme-Gruppe des südafrikanischen Milliardärs Johann Rupert das Haus Vacheron Constantin zum geschätzten Preis von 90 Millionen Mark. Damit wurde es eine Schwester der Luxusmarken Baume & Mercier, Cartier, Dunhill, Montblanc und Piaget.

Zenith

Wer wie die Uhrenmanufaktur Zenith mehr als 1500 Observatoriumspreise, Medaillen und sonstige internationale Ehrungen für die Leistungen auf dem Gebiet der Fertigung und Regulierung von feinen und hochwertigen Präzisionsuhren vorweisen kann, der hat in der Branche etwas zu sagen.

An solch vielfältige Lorbeeren hätte der junge Georges Favre-Jacot 1865 wohl nicht einmal im Traume zu denken gewagt. Gerade einmal 22 Jahre alt, hatte er damals in Billodes, einem Ortsteil von Le Locle, den Sprung in die berufliche Selbständigkeit vollzogen. Sein vorrangiges Ziel war die rationelle und daher preisgünstige Produktion möglichst präziser Taschenuhren. Favre-Jacot setzte diesbezüglich auf die sogenannte amerikanische Methode, die auf präziser Serienfertigung unter Einbeziehung der problemlosen Austauschbarkeit aller Teile basierte. Bei der praktischen Umsetzung erkannte Favre-Jacot spontan die hohe Bedeutung zeitgemäßer, von Automatisierung und Maschineneinsatz getragener Fertigungsmethoden im Hinblick auf

Gegenüberliegende Seite: Herrenarmbanduhren mit Chronograph von Zenith; Auszug aus einem Firmenkatalog des Jahres 1956

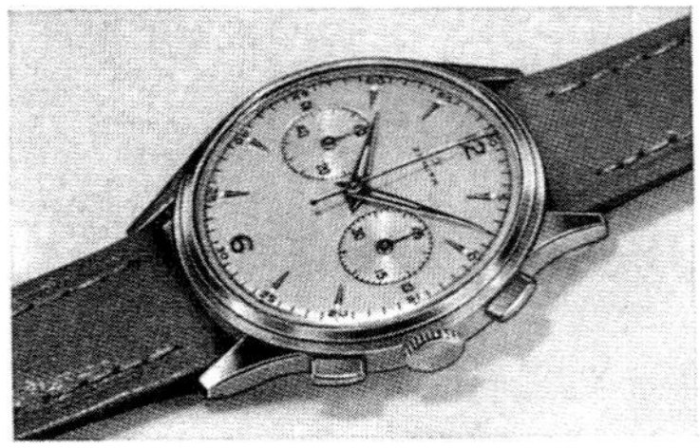

CHRONOGRAPHE
2/3003
Acier
∅ 35.5 mm. 14'''

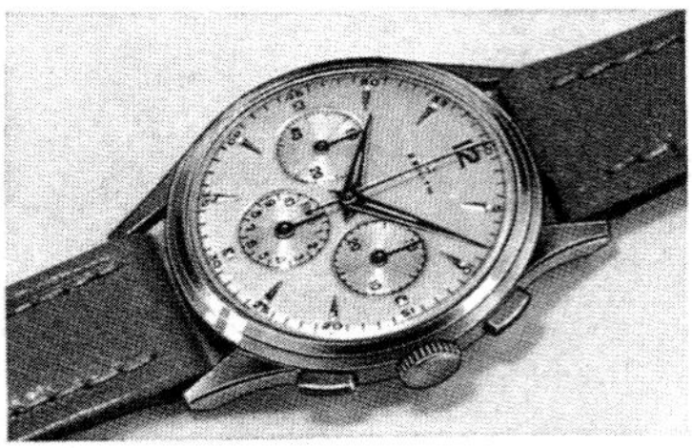

CHRONOGRAPHE
COMPTEUR D'HEURES
2/3018
Acier
∅ 35.5 mm. 14'''

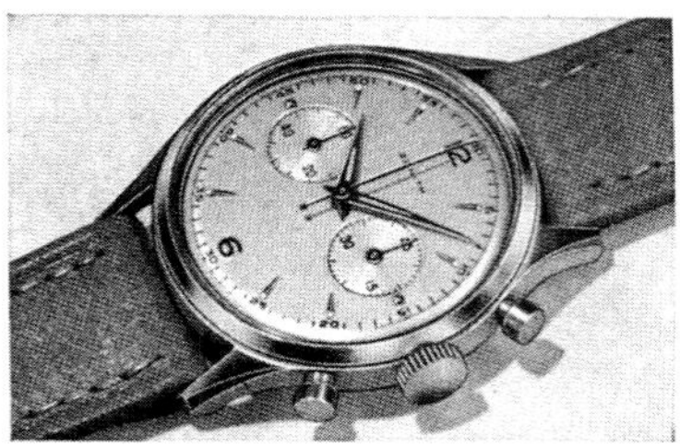

CHRONOGRAPHE
2/3019
Acier étanche
∅ 37 mm. 14'''

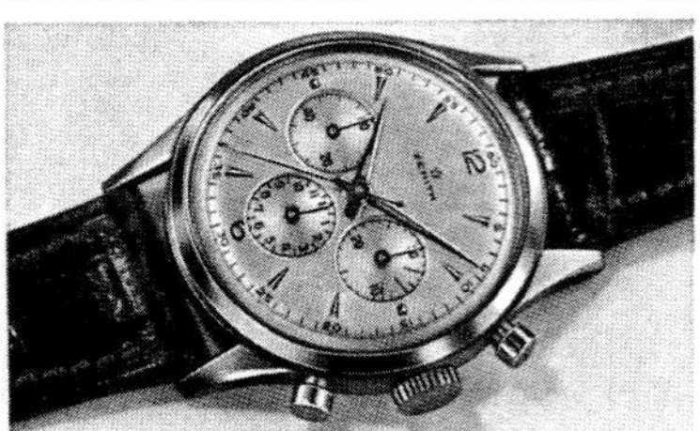

CHRONOGRAPHE
COMPTEUR D'HEURES
2/3041
Acier étanche
∅ 37 mm. 14'''

spätere Serviceleistungen. Reparaturen bereiteten seinerzeit noch große Schwierigkeiten, weil die meisten Ersatzteile erst mühsam ans jeweilige Uhrwerk angepaßt werden mußten. Und dieser extreme Arbeitsaufwand verursachte seiner Meinung nach für alle Seiten unverhältnismäßig hohe Kosten. Favre-Jacot wandte sich daher von Anfang an der Verwendung möglichst paßgenauer Teile zu, die man im Reparaturfall relativ leicht ersetzen konnte.

Bis zum Jahre 1911 führte Georges Favre-Jacot das Unternehmen als Personengesellschaft ohne speziellen Namen. Trotzdem verschafften ihm seine kunstvollen Pendulen und hochpräzisen Taschenuhren auch in den benach- barten Ländern ein hohes Renommée. Kurz nach der Jahrhundertwende wurde Georges Favre-Jacot immer klarer, daß für ein dauerhaftes Wachstum seiner Uhrenfabrik die Erschließung außereuropäischer Märkte unabdingbar war. Deshalb schickte er seinen Neffen James Favre auf lange und ausgedehnte Reisen. Diese führten ihn u.a. in die Vereinigten Staaten von Amerika, nach Rußland und sogar nach China. Von dort brachte er attraktive Aufträge mit nach Le Locle, die den internationalen Ruf weiter festigten.

In der langen Firmengeschichte markiert das Jahr 1911 ein nicht zu unterschätzendes Ereignis: Damals erfolgte die Umwandlung der ursprünglichen Personengesellschaft in eine Aktiengesellschaft, die Zenith S.A. Damit bekamen die Kinder einen Namen, der alsbald deutlich auf den Zifferblättern, Werken und Gehäusen zu lesen war.

Zu Zeiten des Ersten Weltkriegs beschäftigte sich die Zenith S.A. dann zunehmend mit der Armbanduhr. Neben normalen Handaufzugsmodellen für Damen und Herren wurden schon bald auch komplizierte Zeitmesser gefertigt. Wecker erinnerten am Handgelenk ans Aufstehen oder an Termine, Chronographen gestatteten das Stoppen von unterschiedlichsten Zeitintervallen. Bei aller Liebe zu technischer Vollkommenheit vernachlässigte Zenith auch das schmückende Element der Armbanduhr nicht. Speziell für das schöne Geschlecht wurden edelsteinbesetzte Modelle mit Gold- oder Platingehäusen in die kontinuierlich wachsende Kollektion aufgenommen.

In den Jahren zwischen den beiden Weltkriegen tauchte der Name Zenith dann regelmäßig ganz oben in den Ergebnislisten der Chronometer-Wettbewerbe auf, welche die Schweizer Observatorien für Armband- und Taschenuhrwerke veranstalteten. Die anhaltende Erfolgsserie reichte bis hin zum absoluten Genauigkeitsrekord für einen Taschen-Chronometer.

Besondere Bedeutung haben im Zusammenhang mit Armbandchronometern z.B. die Kaliberreihen 12, 126, 133, 135 erlangt. Bei Sammlern und subtilen Kennern der Materie gelten sie heute als hochbegehrte Zeugen der Präzisions-Zeitmessung. Größtes Aufsehen erregte die Manufaktur im Jahre 1969. Da nämlich präsentierte Zenith sein Kaliber 3019 PH(x) der Öffentlichkeit. Von Anfang an gab es das Werk in zwei Ausführungen: ›El Primero‹ mit einfacher Datumsanzeige (3019 PHC, 280 Teile) oder ›Espada‹ mit einfachem Vollkalendarium und Mondphasenanzeige (3019 PHF, 354 Teile).

Als die Modelle am Markt Fuß faßten, war jedoch Krisenstimmung angesagt. Die Quarzwelle rollte heran. Mitte der siebziger Jahre stellte Zenith deshalb die Produktion des Kalibers ein. Die Mechanik-Renaissance der achtziger Jahre ging auch an der Manufaktur nicht spurlos vorüber. 1986 belebte sie ihren Automatik-Chronographen wieder, weil die aufwendigen Werkzeuge, teuerster Teil der Unternehmung, bei dem Maschinenhändler, an den sie einst verkauft worden waren, immer noch am Lager standen. Dieses anspruchsvolle und hochkomplizierte Uhrwerk verkörpert nach wie vor die höchste Schule der mechanischen Uhrmacherkunst. Daher ist es auch in Automatik-Chronographen anderer namhafter Uhrenhersteller (z.B. Rolex Daytona) zu finden.

Ebenfalls 1969 kam es zur Gründung der Holding ›Mondia – Zenith – Movado‹, an der 1971 die amerikanische Zenith Radio Corporation eine Mehrheitsbeteiligung erwarb. 1978 übernahm die Finanz- und Maschinenbaugruppe DIXI die Aktienmehrheit und brachte die Holding wieder in schweizerischen Besitz.

Blick in die modernen Zenith-Werkstätten

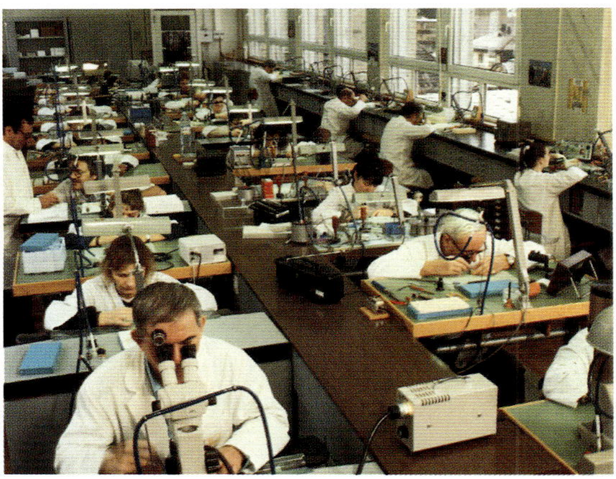

1984 wurde Movado wieder aus dem Firmenverbund herausgekauft. Seitdem agiert Zenith wieder eigenständig in der Branche. Jüngster Zenith-Sproß ist die neue, vielfältige Automatik-Kaliberfamilie 6xx, welche 1994 der Öffentlichkeit vorgestellt wurde.

Gründungsdaten verschiedener Uhrenfabriken:

Name	Ort	Firmengründer	Jahr
Aegler	Biel	Jean Aegler	1878
Agassiz Watch Co.	Genf	Fabr. d'horlogerie du Vallon	1876
Alpina, Union Horlogère	Biel	Genossenschaft	1883
Altus	Biel	Hans Troesch	1920
Angélus	Le Locle	Stolz Frères S.A.	1891
Arbu	Biel	A. Bueche	1937
Ardath Watch Co.	Genf	Edmond Dreyfus	1935
Arsa	Tramelan	A. Reymond	1898
Aubert-Piguet, A.	Le Brassus	Paul Piguet-Capt	1895
Audemars Piguet	Le Brassus	J.Audemars & E.Piguet	1875
Baume & Mercier	Genf	W.Baume & P.Mercier	1919
Benrus Watch Co.	La Chaux-de-Fonds	Benjamin Lazrus	1923
Blancpain	Villeret	s. Rayville	1735
Borel, Ernest	Neuchâtel	J.-Alph.Borel-Courvoisier	1859
Bovet Frères	Fleurier	Landry Frères	1888
Breitling, G.-Léon	La Chaux-de-Fonds	Léon Breitling	1884
Buhré, Paul	Le Locle	Paul Buhré	1815
Büren Watch	Büren a.A.	F.Suter	1867
Bulova Watch Co.	Biel	Bulova	1885
Buser Frères & Cie	Niederdorf	Buser & Cie	1916
B.W.C. (Buttes Watch Co.)	Buttes	A. Charlet	1920
Cart, Robert	Le Locle	Robert Cart	1921
Certina	Grenchen	Kurth Frères	1888
Chopard, le petit-fils de L.U.	Genf	L.U.Chopard	1860
Citizen	Tokio	Yosaburo Nakajima	1930
Civitas		s. Moeris	
Concord Watch Co.	Biel	Societé Anonyme	1908
Cortébert Watch Co.	Cortébert	Adam Louis Juillard	1790
Corum	La Chaux-de-Fonds	Gaston Ries	1955
Cyma	Tavannes	Tavannes Watch, H.F. Sandoz	1891
Damas	Tramelan	Ch.Ed.& J.Béguelin	1903
Derby	La Chaux-de-Fonds	J.A. Vuilleumier	1858
Dome	Biel	Selza Watch, V. Gisiger	1925
Doxa	Le Locle	Georges Ducommun	1889
Driva Watch Co.	Genf	A.Hirsch	1924

Name	Ort	Firmengründer	Jahr
Dubois & Fils	Le Locle	Philippe Dubois	1785
Duvoisin, Henri	Le Geneveys	Paul Duvoisin	1890
Ebel	La Chaux-de-Fonds	Blum & Cie	1911
Eberhard & Cie	La Chaux-de-Fonds	Georges Eberhard	1887
Eldor Watch Co.	Genf	E.Bill	1920
Enicar	Longeau	Ariste Racine	1914
Eska	Grenchen	S. & E. Kocher	1918
Eterna	Grenchen	U.Schild	1856
Excelsior Park	St.Imier	J.F.Jeanneret	1866
Fleurier Watch Co. »Arcadia«	Fleurier	J.S.Jéquier	1882
Fortis	Grenchen	Walöter Vogt	1912
Frey & Co.	Biel	Monnier & Frey	1888
Fulton	Biel	Gustave Homberger	1885
Gallet & Co.	La Chaux-de-Fonds	Julien Gallet	1826
Geneva Sport Watch Co.	Genf	F.Delay & J.Robert	1930
Gigandet-Wakman	Solothurn	Rieder & Gigandet	1925
Girard-Perregaux	La Chaux-de-Fonds	Moulinié & Bautte	1793
Glycine	Biel	Glycine S.A.	1914
Gruen Watch	Biel	Gruen Watch Co. S.A.	1903
Gübelin, E.	Luzern	Maurice Breitschmid	1854
Haas Neveux & Cie	Genf	B.Haas Jeune	1848
Helvetia	Biel	General Watch Co.	1895
Heuer Ed. & Co.	Biel	Edouard Heuer	1864
Invicta S.A.	La Chaux-de-Fonds	Raphaël Picard	1837
IWC	Schaffhausen	F.A. Jones	1868
Jaeger-LeCoultre	s. LeCoultre		
Jürgensen, Jules	Le Locle	Jules Jürgensen	1834
Juvenia	La Chaux-de-Fonds	J.Didisheim-Goldschmidt	1860
La Champagne, »Aster«	Biel	Louis Muller	1854
Lanco, Langendorf Watch Co.	Langendorf	Jean Kottmann	1873

Name	Ort	Firmengründer	Jahr
Lavina	Villeret	Paul Brack	1852
Le Coultre & Cie	Le Sentier	A. LeCoultre	1833
Lemania Watch Co.	L'Orient	Alfred Lugrin	1884
Léonidas Watch Co.	St. Imier	Julien Bourquin	1841
Le Phare	La Chaux-de-Fonds	C. Barbezat-Baillod	1888
Longines Watch Co.	St. Imier	Ernest Francillon	1867
Luxor	Le Locle	J.H. Brunner	1935
Martel Watch	Les Ponts-de-Martel	Georges Pellaton-Steudler	1911
Marvin Watch	La Chaux-de-Fonds	M. & E. Didisheim	1850
Mathey-Tissot	Les Ponts-de-Martel	Edm. Mathey-Tissot	1886
Meylan Watch Co.	Le Brassus	Ch.-H. Meylan	1878
Mido	Biel	G. Schären	1918
Mimo	La Chaux-de-Fonds	Otto Graef	1889
Minerva	Villeret	Robert Frères	1858
Moeris	St. Imier	Moeri & Jeanneret	1893
Moser, Henry	Le Locle	Henry Moser	1826
Movado Watch Co.	La Chaux-de-Fonds	L.A. Ditesheim	1885
Nardin, Ulysse	Le Locle	Ulysse Nardin	1846
Niton	Genf	Jeannet, Morel & Bourquin	1919
Nivada	Grenchen	Wullimann, Schneider & Cie	1925
Numa Jeannin	s. Olma		
Olma, Numa Jeannin	Fleurier	Numa Jeannin	1906
Omega	Biel	Louis Brandt	1848
Oris	Hölstein	Cattin & Christian	1904
Patek Philippe & Co.	Genf	A.N. de Patek, J.A. Philippe	1839
Phénix Watch Co.	Porrentruy	Dubail, Monnin, Frossard & Co.	1873
Piaget & Co.	La Côte-aux-Fées	Gges. Piaget	1874
Pierce	Biel	Lévy Frères	1883
Piguet, Les Fils de Victorin	Le Sentier	Victorin Piguet	1880
Piguet, Frédéric	Le Brassus	Louis Elysée Piguet	1853
Précimax	Neuchâtel	S. Tripet	1933
Rado	Longeau	Schlup & Co.	1917
Rayville	Villeret	J.J. Blancpain	1735
Record Watch	Tramelan	Record S.A.	1905

Name	Ort	Firmengründer	Jahr
Recta	Biel	Muller & Vaucher	1897
Revue	Waldenburg	G. Thommen	1853
Roamer	Solothurn	Fritz Meyer	1888
Rolex	Genf/Biel	H. Wilsdorf & J. Aegler	1905
Seiko	Tokio	Kintaro Hattori	1892
Silvana	Tramelan	H. Gasser & Co.	1868
Solvil & Titus	La Chaux-de-Fonds	Paul Ditisheim	1892
Tissot	Le Locle	Chs.-F. Tissot & Fils	1853
Tudor	s. Rolex		
Unitas, Rohwerke	s. Arsa		
Universal Watch	Genf	G. Perret & L. Berthoud	1894
Uweco	s. Universal		
Vacheron & Constantin	Genf	J.-M.Vacheron & F.Constantin	1755
Venus	La Chaux-de-Fonds	Paul Schwarz-Etienne	1918
Vulcain	La Chaux-de-Fonds	Maurice Ditisheim	1858
Wenger B.C.	Genf	Bernhard Wenger	1915
West End	Genf	Societé Anonyme	1917
Wilka Watch Co.	Genf	Wilhelm Kaufmann	1902
Wig-Wag	s. La Champagne		
Wittnauer & Cie	Genf	Wittnauer Frères	1897
Wyler	Biel	Paul Wyler	1931
Zenith	Le Locle	Gges. Favre-Jacot	1865
Zetex	s. Rolex		
Zodiac	Le Locle	Ariste Calame	1882
Zenith	Le Locle	Gges. Favre-Jacot	1865
Zetex	s. Rolex		
Zodiac	Le Locle	Ariste Calame	1882

Hinweise für Sammler und Liebhaber alter Armbanduhren

Reparatur und Wartung

Immer wieder kommt man als Sammler und Liebhaber mechanischer Zeitmesser fürs Handgelenk in die Situation, daß einem auf dem Flohmarkt oder beim Trödler eine Armbanduhr begegnet, deren Erwerb reizvoll wäre. Den beschwörenden Worten des Verkäufers, die Uhr sei einwandfrei in Ordnung, sollte man nur begrenzt Glauben schenken, Kontrolle ist in jedem Fall besser. Diese ist dann leicht vorzunehmen, wenn man mit entsprechendem Arbeitsmaterial (Lupe, Schalenmesser, Universal-Gehäuseöffner) ausgestattet ist. Sofern der hintere Deckel seiner Entfernung keine unüberwindbaren Hindernisse entgegensetzt, kann man sich durch Augenschein vom Zustand des Werkes, von seiner Funktionstüchtigkeit überzeugen. Einige Drehungen an der Aufzugskrone zeigen, ob das Aufzugssystem in Ordnung ist. Durch Betätigung der gezogenen Krone erweist sich, ob das Zeigerstellsystem funktioniert. Bei Armbanduhren mit Komplikationen, wie z.B. Chronograph, sollte man dessen Funktionen anhand der Drücker überprüfen.

Sofern alles in Ordnung ist und auch der Preis stimmt, steht dem Kauf nichts im Wege. Wenn sich jedoch Mängel irgendwelcher Art zeigen, wenn sich z.B. die Unruh auch nach vorsichtigem Aufziehen nicht in anhaltende Schwingung versetzen läßt, ist guter Rat teuer. Es stellt sich die Frage, ob man trotzdem – selbstverständlich bei reduziertem Preis – zuschlagen soll und nach fachgerechter Reparatur vielleicht einen besonders guten Kauf gemacht hat.

Bleiben wir beim Beispiel, daß die Unruh spätestens nach einigen kurzen Schwingungen wieder stillsteht oder sich überhaupt nicht rührt. Dies muß kein Indiz für einen Defekt sein, sondern kann schlicht und einfach auch bedeuten, daß das Werk stark verschmutzt oder das Öl nach längerem Liegen verharzt ist. Läßt sich hingegen die Aufzugskrone bei einem Handaufzugswerk unendlich durchdrehen, kann es, muß es aber nicht, an einer abgerissenen Zugfeder liegen.

Spätestens dann, wenn man das Risiko des Kaufs eingegangen ist, besser jedoch schon vorher, muß man sich auf die Suche nach einem inzwischen raren, an mechanischen Zeitmessern interessierten Uhrmacher begeben. Rar deswegen, weil auf die Frage nach der Reparierbarkeit des feinmechanischen Kleinods immer häufiger die Antwort zu hören ist, man solle sich doch besser gleich eine neue (Quarz-)Armbanduhr kaufen, da diese billiger und zudem genauer sei. Blühen kann dem Sammler also durchaus, daß er sich ans ›Klinkenputzen‹ machen muß, bis der richtige Uhrmacher endlich gefunden ist. In die gleiche mißliche Situation kann man natürlich auch kommen, wenn bei einem bereits in der Sammlung befindlichen Stück eine Reparatur oder Reinigung erforderlich ist.

Zeit darf im Geschäft mit der kostbar gemessenen Zeit keine Rolle spielen. Arbeit an einem handskelettierten Uhrwerk.

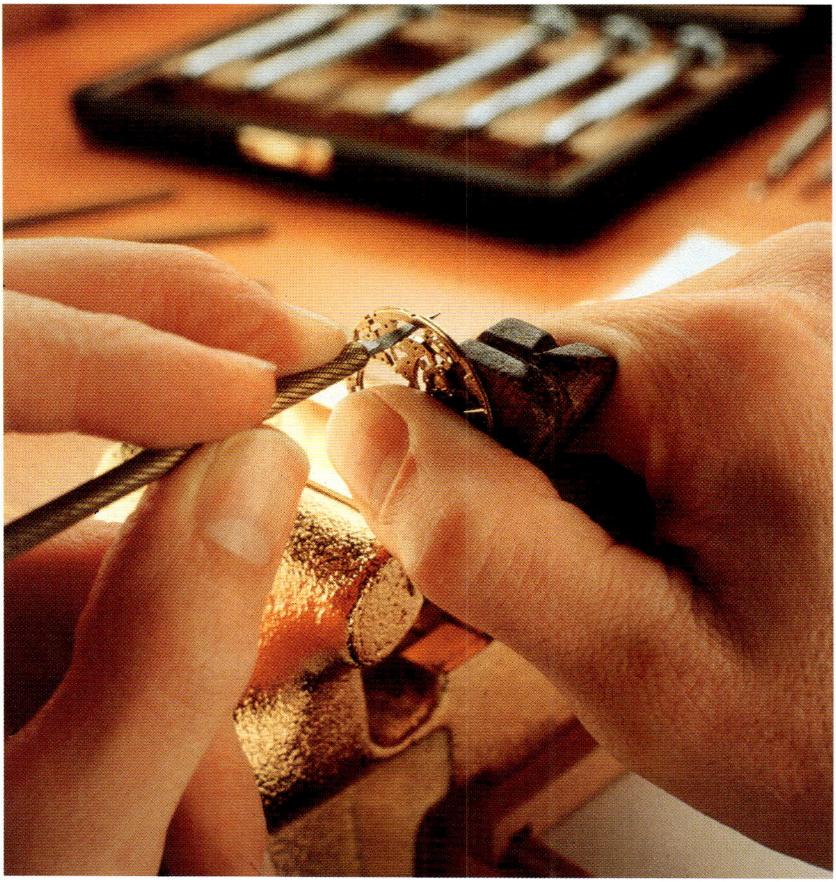

Welche Arbeiten sich an mechanischen Armbanduhren (noch) ausführen lassen, soll im folgenden kurz zusammengestellt werden, wobei das Spektrum, wie schon gesagt, von der Güte und Bereitwilligkeit des jeweiligen Uhrmachers abhängig ist:

1. Reinigung

Die Lager, in denen die z.T. sehr dünnen Zapfen des Räderwerks laufen, sind zur Verminderung der Reibung mit Öl versehen. Durch Staub und Alterung verliert das Öl seine ursprünglichen Eigenschaften. Die Schwingungsweite der Unruh nimmt mehr und mehr ab, und irgendwann bleibt die Uhr stehen. Soweit sollte man es jedoch nicht kommen lassen. Spätestens dann, wenn die gewohnte Ganggenauigkeit bei einer mechanischen Armbanduhr in erheblichem Umfang nachläßt, ist eine gründliche Reinigung erforderlich, die in aller Regel problemlos vorgenommen werden kann. In dieser Hinsicht unterscheidet sich die mechanische Räderuhr kaum vom Motor eines Autos, der ebenfalls regelmäßig einen Ölwechsel benötigt. Vor allem wenn man, wie oben geschildert, eine Armbanduhr mit unklarer Vergangenheit erworben hat und diese regelmäßig tragen möchte, sei der vorherige Besuch beim Uhrmacher dringend empfohlen.

Mitunter kann man sogar (noch) das große Glück haben, eine alte Armbanduhr in ungetragenem Zustand erwerben zu können. Sofern diese nicht gerade aus den Händen eines Uhrmachers kommt, ist es eher unwahrscheinlich, daß sie geht, weil das Öl verharzt ist. Sie zum Leben zu erwecken, dürfte ebenfalls nicht schwierig sein.

2. Reparaturen

Weitaus schwieriger kann es werden, wenn an einem mechanischen Uhrwerk, insbesondere einem aus der Frühzeit der Armbanduhr, irgend etwas definitiv kaputt ist. Wenig Probleme dürfte der Austausch einer gerissenen Zugfeder bereiten. Solche werden als Verschleißteile in standardisierten Normmaßen bei den Fournituren-(Uhrenersatzteil-)händlern vorrätig gehalten.

Anders verhält es sich bei Teilen, die von Kaliber zu Kaliber unterschiedlich sind. Hier gilt es zunächst, das Kaliber anhand von Punzen (häufig durch den Unruhreif hindurch auf der Platine zu sehen) oder Werksuchern zu identifizieren, um die erforderlichen Teile gezielt beschaffen zu können.

Für die gängigen Kaliber der großen Rohwerke-Fabrikanten lassen sich die wichtigsten Teile (z.B. Unruh- und Aufzugswellen, Winkelhebel- und Sperrkegelfedern, Unruhspiralen) im allgemeinen noch beschaffen. Ähnliches gilt für die Werke der namhaften Uhrenmanufakturen. Sie garantieren z.T. eine langfristige Versorgung mit Fournituren. Nur wird man sich zur Reparatur an einen Konzessionär wenden müssen, da normale Uhrmacher meistens nicht mit Ersatzteilen beliefert werden.

Glück und einen geschickten Uhrmacher erfordert die Reparatur ›exotischer‹ Kaliber, für die konfektionierte Teile nicht mehr so ohne weiteres erhältlich sind. Bei angemessener Kosten-Nutzen-Relation können Fremdteile angepaßt oder Teile neu angefertigt werden. Doch diese Handarbeit hat ihren Preis.

Auf den Bescheid eines Uhrmachers hin, daß ein Werk irreparabel sei, sollte jedoch nicht gleich Resignation, sondern eher der Gang zu einem anderen Uhrmacher folgen.

Zum totalen ›Aus‹ für ein Uhrwerk kann indes ins Gehäuse eingedrungenes Wasser führen, wenn die Uhr nicht baldmöglichst in fachkundige Hände gelangt. Eindringlich sei an dieser Stelle vor dem Versuch gewarnt, das Uhrwerk durch den kräftigen Warmluftstrom eines Föns zu trocknen. Er kann verhängnisvolle Folgen z.B. in Form einer zerstörten Unruhspirale haben.

3. Verschönerungsmaßnahmen am Werk

Häufig begegnen dem Sammler Armbanduhren, deren Zifferblätter im Laufe der Jahre ihren ursprünglichen Glanz eingebüßt haben, die verblichen oder verkratzt sind. Hier steht man vor der schwierigen Entscheidung, ob ein zwar originales, aber nicht mehr so ansehnliches Zifferblatt zum ›Auffrischen‹ gegeben oder der ursprüngliche Zustand erhalten werden soll, denn nicht in jedem Fall wirkt eine Aufarbeitung wertsteigernd. Es gibt jedenfalls eine Reihe von Firmen, die sich auf die Restaurierung von Zifferblättern spezialisiert hat.

Neben dem Zifferblatt prägen speziell die Zeiger das Gesicht einer Armbanduhr. Zeiger sind im Fourniturenhandel ebenfalls in großer Auswahl erhältlich. Sie lassen sich leicht ersetzen, wenn man nicht unbedingt auf den exakt gleichen Modellen besteht.

Leuchtzeiger können durch Auffüllen mit neuer Leuchtmasse restauriert werden.

4. Arbeiten am Gehäuse

Die größten ›Schwachstellen‹ des Armbanduhrengehäuses sind die Gläser und die Aufzugskronen.

Die Kristallgläser älterer Armbanduhren brechen bei harten Stößen, Plexigläser verkratzen, wenn sie mit scharfen Gegenständen in Berührung kommen. Sowohl Kristall- als auch Plexigläser lassen sich zumeist adäquat ersetzen. Allerdings ist das Einschleifen passender Kristallgläser, vor allem dann, wenn es sich um Formgläser handelt, mit erheblichen Kosten verbunden. Plexigläser kann hingegen jeder bessere Uhrmacher für relativ wenig Geld einpassen.

Die Aufzugs- und Zeigerstellkrone gehört zu den besonders gefährdeten Teilen einer Armbanduhr. Bei schweren seitlichen Stößen geht jedoch nicht sie selbst, sondern zumeist die zugehörige Aufzugswelle zu Bruch. Nachdem es sich bei Aufzugskrone und -welle um Verschleißteile handelt, ist eine Reparatur vielfach unter Verwendung konfektionierter Ersatzteile, sonst aber durch Anpassung eines maßähnlichen Rohteils möglich.

Schließlich ist das Gehäuse als Schutzhülle des Werkes der permanenten Gefahr ausgesetzt, Kratzer zu bekommen. Massive Metallgehäuse können von kundiger Hand aufpoliert werden. Bei vergoldeten, verchromten oder vernickelten Gehäusen bleibt nur der Gang zu einer galvanischen Anstalt, wenn die veredelte Oberfläche über die Jahre wegen tiefer Kratzer oder abgeblätterter Stellen unattraktiv geworden ist.

Abgebrochene Bandanstöße bei Gold- oder Silbergehäusen können Goldschmiede wieder anlöten.

Als erste und beste Hilfe für Armbanduhrensammler hat sich bei Problemfällen immer noch der Erfahrungsaustausch mit anderen Sammlern erwiesen. Einschlägige Erfahrungen und Kenntnisse können dazu beitragen, daß man sich viel Kummer und Lehrgeld erspart.

Fälschungen, Imitationen, Mariagen

Man nehme sich erstens ein beliebtes Prestige-Produkt und suche sich zweitens im Keller eines fernöstlichen Hochhauses oder in einem italienischen Hinterhof einen profitgierigen Fabrikanten, der bereitwillig Kopien davon anfertigt. Zum Rest, sprich zur Vermarktung der solcherart entstandenen Plagiate, gehört im Prinzip mehr Glück als Verstand.

Einer dankbaren Abnehmerschar kann sich der Produktpirat fast sicher sein. Unrühmliche Begleiterscheinung von Statusdenken, Möchtegern-Luxus und Massentourismus ist nämlich ein ausgeprägtes ›Mehrscheinertum‹. Der Hang, das Outfit, das Ambiente oder den Lebensstil mit Produkten zu garnieren, die man sich eigentlich nicht leisten kann (oder will), wächst in beinahe erschreckendem Maße. Er hat sogar dazu geführt, daß von besonders begehrten Lu-

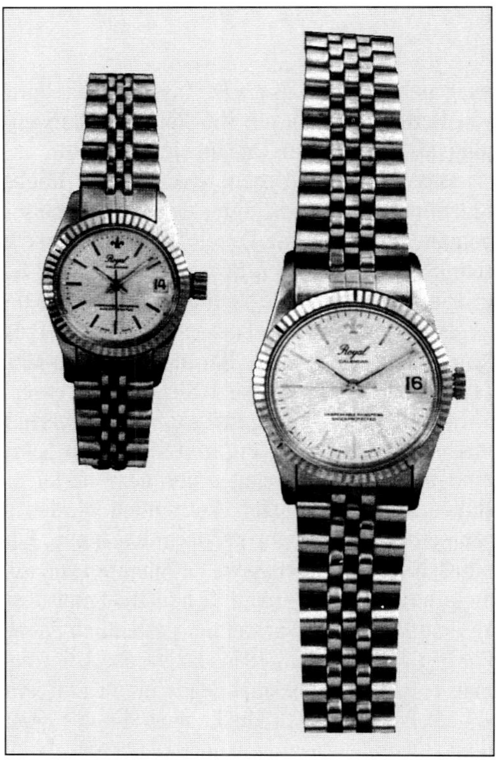

Nachahmungen von Rolex-Oyster-Armbanduhren, vertrieben zu Beginn der 80er Jahre durch eine Kaffeerösterei; der Verkauf dieser ›Royal Calendar‹-Modelle wurde mit Urteil des Bundesgerichtshofes vom 8. November 1984 untersagt

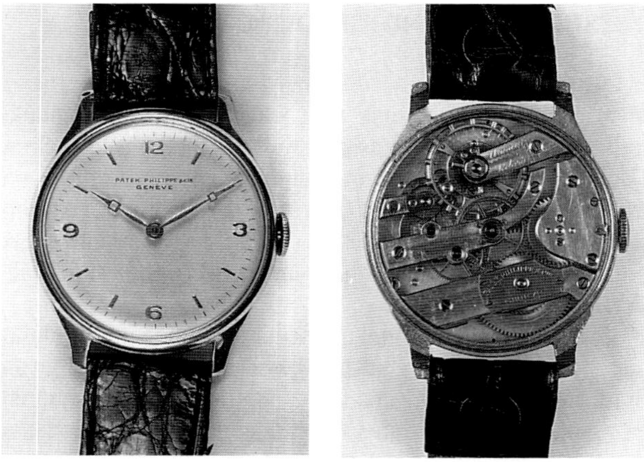

Armbanduhr mit Zifferblatt- und Werksignatur ›Patek Philippe‹, die sich bei näherem Hinschauen trotz des hochwertigen Uhrwerks als Fälschung entpuppt, weil die Spiralklötzchenbefestigung nicht, wie bei Patek-Philippe-Werken üblich, bohnenförmig ist; außerdem fehlt die Werksnummer

xusgegenständen, also z.B. Taschen von Vuitton, Tücher von Hermès oder Uhren von Rolex, mittlerweile mehr Plagiate als Originale im Umlauf sind.

Das Spektrum dessen, was sich die Räuber geistigen Eigentums inzwischen unter den Nagel gerissen haben, ist beinahe unübersehbar. Es reicht, um nur einen kleinen Ausschnitt zu nennen, von Schreibgeräten über Kleidung, Getränke, Düfte, Autoteile bis hin zu Accessoires und Uhren.

Doch gerade bei letzteren besitzt selbst das Fälschertum schon Tradition. Bereits Abraham-Louis Breguet (1747-1823), dessen vorzügliche Zeitmesser von Adel, Militär, Klerus und gutsituiertem Bürgertum gleichermaßen geschätzt wurden, mußte sich zu Lebzeiten durch eine Geheimsignatur gegen den allzu heftigen Mißbrauch seines Namens schützen. Vermutlich wurden Breguet-Uhren seinerzeit häufiger gefälscht als heute. Und auch das oft als Kavaliersdelikt abgetane Kopieren von Rolex-Chronometern hat Vergangenheit. Schon 1934 mußte sich die Marke erstmals gegen Nachahmer gerichtlich zur Wehr setzen. Fünfzig Jahre später, 1984, klagte das Unternehmen abermals erfolgreich. Diesmal gegen einen Kaffeeröster, der in seinen Filialen neben Mokka auch die der ›Oyster‹ verblüffend ähnelnde ›Royal‹ feilbot.

Indes, solche Aktionen sind nicht mehr als der berühmte Tropfen auf dem heißen Stein. Obwohl die namhaften Uhrenfirmen ganze Heerscharen von Detektiven um die Welt schicken, um nach Raubkopien zu suchen, obwohl Tausende solcher Fakes im Rahmen spektakulärer Aktionen vernichtet werden, gleicht der Kampf dem mit der sagenumwobenen Hydra: Jedem zerstörten Plagiat folgen zwei neue.

Eine Konsequenz ist allenfalls, daß in den Ländern, welche die Konvention über den Markenschutz achten, eine etwas härtere Gangart der Behörden zu beobachten ist. In Hongkong sind die offenen Bauchläden diskreten Hochhaus-Appartements gewichen. Dorthin werden die Suchenden von Schleppern mit argwöhnischem Kennerblick geführt. Zu sehen gibt es meistens Einzelstücke, die, damit das Lager unentdeckt bleibt, nur bei Interesse herbeigeholt werden. In Genua oder auf New Yorks vornehmer Fifth Avenue werden die Tabletts ebenfalls schnell zugeklappt, wenn sich Polizisten nähern.

Aber auch sonst hat der Lauf der Dinge im Geschäft mit ›abgekupferten‹ Edel-Zeitmessern zu einem deutlich erkennbaren Wandel geführt. Ins Reich der Vergangenheit

Rechts echte Cartier-Armbanduhren. Die beiden Abbildungen unten zeigen Fälschungen

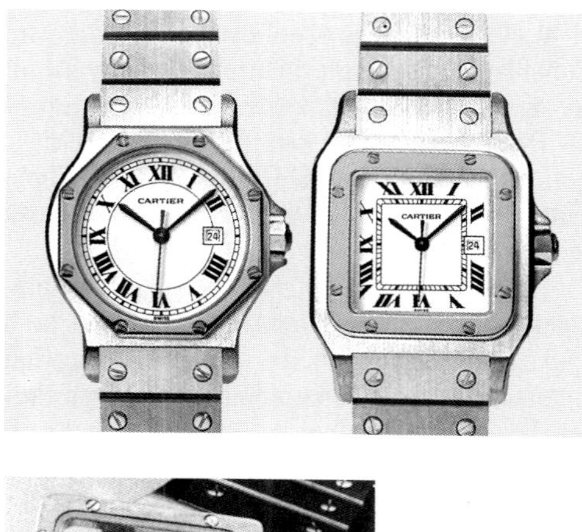

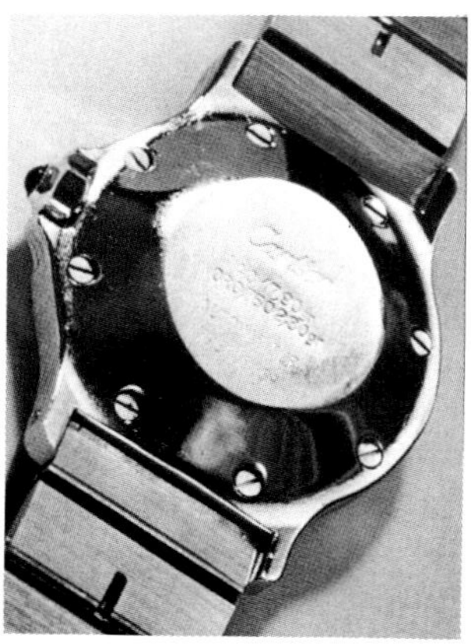

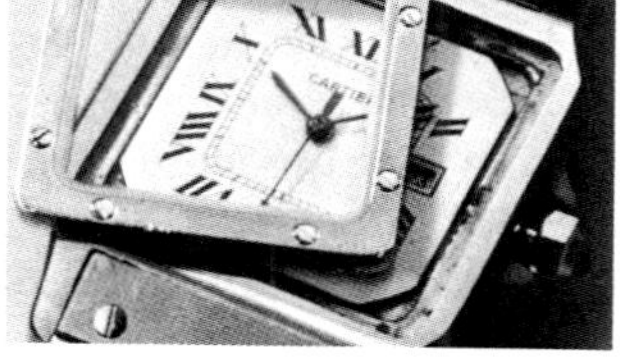

gehört an italienischen Alpenpässen das betrügerische Feilbieten scheinbarer Schmuggelware, die außer großen Goldpunzen nichts Anziehendes besaß. Bitteres Lehrgeld haben dafür trotzdem genügend ›Schnäppchenjäger‹ bezahlt.

Heute sind Fakes mehr oder minder gute Kopien gängiger Modelle, bei denen es hauptsächlich auf den Wiedererkennungswert oder die Signatur ankommt. Qualität spielt weiterhin zumeist eine untergeordnete Rolle. Die kriminelle Energie richtet sich dabei weniger gegen den Käufer, der in der Regel weiß, was er für sein Geld bekommt. Geschädigt werden Luxusmarken wie Audemars Piguet, Breitling, Cartier, Chanel, Gucci, Ebel, Patek Philippe, Rolex oder TAG Heuer. Und seitdem die Swatch in aller Munde ist, gilt auch ihr das Interesse der Produktpiraten. ›Marktführer‹ bei den Plagiaten sind aber mit weitem Abstand immer noch Cartier und Rolex.

Bei Cartier werden vorwiegend die Modelle ›Tank‹ und ›Santos‹ gefälscht. ›Tank‹-Kopien gibt es sogar mit massiven Gold- oder Silbergehäusen und mechanischen Werken. Zum Schutz der Kunden führte Cartier vor einigen Jahren eine Geheimsignatur auf dem Zifferblatt ein: Der Namenszug ›Cartier‹ erscheint in Mikroschrift als Strich einer der römischen Stundenziffern. Rechter Verlaß ist darauf jedoch nicht mehr, weil dies ebenfalls nachgeahmt wird. Rolex ›Oyster‹-Plagiate erkannte man einst relativ schnell an einem springenden Sekundenzeiger, der Indiz eines Quarzwerks ist. Doch die Fälscher kennen die Gesetze des Marktes erstaunlich gut. Deshalb steigt die Zahl der Kopien mit Automatikwerken und dem typisch ›schleichenden‹ Sekundenzeiger sprunghaft.

Wirklich gefährlich sind manche Plagiate des neuen Rolex ›Daytona‹-Chronographen, der als herausragendes Spekulationsobjekt gilt. In massiven Goldgehäusen ticken eigens umgebaute Valjoux-Kaliber. Und die Preise kommen den begehrten Originalen erstaunlich nahe. Um sich vor finanziellen Verlusten zu schützen, sollte dem ohnehin fragwürdigen Kauf aus obskurer Quelle ein wirklich kritischer Blick durch die Lupe vorangehen.

In eine ähnliche Kategorie fällt die Produktpiraterie bei Swatch. Sie erstreckt sich im wesentlichen auf die sogenannten ›Specials‹ und ›Arts‹, also Modelle, die nur in begrenzten Auflagen hergestellt und vertrieben wurden. Auch hier wird Echtheit vorgetäuscht und ein annähernd marktgerechter Preis verlangt.

Zertifikate, Rechnungen und Etuis schützen übrigens vor Fehlkäufen schon lange nicht mehr. Sie werden, wie die Produkte, welchen sie den Anschein von Echtheit verleihen sollen, ungeniert massenhaft gefälscht.

Von diesem Treiben sind die Sammler alter Armbanduhren nur in geringerem Maße betroffen. Auf sie hat es eine ganz andere Kategorie von Plagiatoren abgesehen, deren Handeln durchaus als betrügerisch bezeichnet werden kann. Ihre Absicht besteht darin, entweder gesuchte Sammleruhren direkt nachzubauen, oder mechanische Armbanduhren so zu manipulieren, daß sie sich hernach zu einem weit höheren Preis verkaufen lassen, als er im Originalzustand erzielbar gewesen wäre.

Das Spektrum an Fälschungen ist mittlerweile so breit geworden, daß es gar nicht mehr lückenlos erfaßt und dargestellt werden kann. Schützen kann man sich im Grunde genommen nur durch Vorsicht, Skepsis und Zurückhaltung beim Kauf angeblicher Schnäppchen sowie den Gang zum seriösen Händler.

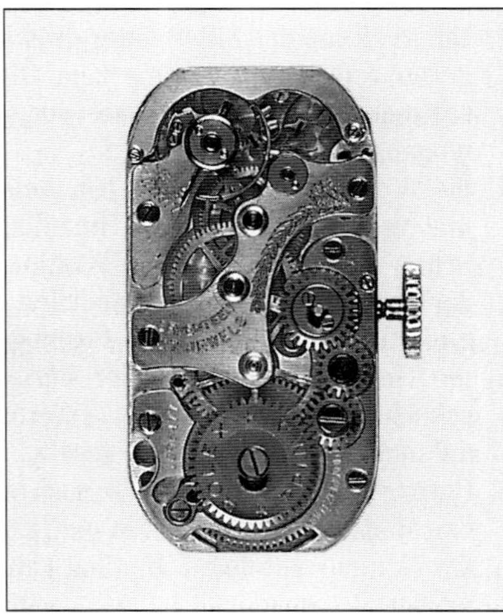

Baguetteförmiges Armbanduhrwerk von Gruen, bei dem die Werkssignatur durch Lorbeer-Zweige unkenntlich gemacht und das ursprüngliche Sperrad durch ein ›Rolex‹-signiertes ersetzt wurden; vorgesehen zum Einbau in ein Rolex-Prince-Gehäuse

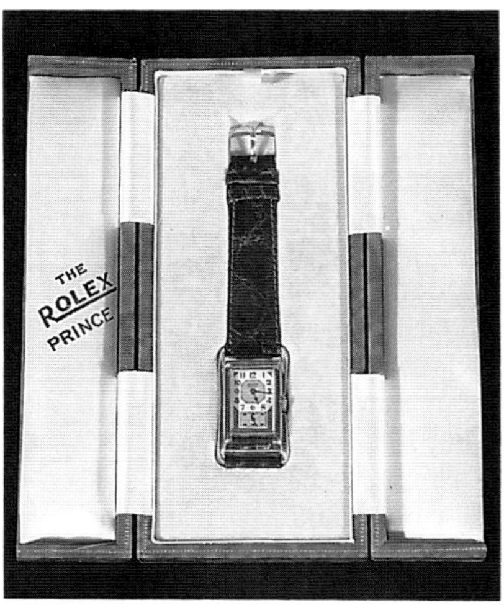

Gelbgold-/Weißgold-Armbanduhr Modell ›Rolex Prince‹; die Schachtel ist kein Beweis für eine Original-Armbanduhr, denn auch sie wird inzwischen perfekt nachgemacht

Besondere Aufmerksamkeit verdienen in diesem Zusammenhang letztlich alle gesuchten Modelle der bedeutenden Marken. Besonders betroffen vom Tun der Fälscher sind, um nur einige Namen und Modelle zu nennen,

1. die Prince (Duo-Dial) von Rolex. Nachdem das gleiche Kaliber von Aegler, Biel, auch für die Gruen Watch Co. hergestellt wurde, ist es relativ leicht, eine preiswerte Gruen in eine teure Rolex umzuwandeln. Dies gilt hauptsächlich für das gestreifte Goldmodell ›Prince Brancard‹ oder die ›Prince‹ mit einer springenden Stundenanzeige bei der ›12‹.
2. die frühen Automatik-Modelle von Rolex, in Sammlerkreisen Bubble-Backs genannt. Die Gehäuse erhalten verdeckte Bandanstöße und werden dadurch zu den gesuchten ›hooded‹-Modellen aufgewertet.
3. die Oyster-Chronographen von Rolex. Nachdem es in früheren Zeiten auch von der preiswerteren Untermarke ›Tudor‹ entsprechende Chronographen gab, werden solche nun kurzerhand in die teuer bezahlten Rolex-Modelle umfrisiert. Dies geschieht hauptsächlich durch die Umarbeitung der Zifferblätter. Das Innere läßt sich hingegen vernachlässigen, da zum Öffnen eines fest verschlossenen Oyster-Gehäuses spezielles Werkzeug unumgänglich ist.
4. die ›Cosmograph‹-Modelle von Rolex mit Kalendarium und Mondphase. Durch die Hinzufügung entsprechender Schaltwerke sowie die Modifikation des Gehäuses werden aus normalen Oyster-Modellen der späten vierziger und frühen fünfziger Jahre ›Cosmographen‹.
5. die ›Tank‹ von Cartier. Hier werden goldene Gehäuse schlichtweg nachgegossen, Zifferblätter gedruckt und auf mechanische Uhrwerke gesetzt.
6. Cartier-Uhren, die identisch sind mit den entsprechenden Modellen von Jaeger-LeCoultre. Der bloße Austausch des Namens auf dem Zifferblatt kann sich extrem preissteigernd auswirken.
7. die Referenz 2441 von Patek Philippe, ›Eiffelturm‹ genannt. Sie gehört zu den besonders gesuchten und teuren rechteckigen Modellen der Manufaktur. Auch hier wird das Gehäuse nachgegossen. Um die Uhr zum Leben zu erwecken, wird ein vergleichsweise billiges Modell mit dem erforderlichen Formkaliber 9'''-90 ganz einfach ausgeschlachtet. Nachdem Patek Philippe über jede verkaufte Uhr genauestens Buch geführt hat und dies auch

weiterhin tut, vermag die Anforderung eines Stammbuchauszuges den Schwindel relativ schnell aufzudecken.

8. verschiedene Modelle von Vacheron & Constantin. In ihnen tickten nach einem 1938 geschlossenen Kooperationsvertrag Werke von Jaeger-LeCoultre. Aber auch die Gehäuse waren weitgehend gleich. Die Unterschiede bestanden im Grad der Verfeinerung, welcher von Vacheron & Constantin zusätzlich geleistet wurde. Mutatis mutandis läßt sich vergleichsweise schnell aus einer Jaeger eine Vacheron machen. Wer sich nicht durch einen genauen Blick auf Werk und ins Gehäuseinnere vorsieht, hat nach dem Kauf mit Sicherheit das Nachsehen.

Wesentlich leichter hat man es mit vielen unsensiblen Fälschungen alter Armbanduhren, die inzwischen gleichfalls auf dem Markt sind. Auch einem Sammler, der sich erst am Rande mit dem Thema Armbanduhren beschäftigt hat, sollte auffallen, daß es sich bei einer ›Pateck Phillipe‹ signierten Uhr wohl kaum um ein Original-Modell handeln kann. Auch die Signatur Patek-Philippe mit einem Bindestrich wurde niemals verwendet. Das Vorhandensein einer solchen sollte auf jeden Fall Skepsis hervorrufen.

Besonders gut meinten es jene Zeitgenossen, die namenlose Modelle in solche mit der Aufschrift ›Rolex Patek‹ umwandelten.

Schließlich ist auch das bloße Aufdrucken eines bedeutenden Namens auf das Zifferblatt einer billigen Uhr nur als plumper Versuch zu werten, Unkundigen und Unbedarften ihr Geld aus der Tasche zu ziehen.

Hingegen muß es sich nicht zwangsläufig um eine Fälschung handeln, wenn z.B. bei Armbanduhren von Audemars Piguet zwar auf dem Zifferblatt und dem Werk jeweils der Namenszug des Herstellers zu finden ist, dieser im Gehäuse dagegen fehlt. Dabei kann es sich durchaus um eine originale Armbanduhr handeln. Um die hohen Einfuhrzölle zu umgehen, lieferten viele der namhaften Schweizer Uhrenfirmen bis in die fünfziger Jahre nur die Werke samt Zifferblättern z.B. in die Vereinigten Staaten von Amerika. Dort wurden die Gehäuse auf der Grundlage der Original-Entwürfe angefertigt sowie die Regulierung und die Einschalung vorgenommen. Im Zweifel kann auch hier eine Rückfrage beim Hersteller durchaus hilfreich sein.

Des weiteren verlangten noch während der ersten Jahrzehnte unseres Jahrhunderts bedeutende Juweliere, z.B. Tiffany, Gübelin, Golay Fils & Stahl oder Bailey, Banks & Biddle von ihren Lieferanten, zu denen die bedeutendsten Uhrenmanufakturen der Schweiz zählten, daß deren Name weder auf dem Zifferblatt noch auf dem Werk erscheinen dürfe. Ins Auge stechen sollte beim Auffinden einer derartigen Armbanduhr sofort die hohe Qualität des Werkes und des Zifferblattes. Der Erwerb eines solchen Stückes zu einem interessanten Preis kann sich später durchaus als Glückskauf erweisen.

Weniger um Fälschungen als um sogenannte Mariagen dürfte es sich schließlich bei jenen Armbanduhren handeln, die aus einem alten Werk und einem neuen Gehäuse zusammengefügt sind. Zu solchen Mariagen kommt es vor allem dadurch, daß in schlechten Zeiten Edelmetallgehäuse eingeschmolzen wurden, um vom finanziellen Erlös Lebensmittel kaufen zu können. Die übriggebliebenen, teilweise sehr hochwertigen Werke wurden später mit neuen Gehäusen versehen. Sofern die Kunden klar über diesen Sachverhalt informiert werden, ist dagegen grundsätzlich nichts einzuwenden. Zu bedenken ist beim Kauf solcher Mariagen freilich, daß ihr Preis immer erheblich unter dem von Original-Modellen liegen wird und sie sich nur schwer weiterverkaufen lassen. Zu spekulativen Zwecken eignen sie sich deshalb nur sehr bedingt.

Hier eine Zusammenstellung wichtiger Gold-, Silber- und Platinpunzen:

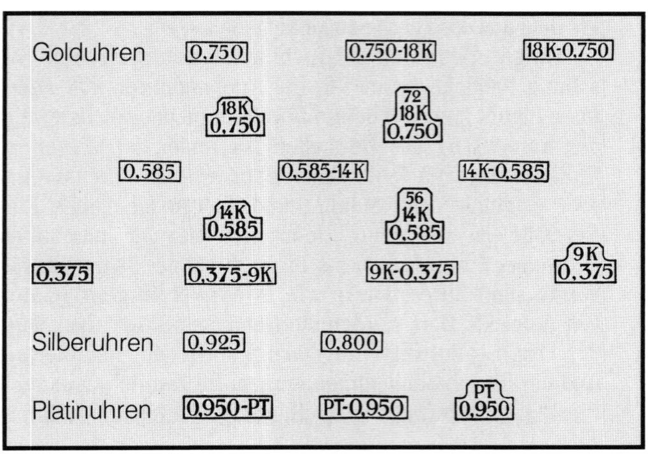

Feingehaltspunzen in Gold-, Silber- und Platingehäusen

Schweiz: Uhrengehäuse aus schweizerischer Fertigung

Or		Argent		Platine
0,750	0,585	0,925	0,800	0,950
« **Helvetia** »	« **Ecureuil** »	« **Canard** »	« **Coq de bruyère** »	«**Bouquetin**»
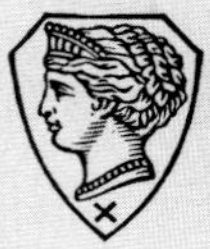	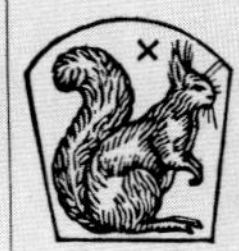		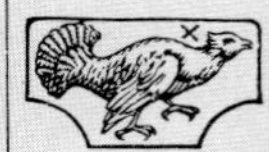	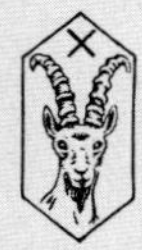
Hauteur du poinçon : 2 mm. Largeur du poinçon : 1,5 mm.	Hauteur du poinçon : 2 mm. Largeur du poinçon : 1,5 mm.	Hauteur du poinçon : 2,2 mm. Largeur du poinçon ; 2,2 mm.	Hauteur du poinçon : 1,5 mm. Largeur du poinçon : 2,5 mm.	Hauteur du poinçon : 2,5 mm. Largeur du poinçon : 1,2 mm.
Pour les menus ouvrages :		**Pour les menus ouvrages :**		**Pour les menus ouvrages**
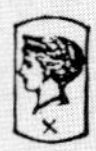	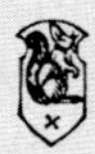	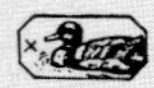	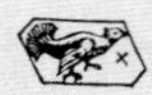	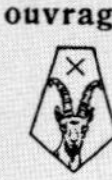
Hauteur du poinçon : 1,2 mm. Largeur du poinçon : 0,7 mm	Hauteur du poinçon : 1,2 mm. Largeur du poinçon : 0,7 mm.	Hauteur du poinçon : 0,7 mm. Largeur du poinçon : 1,5 mm.	Hauteur du poinçon : 0,7 mm. Largeur du poinçon : 1,2 mm.	Hauteur du poinçon : 1,2 mm. Largeur du poinçon : 0,7 mm.

Schweiz: Importgehäuse

Or		Argent		Platine
0,750	0,585	0,925	0,800	0,950
« **Lynx 1** »	« **Lynx 2** »	«**Gentiane 1**»	«**Gentiane 2**»	« Tête de lièvre »
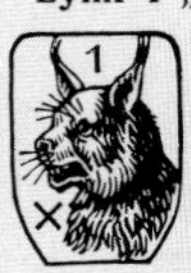	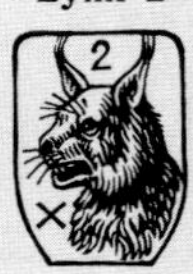	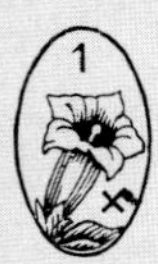	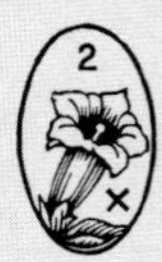	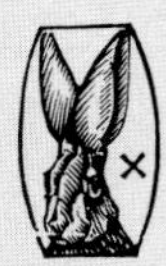
Hauteur du Poinç : 2 mm. Largeur du poinç. ; 1,5 mm.	Hauteur du poinç. : 2 mm. Largeur du poinç. : 1,5 mm.	Hauteur du poinç. : 2,5 mm. Largeur du poinç. ; 1,5 mm.	Hauteur du poinç. : 2,5 mm. Largeur du poinç ; 1,5 mm.	Hauteur du poinçon ; 2,5 mm. Largeur du poinçon : 1,5 mm.
Pour les menus ouvrages :		**Pour les menus ouvrages :**		**Pour les menus ouvrages :**
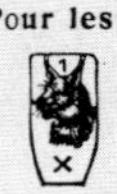	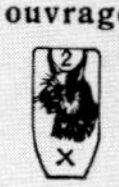	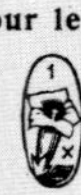	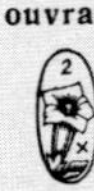	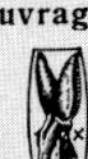
Hauteur du poinç : 1,5 mm. Largeur du poinç. : 0,7 mm.	Hauteur du poinç. : 1,5 mm. Largeur du poinç.; 0,7 mm.	Hauteur du poinç : 1,5 mm. Largeur du poinç. ; 0,7 mm.	Hauteur du poinç. ; 1,5 mm. Largeur du poinç. ; 0,7 mm.	Hauteur du poinçon ; 1,5 mm. Largeur du poinçon ; 0,7 mm.

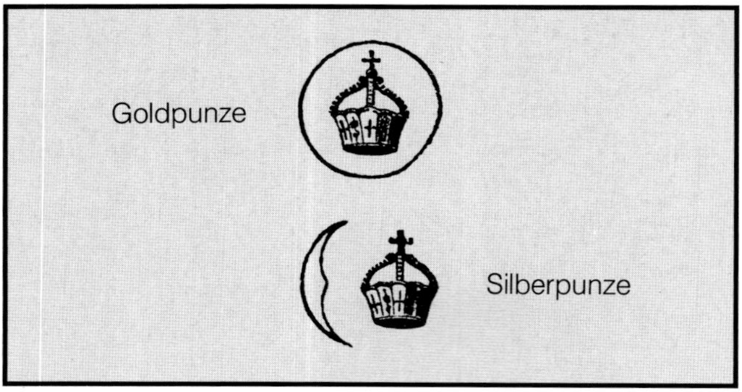

Deutschland

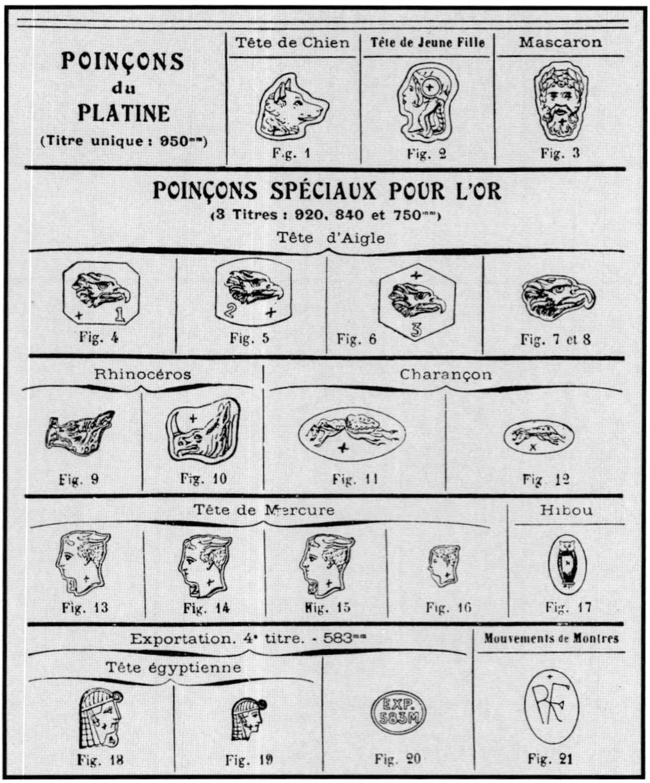

Frankreich

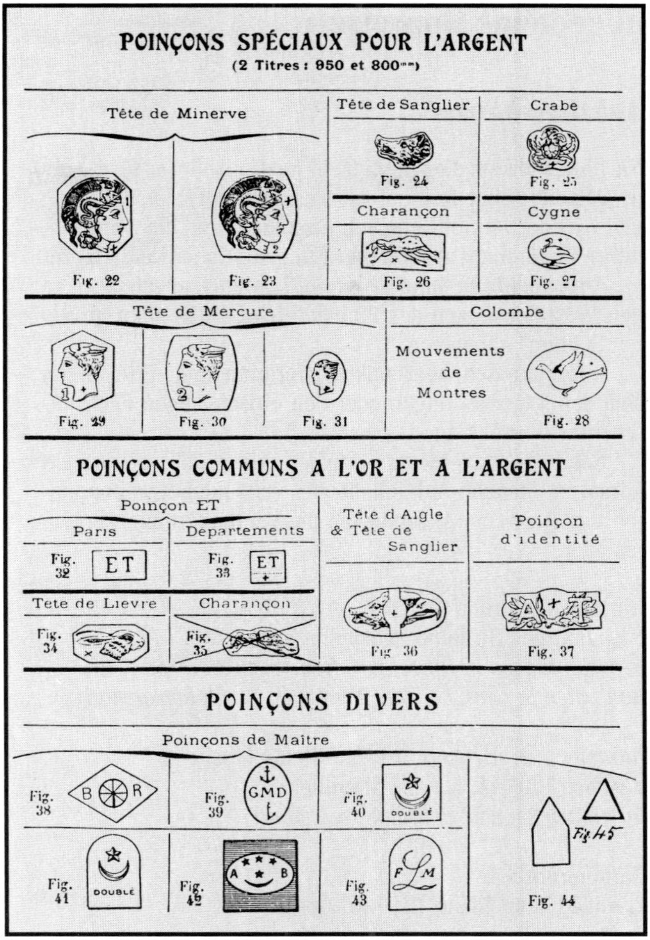
POINÇONS SPÉCIAUX POUR L'ARGENT
(2 Titres : 950 et 800ᵐᵐ)
Tête de Minerve
Fig. 22
Fig. 23
Tête de Sanglier
Fig. 24
Crabe
Fig. 25
Charançon
Fig. 26
Cygne
Fig. 27
Tête de Mercure
Fig. 29
Fig. 30
Fig. 31
Colombe
Mouvements de Montres
Fig. 28
POINÇONS COMMUNS A L'OR ET A L'ARGENT
Poinçon ET
Paris
Departements
Fig. 32
ET
Fig. 33
ET
Tete de Lievre
Fig. 34
Charançon
Fig. 35
Tête d Aigle & Tête de Sanglier
Fig 36
Poinçon d'identité
Fig. 37
POINÇONS DIVERS
Poinçons de Maitre
Fig. 38
B R
Fig. 39
GMD
Fig. 40
DOUBLÉ
Fig. 41
DOUBLÉ
Fig. 42
A B
Fig. 43
F L M
Fig. 44
Fig 45

Allgemeine Hinweise

Auktionshäuser

Nachfolgend sind die wichtigsten Auktionshäuser für Uhren in alphabetischer Reihenfolge zusammengestellt. Daneben gibt es jedoch eine Reihe von Auktionatoren, die Armbanduhren im Rahmen allgemeiner Kunstauktionen versteigern.

Armbanduhren werden schließlich auch regelmäßig in den Versteigerungen der Pfandleihhäuser (in allen größeren Städten) angeboten.

Informationen über Auktionstermine und -orte lassen sich den Tageszeitungen oder den einschlägigen Fachzeitschriften entnehmen.

Katalog-Abonnements erfolgen über die genannten Adressen. Manche Auktionshäuser versenden an Abonnenten und Bieter im Anschluß an die Versteigerungen Ergebnislisten.

Christie's International
8 King Street, St. James's, London SW 1 Y 6QT
Repräsentanzen in Düsseldorf, Hamburg, München
Auktionen in Genf, London, New York, South Kensington

Auktionen Dr. H. Crott, Inhaber Stefan Muser
Postfach 120 441, 120 441 Mannheim
Auktionen zumeist in Frankfurt a. Main

Antiquorum S.A.
2, rue du Mont-Blanc, CH-1201 Genf
Auktionen u.a. in Genf, Mailand und Hongkong

Henry's Auktionen
An der Fohlenweide 12–14, 67112 Mutterstadt
Monatliche Auktionen (Schmuck und Uhren) am oben angegebenen Ort

Auktionshaus Peter Ineichen
Rotwandstr. 4, CH-8004 Zürich
Auktionen in Zürich

Auktionshaus Gisbert A. Joseph
Postfach 20 06 17, 41206 Mönchengladbach
Auktionen vornehmlich mit Armbanduhren u.a. in Düsseldorf

Auktionshaus Phillips
101 New Bond Street, London W1Y 0AS
Repräsentanz in München
Auktionen vor allem im United Kingdom

Sotheby's
1334 York Avenue, New York, NY 10021
Repräsentanzen in Frankfurt, Hamburg, Köln, München
Auktionen in Amsterdam, Genf, London und New York

Uhrenbörsen

Seit geraumer Zeit sind Uhrenbörsen in verschiedenen deutschen, österreichischen und schweizerischen Städten zu festen und regelmäßig wiederkehrenden Institutionen geworden. Dort findet man neben Zeitmessern aller Art auch Fachliteratur und Werkzeuge.

Börsen finden im allgemeinen mehrmals jährlich statt. Sie werden in der Regel rechtzeitig plakatiert sowie in der Fach- und Tagespresse angekündigt.
Tradition besitzen mittlerweile die Uhrenbörse im Internationalen Uhrenmuseum La Chaux-de-Fonds (erster Oktober-Samstag), die Furtwanger Antikuhren-Messe in der Aula der Fachhochschule (Anfang September) sowie die Uhren-Börse im Volkshaus Zürich, welche zweimal jährlich (Frühjahr und Herbst) abgehalten wird. Empfehlenswert ist schließlich der jährlich einmal stattfindende Uhren-Flohmarkt in der Ortschaft Le Landeron.

Ausschließlich neue Modelle gibt es im Rahmen der Basler Weltmesse für Uhren und Schmuck zu sehen. Sie findet im April statt und ist für jedermann zugänglich. Der jeweilige Termin läßt sich der Fachpresse entnehmen.

Museen

Es ist bedauerlich, aber ein eigenes Armbanduhren-Museum gibt es bislang noch nicht. Armbanduhren werden jedoch in vielen Museen im Rahmen der allgemeinen Uhrensammlung gezeigt. Auch hier ist eine lückenlose Aufzählung nicht möglich. Empfehlenswert sind folgende Uhrenmuseen:

Deutschland:

Frankfurt/Main
Frankfurter Uhren- und Schmuck-Museum

Bad Grund/Harz
Uhrenmuseum

Bad Iburg
Uhrenmuseum

Furtwangen im Schwarzwald
Deutsches Uhrenmuseum

Glashütte/Sachsen
Traditionskabinett der Glashütter Uhrenbetrieb GmbH

München
Deutsches Museum, Uhrenabteilung

Neue Sammlung für angewandte Kunst

Nürnberg
Uhrenmuseum Gebhardt

Schramberg
Stadtmuseum

Stuttgart
Württembergisches Landesmuseum

Wuppertal-Elberfeld
Wuppertaler Uhrenmuseum

Schweiz:

Bern
Bernisches Historisches Museum

La Chaux-de-Fonds
Internationales Uhrenmuseum

Le Locle
Uhrenmuseum ›Château des Monts‹
(u.a. Sammlung zur Entwicklung des automatischen Aufzugs)

Genf
Uhrenmuseum

Zürich
Museum der Zeitmessung im Uhrengeschäft Beyer, Bahnhofstraße

Außerdem haben verschiedene Uhrenhersteller sehr sehenswerte Hausmuseen eingerichtet, z.B. Audemars Piguet, Girard-Perregaux, Jaeger-LeCoultre, Longines, Omega, Patek Philippe oder Rolex. Der Besuch setzt in jedem Fall eine telefonische Terminvereinbarung voraus.

Österreich:

Steyr
Eisenuhrenmuseum

Wien
Technisches Museum

Uhrenmuseum der Stadt Wien

Fachzeitschriften

Fachzeitschriften bieten einen guten Überblick über das Marktgeschehen im Bereich alter und neuer (Armband-) Uhren, bringen Auktionsvor- und -nachberichte, Terminkalender sowie Uhrentests. Außerdem informieren sie über Uhrengeschichte und -technik.

Eine Auswahl von Magazinen in deutscher Sprache:
Armbanduhren
Postfach 1220, 53622 Königswinter
Chronos
Ebner Verlag, Karlstr. 41, 89073 Ulm
Klassik Uhren
Ebner Verlag, Karlstr. 41, 89073 Ulm
L'Hebdo Uhrenwelt
Editions Ringier Romandie, Postfach 3733, CH-1002 Lausanne
Österreichisches Uhren und Schmuck Magazin
Meth Media Verlag, Ziegelofengasse 57, A-3400 Klosterneuburg
Uhren Juwelen Schmuck
Niederwall 53, 33506 Bielefeld
Uhren Magazin
Postfach 41 01 61, 28323 Bremen

Anhang

Literatur

Abeler, J.: Ullstein Uhrenbuch; Frankfurt 1994

Aebi, Peter: John Harwood, dem Erfinder der automatischen Armbanduhr gewidmet; in: Neue Uhrmacherzeitung, 1966, Heft 5, S. 18–20

Audemars, Pierre: Louis Audemars – das Goldene Zeitalter; in: Journal Suisse d'Horlogerie et de Bijouterie, 1954, S. 151–155, 237–241, 301–305, 471–476, sowie 1955, S. 93–95

Audemars Piguet (Hg.): La plus prestigieuse des signatures; Festschrift, Le Brassus o.J.

Baillie, G.H.: Watchmakers & Clockmakers of the World Vol. 1; Neuauflage, London 1982

Barracca, J., Negretti, G., Nencini, F.: Armbanduhren – Die schönsten Sammlerstücke; München 1988

dies.: Le Temps de Cartier; München 1989

Berner, G.A.: La montre-bracelet, autrefois, aujourd'hui; Biel 1945

ders.: Praktische Notizen für den Uhrmacher; 3. Aufl., Biel o.J.

ders.: Dictionnaire Professionel illustré de l'Horlogerie; La Chaux-de-Fonds 1961

Breguet, Emmanuel: Breguet – Uhrmacher seit 1775, Paris 1997

Breguet, H.: La boîte étanche; in: Journal Suisse de l'Horlogerie et de Bijouterie, 1942, Heft 2, S. 65–68g8

Breguet S.A. (Hg.): Breguet heute; Paris 1986

Brunner, Gisbert L.: Armbanduhren der Fabrikations- und Handelsmarke ›Andreas Huber‹ München; in: Uhren, Heft 1/1982, S. 43–50

ders.: Mechanische Armbandchronometer aus der Manufaktur von Junghans in Schramberg; in: Alte Uhren, Heft 4/1982, S. 312–320

ders.: Die Stundenwinkel-Armbanduhr Typ ›Lindbergh‹ von Longines; in: Uhren, Heft 2/1983, S. 128–131

ders. und Sinn, H.: Beobachtungsarmbanduhren – ein Vergleich; in: Uhren, Heft 3/1983, S. 243–246

ders.: Armbanduhren mit ewigem Kalender; in: Uhren Heft 4/1985, S. 41–61

ders.: Armbanduhren mit Repetitionsschlagwerk; in: Uhren, Heft 2/1986, S. 65–79 und Heft 3/1986, S. 50–58
ders.: Audemars Piguet – Manufacture d'Horlogerie; in: Uhren, 1986, Heft 4, S. 9–40
ders.: Breitling – Geschichte einer Uhrenmarke; in: Uhren, Heft 3/1987, S. 7–8
ders.: Der Driva-Repeater; in: Uhren, Heft 3/1987, S. 68–69
ders.: Blancpain – Uhrmacherei mit 250jähriger Tradition; in: Uhren, Heft 1/1988, S. 9–28
ders.: Eterna – 135 Jahre Präzisionsuhrmacherei; in: Uhren, Heft 5/1991, S. 33–48 und 6/91, S. 9–24
ders.: Das mechanische Uhrwerk – ein wunderbarer Mikrokosmos; in: Die schönsten Uhren, Ausgabe 1991, S. 96–105
ders. und Pfeiffer-Belli, Christian: Klassische Armbanduhren von A - Z, Ulm, 1996
ders.: Der ewige Kalender – Hommage an die Zeit, Broschüre für Audemars Piguet, Genf–Bad Soden 1994
ders.: Corum – die Leidenschaft für Design, La Chaux-de-Fonds 1993
ders. und Pfeiffer-Belli, Christian: Die Schweizer Armbanduhr, München 1990
ders., Pfeiffer-Belli, Christian und Wehrli, Martin: Audemars Piguet, München 1992
ders. und Pfeiffer-Belli, Christian: Armbanduhren – von den Vorläufern bis zur Swatch, Battenberg Antiquitäten-Katalog, 2. Auflage, Augsburg 1994
ders. in Zusammenarbeit mit Marc Sich: Die Beherrschung der Zeit, Firmenbiographie TAG Heuer, Paris 1997
ders.: Chopard Manufacture, Genf 1997
Bureau de Documentation Industrielle (Hg.): Einkaufsführer der Uhren-Industrie; Genf, versch. Jahrgänge
Calame, L.C. (Hg.): Indicateur Suisse de l'Horlogerie, Biel, versch. Jahrgänge
Cardinal, Catherine et al. (Hg.): Der Mensch und die Zeit in der Schweiz 1291–1991; La Chaux-de-Fonds 1991
Chaplay & Mottier S.A. (Hg.): Annuaire de l'Horlogerie Suisse; Genf, versch. Jahrgänge
Chapuis, A. und Jaquet, E.: The History of the Self-Winding Watch 1770–1931; Genf 1956
Chaponnière, M.H.: Le Chronographe et ses applications; Biel und Besançon 1924
Château des Monts, Musée d'Horlogerie (Hg.): Horamatic – Montres à remontage automatique de 1770 à 1978; Le Locle o.J.

Coboilli Gigli, N., Grazzini, G., Gregato, G.: Orologi-Storia, Costume, Collezionismo dell'Orologio da Polso; Mailand 1986
Cologni, F., Mocchetti, E.: Made by Cartier, Mailand 1992
Cologni, F., Negretti, G., Nencini, F.: Le Temps de Cartier, München 1989
dies.: Piaget-Mythos einer Uhrenmarke, München 1995
De Carle, Donald: Watch & Clock Encyclopedia; Reprint, New York 1977
Dohrn-Van Rossum, G.: Die Geschichte der Stunde; München 1992
Ebauches S.A. (Hg.): Les Ebauches – Zwei Jahrhunderte Uhrenindustrie; Neuchâtel 1951
dies.: Technologisches Wörterbuch der Uhrbestandteile; 2. Auflage, Neuchâtel 1953
dies.: Répertoire des calibres classés par position tarifaire, grandeur et hauteur, Neuchâtel 1973
Faber, E., Unger, St., zus. mit Blauer, E.: Amerikanische Armbanduhren; München 1989
Flume, Rudolf (Hg.): Der Flume-Kleinuhr-Schlüssel K 2; Berlin und Essen 1963
ders.: Der Flume-Kleinuhr-Schlüssel K 3; Berlin und Essen, 1972
Francillon, A.: Histoire de la Fabrique des Longines; St. Imier 1947
Fritz, M.: Die Grande Complication von IWC; Schaffhausen 1991
ders.: Reverso, die Legende lebt; Heidelberg 1992
Girard-Perregaux (Hg.): Horloger par vocation; La Chaux-de-Fonds 1991
Gogler, A. S.A. (Hg.): Indicateur Davoine – Indicateur Général de l'Horlogerie Suisse; La Chaux-de-Fonds, versch. Jahrgänge
Gordon, George: Rolex; Hongkong 1989
Haider, R., Jacobs,O., Zimmermann, A.: Mechanische Armbandstoppuhren – Chronographen; Wien 1988
Hampel, H.: Automatic Armbanduhren; München 1992
ders.: Automatic Armbanduhren aus Deutschland, England, Frankreich, Japan, Rußland, USA, München 1996
Hantz, Georges: Le bracelet extensible; in: Journal Suisse d'Horlogerie, 1916, Nr. 1, S. 1–4
Harwood, John: Die Geschichte der automatischen Armbanduhr, erzählt von ihrem Erfinder; in: Schweizerische Uhrmacherzeitung, 1951, Heft 11, S. 31–34
Herkner, Kurt: Glashütte und seine Uhren; Dormagen 1978

ders.: Die Glashütter Armbanduhren bis 1945 von A. Lange & Söhne; in: Schriften der Freunde Alter Uhren, Ulm 1981, Heft XX, S. 125–129
ders.: Urofa- und Tutima-Armbanduhren; in: Schriften der Freunde Alter Uhren, Ulm 1982, Heft XXI, S. 81–85
ders.: Glashütter Armbanduhren; Dormagen 1994/95
Hillmann, Bruno: Die Armbanduhr – ihr Wesen und ihre Behandlung bei der Reparatur; Berlin 1925
Huber, M., Banbery, A., zus. mit Brunner, G.L.: Patek Philippe – Die Armbanduhren; Neuausgabe, Genf 1998
Huber, Martin: Die Uhren von A. Lange & Söhne Glashütte/Sachsen; 5. Auflage, München 1988
Humbert, B.: Die Schweizer Uhr mit automatischem Aufzug; Lausanne 1956
ders.: Der Chronograph; La Conversion 1990
Imai, Kesaharu: Rolex, 2421 Uhren, München 1998
Jaeger-LeCoultre (Hg.): Die Uhrenmanufaktur; Pforzheim o.J.
Jaquet, E., Chapuis, A.: Technique and History of the Swiss Watch; London und New York 1970
Jendritzki, Hans: Die Reparatur der Armbanduhr; 3. Auflage, Halle/Saale 1944
Jobin, A.-F.: Klassifikation der schweizerischen Uhrwerke und Uhrenfurnituren; Genf (um 1938)
Journal Suisse d'Horlogerie (Hg.): Le Livre d'Or de l'Horlogerie; Genf und Neuchâtel (1927)
Kahlert, Helmut: Die frühen Jahre der Armbanduhr; in: Alte Uhren, 1981, Heft 1, S. 27–35
Kahlert, H., Mühe, R., Brunner, G.L.: Armbanduhren; 5. Auflage, München 1996
Kocher, H.: Die Geschichte der Uhrmacherei in Büren/Schweiz, München 1992
Kreuzer, Anton: Die Uhr am Handgelenk; Klagenfurt 1982
ders.: Die Armbanduhr; Klagenfurt 1983
ders.: Faszinierende Welt der alten Armbanduhren; Klagenfurt 1985
Lambelet, Carole und Coen, Lorette: Die Welt von Vacheron Constantin; Lausanne 1992
L'Associazione Piemontese Orafi e Orologiai (Hg.): Elogio all'Orologio; Turin 1987
Lavest, R.: Grundlegende Kenntnisse der Uhrmacherei; 2. Auflage, Biel (1945)
Les Fabricants Suisses d'Horlogerie (Hg.): Les principaux types de chronographes expliqués par leurs cadrans; Biel und Neuchâtel 1952

dies.: Offizielle Kataloge der Ersatzteile der Schweizer Uhr, Bände M und O; La Chaux-de-Fonds 1948 und 1955
Longines (Hg.): Festschrift 1889–1989; St. Imier 1989
Mann, Helmut: Porträt einer Taschenuhr; München 1981
Manufacture des Montres Rolex (Hg.): Hundertjahrfeier der Fabrik 1878–1978; Biel 1978
Marozzi, Daria und Toselli, G.: Longines; Bologna 1990
Martínek, Z., Rehor, J.: Mechanische Uhren; Berlin (Ost) 1981
Meis, Reinhard: IWC-Uhren; Klagenfurt 1985
ders.: Das Tourbillon; München 1993
ders.: A. Lange & Söhne – Eine Uhrmacher-Dynastie; München 1997
ders. und Lang, G. R.: Chronographen; München 1992
Mercier, François: Mechanische Uhren mit automatischem Aufzug; in: Alte Uhren, 1985, Heft 1, S. 21–32, und Heft 2, S. 27–47
Montres Rolex S.A. (Hg.): Rolex Jubiläum 1905–1920–1945; Genf 1945
dies.: Rolex Jubilee Vade Mecum; 4 Bände, Genf 1946
dies.: Un Jubilé Rolex; Genf 1951
dies.: The Anatomy of Time; Genf o.J.
dies.: Hans Wilsdorf; Genf 1960
Nadelhoffer, Hans: Cartier – König der Juweliere, Juwelier der Könige; Herrsching 1984
Negretti, G., Nencini, F.: Die schönsten Armbanduhren; München 1986
Neher, F.L.: Ein Jahrhundert Junghans; Schramberg 1961
Odmark, Albert L. (Hg.): Patents for Inventions, Class 139: Watches, Clocks and Other Timepieces; vol. 2, 1901–1930, Seattle 1979
Osterhausen, F.v.: Chronometer Armbanduhren, München 1990
ders.: Wie kaufe ich eine alte Armbanduhr, München 1993
Patrizzi, Osvaldo: Rolex; Genf 1993
Pfeiffer-Belli, Ch. und Konrad, Ch. B.: Uhren-Museen und Sammlungen historischer Zeitmesser; München 1992
Richter, Benno: Breitling – Die Geschichte einer großen Uhrenmarke; München 1992
Schmeltzer, Bernhard: Wie alt ist meine Taschen- oder Armbanduhr; Duisburg 1986
ders.: Die automatische Armbanduhr; Duisburg 1992
Stolberg, Lukas: Lexikon der Taschenuhr; Klagenfurt 1983
Swiss Watch Chamber of Commerce (Hg.): The Inside Story of the Swiss Watch; La Chaux-de-Fonds o.J.

Tölke, Hans-F., King, Jürgen: International Watch Co. Schaffhausen; Zürich 1986
Vacheron & Constantin (Hg.): In Genf seit 1755; Genf 1973
Viola, Gerald und Brunner, Gisbert L.: Zeit in Gold; München 1988
Vogel, Horand: Uhren von Patek Philippe; Düsseldorf 1980
Zemanek, H.: Kalender und Chronologie; München 1987
o.V.: Exposition nationale Suisse à Berne en 1914; in: Journal Suisse d'Horlogerie, 1915, Nr. 6–9, S. 179 ff und S. 242 ff.
o.V.: Les origines des montres-bracelets et des bagues-montres; in: Journal Suisse d'Horlogerie et de Bijouterie, 1932, Nr. 9, S. 185–189
o.V.: La montre étanche; in: Journal Suisse d'Horlogerie et de Bijouterie, 1940, Hefte 7–10, S. 177 ff
o.V.: Der Wassertropfen in der wasserdichten Uhr; in: Deutsche Uhrmacher-Zeitung, 1943, S. 148–150
sowie zahlreiche Firmenkataloge und -prospekte und die fortlaufenden Jahrgänge des Journal Suisse d'Horlogerie et de Bijouterie seit 1876

Glossar

Achttagewerk:
Uhrwerk von besonderer Konstruktion, die ein manuelles Aufziehen erst nach jeweils einer Woche erforderlich macht. Beim Armband-Modell ›Hebdomas‹, welches gegen 1913 auf den Markt kam, überspannte das Federhaus die gesamte Werksfläche. Die Modelle mit Formwerk aus den dreißiger Jahren besaßen ein Federhaus in normaler Größe; dafür war der Rädersatz um zwei Zwischenräder ergänzt. Bei Pendel- und sonstigen Großuhren stellt ein Achttagewerk keine Besonderheit dar.

Analoge Zeitanzeige:
Zeitanzeige über ein Zeigerpaar. Aus der Stellung von Stunden- und Minutenzeiger zueinander ergibt sich die jeweilige Zeit. Heute besitzen, abgesehen von wenigen Ausnahmen, wieder alle hochwertigen Armbanduhren eine analoge Zeitanzeige. Die elektronische Digitaluhr, welche in den siebziger Jahren den Markt dominierte, hat ihre Bedeutung weitestgehend eingebüßt.

Anglierung:
Merkmal feiner und feinster Uhren sind u.a. die gebrochenen Kanten der Stahlteile. Die Anglierung wird entweder mechanisch mit dem sogenannten ›Pantographen‹ (Storchenschnabel) angebracht oder in traditioneller Weise mit der Feile von Hand ausgeführt. Idealiter sollte der Kantenwinkel exakt 45 Grad betragen.

Ankerhemmung:
Dieser heute verbreitetste Hemmungstyp wurde gegen 1715 vom englischen Uhrmacher George Graham erfunden. Er setzte sie in seinen berühmten Pendeluhren mit der sogenannten Grahamhemmung ein. Sein Schüler Thomas Mudge entwickelte die Ankerhemmung ab 1757 so weiter, daß sie auch in Taschenuhren Verwendung finden konnte. In tragbaren Uhren findet man – entsprechend der Form des Ankers – unterschiedliche Typen der Ankerhemmung: die englische Spitzzahn-A., die Glashütter A., die Schweizer A. oder die → Stiftankerhemmung. Bei guten modernen Armbanduhren beherrscht die Schweizer A. mittlerweile das Feld. Die Stiftankerhemmung findet man noch vereinzelt bei sehr billigen Uhrwerken (→ Hemmung).

Antimagnetisch:
Obwohl dieser Begriff auf vielen Uhren zu lesen ist, lautet der korrekte Ausdruck amagnetisch. Magnetfelder, welche den Gang einer Uhr nachhaltig beeinträchtigen können, entstehen entweder durch starke Dauermagneten oder durch elektrische Felder, die ihrerseits Magnetfelder induzieren. Starker Magnetismus wirkt sich bei tragbaren Uhren vor allem auf die Teile des Schwing- und Hemmungssystems negativ aus, also Anker, Ankerrad, Hebelscheibe, Unruhwelle, Unruhreif, Spirale, Spiralrolle.

Gelangen Stahlteile in ein starkes Magnetfeld, werden sie magnetisiert. Sie versuchen sich im Magnetfeld auszurichten. Sofern sie das nicht können, strahlen ihre Magnetkräfte auch auf die übrigen Teile aus.

Eine Uhr ist amagnetisch, wenn sie gegen die negativen Einflüsse magnetischer Felder geschützt ist. Die Firmen stellen entweder die delikaten Teile aus Metallen her, die sich nicht oder zumindest nur schwer magnetisieren lassen (z.B. verwendet man eine Elinvar- oder Nivarox-Spirale zusammen mit einer Unruh aus Messing, Nickel oder Berylliumbronze; daneben benützt man verschiedentlich auch nichtmagnetische Metalle für Anker, Ankerrad und Hebelscheibe), oder sie umgeben das ganze Werk mit einem Gehäuse aus einer sehr leitfähigen Legierung. Dieses verhindert den Aufbau von Magnetfeldern in seinem Inneren.

Eine Uhr darf dann als amagnetisch bezeichnet werden, wenn sie in einem Magnetfeld von 4800 A/m (Ampere/Meter) weiterläuft und anschließend eine Gangabweichung von höchstens 30 Sekunden/Tag aufweist.

Ist eine Uhr magnetisch geworden, was sich i.d.R. durch Nachgehen bemerkbar macht, kann eine Uhrmacherwerkstatt sie mit Hilfe einer Entmagnetisierungsdrossel von diesem Übel wieder befreien.

Äquationsanzeige:
Die Äquation, zu deutsch Zeitgleichung, definiert sich als Differenz zwischen der mittleren und der wahren Sonnenzeit. Die wahre Sonnenzeit ergibt sich aus der Rotation der Erde um die Sonne. Weil diese Umlaufbahn eine elliptische Form besitzt und die Erdachse zudem eine Neigung aufweist, ändert sich die Länge des wahren Sonnentages kontinuierlich. Zwischen dem kürzesten und dem längsten Sonnentag liegt eine Differenz von 30 Minuten und 45 Sekunden. Allerdings weist diese Variation im Laufe des Jahres eine nachvollziehbare Gesetzmäßigkeit auf. Etwa am 12. Februar (+14 Min. 24 Sek.) und 3. November (–16 Min. 21 Sek.) erreicht die Zeitgleichung ihre Maxima.

Viermal jährlich (jeweils um den 16.4., 14.6., 1.9. und 25.12.) deckt sich die Länge des wahren mit der des mittleren Sonnentages. Weil eine ständig wechselnde Tageslänge im normalen Leben erhebliche Probleme mit sich brächte, wurde hierfür die mittlere Sonnenzeit festgelegt. Die Länge des mittleren Sonnentags ergibt sich aus der durchschnittlichen Länge aller wahren Sonnentage und beträgt 86400 Sekunden. Sie wird von den gängigen Uhren angezeigt.

Die Erfindung von Äquationsuhren geht auf das späte 17. Jh. zurück. Diese Modelle zeigen neben der mittleren auch die wahre Sonnenzeit an. Dazu besitzen sie entweder zwei Minutenzeiger oder zwei getrennte Zeigerpaare. Herzstück solcher Uhren ist eine nierenförmige Scheibe, welche sich einmal jährlich um ihre Achse dreht. Ihre Form ist der Zeitgleichung entsprechend berechnet. Von ihrem Umfang tastet ein spezieller Mechanismus die Zeitgleichung ab, um sie dann aufs Zifferblatt zu übertragen.

Groß- und Taschenuhren mit Äquationswerk wurden von vielen Uhrmachern hergestellt, Armbanduhren sind hingegen sehr selten. Eine, die zudem ein ewiges Kalendarium besitzt, stammt z.B. von Breguet.

Autokompensierende Spirale:
Aus Federstahl gefertigte Unruhspiralen haben die Eigenschaft, ihre Elastizität bei Temperaturschwankungen zu verändern. Infolgedessen ändert sich auch der Gang der Uhr. Um dieser physikalisch bedingten Gegebenheit entgegenzuwirken, wurden bis in die vierziger Jahre unseres Jahrhunderts Präzisionsuhren mit einer Bimetall- → Unruh ausgestattet.

Auf der Basis tiefgreifender metallurgischer Forschungen konnte in den dreißiger Jahren eine neuartige Unruhspirale vorgestellt werden. Durch ihre Legierung aus verschiedenen Metallen war sie imstande, Temperaturschwankungen auszugleichen. 1933 gelangten diese autokompensierenden Spiralfedern unter dem Namen ›Nivarox‹ auf den Markt. Wegen ihrer vorzüglichen Eigenschaften erlangten sie eine rasche Verbreitung. Die aufwendigen bimetallischen Unruhn wurden dadurch überflüssig. Nivarox-Spiralen finden, in Verbindung mit Glucydur-Unruhn, heute in allen hochwertigen Armbanduhren Verwendung.

Automatischer Aufzug:
Ein Rotor oder eine Pendelschwungmasse spannt die → Zugfeder auf dem Weg über ein Wechsel- und/oder Reduktionsgetriebe. Die erforderliche Energie resultiert aus den natürlichen Körperbewegungen der Trägerin oder des Trägers der Uhr. Als Erfinder der tragbaren Uhr mit automatischem Aufzug kann der uhrmacherische Autodidakt Abraham Louis Perrelet bezeichnet werden.

Beryllium:
Silberweißes, schmiedbares Metall aus der Gruppe der Erdalkalimetalle. Legierungen mit Berylliumzusatz zeichnen sich durch eine außerordentliche Härte, Festigkeit und Elastizität aus. In Uhren wird Berylliumbronze z.B. zur Herstellung von Unruhn verwendet Glucydur.

Bimetall:
Kombination zweier Metalle mit unterschiedlichen Ausdehnungskoeffizienten. Bimetall wird z.B. zur Anfertigung von Thermometern verwendet. Bei guten Uhren kamen bis in die dreißiger Jahre sog. Kompensationsunruhn mit bimetallischem, an den Schenkeln aufgeschnittenem Unruhreif zum Einsatz. Damit konnte die thermische Längenänderung der Unruhspirale kompensiert werden. Man spricht bei bimetallischen Unruhn daher auch von sog. Kompensationsunruhn.

Blinden-Armbanduhr:
Armbanduhr mit einem besonders robusten → Zeigerwerk, bei der sich das Glas samt Glasrand zum Zwecke des Abtastens der Uhrzeit aus der Zeigerstellung hochklappen läßt. Blindenuhren haben zudem meistens erhabene, in Punktschrift dargestellte Stundenindexe.

Breguet-Spirale:
Präzisions-Unruhspirale mit hochgebogenem äußeren Ende. Dadurch kann sie sich besser konzentrisch entwickeln als eine flache Spiralfeder.

Breguet-Zeiger:
Beliebte, hochelegante und sehr klassische Zeigerform mit einem Loch in der Spitze.

Brücke:
Speziell ausgeformtes Metallteil, in dem sich mindestens ein Zapfen eines Drehteils einer Uhr bewegt. Eine Brücke ist an beiden Enden mit der → Platine verschraubt, in der sich das (die) Gegenlager befindet. Im Gegensatz dazu sind Kloben nur an einem Ende verschraubt, während das andere frei schwebt. Die Brücken und Kloben erhalten ihren Namen normalerweise nach demjenigen Drehteil, welchem sie ein Lager sind, z.B. Minutenradbrücke, Federhausbrücke, Unruhkloben, Ankerradkloben.

Brückenwerk:
Die Räder des Uhrwerks werden unter einzelnen Brücken gelagert, die ihrerseits mit der Platine verschraubt sind.

Cäsiumuhr:
Atomuhr, bei der die Zahl der Schwingungen in der Elektronenhülle des Cäsiumatoms das Maß der Zeit darstellt. Nach heutiger Definition ist eine Sekunde nicht mehr der 86 400ste Teil eines mittleren Sonnentags, sondern die Zeitspanne, in der die elektromagnetische Schwingung in der Elektronenhülle des Cäsiumatoms 9 192 631 770mal abläuft. Moderne Atomuhren, wie z.B. die der Physikalisch-Technischen Bundesanstalt in Braunschweig (BRD), gehen mehr als 100 000mal genauer als die Erde. In etwa einer Million Jahren bringen sie es auf eine Mißweisung von einer Sekunde. Durch die sog. → Funkuhren kann jedermann von der überragenden Präzision profitieren.

Chronograph:
Zusatzfunktion, die es gestattet, einen Sekundenzeiger unabhängig vom eigentlichen Uhrwerk zu starten, zu stoppen und wieder in seine Ausgangsposition zurückzustellen. Die Zeitanzeige wird dadurch nicht beeinträchtigt. Je nach Konstruktion besitzen Armband-Chronographen noch zusätzliche Zählzeiger für die seit Beginn der Stoppung abgelaufenen vollen Minuten und Stunden.

Chronograph-Rattrapante:
Das Anwendungsspektrum von Chronographen läßt sich durch die Hinzufügung eines Schleppzeigers (Rattrapante) beträchtlich erweitern. Z.B. können Zwischenzeiten registriert oder zwei Vorgänge mit zeitgleichem Beginn, aber unterschiedlicher Dauer, gestoppt werden. Zu diesem Zweck ist über oder unter dem eigentlichen Chronographenzeiger ein zweiter Sekundenzeiger, der Schleppzeiger, angeordnet. Dieser kann nur zusammen mit dem Chronographen gestartet und auf Null gestellt werden. Allerdings läßt sich der Schleppzeiger beliebig oft mit Hilfe eines speziellen Drückers und eines zusätzlichen Mechanismus unabhängig vom Chronographen anhalten und nach dem Ablesen z.B. einer Zwischenzeit wieder mit diesem in Deckung bringen.

Chronometer:
Präzisionsuhr, welche ihre Ganggenauigkeit durch eine mehrtägige Kontrolle bei einer offiziellen Uhren-Prüfstelle (COSC) unter Beweis gestellt hat (→ Regulierung). Nach dem Bestehen der Chronometerprüfung darf eine solche Uhr auf dem Zifferblatt die Bezeichnung Chronometer tragen. Meistens werden Chronometer mit einem offiziellen Gangschein oder zumindest einem Auszug aus dem Prüfbulletin geliefert.

Datumsanzeige:
Indikation des Datums entweder analog durch einen Zeiger oder digital durch einen bedruckten Ring. Zeiger und Ring drehen sich innerhalb von 31 Tagen einmal um ihre Achse. Sie werden täglich gegen Mitternacht über das Zeigerwerk um eine Position weitergeschaltet.

Neben digitalen Datumsanzeigen mit einem Ring gab und gibt es auch solche, die sich auf zwei Scheiben stützen. Eine indiziert die Zehner, die andere die Einer. Erreicht die Einer-Scheibe die Ziffer neun, wird die Zehner-Scheibe jeweils um eine Position fortgeschaltet. Die Datumsanzeige mit zwei Scheiben läßt sich naturgemäß noch besser ablesen als diejenige über einen Ring.

Allen normalen Datumsanzeigen in mechanischen Uhren ist gemeinsam, daß sie in Monaten mit weniger als 31 Tagen von Hand korrigiert werden müssen.

Datumsgrenze:
Gemäß internationaler Vereinbarung eine etwa mit dem 180. Längengrad zusammenfallende Grenzlinie auf der Erdoberfläche. Die Datumsgrenze verläuft über dem Pazifischen Ozean nahe Neuseeland oder den Fidschi-Inseln. Beim Überschreiten der Datumsgrenze in westlicher Richtung müssen ein Tag und ein Datum übersprungen werden; in entgegengesetzter Richtung Reisende dürfen hingegen einen Tag und ein Datum zweimal hintereinander zählen. Nur so können die bei einer Weltreise auftretenden Datumsdifferenzen kompensiert werden.

Digitale Zeitanzeige:
Die Zeit wird in Ziffern dargestellt. Lange bevor die digitalen Quarzuhren für eine vergleichsweise kurze Epoche die Armbanduhrenszene kräftig durcheinanderwirbelten, waren bereits mechanische Zeitmesser fürs Handgelenk entwickelt worden, welche die Stunden, Minuten und Sekunden auf digitalem Wege über bedruckte Scheiben anzeigten. Natürlich spielte auch bei diesen Modellen, die in den zehner Jahren des 20. Jh. erstmals vorgestellt wurden, die optische Andersartigkeit eine Rolle. Sie konnte durchaus als Verkaufsargument ins Feld geführt werden. Schwerwiegender waren freilich andere Gründe, die für Armbanduhren mit digitaler Zeitanzeige durch Ausschnitte in der metallenen Gehäuse-Vorderseite sprachen: Bei unsanften Stößen oder härterem Einsatz waren die damals in der Regel verwendeten Kristallgläser erheblicher Bruchgefahr ausgesetzt. Die kleinen Fenster in der aus Metall geformten Vorderseite wiesen diese Probleme dagegen nicht auf. Deswegen erfreuten sich in den zwanziger und dreißiger Jahren insbesondere Digitalmodelle in Formgehäusen einer großen Beliebtheit. Das Spektrum reichte von der ›digitalen‹ Luxusarmbanduhr bis hin zum qualitativ eher bescheidenen Zeitmesser. Mit Einführung der Kunststoffgläser verschwanden die mechanischen Armbanduhren mit digitaler Zeitanzeige zunächst wieder vom Markt. In den sechziger Jahren wurden sie nochmals für kurze Zeit angeboten, konnten sich jedoch wegen ihrer schlechten Ablesbarkeit wiederum nicht in großem Stile durchsetzen.

Erst mit den elektronischen Quarz-Armbanduhren wurde auch die digitale Zeitanzeige wieder aktuell. Ab etwa 1975 geschah dies zunächst mit Lichtemissionsdioden (LED), die wegen des hohen Stromverbrauchs schon bald abgelöst wurden durch die Flüssigkristallanzeigen (LCD).

Heute hat die elektronische digitale Zeitanzeige viel von ihrer einstmaligen Popularität verloren. Sie findet deshalb hauptsächlich noch in fernöstlichen Billiguhren oder in besonderen Sportuhren Verwendung.

Doppelchronograph:
Uhr mit zwei Chronographen, die sich unabhängig voneinander betätigen lassen. Armbanduhren mit Doppelchronograph hat es nie gegeben, und es gibt sie auch nicht. Taschenuhren mit Doppelchronograph wurden u.a. von Audemars Piguet und Patek Philippe angeboten. Dabei handelte es sich um sehr komplizierte und daher auch ausgesprochen teure Modelle.

Wenn bei Armbanduhren von einem Doppelchronograph die Rede ist, dann handelt es sich um einen → Chronograph-Rattrapante, also ein Schleppzeiger-Modell.

Doppelseitige Uhr:
Uhr mit je einem Zifferblatt auf der Vorder- und Rückseite. Doppelseitige Taschenuhren sind wesentlich häufiger zu finden als entsprechende Armbanduhren. Moderne doppelseitige Armbanduhren gibt es z.B. bei Jaeger-LeCoultre (›Reverso duo-face‹), Franck Muller (Chronograph), Daniel Roth (Tourbillon) oder Universal (Janus).

Doppeltes Uhrwerk:
Uhr mit zwei völlig getrennten Uhrwerken (Handaufzug, Automatik, Quarz), um z.B. zwei unterschiedliche Zonenzeiten anzuzeigen. Armbanduhren mit doppeltem Werk gibt es vergleichsweise häufig. Ihr Problem besteht insbesondere bei mechanischen Modellen in der gelegentlichen Zeitabweichung, wenn die Werke Gangdifferenzen aufweisen.

Doublé:
Französischstämmiges Wort, kommt von doubler: verdoppeln. Uhren mit Doublé-Gehäusen scheinen auf den ersten Blick wertvoller, als sie tatsächlich sind. Auf ein in der Regel unedles Basismaterial wird eine mehr oder minder dünne Schicht aus Edelmetall aufgebracht, z.B. gewalzt. Ist dies Gold, spricht man von Walzgold-Doublé. Daneben gibt es aber auch Silber- oder Platin-Doublé. Die Stärke der Edelmetall-Auflage wird in Mikron (Tausendstel Millimeter) angegeben. Die Angabe 20 Mikron besagt also, daß die Edelmetall-Schicht 20/1000 oder 2/100 mm beträgt. Doublé-Armbanduhren haben den Nachteil, daß die Edelmetall-Auflage im Laufe der Zeit – je nach Beanspruchung und Schweißanfall – abgeht. Häufig wird der Boden bei Doublé-Uhren aus robustem Edelstahl hergestellt.

Drehgestell:
Feiner Käfig aus Stahl oder – bei modernen Armbanduhren – auch aus Titan, der bei einer Uhr mit → Tourbillon zur Aufnahme des Schwing- und Hemmungssystems (Unruh, Unruhwelle, Unruhspirale, Anker, Ankerrad) dient. Das Drehgestell rotiert in der Regel einmal pro Minute um seine Achse. Es soll fest, filigran und möglichst leicht sein. Seine Herstellung gehört zu den aufwendigsten uhrmacherischen Arbeiten. Nur wenige Meister sind imstande, diese optimal auszuführen.

Drehstuhl:
Dabei handelt es sich in der Sprache der Uhrmacher nicht um ein drehbares Sitzmöbel, sondern um eines der wichtigsten Arbeitsmittel. Der Drehstuhl, eine kleine Drehbank, ist eine Werkzeugmaschine zum Drehen und Formen. Dank eines reichhaltigen Zubehörs können die verschiedenartigsten Arbeiten ausgeführt werden. Je nach Ausführung kann auf den Bruchteil eines Millimeters exakt gedreht werden.

Dreiviertel-Platine:
Das gesamte Räderwerk – mit Ausnahme von Anker, Ankerrad und Unruh – wird unter einer Platine gelagert. 3/4-Platinen-Werke findet man häufig in englischen oder amerikanischen Taschenuhren.

Drücker:
Bei einer Uhr ein Teil, mit dem sich eine Funktion betätigen läßt. Bei Sprungdeckeluhren läßt sich über einen Drücker der Deckel öffnen; Chronographen werden

mit Hilfe von Drückern gestartet, gestoppt und nullgestellt; über Drücker werden auch manche Repetitionsschlagwerke ausgelöst.

Durchsichtige Uhr:
Uhr, bei der alle Teile sichtbar sind → Skelettuhr.

Ebauche:
Französischer Begriff für Entwurf. In der französischen Uhrmachersprache wird das → Rohwerk einer Uhr als ›Ébauche‹ bezeichnet. Das Uhrwerk setzt sich aus dem Rohwerk, der Hemmung, dem Unruhreif mit Spiralfeder, der Zugfeder, dem Zifferblatt und den Zeigern zusammen.

Im Gegensatz dazu stellt das Ebauche ein komplettes Werk ohne Hemmung, Unruhreif, Spiralfeder, Zugfeder, Zifferblatt und Zeiger dar, auf Wunsch mit oder ohne eingepreßte Lagersteine erhältlich. Rohwerke werden von darauf spezialisierten Firmen (z.B. ETA, LeCoultre, Nouvelle Lémania, Frédéric Piguet, Valjoux) an verschiedene Kunden, sog. ›Termineure‹ geliefert, d.h. die gleichen Werke sind mitunter in Armbanduhren unterschiedlichster Marken zu finden. Termineure setzen Uhren aus zugekauften Teilen zusammen und bringen sie unter ihrem Namen in den Handel.

Edelmetalle:
Für die Gehäuse von Armbanduhren werden in aller Regel die Edelmetalle Gold, Platin und Silber verwendet. Gold wird dabei mit einem → Feingehalt von 333/1000 bis 750/1000 verwendet. Die Legierung mit anderen Metallen (z.B. Kupfer) bestimmt den Farbton. 21-, 23- oder gar 24karätiges Gold findet man z.B. bei Aufzugsrotoren. Platin mit einem Feingehalt von 950/1000 ist wegen seiner dezenten Farbe heute wieder im Aufwind. Wegen der aufwendigen Bearbeitung, des hohen spezifischen Gewichts und des hohen Feingehalts liegen Platinuhren preislich weit über Golduhren. Silbergehäuse werden nur bei vergleichsweise billigen Uhren verwendet. Der Nachteil des Materials besteht darin, daß es sehr weich ist und zudem leicht oxidiert, also ›anläuft‹. Durch einen Überzug aus Gold (Vermeil) läßt sich das Anlaufen wirkungsvoll verhindern. Damit taucht jedoch das gleiche Problem wie bei Doublégehäusen auf: Starke Beanspruchung und Schweiß lassen über kurz oder lang das Basismaterial hervortreten.

Edelmetallkontrolle (schweizerische):
Am 1. August 1995 trat in der Schweiz die Teilrevision des Edelmetallkontrollgesetzes und dessen Verordnung in Kraft. Danach gelten für Gold, Silber und Platin künftig in der Eidgenossenschaft weitere Feingehalte. Palladium wird als Edelmetall anerkannt. Ferner wurde eine neue Kategorie Mehrmetallwaren eingeführt und die Mindestschichtdicke für Doubléwaren auf 5 Mikrometer (μ, Mikron) gesenkt. Damit paßte die Eidgenossenschaft das aus dem Jahre 1993 stammende Regelwerk den aktuellen Erfordernissen der Wirtschaft sowie der internationalen Entwicklung an.

Den internationalen Normen entsprechend, werden in der Schweiz fortan folgende Feingehalte gesetzlich anerkannt (die neuen Gehalte sind unterstrichen):

Gold	375	585	750	916	999
Silber	800	925	999		
Platin	850	900	950	999	
Palladium	500	950	999		

Die neue Warenkategorie Mehrmetallwaren gilt für Objekte, die aus Edelmetallteilen und unedlem Metall bestehen. Bei Vorliegen bestimmter Bedingungen können derartige Gegenstände künftig der Zusammensetzung entsprechend gekennzeichnet werden.

Die Zahl der amtlichen Stempelzeichen wird kräftig reduziert. Diese Punzen werden nach der obligatorischen Überprüfung durch die schweizerische Edelmetallkontrolle auf Uhrgehäusen aus Edelmetallen angebracht. Bislang gab es pro Edelmetall und Feingehalt eine eigene Punze. Ab 1. August 1995 wird es in der Schweiz nur noch eine Punze geben: den Kopf des Bernhardiners.

Neue Vorschriften gelten auch für Plaquewaren. Die Mindestschichtstärke für Gold-, Platin- und Palladiumdoublé wurde von 8 auf 5 Mikron gesenkt, für Silberplaque gelten 10 μ. Die Qualitätsbezeichnung ›Coiffe or‹ bleibt 200 μ-Goldüberzügen bei Uhrgehäusen und -bändern vorbehalten.

Waren, die vor dem 1.8.95 produziert wurden und nicht den neuen Vorschriften entsprechen, dürfen noch bis zum 31.07.1996 verkauft werden.

Edelstahl:
Legierung aus Stahl, Nickel und Chrom. Dieses Material ist rostfrei, extrem widerstandsfähig und antimagnetisch, jedoch schwer zu bearbeiten. Armbanduhren mit Edelstahl-Gehäuse gewinnen derzeit zunehmend an Beliebtheit. Auch die Luxusmarken bringen immer mehr Modelle aus Edelstahl auf den Markt.

Einholzeiger:
Veralteter Begriff für Schleppzeiger oder Rattrapante (→ Chronograph-Rattrapante). Der Einholzeiger ist ein zweiter, über oder unter dem eigentlichen Chronographenzeiger angeordneter Zeiger. Per Knopfdruck kann er z.B. zum Ablesen von Zwischenzeiten angehalten werden. Auf einen weiteren Knopfdruck hin holt er den Chronographenzeiger wieder ein.

Einzeigrige Uhr:
Die frühesten Räderuhren verfügten nur über einen Stundenzeiger. Das Ablesen der exakten Zeit ist bei diesen Uhren kaum möglich. Es erfordert stets eine Interpolation. Einzeigrige Uhren fürs Handgelenk gibt es auch, doch sind diese sehr selten.

Eisenbahner-Uhren:
Besonders robuste und gut ablesbare Uhren für Schaffner und Lokführer, deren Zifferblatt sowohl die Stundenziffern von 1 bis 12 als auch diejenigen von 13 bis 24 trägt. Zur besseren Unterscheidung wurden die ersten 12 Stunden häufig in römischen Ziffern dargestellt und/oder eine andere (rote) Farbe für die Ziffern verwendet. Bis in die dreißiger Jahre vertrauten Eisenbahner zumeist auf große Taschenuhren. Dann machten sich die Armbanduhren auch an den Handgelenken des fahrenden Personals breit. Es gab auch spezielle ›Railway‹-Modelle mit → antimagnetischem Innengehäuse, welche den teilweise sehr starken Magnetfeldern auf elektrischen Lokomotiven widerstanden.

Elektrische Uhren:
Das breite Feld elektrischer Uhren setzt sich zusammen aus Modellen mit elektrischem Aufzug oder elektrischem bzw. elektronisch gesteuertem Antrieb des Gangreglers, also z.B. der Unruh. Auch die → Quarzuhren oder die Atomuhren gehören zu den elektrischen Zeitmessern. Allerdings sorgt hier kein mechanischer Gangregler für die wohldefinierte Unterteilung der an sich gleichförmig fließenden Zeit, sondern ein hochfrequent schwingender Quarz oder die Elektronen in der Hülle z.B. des Cäsiumatoms. Durch die höhere Frequenz erreichen letztgenannte elektrische Uhren eine wesentlich größere Ganggenauigkeit.

Ellipse:
Hebelstein auf der auf die Unruhwelle aufgepreßten Hebelscheibe. Über die am hinteren Ende des Ankers befindliche Ankergabel, welche die Ellipse umfaßt, wird die vom Federhaus gelieferte Energie vom Ankerrad auf die Unruh übertragen. Die winzigen Kraftimpulse halten die Unruh in Bewegung.

Email:
Hinter diesem französischen Wort verbirgt sich ein farbiger Glasfluß auf Metall, der diesem als Schutz oder Zierde dient. Chemisch besteht Emaille oder eingedeutscht Email aus Sonderglas, das man mit Antimonaten, Zirkonoxid oder Titandioxid weiß, mit Kobaltoxid, Chromoxid oder anderen Farbstoffen bunt einfärbt. Bei 1200° Celsius wird das Glas geschmolzen und abgeschreckt. Die entstehenden Körner werden mit den Färbemitteln gemahlen. Schließlich wird das Email durch Streichen, Tauchen oder Spritzen auf die gut gereinigte Metallbasis aufgetragen und im Spezialofen bei 800 bis 900° Celsius gebrannt.

Sehr kunstvoll präsentiert sich das sog. Cloisonné-Email. Dabei handelt es sich um ein durch Scheidewände separiertes Email. So wird Vermischung des flüssigen Materials verhindert. Aus 0,007 mm breitem und etwa 1 mm hohem Golddraht biegt ein kunstfertiger Handwerker die sog. Cloisons, welche – auf dem Zifferblattkörper befestigt – in ihrer Summe ein Motiv ergeben. Je kleiner die Zifferblätter oder die Motive sind, desto schwieriger wird die Aufgabe des Cloisonneurs. Ist dieses Kunstwerk vollendet, beginnt der zweite Teil der Arbeit. Dabei gilt es, die kleinen Cloisons mit verschiedenfarbigem Email zu füllen. Bis zu fünf Schichten des feinkörnigen Materials müssen hierzu mit einem Gänsefederkiel aufgebracht werden. Nach jedem Auftrag ist ein Brennvorgang erforderlich. Dabei verbinden sich die unteren mit den oberen Schichten zu einem nuancenreichen Farbenspiel. Mitunter muß ein derartiges Zifferblatt zwölfmal in den Brennofen. Weil die Golddrähte das Email zum Schluß immer noch um Millimeterbruchteile überragen, werden sie von Hand abgeschliffen. Erst dann kann der Cloisonneur die abschließende Handpolitur vornehmen und so dem Cloisonné-Zifferblatt seinen Glanz verleihen.

Energie:
Gespeicherte Arbeitsfähigkeit. Zum Antrieb von Uhren ist ein Energiepotential erforderlich. Dies kann bei mechanischen Uhren eine gespannte → Zugfeder (Federkraftantrieb) oder ein hochgezogenes Gewicht (Schwerkraftantrieb) sein. Bei → Quarzuhren wird die erforderliche elektrische Energie in Akkumulatoren, Batterien oder Kondensatoren gespeichert.

Étanche:
Französischer Begriff für wasserdicht. Nach derzeit gültigen Normen darf eine Armbanduhr dann als ›wasserdicht‹ bezeichnet werden, wenn sie gegen Schweiß, Wassertropfen, Regen oder beim Tauchen bis zu 1 Meter Wassertiefe für die Dauer von 30 Minuten resistent ist. Eine höhere Belastbarkeit findet sich in Form der entsprechenden Werte zumeist auf Zifferblatt oder Gehäuse wieder, z.B. in Form des Prüfdrucks in bar oder einer Meterangabe. Für Taucheruhren gelten noch strengere Normen: Sie müssen für einen täglichen Gebrauch von mindestens einer Stunde in einer Wassertiefe von 100 Metern konstruiert sein. Doch auch Armbanduhren mit Wasserdichtigkeit für Tauchtiefen von 200 m und mehr gehören heute bei namhaften Herstellern fast zur Selbstverständlichkeit.

Eines gilt es dabei zu bedenken: Angaben über den Grad der Wasserdichtigkeit sind reine Momentaufnahmen und keine lebenslang garantierten Werte. Manipulationen am Gehäuse, Alterungsprozesse beim Dichtungsmaterial oder starke Temperaturschwankungen (z.B. vom Sonnenbad ins kühle Naß) können auch ins dichteste Gehäuse Wasser eindringen lassen und zu kostspieligen Reparaturen führen. Die in den Bedienungsanleitungen ausgesprochenen Ermahnungen, wasserdichte Uhren einmal jährlich kompetent überprüfen zu lassen, sollten deshalb sehr ernst genommen werden.

Fabrikmarke:
Viele Uhrenfirmen und Ebauchesfabrikanten verwendeten und verwenden zur Signatur neben ihrem Namenzug auch eine sog. Fabrikmarke. Dabei handelt es sich um ein möglichst leicht wiedererkennbares Logo. Bei Uhrwerken kann die Fabrikmarke an höchst unterschiedlichen Stellen angebracht sein. Häufig findet man sie an vom

Zifferblatt verdeckter Stelle auf der Vorderseite der Platine. Rohwerkefabrikanten bringen ihre Fabrikmarke – zusammen mit der Kalibernummer – aber auch gerne in der Nähe des Unruhklobens unter der Unruh an. Bei Gehäusen wird die Fabrikmarke meistens auf der Innenseite des Bodens angebracht. Manche Hersteller bringen ihr Logo aber auch außen an, z.B. auf der Krone, dem Boden oder dem Zifferblatt. Insider erkennen dann auf den ersten Blick, von wem das Produkt stammt. In sogenannten Werksuchern sind die Fabrikmarken abgebildet und mit den vollständigen Namenszügen versehen.

Fabrikationsnummer:
Zur Identifikation ihrer Produkte greifen viele Uhrenhersteller auch auf Fabrikationsnummern zurück. Dabei numerieren sie Werk oder Gehäuse oder gar beides. Bei den Werks- und Gehäusenummern findet man bei den Herstellern eine sehr unterschiedliche Vorgehensweise. Manche Fabrikanten haben ihre Uhren chronologisch fortlaufend numeriert, d.h. eine niedrige Nummer läßt auf einen frühen Herstellungszeitpunkt schließen (z.B. Audemars Piguet). Andere Hersteller benützen Nummernsysteme, d.h. für die verschiedenen Kaliber wurden jeweils andere Klassen von Nummern verwendet. Kenner können dabei bereits von der Werksnummer auf das Kaliber schließen (z.B. Patek Philippe). Bei manchen Fabrikanten stimmen Werks- und Gehäusenummern überein, andere numerieren Werk und Gehäuse unterschiedlich. Die Nummern werden an höchst unterschiedlichen Stellen angebracht. Sofern die Firmen ein konsequent geführtes Archiv besitzen, läßt sich anhand der Nummer(n) exakt die Identität und Genese einer Uhr nachweisen. Manche Fabrikanten liefern – z.T. gegen Gebühr – einen Stammbuchauszug.

Facette:
Bei sehr feinen Uhren besitzen die Stahl- und Messingteile facettierte Kanten (→ Anglierung). Diese Kantenflächen sollten idealiter im Winkel von 45 Grad angebracht sein.

Feder:
→ Zugfeder

Federhaus:
Das Federhaus besteht aus einer gezahnten Scheibe und einem zylindrischen Gehäuse, welches i. d. R. durch einen Deckel verschlossen wird. Es dreht sich frei auf einer Welle. Im Inneren ist die → Zugfeder aufgewickelt. Das Federhaus greift in das erste Trieb des Räderwerks einer mechanischen Uhr ein.

Feingehalt:
Das Verhältnis zwischen dem Gewicht des in einer Legierung enthaltenen Edelmetalls (z.B. Platin, Gold, Silber) und dem Gesamtgewicht. Der Feingehalt wird heute in

Tausendsteln oder →Karat ausgedrückt. Reines Gold entspricht 1000/1000 oder 24 Karat. Der Wert eines Karats beträgt 1/24 des Gesamtgewichts, also 41,6666. 14 Karat entspricht demnach 585/1000, 18 Karat 750/1000 (→ Edelmetallkontrolle).

Feinregulierung:
Vorrichtung zur möglichst exakten Betätigung des Rückers. Es gibt verschiedene Konstruktionen, z.B. die besonders elegante mit Schwanenhals oder die weitverbreitete mit Exzenterschraube. Weit verbreitet ist übrigens der Irrglaube, eine Feinregulierung führe zu einer höheren Präzision. Auch mit einem ganz normalen Rückerzeiger läßt sich eine Uhr exakt regulieren. Dieser Vorgang erfordert allerdings sehr viel Fingerspitzengefühl.

Feinstellung:
Feinstellen einer Uhr bedeutet, daß alle Elemente, welche den Gang beeinträchtigen können, eliminiert werden. Die Sorgfalt, mit der eine Uhr feingestellt wird, hängt vom Anspruch des Herstellers ab und bestimmt letztlich auch ihren Preis.

Flachspirale:
Die flache Spiralfeder wurde 1675 von Christian Huygens erfunden. Die Ansteckpunkte an Unruhwelle (Spiralrolle) und Unruhkloben (Spiralklötzchen) liegen auf einer Ebene. Flachspiralen besitzen – im Gegensatz zu den Breguet-Spiralen – den Nachteil, sich während der Ausdehnung und des Zusammenziehens nicht exakt konzentrisch zu entwickeln. Dies wirkt sich negativ auf die Gangresultate aus. Moderne mechanische Uhrwerke besitzen zumeist Flachspiralen.

Formwerk:
Uhrwerk, das nicht rund ist. Speziell für Armbanduhren gab es die unterschiedlichsten Formen von Uhrwerken (tonneauförmig, baguetteförmig, rechteckig). Heute werden Formwerke kaum noch hergestellt.

Frequenz:
Anzahl der Halbschwingungen/Sekunde (Maßeinheit ist das Hertz). Ein Sekundenpendel vollzieht eine Schwingung in 2 Sekunden, deshalb beträgt die Frequenz ½ Hertz (Hz). Eine Armbanduhr, deren Unruh 18 000 Halbschwingungen/Stunde vollzieht, besitzt eine Frequenz von 2,5 Hz. Schnellschwinger mit 28 800 Halbschwingungen/Stunde weisen eine Frequenz von 4 Hz auf.

Funkuhr:
1978 beauftragte das Bonner Gesetz über die Zeitbestimmung (Zeitgesetz) die Physikalisch-Technische Bundesanstalt (PTB), Braunschweig, mit der ›Darstellung und Verbreitung der gesetzlichen Zeit‹. Hierfür stehen ihr vier hochgenaue Cäsium-Atomuhren zur Verfügung. Sie bewahren die Zeit über 100 000mal genauer als die

Erde. Gemäß gesetzlichem Auftrag wird diese über den Langwellensender DCF 77 in Mainflingen nahe Frankfurt/Main verbreitet. Der im Umkreis von 1500 km ausgestrahlten Zeit kann sich jedermann frei bedienen. Er braucht nur einen passenden Empfänger, Funkuhr genannt. Darüber wird frei Handgelenk die genaue Zeit geliefert, dazu Datum, Wochentag und Monat. Bei vorübergehendem Signalausfall oder außerhalb des Empfangsbereichs sorgt übrigens ein normales Quarzwerk für die Bewahrung der Zeit. Sobald das nächste Funksignal eintrifft, werden die Anzeigen automatisch mit dem Stand der Braunschweiger Cäsium-Normale synchronisiert.

Gangreserve:
Verbleibende Laufzeit eines mechanischen Uhrwerkes nach dem vollständigen Aufzug.

Gangreserveanzeige:
Indikation der verbleibenden Gangreserve bei mechanischen Uhrwerken. Gangreserveanzeigen wurden bei Armbanduhren in den fünfziger Jahren populär, um die Wirksamkeit der automatischen Aufzugssysteme unter Beweis zu stellen. Nachdem Gangreserveanzeigen für viele Jahre vom Markt verschwunden waren, erfreuen sie sich heute im Zuge der mechanischen Renaissance einer zunehmenden Beliebtheit. Armbanduhren mit Gangreserveanzeige gibt es von vielen Herstellern.

Genfer Streifen:
Häufig verwendete rippenförmige Dekoration auf den Brücken und Kloben feiner Uhren. Sie wird vor der galvanischen Veredelung aufgebracht, bleibt aber dennoch erkennbar. Genfer Streifen finden sich im allgemeinen nur bei hochwertigen Uhren.

Genfer Siegel:
Qualitätssiegel mit dem Genfer Stadtwappen, mit dem nach einem Reglement aus dem Jahre 1886 solche Uhren versehen werden dürfen, »bei denen durch die (offizielle) Prüfung festgestellt wurde, daß sie alle Eigenschaften von Qualitätsarbeit besitzen, die einen regelmäßigen und dauerhaften Gang gewährleisten, und an denen ein Minimum an von der Prüfungskommission festgelegten Arbeiten von Handwerkern gemacht worden ist, die im Kanton Genf wohnen.«

Dieses Reglement erfuhr 1957 eine erhebliche Verschärfung. Festgelegt wurden insgesamt elf Qualitätsforderungen, die Uhren mit dem Genfer Siegel erfüllen müssen. Das Genfer Siegel findet man z.B. auf verschiedenen Uhrwerken von Patek Philippe oder Vacheron & Constantin.

Gläser:
Für Armbanduhren gibt es vier verschiedene Sorten von Gläsern: Die Kristallgläser kommen hauptsächlich bei frühen Armbanduhren vor. Sie sind zwar kratzfest, dafür jedoch sehr bruchempfindlich. Zu Beginn der vierziger Jahre wurden die Kristallglä-

ser mehr und mehr durch Kunststoffgläser (Plexiglas) abgelöst. Diese wiederum sind zwar unzerbrechlich, verkratzen dagegen relativ leicht. Mineralgläser besitzen eine Härte von 5 Mohs und sind daher wesentlich kratzfester als Kunststoffgläser. In hochwertigen Uhren unserer Tage wird zumeist Safirglas verwendet. Bei einer Härte von 9 Mohs ist es extrem kratz- und bruchfest und nur mit speziellen Diamantwerkzeugen zu bearbeiten.

Handaufzugsuhr:
Zeitmesser, bei dem die Zugfeder täglich mit Hilfe der Krone von Hand gespannt werden muß.

Hemmung:
Bezeichnung für den Mechanismus, der die Kraft vom der Zugfeder über das Räderwerk auf das Schwingsystem (→ Unruh, → Unruhspirale) einer Uhr überträgt. Durch die Hemmung, bestehend aus dem Ankerrad mit zugehörigem Trieb, dem Anker mit den beiden Paletten, der Ankerstange mit Ankergabel, den Sicherheitsstiften sowie der großen Rolle mit Ellipse und der kleinen Rolle. Die beiden Rollen sind auf der Unruhwelle befestigt und bewegen sich im Rhythmus der Unruh hin und her.

In hochwertigen Armbanduhren wird heute fast ausnahmslos die Schweizer Ankerhemmung verwendet. Der Name resultiert aus der spezifischen, in der Schweiz entwickelten Form des Ankers und der Geometrie dieses Hemmungssystems. Der Antrieb verteilt sich bei der Schweizer Ankerhemmung auf die Paletten und die Hebeflächen der Zähne des Ankerrades (→ Stiftankerhemmung, → Zylinderhemmung).

Die Hemmung einer mechanischen Armbanduhr führt Schwerstarbeit aus: Bei einer Schlagzahl der → Unruh von 28 800 Halbschwingungen/Stunde läßt sie das Räderwerk innerhalb von 24 Stunden 691 200 mal vorrücken. Im Laufe von vier Jahren ergibt dies mehr als eine Milliarde Kraftstöße, die durch die Hemmung weitergeleitet werden. Dies entspricht ungefähr der sechsfachen Leistung eines menschlichen Herzens.

Heures Sautantes:
Springende ›digitale‹ Stundenanzeige. Armbanduhren mit Heures Sautantes kamen Mitte der 20er Jahre auf den Markt. Anstelle des Stundenzeigers besitzen diese Modelle unter dem Zifferblatt eine Scheibe, bedruckt mit den Ziffern 1 bis 12. Durch ein Fenster im Zifferblatt wird jeweils sechzig Minuten lang die aktuelle Stunde digital, d.h. in Form einer Ziffer angezeigt. Sobald der Minutenzeiger die ›12‹ erreicht hat, springt die Scheibe ruckartig auf die nächste Ziffer und somit Stunde weiter.

Die Renaissance der mechanischen Uhr hat die Heures Sautantes wieder ins Licht der Aktualität gerückt. Erstmals gibt es sie bei einer Armbanduhr nun auch in Verbindung mit einer Minutenrepetition (Audemars Piguet).

Kadratur:
Begriff für das zusätzliche Schaltwerk bei komplizierten Uhren, z.B. Mechanismus für einen Chronographen, ein Repetitionsschlagwerk oder ein Kalendarium.

Kaliber:
Bezeichnung der unterschiedlichen Werktypen der Uhrenfabrikanten. Die Kaliberangabe ermöglicht die exakte Identifikation eines bestimmten Uhrwerks, z.B. bei der Bestellung von Ersatzteilen.

Karat:
Maßangabe z.B. des Goldgehalts. Feingold, fast 100% reines Gold, besitzt 24 Kt. Das Gehäuse z.B. einer 18karätigen Armbanduhr besteht aus 750/1000 Feingold sowie aus sonstigen Legierungsmetallen (Kupfer, Messing, Silber ...). 14karätiges Gold hat einen Feingehalt von 585/1000 und 8karätiges Gold von 333/1000, der Rest sind jeweils Legierungsmetalle. Der → Feingehalt wird bei jedem Gehäuse in Form einer → Punze vermerkt.

Kloben:
→ Brücke

Komplikation:
Zusatzmechanismus bei einer Uhr. Zu den wichtigsten Komplikationen bei mechanischen Uhren zählen u.a. → automatische Aufzugssysteme, → Chronographen, ewige Kalender, Repetitionsschlagwerke und Wecker.

Krone:
Knopf zum Aufziehen einer Uhr, zum Zeigerstellen und/oder Korrigieren von Datumsanzeigen. Bei wasserdichten Uhren ist die Krone häufig mit dem Gehäuse verschraubt.

Linie:
Traditionelle Maßeinheit für die Größe von Uhrwerken. Sie ist abgeleitet vom ›Pied du Roi‹, dem französischen Fuß. Eine Linie (''') entspricht 2,2558 mm.

Lochstein:
Zylindrischer, im Zentrum durchbohrter synthetischer Stein, heute meist Rubin. Lochsteine werden zur Verminderung der Reibung und damit der Abnützung in die entsprechenden Bohrungen von → Platine, → Brücken und Kloben eingepreßt. In ihnen bewegen sich die schnelldrehenden Zapfen des Räderwerks.

Bei sehr feinen Uhren sind die Bohrungen in den Lochstein oliviert, d.h. die inneren Wandungen sind sanft gerundet. Damit werden die Reibungsflächen verkleinert.

Früher wurden die Lochsteine bei feinen Uhren in Chatons gefaßt. Diese wurden vielfach mit der Platine, den Brücken und Kloben verschraubt. Diese aufwendige Form der Befestigung von Lochsteinen wird heute aus Kostengründen nicht mehr angewandt.

Lunette:
In der Uhrmacherei ein vielschichtiger Begriff. Streng genommen versteht man darunter den Glasreif eines Gehäuses. Dieser Glasreif wird mit dem eingepreßten Glas auf das Mittelteil des Gehäuses aufgesprengt. Vielfach werden heute auch Drehringe, die auf der Vorderseite von Uhrengehäusen zum Einstellen verschiedener Begebenheiten angebracht sind, als Lunetten bezeichnet.

Manufaktur:
Uhrenfabrik, die mindestens ein → Kaliber komplett her- und fertigstellt, d.h. das → Rohwerk selbst produziert und dieses anschließend in einen funktionsfähigen Zustand versetzt.

Mechanische Räderuhren:
Uhren, die über eine → Zugfeder angetrieben werden. Die Regulierung des Ganges erfolgt z.B. durch eine Unruh mit Spiralfeder oder durch ein Pendel. Mechanische Räderuhren sind seit dem Ende des 13. Jh. bekannt.

Mikrorotor:
In die Werksebene integrierter Rotor für Uhren mit automatischem Aufzug. Durch dieses Konstruktionsprinzip ist die Herstellung besonders flacher Kaliber möglich. Wegbereiter des Mikrorotors war die Büren Watch Co., Büren an der Aare, welche 1954 ein erstes Patent erlangte. 1957 kam die Büren ›Super Slender‹, 4,2 mm hoch, auf den Markt. 1958 folgte Universal Geneve mit dem ›Polerouter‹. Piaget präsentierte 1959 das Kaliber 12 Pl, welches mit 2,3 mm Höhe bis 1978 die weltweit flachste Automatik war.

Mondaltersanzeige:
Indikation zum Ablesen der Anzahl von Tagen, die seit dem letzten Neumond vergangen ist. Im synodischen Monat beträgt eine Lunation, also das Zeitintervall von Neumond zu Neumond, exakt 29 Tage, 12 Stunden und 44 Minuten. Eine derartige Anzeige besteht zumeist aus einer am Rand mit 59 Zähnen versehenen Scheibe, auf deren Oberfläche sich gegenüberliegend zwei Vollmonde befinden. Angetrieben durch das Uhrwerk bewegt sie sich innerhalb von zwei Lunationen einmal um ihre Achse. Die aktuelle Stellung ist durch einen Ausschnitt im Zifferblatt ablesbar. Mitunter ist dieser Ausschnitt durch eine in 29 ½ Tage graduierte Skala ergänzt. Je nach Konstruktion können bei Uhren mit Mondaltersanzeige jährliche Mißweisungen von einer Minute bis hin zu ca. acht Stunden auftreten.

Mondphasen:
Der Mond durchläuft seine – von der Stellung Sonne – Mond – Erde abhängigen – Mondphasen (Neumond – erstes Viertel – Vollmond – letztes Viertel – Neumond) innerhalb einer Lunation von etwa 29,5 Tagen.

Platine:
Auch Werkplatte genannt. Metallplatte, welche die Brücken, Kloben und die sonstigen Bestandteile eines Uhrwerks trägt. Auf der unteren Seite befindet sich in aller Regel das → Zeigerwerk. Auf der oberen sind die Brücken und Kloben befestigt.

In der Platine sind neben den Gewindebohrungen für die Schrauben auch Bohrungen für die Lager des Räderwerks enthalten.

Präzision:
Eine mechanische Uhr, die pro Tag (86 400 Sekunden) eine Gangabweichung von 30 Sekunden aufweist, besitzt eine rechnerische Fehlerquote von 0,035%. Ihr Genauigkeitsgrad liegt also bei 99,965%. Damit übertrifft sie die meisten anderen mechanischen Maschinen.

Punzen:
Stempel in Uhrengehäusen, die Auskunft geben z.B. über den Feingehalt des verwendeten Edelmetalls (→ Karat), über Herkunftsland und teilweise Herkunftsort, über das Herstellungsjahr sowie über den Gehäusemacher. Hinzu kommen häufig das Markenzeichen der betreffenden Uhrenfirma, eine Referenz- und eine Seriennummer.

Quarz-Armbanduhren:
Elektronische Armbanduhren, bei denen ein Schwingquarz als Regulierorgan dient. Als Standard-Frequenz bei modernen Quarzwerken haben sich heute 32 768 Hz eingebürgert, während Quarzwerke aus der Zeit um 1970 zumeist noch Frequenzen unter 10 000 Hz aufwiesen (z.B. besaß das schweizerische Kaliber Beta 21, welches 1969 Serienreife erlangte, eine Quarz-Frequenz von 8192 Hz. Moderne Quarzuhren weisen i.d.R. eine Ganggenauigkeit von +/– 1 Minute/Jahr auf. Grundsätzlich unterscheidet man heute Quarzuhren mit → analoger und → digitaler Zeitanzeige.

So funktioniert eine Quarzuhr:
Das Antriebsorgan: Im Normalfall liefert eine Miniaturbatterie, in der elektrische Energie gespeichert ist, die Antriebskraft für eine Quarzuhr. Die Lebensdauer reicht von einem bis hin zu zwanzig Jahren.

Bei Solar-Modellen wandeln im Zifferblatt plazierte Sonnenzellen Licht in elektrische Energie um. Diese wird in einem Kondensator gespeichert.

Selbstgenerierende Systeme besitzen einen Rotor, der mit einem kleinen Generator in Verbindung steht. Durch die natürlichen Armbewegungen werden Rotor und

Generator in Drehung versetzt. Die so entstehende elektrische Energie wird wiederum in einem Kondensator gespeichert.

Empfangs- und Verteilorgan: Die integrierte Schaltung (IC) einer Quarzuhr hat zwei Aufgaben zu erfüllen:

1. Sie wandelt die elektrische Energie der Batterie in Impulse um, welche ihrerseits das Quarzkristall zu Schwingungen anregen und diese Schwingungen aufrechterhalten.
2. Sie bestimmt auf Grund der Schwingungen des Quarzes die Frequenz der Impulse. Bei modernen Quarzarmbanduhren hat sich heute eine Standardfrequenz von 32 768 Hz durchgesetzt, d.h. der Quarz vollzieht 32 768 Schwingungen pro Sekunde.

Zeitteilungs- und Regulierorgan: Der Schwingquarz besteht aus Siliziumoxid (auch als Bergkristall bezeichnet), das bei Anlegen eines elektrischen Feldes in Schwingungen gerät. Den Quarz umfängt eine Drahtspule, durch die der Strom fließt.

Die Schwingungen des Quarzes unterteilen die Zeit in exakt gleiche Teile. Sie steuern ferner die erforderlichen Impulse des elektrischen Stromkreises. Schließlich liefern sie 32 768 Impulse.

Quarzuhren mit Zeitanzeige durch Zeiger

Übertragungsorgan und Zeigerwerk: Der Frequenzteiler, ein integrierter Schaltkreis (IC), reduziert die 32 768 Schwingungen des Quarzkristalls auf einen Impuls pro Sekunde. Nur so können sie auf den Schrittschaltmotor übertragen werden.

Der Schrittschaltmotor, ein elektromagnetischer Mikromotor, wandelt die elektrischen Impulse in eine Drehbewegung um, die durch ein Räderwerk auf die Zeiger übertragen wird. Der Sekundenzeiger springt, ausgelöst durch den Impuls des Frequenzteilers, in Sekundenschritten vorwärts.

Quarzuhren mit digitaler Zeitanzeige

Der Frequenzteiler: Die Schwingungen des Quarzkristalls müssen durch einen integrierten Schaltkreis (Frequenzteiler-IC) auf 1–360 Impulse pro Sekunde reduziert werden.

Der Decoder: Diese Impulse werden an einen sog. Decoder weitergeleitet, der die Digitalanzeige steuert.

Das Display: In Sekunden, Minuten und Stunden unterteilt, wird die Zeit durch das programmierte Erscheinen von Ziffern in entsprechenden Fenstern dargestellt. Ab etwa 1975 geschah dies bei digitalen Quarzuhren zunächst über Lichtemissionsdioden (LED). Wegen des hohen Stromverbrauchs wurden sie jedoch schon bald durch Flüssigkristallanzeigen (LCD) abgelöst.

Räderwerk:

Bei einer normalen Handaufzugsuhr besteht das Räderwerk aus insgesamt fünf Rad-Trieb-Paaren: Die Verzahnung des Federhauses greift in den Minutenradtrieb.

Auf der gleichen Welle befindet sich das Minutenrad, dessen Zähne in Verbindung stehen mit dem Trieb des Kleinbodenrades (Zwischenrad). Das Kleinbodenrad ist mit dem Trieb des Sekundenrades verzahnt; und das Sekundenrad selbst greift in den Trieb des Ankerrades. Über das Ankerrad und das weitere → Hemmungssystem gelangt die Kraft zur → Unruh, die dadurch in Bewegung gehalten wird.

Referenz:
Nummer oder Buchstaben-/Nummern-Kombination, mit der Uhrenhersteller ihre verschiedenen Modelle kennzeichnen. In die Referenz sind oftmals eine ganze Reihe zusätzlicher Informationen eingearbeitet, z.B. Gehäusematerial, Werkstyp, Zifferblatt, Band.

Regulierung:
Die Regulierung eines Uhrwerks besteht darin, ihren täglichen Gang bei verschiedenen Lagen und Temperaturen zu beobachten und ggf. zu optimieren. Je nach Qualität und gewünschtem Genauigkeitsgrad werden verschiedene Arten von Regulierung unterschieden: Bei der gewöhnlichen Regulierung einer guten Armbanduhr wird eine Überprüfung in zwei Lagen (Zifferblatt oben und Krone oben) vorgenommen. Die Gangabweichungen zwischen diesen Lagen betragen i.d.R. maximal 30 Sekunden täglich.

Bei einer Präzisionsregulierung nach amtlichen Vorgaben werden Uhrwerke mindestens in fünf Lagen und bei drei verschiedenen Temperaturen (meistens 4, 20 und 36 °C) feingestellt. Wird die Überprüfung durch eine offiziell zugelassene Institution vorgenommen und erreicht ein Werk vorgegebene Mindestwerte, darf es die Bezeichnung ›offiziell geprüfter Chronometer‹ tragen.

Retrograde Anzeigen:
Ein Zeiger bewegt sich zur Indikation z.B. der Zeit oder des Datums über ein Kreissegment (1 bis 12 oder 1 bis 31). Wenn er am Ende der Skala angekommen ist, springt er ruckartig in seine Ausgangsposition zurück. Zu diesem Zweck ist der Zeiger unmittelbar oder über einen Hebel mit einer kleinen Schnecke gekoppelt. Auf deren Umfang gleitet das Ende des Zeigers oder des Hebels. Wenn der Zeiger an seiner Endposition angekommen ist, fällt das Ende über die Stufe der Schnecke und bewegt so den Zeiger in seine Ausgangsposition.

Rohwerk:
Das Rohwerk, französisch Ebauche genannt, ist das Kernstück einer Uhr. Es ist das komplette Uhrwerk ohne Hemmung, Unruh, Spiralfeder, Zugfeder, Zifferblatt und Zeiger. Rohwerke sind in verschiedenen Bearbeitungsgraden erhältlich. Die Uhrenfirmen finissieren sie dann entsprechend dem eigenen Anspruchsniveau. Wegen der aufwendigen Produktionseinrichtungen werden Rohwerke nur von wenigen spezialisierten Herstellern entwickelt und angefertigt.

Skelettwerk:
Uhrwerk, bei dem Platine, Brücken, Kloben, Federhaus und ggf. Rotor so weit durchbrochen werden, daß nur noch das für die Funktion unabdingbar notwendige Material übrigbleibt. Auf diese Weise kann man durch das Uhrwerk hindurchschauen. Die Skelettierung wird bei feinen Uhren von Hand ausgeführt und verkörpert dort höchste Schule der Uhrmacherei. Einfachere Modelle sind maschinenskelettiert. Armbanduhren mit skelettiertem Uhrwerk gibt es seit Mitte der 30er Jahre.

Steine:
Bei Präzisionsuhren werden zur Verminderung der Reibung in den wichtigsten Lagern, an den Ankerpaletten und der Ellipse Steine eingesetzt. Während in früheren Zeiten natürliche Edelsteine (z.B. Rubine oder Saphire) verwendet wurden, findet man in modernen Uhren ausschließlich synthetisch hergestellte Steine. Zu unterscheiden sind Lagersteine (Lochsteine), Decksteine, Palettensteine und Hebelsteine.

Nicht zwangsläufig müssen viele Steine bei einem Uhrwerk Ausdruck einer besonderen Güte sein. Im Gegenteil: Oftmals soll gerade bei billigen Armbanduhren eine auf dem Zifferblatt vermerkte hohe Zahl von ›Jewels‹ eine hohe Qualität suggerieren. Bei diesen Uhren sind jedoch die Steine in den seltensten Fällen dort angebracht, wo sie wirklich gebraucht werden.

Eine Präzisionsuhr mit Handaufzug benötigt mindestens 15 funktionelle Steine: 10 Lagersteine, 2 Decksteine für die Unruh, 2 Palettensteine für den Anker sowie 1 Hebelstein (Ellipse). Eine optimale Ausstattung ist mit 18 Steinen gegeben. Bei komplizierten Uhren, z.B. mit automatischem Aufzug, Chronograph oder Repetitionsschlagwerk erhöht sich die Zahl der erforderlichen Steine entsprechend.

Stiftankerhemmung:
Anstelle der Steinpaletten besitzt der Anker senkrecht nach oben stehende Metallstifte, die ins Ankerrad eingreifen.

Stoppsekunde:
Vorrichtung zum Anhalten von Uhrwerk und Sekundenzeiger, um die Uhrzeit sekundengenau einstellen zu können. Zu diesem Zweck muß man die Krone ziehen, wenn sich der Sekundenzeiger bei der ›12‹ befindet. Beim Ertönen eines Zeitzeichens wird die Krone wieder gedrückt; der Sekundenzeiger setzt sich in Bewegung.

Stoßsicherung:
System zum Schutz der feinen und empfindlichen Zapfen der Unruhwelle vor Bruch. Zu diesem Zweck sind die Loch- und Decksteine der Unruhwellenlager federnd in der Hauptplatine und dem Unruhkloben befestigt. Bei harten Stößen geben sie entweder lateral und/oder axial nach.

Eine stoßgesicherte Armbanduhr soll einen Sturz aus einem Meter Höhe auf einen Eichenholzboden unbeschadet überstehen. Außerdem darf sie danach keine wesentlichen Gangabweichungen aufweisen. Armbanduhren mit Stoßsicherung wurden in den dreißiger Jahren eingeführt. Das bekannteste und mit Sicherheit am weitesten verbreitete Stoßsicherungssystem heißt ›Incabloc‹. Es ist leicht an der lyraförmigen Haltefeder zu erkennen.

Swiss Made:
Ursprungsbezeichnung auf dem Zifferblatt und/oder dem Werk einer Schweizer Armbanduhr. Eine Armbanduhr darf diesen Schriftzug nur dann tragen, wenn ihr Werk in der Schweiz in Gang genommen, reguliert, vom Hersteller kontrolliert und eingeschalt worden ist. Außerdem müssen mindestens 50 Prozent des Wertes aller Bestandteile (ohne die Kosten des Zusammenbaus) aus schweizerischer Fabrikation stammen. Schließlich muß die Uhr in der Schweiz der technischen Kontrolle nach den dort geltenden Normen unterliegen.

Tourbillon:
Von Abraham-Louis Breguet 1795 erfundene und im Jahre 1801 patentierte Konstruktion zur Kompensation der Schwerpunktfehler im Schwingsystem (Unruh und Unruhspirale) mechanischer Uhren. Beim Tourbillon (Wirbelwind) ist das komplette Schwing- und Hemmungssystem in einem – möglichst leichten – Käfig angeordnet. Dieser dreht sich innerhalb einer bestimmten Zeitspanne (meistens 1 Minute) einmal um seine Achse. Auf diese Weise können die Einflüsse der Erdanziehung in der senkrechten Lage einer Uhr ausgeglichen und die Gangleistungen gesteigert werden. In den waagrechten Lagen hat das Tourbillon dagegen keinen Einfluß auf die Ganggenauigkeit.

Unruh:
Die Unruh ist in Verbindung mit der → Unruhspirale das gangregelnde Organ einer mechanischen Uhr. Von ihrer Konstruktion hängt die Präzision eines Zeitmessers ganz entscheidend ab. Der Unruhreif kann als statisch ausgewuchtetes ›Schwungrad‹ definiert werden. Bei klassischen Uhrwerken schwingt die Unruh mit 5 Halbschwingungen/Sekunde oder 18 000/Stunde hin und her. Bei moderneren Armbanduhren wurde, um die Ganggenauigkeit zu steigern, die Schlagzahl der Unruh auf 19 800, 21 600, 28 800 oder gar 36 000 Halbschwingungen/Stunde erhöht.

Bis in die vierziger Jahre wurden in Präzisionsuhren → bimetallische Unruhn verwendet. Bei ihnen war der Reif aus zwei Metallen mit unterschiedlichen Wärmeausdehnungskoeffizienten (meistens Stahl und Messing) zusammengelötet. Dadurch wurde der Temperaturfehler der einfachen Stahl-Spiralen kompensiert. Als 1933 die autokompensierende ›Nivarox‹-Spirale Serienreife erlangt hatte, verloren die aufwendig herzustellenden Bimetall-Unruhn zunehmend an Bedeutung. An ihrer Stelle gelangten in hochwertigen Zeitmessern ab 1935 mehr und mehr die monometallischen ›Glucydur‹-Unruhreifen aus Beryllium-Bronze zum Einsatz. In Verbindung mit der ›Nivarox‹-Spirale war damit ein beinahe ideales Regulierorgan geschaffen worden, das bis in die Gegenwart nichts an Aktualität eingebüßt hat. Es wird in allen hochwertigen mechanischen Uhren verwendet.

Unruhspirale:
Die Unruhspirale kann als die ›Seele einer mechanischen Uhr‹ bezeichnet werden. Sie ist mit ihrem inneren Ende an der Unruhwelle und mit dem äußeren am Unruhkloben befestigt. Durch ihre Elastizität sorgt sie dafür, daß die Unruh gleichmäßig hin- und herschwingt. Ihre aktive Länge bestimmt neben dem Trägheitsmoment des Unruhreifens dessen Schwingungsdauer. Deshalb findet man in den meisten Uhren einen Rücker, mit dem sich die aktive Länge der Unruhspirale verändern läßt. Eine Verlängerung der Unruhspirale bewirkt ein Nachgehen der Uhr, während die Verkürzung zum Vorgehen führt. Die Präzision einer mechanischen Uhr hängt ferner von der Form der Unruhspirale ab. In hochwertigen Zeitmessern wurden früher zumeist die sog. Breguet-Spiralen verwendet. Diese besitzen ein hochgebogenes äußeres Ende. Dadurch können sie sich gleichmäßiger ›entfalten‹ als flache Unruhspiralen.

Die Unruhspirale ist drei- bis viermal dünner als ein menschliches Haar und wiegt etwa $^{2}/_{1000}$ Gramm. Trotzdem vermag sie einer Spannung von 600 Gramm zu widerstehen. Mehr als 200 000 000 mal pro Jahr zieht sie ihre feinen Windungen zusammen und dehnt sie danach wieder aus.

Vierjahreskalender:
Uhren mit Vierjahreskalender berücksichtigen die unterschiedlichen Monatslängen in der Zeitspanne von 29. Februar zu 29. Februar korrekt. Nur diesen einen Tag kennen sie nicht. Dies unterscheidet sie von den Modellen mit ewigem Kalendarium.

Vierundzwanzig-Stunden-Anzeige:
Armbanduhren, bei denen sich der Stundenzeiger einmal pro Tag um seine Achse dreht, also auf dem Zifferblatt die Stunden von 1 bis 24 direkt anzeigt. Diese Form der Indikation ist selten, weil sie sehr gewöhnungsbedürftig ist. Erstmals hergestellt wurden Armbanduhren mit 24-Stunden-Anzeige im Ersten Weltkrieg, damit die Soldaten im Bunker von der Uhr ablesen konnten, ob draußen gerade Tag oder Nacht war.

Neben den Armbanduhren mit reiner 24-Stunden-Anzeige gibt es auch solche mit zwei Stundenzeigern. Einer davon dreht sich in 12 Stunden, der andere in 24 Stunden um seine Achse (sog. GMT-Modelle). Um von diesen Modellen eine zweite Zonenzeit (Weltzeitindikation) direkt ablesen zu können, läßt sich entweder ein Zeiger in Stundenschritten z.B. über die Krone verstellen, oder man kann eine rastende Drehlunette (→ Lunette) mit aufgedruckten oder eingravierten Stundenzahlen um die betreffende Zeitdifferenz verstellen.

Vollkalendarium:
Komplettes Kalendarium mit Anzeige von Tag, Datum und Monat.

Es erfordert in sämtlichen Monaten mit weniger als 31 Tagen eine manuelle

Korrektur der Datums- und der Monatsindikation. Bei manchen Armbanduhren mit Vollkalendarium wird die Monatsanzeige jeweils am 31. automatisch weitergeschaltet.

Wasserdichte Armbanduhren:
Armbanduhren, deren Gehäuse im Originalzustand bis zur angegebenen Tiefe widerstandsfähig gegen eindringendes Wasser sind (→ étanche).

Zeigerwerk:
Zwischen → Platine und Zifferblatt liegendes Räderwerk. Es überträgt die Drehungen der Minutenradwelle auf den Stundenzeiger. Außerdem dient es – in Verbindung mit dem Zeigerstellsystem – dazu, daß sich Stunden- und Minutenzeiger über die gezogene Krone exakt richten lassen.

Zentralsekunde:
Sekundenzeiger, der im Zentrum des Zifferblattes angeordnet ist. Bei Uhren mit Zentralsekunde ist die Welle des Minutenrades durchbohrt, um Platz für die Welle des Sekundenzeigers zu machen. Man unterscheidet solche mit direkter Zentralsekunde und mit indirekter Zentralsekunde. Direkte Zentralsekunden sind im Kraftfluß des Räderwerkes, während sich indirekte Zentralsekunden außerhalb desselben befinden. Bei modernen mechanischen Uhrwerken gibt es nur noch direkt angetriebene Zentralsekunden.

Zugfeder:
Zugfedern sind lange, elastische und spiralförmig aufgewickelte Stahlstreifen, die bereits im Verlauf des 15. Jahrhunderts als Energiereservoir in mechanischen Uhren Verwendung fanden. Sie sind im Federhaus untergebracht und entwickeln im vollaufgezogenen Zustand ihr höchstes Drehmoment. Mit abnehmender Federspannung nimmt auch das Drehmoment kontinuierlich ab, was sich auf den Gang einer Uhr auswirkt. Bei Uhren mit → automatischem Aufzug wird die Zugfeder regelmäßig nachgespannt. Dies bewirkt ein relativ konstantes Drehmoment und damit einen gleichmäßigeren Gang.

Die Zugfeder ist mit Hilfe von Haken und Ösen an → Federhaus und Federwelle befestigt. Aus normalem Federstahl hergestellte Zugfedern gehören längst der Vergangenheit an. Ab etwa 1945 hielten sukzessive Sonderstähle Einzug ins Federhaus, zum Beispiel Legierungen aus Eisen-Nickel-Chrom mit Zusätzen von Kobalt-Molybdän-Gluzinium. Derartige Zugfedern – die ›Nivaflex‹ ist eine der prominentesten Vertreterinnen – weisen denn auch eine ganze Reihe handfester Vorteile auf: Sie sind unzerbrechlich, rosten nicht und widerstehen der Verformung. Außerdem sind sie praktisch amagnetisch. Ihre Lebensdauer ist bei sachgerechter Behandlung höchst erstaunlich. Rein theoretisch könnte die Zugfeder eines verbrauchten Uhrwerks ohne weiteres in einem anderen Werk des gleichen Kalibers weiter verwendet werden.

Zylinderhemmung:
Die Erfindung der Zylinderhemmung geht auf das Jahr 1726 und den englischen Uhrmacher George Graham zurück. Bei Armbanduhren findet man sie in frühen oder später nur noch in billigen Exemplaren. Bei dieser Hemmung fehlt der Anker als Verbindungsglied. Vielmehr greifen die Zähne des Hemmungsrades direkt in die als hohlen Zylinder ausgeformte Unruhwelle. Wegen der ungenügenden Gangleistungen wird die Zylinderhemmung heute nicht mehr verwendet.

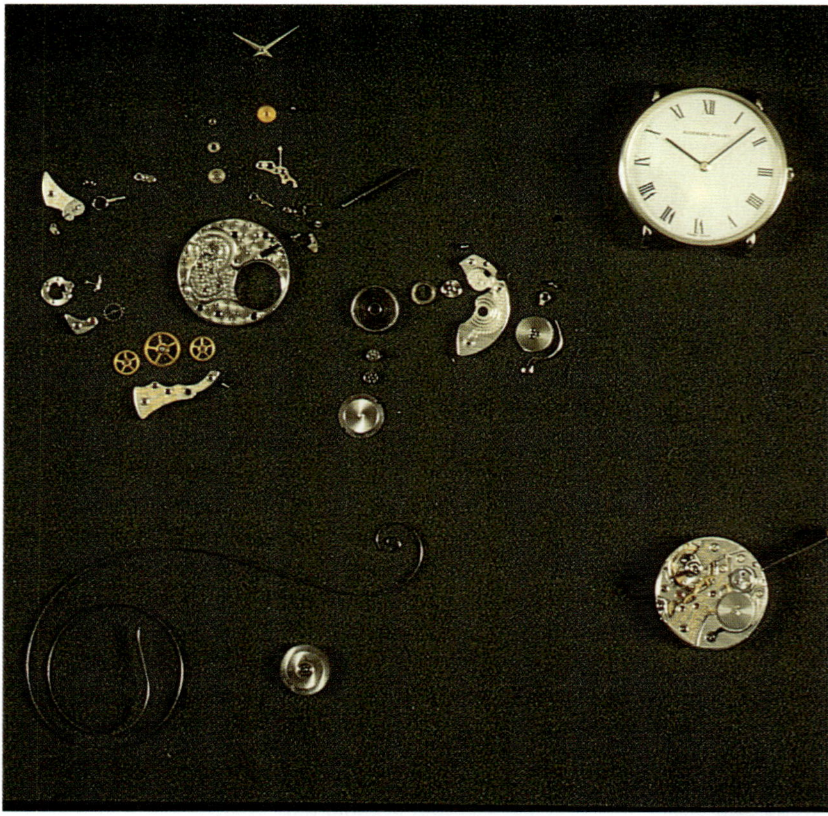

Die Teile eines Handaufzugswerks vom Kaliber Audermars Piguet 2003

Bildnachweis

Auktionshäuser Müller & Joseph
31, 32, 37, 44, 84, 86, 98, 101, 101, 103, 105, 106, 119, 122, 126, 127, 135, 138, 157, 158, 160, 177, 181, 185, 199, 201, 202, 203, 204, 205, 243, 253, 254, 270, 272, 273, 275, 276, 281, 288, 308
Auktionshaus Antiquorum/Habsburg, Feldmann S.A.
80, 121, 122, 152, 160, 198, 211, 235, 282, 313
Auktionshaus Dr. Crott & Smelzer
80, 124, 125, 127, 272, 273, 351
Auktionshaus Sothebey's
80, 82, 84, 103, 111, 149, 155, 159, 182, 198, 200, 213, 237, 243, 267, 302, 304, 305, 306, 311, 327, 379
Auktionshaus Christie's
116, 118, 153, 168, 231
Auktionshaus Tempus
213
Auktionshaus Nouveau Drouot, Paris
232
Fotograf Alexander Bauer, München
25, 26, 30, 31, 43, 44, 45, 60, 63, 64, 65, 66, 74, 75, 82, 95, 96, 97, 98, 101, 102, 103, 104, 106, 107, 108, 119, 122, 124, 125, 128, 136, 137, 138, 141, 157, 160, 164, 166, 176, 177, 179, 180, 181, 182, 183, 185, 204, 205, 206, 207, 208, 216, 234, 236, 237, 238, 253, 254, 255, 256, 257, 259, 268, 270, 272, 275, 276, 277, 341, 365, 355
Fotograf Günther von Voithenberg, München
50, 107, 126, 138, 135, 155, 156, 200, 202, 203, 408
Fotograf Thomas Tietz, München
30, 31, 64, 67, 68, 96, 99, 102, 103, 105, 106, 108, 128, 137, 138, 157, 197, 238, 258
Enrico Colnaghi, Mailand
178, 232
Studio Blei, Mailand
274, 276
Gisbert Brunner
222, 296, 297
Archivbilder folgender Uhrenfirmen
Longines, Cartier, Hewlett-Packard, Movado, Ebauches S.A., Rudolf Flume, Parechoc S.A., Lassale, Wyler, Blancpain, Tissot, Rolex, Omega, Favre-Leuba, IWC, Mido, Breguet, Daniel Roth, Fortis (Peter Peter Team, Sarstedt), Universal, Waldan, International, Breitling, Audemars Piguet, Vacheron & Constantin, Patek Philippe, Ulysse Nardin, Actos, Enicar, Ardath, Swatch, TAG-Heuer, Perrelet, Eterna, Paul Picot, Bunz, Tabbah, Tiffany & Co, A. Lange & Söhne, Oris, Svend Andersen, Franck Muller, Maurice Cacroix, Bulgari, Juwelier Mayer, Rainer Brand, Girard-Perregaux, Jaeger-LeCoultre, Zenith, Glashütter Uhrenbetrieb, Chopard, Cevrette, Kelek, Ebel, Chronoswiss

Aus dem *Journal Suisse d'Horlogerie*
14, 21, 33, 36, 41,
Chronographenbuch Nr. 9: 179; Chronographenbuch Nr. 11: 180; Chronographenbuch Nr. 12: 180
William Proctor Institute, Utica, New York
23
The Time Museum, Rockford, Illinois
24
Patek Philippe Museum
24
Uhrenmuseum Le Locle
211

Sachregister

Die kursiven Ziffern verweisen auf Abbildungen im Text

Personen- und Firmenregister

Die kursiven Ziffern verweisen auf Abbildungen im Text